中国药酒配方大全

ZHONGGUO YAOJIU PEIFANG DAQUAN

第 7 版

程爵棠　编　著

河南科学技术出版社
· 郑州 ·

内容提要

本书在第6版的基础上修订而成，共分三篇。上篇为概论，简要介绍药酒的源流与发展、作用与选用、制作与使用方法、适用范围与储存要求等；中篇介绍了内科、儿科、妇科、骨伤科、外科、皮肤科、五官科等220余种常见病和部分疑难病症及防癌抗癌的药酒治疗经验；下篇介绍了补益、祛病强身、延年益寿、健脑益智、乌须黑发、生发、祛斑灭痕和养颜嫩肤等保健美容药酒。全书共精选药酒配方1970余首，多为现代药酒良方或民间广为流传、历代沿用至今，且经验证疗效显著者。每方均按配方、制法、功用、主治、用法、附记等依次介绍。本版与第6版比较，内容更为丰富、精练、新颖，编排亦做了较大改进，对指导读者配制、生产和正确应用药酒具有重要意义。适于各级医务人员、医药院校师生、药酒生产研制人员和广大群众阅读参考。

图书在版编目（CIP）数据

中国药酒配方大全/程爵棠编著. —7版. —郑州：河南科学技术出版社，2018.4（2021.4重印）
ISBN 978-7-5349-9077-9

Ⅰ.①中…　Ⅱ.①程…　Ⅲ.①药酒—配方—中国　Ⅳ.①R289.5

中国版本图书馆CIP数据核字（2018）第015134号

出版发行：河南科学技术出版社
北京名医世纪文化传媒有限公司
地址：北京市丰台区万丰路316号万开基地B座1-115　邮编：100161
电话：010-63863186　010-63863168
策划编辑：杨磊石
文字编辑：王　璐
责任审读：邓　为
责任校对：龚利霞
封面设计：吴朝洪
版式设计：崔刚工作室
责任印制：苟小红
印　　刷：北京盛通印刷股份有限公司
经　　销：全国新华书店、医学书店、网店
开　　本：850 mm×1168 mm　1/32　印张：22.5·彩页1面　字数：578千字
版　　次：2018年4月第7版　2021年4月第4次印刷
定　　价：88.00元

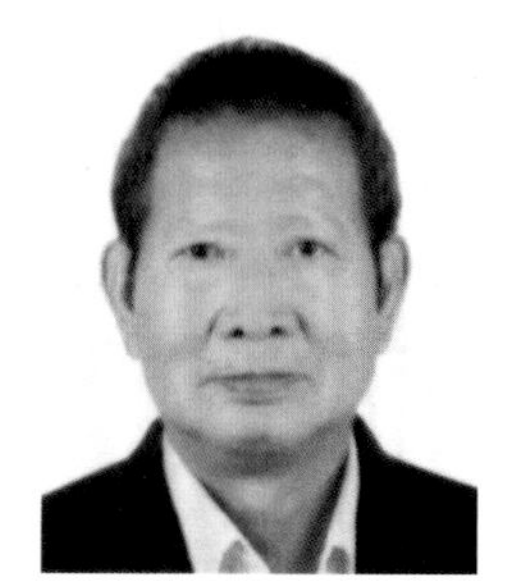

程爵棠简介

程爵棠 男，1936年生，江西景德镇人，大专文化，退休老中医。曾任主治中医师，兼任世界教科文组织专家成员、中国管理科学研究院研究员、世界医药研究中心传统医学研究院高级研究员。出身于中医世家，自幼随祖父习医。从医50余年，擅长用“简、便、廉、验”的民间传统疗法诊治疾病。著有《中国药酒配方大全》《拔罐疗法治百病》《梅花针疗法治百病》《刺血疗法治百病》《点穴疗法治百病》《刮痧疗法治百病》《民间秘方治百病》《足底疗法治百病》《按摩疗法治百病》《耳穴疗法治百病》《手部疗法治百病》《肚脐疗法治百病》《艾灸疗法治百病》《熏洗疗法治百病》《单方验方治百病》《穴位贴敷治百病》《药茶疗法治百病》《虫蛇妙方》《果仁妙方》和《名老中医秘方精选》等中医著作20余部；发表论文50余篇。业绩被收入《中国当代中医名人志》《中国名医列传》（当代卷）和《中国当代医药界名人录》等书中。

第7版前言

本书自1997年初版以来，已经5次修订再版，E
而深受读者的厚爱，曾多次重印，累计印刷86 000
畅销书之一。随着时代的发展，药酒研制的进步，
求，在河南科学技术出版社的支持下，我们再次对
订。此次修订，我们根据一些读者的建议，本着"从
的原则，在保持前6版特色的基础上，纠正了原书
了不易配制、药材短缺的7首配方；新增了近几年
上介绍的操作简易、疗效确切的新药酒配方59首
方达到1970余首，新增疾病3种，涉及疾病220
在常见病、多发病和保健美容方面，使本书更加
床，内容更加丰富、更加实用。

在本书修订过程中，程功文、程美红、张大
料收集、整理工作，在此谨表谢意。虽经修订，
的错误、不足之处，恳请广大读者批评赐正。

第1版前言

药酒，古称“酒剂”，是中医学方剂学的重要组成部分，也是防病治病和保健美容的又一独特医疗方法。具有制作简单、便于存放、使用方便、内外可用、价廉省时、安全可靠、见效快、疗效高等特点，因而人们乐于接受，采用者日益增多。

药酒治病保健，源远流长。药物渗入酒中制成的药酒，是中医学与酿酒业的成功结合。由此说明，药酒是随着酿酒业的发展而逐步发展、不断完善的。几千年以前，我国人民就已掌握了应用药酒治病的方法。通过长期不断地探索，药酒的适用范围不断扩大，既可防病治病，又可养生延年、嫩肤美容。历代许多价廉效著的药酒良方，一直沿用下来，流传至今。由于药酒的自身特点，药借酒势，酒助药力，无处不到，奏效尤捷，临床对许多疾病的治疗更为适用。特别是对一些顽固的疑难病症，也收到令人信服的疗效。随着我国保健和康复医学的发展，药酒医疗保健美容已逐步进入千家万户，药酒的作用日益受到人们的重视，采用者日益增多。

我国名医众多，药酒种类十分丰富。但是众多药酒良方却分散在大量文献资料中或民间，呈分散无序状态，临床推广应用深感不便。近年来虽有少数药酒专著问世，但多偏重于历代古方，或载方甚少，或诸多疾病未列入收治范围。为弘扬中医学，造福人民，笔者从长期临床实践和所收集整理的大量医学笔记《药酒汇编》《民间百病良方》《临床验方集》和四代家传、师授经验中，进行广为搜集、验证和筛选、整理，本着“撷取精华、注重实效”的原则，历经数载，几易其稿，始编成书，名曰《中国药酒配方大全》。

本书共收载临床各科190多种常见病和部分疑难病症的治疗药酒良方和保健美容药酒良方共计1500多首。所选之方，多为当代名老中医经验方，或广泛流传的民间方，或历代屡用屡验的药酒良方。书中还收载了笔者自订和家传师授的部分药酒效验秘方。

本书所载资料，由我儿程功文医师协助整理。由于笔者学识浅薄、经验不足，遗漏和错误之处在所难免，恳请同仁高贤和读者不吝教言，批评赐正为幸。

程爵棠

1997年元月定稿于景德镇杏春斋

凡　例

1. 本书共分上、中、下三篇。上篇为概论，简要介绍酒和药酒的源流与发展，药酒的制作方法、适用范围、使用方法、选用与作用、贮存要求、优点和注意事项等；中篇为治疗药酒，介绍了以内科为主，兼及儿科、妇科、骨伤科、外科、皮肤科和五官科等的220多种常见病和部分疑难病症及防癌抗癌的治疗经验方；下篇主要介绍了补益、祛病强身、延年益寿、健脑益智、乌须黑发、生发、祛斑灭痕和养颜嫩肤等医疗保健美容药酒。内容简明扼要，切合实用。

2. 本书所录之方，是从新中国成立以来出版的中医期刊、医学著作及内部资料、医学笔记和历代医学文献资料中精选出的，通过临床验证而确具实效的药酒良方。且多为当代名老中医自拟或祖传师授秘验方，或广为流传的民间方，或屡用屡验的历代古方。均经多方反复验证，证实确有效者，方予收录。

3. 本书体例特点是，以治疗药酒为主，以保健美容药酒为辅。以科为目，以病统方。其病名采用中西医病名对照排列，或只列中医病名或西医病名。保健美容药酒则以药酒功用统方，每病（或功用）选有数方或数十方供选用，并依治疗难易和现有资料情况而有所增减。

4. 本书所录之方，除方名外，均按配方、制法、功用、主治、用法、附记等依次排列，井然有序。原无方名者，则由编者拟加；方名雷同者，则在方后括号内加注编号。附记中，主要为方剂来源、用药加减、禁忌、注意事项和验证情况等。凡注为《药酒汇编》《民间百病良方》《临床验方集》等笔录均系笔者临床验证后所录，皆未注明原出处，敬希见谅。

5. 为统一体例，节省篇幅，本书只列病名，未加论述。如需详细了解，可参考各科专著。本书以方为主，因此，对有的方进行了一些必要的删节和增补，而“验证情况”仅以结果概之，未加详列。

6. 每首药酒方的用法，均在“用法”中进行了介绍，但须说明的是：凡规定为日服 1 次者，均指晨起或临睡前空腹服之；日服 2 次，为早、晚饭前（病在下）或饭后（病在上）服之；日服 3 次，每早、中、晚饭前或饭后服之；日 3 夜 1 服，即日服 3 次，并在临睡前加服 1 次；不拘时，则按病情而定。用量：凡规定从低至高量者，则先从低量服起，渐加至最高用量。随意饮之，系应保持酒力相续，或以微醉为度，不至醉吐，或遵医嘱。

7. 本书所录之方，有一方一病或一方多病，若能互参，既可供临床选择之用，又可扩大收治范围。但必须药证相符，方可选用。

8. 配方中所用药物，要事先洗净、晒干、除去杂质，再加工粉碎，按剂量称准配方，加工耗损除外。未列炮制者，均指生药。

9. 制法要求，除“制法”中规定的要求外，还须注意的是：药入布袋，浸酒，一般用白夏布袋为宜。药入布袋后要扎紧袋口；要悬挂在容器内，不可沉底，要高出容器内底 2～3cm。开封时，不可面对容器口，以防药酒气刺激眼睛。过滤时，要滤干，再压榨药渣。将浸出液与压榨液合并，混合，再过滤后，即可贮瓶（或分装）备用。要密封，勿泄气。

10. 有些药方所用材料的用量为大批量生产所用剂量，在实际应用时，可按各原料所占比例计算求得合适的用量。

目　录

上篇　概　论

中篇　疾病治疗药酒

下篇　保健美容药酒

上篇　概　论

第1章　酒的源流与作用

酒与中药相配制，方称药酒。故在研究药酒前，先了解酒的源流与作用，很有必要。

酒的发明已具有相当悠久的历史，我国是世界上酿酒最早的国家之一，对世界酿酒技术的发展做出了巨大的贡献。一般认为，人类社会进入旧石器时代后期已能打制出许多用于获取自然物的石头工具，对于食物的好恶也就有了选择的可能性。据有关史料记载：大约在采集经济时代，那时的农业尚未兴起，野果和蜂蜜则成了可供人类酿酒的理想而又容易得到的原料。我们聪明的祖先在劳动过程中就注意到野果和蜜中含有发酵性的糖分，一旦接触了空气中的真菌和酵母就会发酵成酒。从经自然发酵的野果好吃中受到了启发，并对此产生了极大兴趣，于是他们开始有目的地将野果采摘并贮存起来，让其在适宜条件下自然发酵成酒，这可以说是最原始的，也是最早的酿酒了。

大约在原始社会的末期，人类进入农业社会后，我们的祖先贮存谷物，由于贮存的方法原始，条件较差，谷物容易受潮发芽、霉变。这些长霉的谷物就成了天然的曲蘖,遇水后便开始发酵成酒。正如用水果酿酒一样,我们的祖先品尝了由谷物变成的酒后很喜爱,于是就有目的地利用曲蘖来酿酒,这样谷物酿酒也就应运而生了。甲骨文中,酒写作"ʃ酉ʃ",意即粮食与水在缸中发酵后变成了酒。《尚书》记有商王武丁"若作酒醴,尔惟曲蘖"之说。汉朝淮南王刘安在其所著的《淮南子》中也认为,谷物酿酒的起源几乎是与农业同时开始的。到了商周时代,谷物酿酒已相当普遍,从商代废墟中发现了规模可观的酿酒作坊,还有许许多多酒器,例如,距今约四千余年前的龙山文化遗址中就有陶制的樽、斝、盉、杯、小壶等酒器;又如殷商时代的青铜文物中亦有许多酒器,如壶、卣、盉、爵、角、觚、觯、樽等,其中一些还是铜制的;再如1959年在山东泰安大汶口村南发掘的新石器时代的"大汶口文化"遗址发掘出了许多专用的陶制酒器,如高柄杯、双耳杯等。这些专用酒器的发现也为我国的谷物酿酒起源于六七千年以前的说法提供了有力的证据。

到了周朝,随着生产的大发展,酿酒技术也有了长足的进步。国家成立了专门机构,还设立了专管酿酒的官员。《礼记·月令》中指出:酿酒要用煮熟的谷物,投曲必须掌握好时机,火候要适宜。这是我国古代劳动人民对酿酒技术的总结和概括,也是世界上最早的酿酒工艺规程。如1974年在河北省平山县出土了战国时代的古酒,它的生产距今已二千二百多年了。《战国策》中有"昔者帝女令仪狄作酒而美,进之禹,禹饮而甘之,遂疏仪狄,绝旨酒"。说明了酒的质量已达到了一定技术要求。《礼记·月令》谈及了酿酒的准备过程,"曲"是用含有丰富的、必要的发酵微生物的谷物制成,"蘖"就是发了芽的谷物。从现代科学观点来看,谷物中的淀粉是不能直接与微生物作用而发酵成酒的,淀粉必须经过水解变成葡萄糖、麦芽糖、果糖等以后才能酒化,而由淀粉变为糖的过程称之为糖化。用曲酿酒可以使糖化和酒化的过程连续地交替进行,这称为复式发酵法,是我国古代劳动人民首创的、特有的酿酒方法。以蘖为原料酿酒,酿出的成品酒中乙醇的含量较低,而糖分较

多容易酸化，故汉代以后，多用曲酿酒。

秦汉以来，制曲技术明显提高，曲的品种迅速增加。从原料看，汉代制曲所用的原料有大麦、小麦、稻谷、高粱和小米等。用不同的谷物制曲，因而酒的品种增加。两晋时，我国出现了制作药曲和使用药曲酿酒的工艺。制成的药酒既有大曲酒的风味，又有中草药的芳香，且具有健身祛病功效，这也是世界酿酒史上的一个伟大创举。

唐代，我国已酿造出世界上最早的蒸馏酒（也就是通常所说的烧酒或白酒），这是酿酒史上的一个划时代的进步。制取蒸馏酒是利用乙醇与水的沸点不同来蒸馏取酒。唐代的那些贪杯豪饮的人不但饮酒，而且还写下了许多与酒有关的、流传千古的绝妙名句。

宋代，是我国制曲史上的飞跃时期，当时不仅有曲糵、饼曲和药曲，还使用曲母传醅，以及酒花酿酒。在酿酒技术的发展方面，还出现了像宋代朱肱所著《北山酒经》之类的专著。该书对制曲的原料和操作技术有了新的发展和改进，突出介绍了“干酵”的制作方法，还记载了 13 种药曲和部分药酒的内容，是一本专门论述酿酒的书。该书上卷论酒、中卷论曲、下卷论酿酒，共记载了十多种酿酒的方法，将我国的酿酒技术提高到了一个新水平，它基本上代表了北宋时期的酿酒水平。

至明代，酿酒业已初具规模，建有御酒房，专门制造各种名酒。到清代乾隆初年，就有“酒品之多，京师为最”一说。

现代酿酒业如雨后春笋遍布祖国大地。随着科学技术的发展，酒的品种之多、品位之高，足称盛期。现代酒类，根据酿造方法不同，可分为蒸馏酒、发酵酒和配制酒三大类。蒸馏酒是将淀粉或糖类经发酵后蒸馏而成，乙醇浓度可高达 60%以上。发酵酒是用大麦、大米、水果和酒花等原料经发酵而酿成，乙醇含量较低。配制酒的乙醇浓度一般为 25%～40%，介于蒸馏酒和发酵酒之间。酒的品种，根据商品名称则有白酒、啤酒、葡萄酒、果露酒、黄酒、汽酒、米酒和药酒之别。其品位，若根据乙醇含量不同，可分为高度酒、中度酒和低度酒三种；根据酿酒原料、生产条件、制作工艺、水质和存放时间不同，酒质亦异。概而言之，一般可分为高档酒、中档酒和低档酒三种。

饮酒有什么好处呢？中医学认为，酒本身就是药，可以治病。酒为水谷之气，味辛甘，性热，入心、肝经，具有畅通血脉、活血祛瘀、祛风散寒、消冷积、祛胃寒、养脾气、厚肠胃、促消化、润皮肤的功能，还能引药上行，助药力。适量饮用，可强心提神，助气健胃，消除疲劳，增强精神；过饮则适得其反，不仅无益，反而可诱发多种疾病，如毒害肝脏、心脏，损伤神经系统，并且会缩短人的寿命，甚则毙命。欲生儿育女者过量饮酒还会危及下一代。然少量饮酒则有益无害，有利于治病强身。西医学研究也证明了饮酒的益处，具体如下。

1. 饮酒可兴奋神经　酒内所含的乙醇可刺激人体使血液循环加快，精神亢奋，有暖和、舒畅的感觉。

2. 少饮能减轻心脏负担，预防心血管疾病　酒中的乙醇能加速人体内血液循环，有效地调节和改善机体内的生物化学代谢和神经传导，有助于人的身心健康和延年益寿。

3. 饮酒可以开胃，促进消化，增强食欲　研究表明，乙醇可刺激胃黏膜，引发和增加胃液分泌，使所摄入之食物容易消化。

4. 饮酒可以滋补强身　各类酒中都含有一定的营养物质，都能产生一定的热能，适量饮用都会使人体得益。

饮酒有益，这是对少量饮用而言的。若过饮、暴饮则有百害而无一利。因此，饮酒要节制，要适度，扬其所益，避其所害。

第2章　药酒的形成与发展

酒与医药的结合，是我国医药发展史上的重要创举。古时“酒”写作“酉”，《说文解字》这么解释：“酉，就也，八月黍成，可为耐酒。”“就”意为“成熟”，“黍成”就可做酒（酉），黍，甘平，益气补中，不也是中药吗？古时候“醫”字从酉（酒），即说明酒与医药的密切关系，所以，后世又有“酒为百药之长”的说法。商甲骨文中有“鬯其酒”，据汉代班固解：“鬯者，以百草之香郁金合而酿之为鬯。”说明当时即有与中药郁金合酿而成的郁金药酒。所以说，药酒的起源与酒的产生是分不开的，我国现存最早的药酒方见于1973年发掘的马王堆汉墓出土的《五十二病方》，其中约记载内外用30余首用以治疗疽、蛇伤、疥疮等疾病的药酒方。马王堆汉墓出土的帛书《养生方》《杂疗方》中，虽多已不完整，但仍可辨认出药酒方（药酒用药）、酿制工艺等记述。由此可见，我国的药酒在先秦时期就有了一定的发展。

药酒，在中医方剂学上又称为酒剂。所谓药酒，一般是把植物的根、茎、叶、花、果实和动物的全体或内脏及某些矿物质成分按一定比例浸泡在低浓度食用乙醇、白酒、黄酒、米酒或葡萄酒中，使药物的有效成分溶解于酒中，经过一定时间后去除渣滓而制成的，也有一些药酒是通过发酵等方法制得的。因为酒有它的自身作用，所以酒与中药配伍，可以增强药力，既能防治疾病，又可用于病后辅助治疗。有目的地运用药酒，有意识地将药与酒配合，在我国已有悠久的历史了。

秦汉之际，我国现存最早的中医经典著作《黄帝内经》也对酒在医学上的贡献做了专门论述，其中，《素问·汤液醪醴篇》论述了醪醴与防病治病的关系，在其他篇章中还提及了治臌胀的“鸡矢醴”，治经络不通、病生不仁的“醪药”，主治色大深的“醪酒”等，均系较早的药酒记载。

至汉代，随着中药方剂的发展，药酒逐渐成为中药方剂中的一个组成部分，而且针对性和疗效也有了很大提高。在《史记·扁鹊仓公列传》中有“其在肠胃，酒醪之所及也”的记载，表明扁鹊认为用酒醪治疗肠胃疾病的看法，这篇著作中还收载了西汉名医淳于意的 25 个医案，如用药酒治愈济兆王病“风厥胸满”和甾川王美人患“难产症”的验案。东汉张仲景的《伤寒杂病论》中载“妇人六十二种风，腹中血气刺痛，红蓝花酒主之”，书中除有红蓝花酒、麻黄醇酒汤、瓜蒌薤白白酒汤外，尚有很多方药均是以酒煎煮，或以酒和水混煎，借酒以加强药效。可见时至汉代，在药酒和将酒用于医疗方面已非常丰富和普遍，故班固在《前汉书·食货志》中称酒“为百药之长”。

北魏贾思勰的《齐民要术》，虽为农业专著，但对药酒的酿造方法，特别是对浸药专用酒的制作，从曲的选择到酿造步骤均做了较为详细的说明，在卷七还总结性论述了当时的制曲酿酒技术、经验及原理。晋代葛洪的《肘后备急方》则记有桃仁酒、猪胰酒、金牙酒、海藻酒等治病药酒。梁·陶弘景在《本草经集注》提出“酒可行药势”，尤其是对药酒的浸制方法论述较详，提出“凡渍药酒，皆经细切，生绢袋盛之，乃入酒密封，随寒暑数日，视其浓烈，便可滤出，不必待至酒尽也。渣可暴燥微捣，更渍饮之，亦可散服”，并指出有 71 种药物（包括矿石类药物 9 种，植物类药物 35 种和动物类药物 27 种）不宜浸酒。这一时期对药酒的制法经历了不断完善的过程。

唐代孙思邈的《备急千金要方》卷七“酒醴”、卷十二“风虚杂补酒煎”中共收有药酒方 80 余首，涉及补益强身、内科、外科、妇科等方面，并对酒与药酒的毒性作用已有一定认识，针对当时一些人因

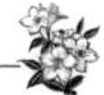

嗜酒纵欲所引起的种种病症，研制了一些相应的解酒方剂。《千金翼方》还对药酒的服法提出了要求，“凡服药酒，饮得使酒气相接，无得断绝，绝则不达药力，多少皆以知为度，不可全醉及吐，则大损人也”。唐代王焘的《外台秘要》卷三十一“古今诸家酒方”一节中共收载了药酒 11 方。其中 9 方为用加药酿制法，同时对酿造的工艺也记述颇详。此外，《备急千金要方》中还记有用药酒治唐国寺僧允葱“癫疾失心”的验案。

宋元时期的药酒有了很大发展，药酒的种类和应用范围均有了明显的扩大。仅《太平圣惠方》中就设有药酒专节达 6 篇之多，连同《圣济总录》《太平惠民和剂局方》《三因方》《本事方》《济生方》等书中的药酒方，计有药酒方数百种，运用药酒治病的范围也已涉及内科、外科、妇科、五官科等多种疾病，对于药酒的主要功效也有了更明确的认识，如《圣济总录》卷四认为：“药酒长于宣通气血，扶助阳气，既可用于祛疾，又可以用其防病”；“兼有血虚气滞，陈寒痼冷，偏枯不随，拘挛痹厥之类，悉宜常服”。在药酒的制法上，已开始对多种药物均采用隔水加热的“煮酒法”，这样可以提高药物有效成分的浸出率，增强药酒的功效。这一时期药酒发展的一个重要特点就是用于补益强身的养生保健药酒渐多，有些药酒不但具有治病养生的特点，而且口味纯正，成了宫廷御酒。除了上述大型方书所记载的药酒外，宋代陈直《养老奉亲书》和元代忽思慧《饮膳正要》、许国祯《御药院方》等书中也收载了许多适合老年人服用的养生保健药酒。

明代的医药学家在整理继承前人经验的同时，又创制出许多新的药酒方。在明代医学书中，如朱橚等编著的《普济方》、方贤的《奇效良方》、陈梦雷的《医学全录》、王肯堂的《证治准绳》、李时珍的《本草纲目》等收载了大量的药酒配方，既有前人的传世经典之作，又有当代人的创新之举。仅《本草纲目》就辑录了各类药酒配方 200 余首，《普济方》通卷收载的药酒配方达 300 余首。此外，如明代吴昆的《医方考》载药酒 7 种，吴旻的《扶寿精方》载药酒 9 种，龚廷贤的《万病回春》和《寿世保元》两书载药酒近40种。明代的民间作坊已有药酒出售，如薏仁酒、羊羔酒等。老百姓自饮自酿的酒中也有不少药酒，如端午节的菖蒲酒、中秋节的桂花酒、重阳节的菊花酒等。

至清代，药酒又有了进一步的发展，又创造出许多新的配方，如汪昂的《医方集解》、王孟英的《随息居饮食谱》、吴谦等人的《医宗金鉴》、孙伟的《良朋汇集经验神方》和项友清的《同寿录》等，均收载了不少明清时期新创制的一些药酒配方。清代药酒除了用于治病外，最大的特点就是养生保健药酒较为盛行，尤其是宫廷补益药酒空前兴旺发达。例如，清朝乾隆皇帝经常饮用之益寿药酒方“松龄太平春酒”，对老年人诸虚百损、关节酸痛、纳食少味、夜寐不实诸证均有治疗作用。“夜合枝酒”也是清宫御制的药酒，组方中除了夜合枝外，还有柏枝、槐枝、桑枝、石榴枝、糯米、黑豆和细曲等，可治中风挛缩之证。

民国时期，由于战乱不断，百业不兴，加之大肆扼杀中医，药酒也难逃厄运，没有取得多大进展。

新中国成立后，中医中药事业得到了空前的大发展，作为中医方剂之一的药酒，不仅继承了传统的制作经验，而且采取了现代科学技术的方法，严格了卫生与质量标准，使药酒的生产逐步向标准化和工业化发展，药酒的质量也大大提高。医药学家还对许多传统中药名酒（如五加皮酒、十全大补酒、史国公药酒、龟龄集酒等）的功效、配方进行了大量的实验研究和临床验证，为药酒的应用和提高疗效提供了宝贵依据。同时，在中药药酒的文献整理、研究和不断开发药酒新品种方面都做了不少工作。如在文献整理研究中，近年来也有一些药酒专著出现，如许青峰的《治疗与保健药酒》辑药酒方146首，孙文奇的《药酒验方选》载药酒方361首，李明哲的《药酒配方800例》，陈贵廷等的《百病中医药酒疗法》共载药酒1364首。此外，如《中国药典》等国家颁布的典籍中，亦对一些传统药酒的配方、制作工艺、质量与卫生要求等做了规定。以上均为

中药药酒的开发研究、药酒的制作工艺和质量的提高提供了方便。

在不断开发研制药酒的新品种和剂型改革方面也取得了很大进展。一是开发新品种，如根据清代宫廷配方研制的“清宫大补酒”，根据宋代名方配以绍兴名水酿制而成的“十全大补酒”，根据古方研制的“金童常乐酒”“罗汉补酒”等多品种、高质量的药酒，不断涌向市场，有的药酒已进入千家万户、走出国门，越来越受到广大民众和患者的欢迎。二是药酒的制作工艺和剂型改革也正在朝着节约利用中药材，提高其有效成分的浸出和回收，以及方便使用、疗效显著的方向发展。例如近年来有报道认为，采用比《中国药典》规定含醇量（40%～50%）高 10%以上白酒（含醇量达 60%左右）作为提取用溶液浸泡中药饮片，用量为处方全量的 50%左右，即可减少杂质的浸出，而提高有效成分的浸出，并认为采取“浸渍→渗滤→洗涤→甩干”的新工艺方法，可最大限度地利用药渣中的有用成分，并提高了药酒的收得率，减少了白酒用量，且能保证药酒的质量，从而改进了采用榨法榨取效果差的旧方法。此外，由于中药酒剂（酊）具有用量小（内服或外用）、药效迅速、有一定防腐性等优点，因而便于长期保管和使用。又有报道，可将丸剂改制为酒剂使用，如“藿香正气水”，原为宋代古方“藿香正气散”（煮散），早期改为“藿香正气丸”，现又将丸剂改制成酒剂。其次，国外目前也很重视中药酒剂的研究，如运用我国中药材大黄等制成的“大黄酒”，具有健脾和胃、宽肠消胀、行气活血等功效，可用于治疗胃脘胀满、大便秘结、少食纳呆及用于减肥等。

“酒”系谷类和曲酿造而成的流质，其气剽悍，质清，具有治病强身的功效，其作用已如上述。而中药一般多系天然之品，毒性作用少。酒药结合配制的药酒，介于食药之间，有病可以医病，无病可以防病健身，古代即用药酒来预防瘟疫流行，如《备急千金要方》中说：“一人饮，一家无疫，一家饮，一里无疫。”随着人们生活水平的不断提高，中药药酒的应用必将更为广泛。

第3章　药酒的制作

一、药酒制作前的准备工作

药酒，除由专业厂家制作外，在民间家庭中也可以自配自制。许多人喜欢自己动手配制药酒，并且保持着每年配制、饮用药酒的习惯。无论是专业厂家或是家庭配制药酒，在制作前，都必须做好以下几项准备工作。

1. 保持作坊清洁，严格卫生要求。配制药酒的作坊要做到“三无”，即无灰尘、无沉积、无污染。同时配制人员亦要保持清洁，闲杂人等一律不准进入场地。

2. 要根据自身生产条件制作适宜药酒。每一种药酒都有不同的配方和制作工艺要求，所以不是每个专业厂家，更不是每个家庭都能配制的，要根据自身生产条件、配制技术而定。如家庭自制药酒，首先需要选择适合家庭制作的药酒配方，并不是所有药酒配方都适宜家庭制作，例如有毒性作用的中药材需要经炮制后才能使用，如果对其药性、剂量不甚清楚，又不懂药酒配制常识，则需要请教中医师，切忌盲目配制、饮用药酒。

3. 配制药酒的酒和中药材要选取正宗纯品，切忌用假酒、伪药，以免造成不良后果，妨碍健康或影响治疗效果。配制药酒一般宜用优质高度白酒（或中低度白酒或其他酒类，按需要而定），但是，现在市售的白酒中不时会有假冒伪劣产品出现，应当引起注意。假酒中的甲醇含量高，具有毒性，甲醇蒸气可经呼吸道吸入人体，即使外用，反复接触也可少量吸收，如果经口误服可经消化道

吸收，并产生中毒症状。甲醇对人体的毒性主要是对神经系统的刺激和麻痹作用。甲醇在人体内先后被氧化成甲醛和甲酸，甲醛和甲酸的毒性更强，分别比甲醇大30倍及6倍。人在饮用甲醇含量很高的酒后，就会引起急性中毒，一般8～36小时即出现中毒症状。轻度中毒的症状有头晕、头痛、呕吐；较严重的可出现眼球疼痛、视物模糊、复视、眼前闪光等视力障碍症状，进而视力急剧减退，甚至双目失明。因为甲醇对视网膜有特殊亲和力，可使视网膜细胞发生变性，造成视神经萎缩，以致双目失明。甲醇具有蓄积性，多次少量饮用工业甲醇兑制的酒，也会使进入体内的甲醇积累而造成对人体的危害。甲醇中毒尚无特效疗法，对于误服甲醇而中毒者，应及时送医院抢救。因此，选用白酒配制药酒，一定要辨清真伪，切忌用假酒配制。按配方选用中药，一定要选用上等正宗中药材，切忌用假冒伪劣药材。对于集市出售的中药材，要先认准后再购，不可轻信商贩之言。即使自行采集的鲜药、生药往往还需要先行按规定要求加工炮制。对于来源于民间验方中的中药，首先要弄清其品名、规格，要防止同名异物而造成用药错误。

4. 准备好基质用酒。目前用于配制药酒的酒类，除白酒外，还有医用乙醇（忌用工业乙醇）、黄酒、葡萄酒、米酒和果露酒等多种，具体选用何种酒，要按配方需要和疾病而定。

5. 制备药酒的中药材，制作前都要切成薄片或捣碎成粗颗粒状。凡坚硬的皮、根、茎等植物药材可切成3mm厚的薄片，草质茎、根可切成3mm长碎段，种子类药材可以用棒击碎。同时在配制前，要将加工后的药材洗净（防止污染杂质）、晾干后，方能使用。

6. 要准备好配制药酒用的容器和加工器材及封容器口等的一切必备材料。容器大小要按配制量而定。

7. 要熟悉和掌握配制药酒常识及制作工艺技术。

二、药酒制作工具

按照中医的传统习惯，煎煮中药一般选用砂锅，这是有一定科学道理的。一些金属如铁、铜、锡之类的器皿，煎煮药物时容易发生沉淀，降低溶解度，甚至器皿本身和药物及酒发生化学反应，影响药性的正常发挥。所以，配制药酒要用一些非金属的容器，诸如砂锅、瓦坛、瓷瓮、玻璃器皿等。当然，一些药酒的制作有其特殊要求，那就另当别论了。

三、药酒制作方法

药酒制作法，古人早有论述，如《素问》中有“上古圣人作汤液醪”“邪气时至、服之万全”的论述，这是药酒治病的较早记载。东汉张仲景的《金匮要略》中收载的红蓝花酒、麻黄醇酒汤所采取的煮服方法，则类似于现代的热浸法。唐代孙思邈的《备急千金要方》则较全面地论述了药酒的制法、服法，“凡合酒，皆薄切药，以绢袋盛药内酒中，密封头，春夏四五日，秋冬七八日，皆以味足为度，去渣服酒……大诸冬宜服酒，至立春宜停”。又如《本草纲目》记载烧酒的制作即用蒸馏法，“用浓酒和糟入甑，蒸气令上，用器承取露滴，凡酸之酒，皆可烧酒，和曲酿瓮中七日，以甑蒸取，其清如水，味极浓烈，盖酒露也。”此种操作方法即与现代基本相同。此外，还对冷浸法加药酿制及传统热浸法等制作药酒的操作要法，均做了比较详细的说明。根据历代的医药文献记载，古代的药酒与现代药酒具有不同的特点，一是古代药酒多以酿制酒的药酒为主，亦有冷浸法、热浸法。二是基质酒多以黄酒为主，而黄酒性较白酒缓和。现代药酒则多以白酒为溶媒，含乙醇量一般为50%～60%，少数品种仍用黄酒制作，含乙醇量为30%～50%，制作方法为浸提法，很少有用酿造法的。

一般来说，现代药酒的制作多选用50%～60%的白酒。其依据是：乙醇浓度太低不利于中药材中有效成分的溶出，而乙醇浓度过高，有时反而使药材中的少量水分被吸收，使得药材质地坚硬，有效成分难以溶出。对于不善于饮酒的人来说或因病情需要，也可以采用低度白酒、黄酒、米酒或果酒等基质酒，但浸出时间要适

当延长，或浸出次数适当增加，以保证药物中有效成分的溶出。

制作药酒时，通常是将中药材浸泡在酒中，经过一段时间后，中药材中的有效成分溶解在酒中，此时过滤去渣后即可饮用。

根据我国古今医学文献资料和家传经验介绍，配制药酒的方法甚多，概括起来，目前一般常用的有如下几种。

（一）冷浸法

冷浸法最为简单，尤其适合家庭配制药酒。采用此法时可先将炮制后的中药材薄片或粗碎颗粒，置于密封的容器中（或先以绢袋盛药再纳入容器中），加入适量的白酒（按配方比例加入），浸泡 14 日左右，并经常摇动，待有效成分溶解到酒中以后，即可滤出药液；药渣可压榨，再将浸出液与榨出液合并，静置数日后再过滤即成。或者将白酒分成两份，将药材浸渍两次，操作方法同前，合并两次浸出液和榨出液，静置数日过滤后，即得澄清的药酒。若所制的药酒需要加糖或蜜矫味时，可将白糖用等量的白酒温热溶解、过滤，再将药液和糖液混匀，过滤后即成药酒。

（二）热浸法

热浸法是一种古老而有效的制作药酒的方法。通常是将中药材与酒同煮一定时间，然后放冷贮存。此法既能加快浸取速度，又能使中药材中的有效成分更容易浸出。但煮酒时一定要注意安全，既要防止乙醇燃烧，又要防止乙醇挥发。因此，也可采用隔水煮炖的间接加热方法。此法适宜于家庭制作药酒，其方法是：将中药材与酒先放在小砂锅内或搪瓷罐等容器中，然后放在另一更大的盛水锅中炖煮，时间不宜过长，以免乙醇挥发。此时一般可于药面出现泡沫时离火，趁热密封，静置半个月后过滤去渣即得。工业生产时，可将粗碎后的中药材用纱布包好，悬于白酒中，再放入密封的容器内，置水浴上用 40～50℃低温浸渍 3～7 日，也可浸渍 2 次，合并浸液，放置数日后过滤即得。此外，还可在实验室或生产车间中采用回流法提取，即在浸药的容器上方加上回流冷却器，使浸泡的药材和酒的混合物保持微沸，根据不同的中药材和不同的酒度，再确定回流时间。回流结束后即进行冷却，然后过滤即得。

(三)煎煮法

此法必须将中药材粉碎成粗末，全部放入砂锅中，加水至出药面约 10cm，浸泡约 6 小时，然后加热煮沸 1～2 小时，过滤后，药渣再加水适量复煎 1 次，合并 2 次药液，静置 8 小时后，再取上清液加热浓缩成稠膏状，待冷却后，再加入等量的酒，混匀，置于容器中，密封，约 7 日后取上清液，即成。煎煮法用酒量较少，服用时酒味不重，便于饮用，尤其对不善于饮酒的人尤为适宜。但含挥发油的芳香性的中药材不宜采用此法制作药酒。

(四)酿酒法

先将中药材加水煎熬，过滤去渣后，浓缩成药汁，有些药物也可直接压榨取汁，再将糯米煮成饭，然后将药汁、糯米饭和酒曲拌匀，置于干净的容器中，加盖密封，置保温处 10 日左右，并尽量减少与空气的接触，且保持一定的温度，发酵后滤渣即成。

(五)渗滤法

渗滤法适合药酒厂生产。先将中药材粉碎成粗末，加入适量的白酒浸润 2～4 小时，使药材粗末充分膨胀，分次均匀地装入底部垫有脱脂棉的渗滤器中，每次装好后用木棒压紧。装完中药材，上面盖上纱布，并压上一层洗净的小石子，以免加入白酒后使药粉浮起。然后打开渗滤器下口的开关，再慢慢地从渗滤器上部加进白酒，当液体自下口流出时关闭上开关，从而使流出的液体倒入渗滤器内，继续加入白酒至高出药粉面数厘米为止，然后加盖，放置 24～48 小时后打开下口开关，使渗滤液缓缓流出。按规定量收集滤液，加入矫味剂搅匀，溶解后密封，静置数日后滤出药液，再添加白酒至规定量，即得药酒。

第 4 章　药酒的应用

一、药酒的适用范围与禁忌

(一)适用范围

因为药酒具有“药食同用”的特点,因此,药酒的适用范围日益广泛。

1. 能治疗疾病。药酒能治疗的疾病甚多,对内科、妇科、儿科、骨伤科、外科、皮肤科、眼科和耳鼻咽喉科等各科 210 多种常见病、多发病和部分疑难病症均可疗之,无论急性疾病,还是慢性疾病,均适用,而且疗效显著。

2. 能预防疾病。由于药酒有补益健身之功,能增强人体的免疫功能和抗病能力,防止病邪对人体的侵害,故能预防疾病而避免发病。

3. 能美容润肤,保持人体的外在美。

4. 能养生保健,益寿延年。坚持服用保健药酒,能保持人的旺盛精力,延长人的寿命。对年老体弱者尤为适用。

5. 能用于病后调养和辅助治疗,促进病体早日康复。

(二)药酒禁忌

药酒不是万能药,既有它的适用范围,也有它的禁忌方面。古谓:“水能载舟,亦能覆舟。”酒和药酒与健康的关系,正如古训这一哲理一样。适用的饮之则受益,反之则受害;适量饮用则受益,过量饮用则受害。应当切记。

酒本身就是药,可以治病,与药同用,药借酒势,酒助药力,其效尤著，而且使适用范围不断扩大。因为药酒既有防病治病之效，又有养生保健、延年益寿之功，因而深受民众欢迎。我国目前饮酒者约1.6亿人，每年酿酒用粮食约125亿公斤，可谓饮酒大国。但如果不宜饮用者饮用或饮用不当，结果会适得其反。因此，有节制地饮酒和注意饮用酒和药酒的各种禁忌尤为重要。

1. 饮用不宜过多，要少饮　凡服用药酒或饮用酒，要根据人的耐受能力，要合理、适宜，不可多饮滥服，以免引起头晕、呕吐、心悸等不良反应。即使是补性药酒也不宜多服，如多服了含人参的补酒，可造成胸腹胀闷、不思饮食；多服了含鹿茸的补酒则可引起发热、烦躁，甚至鼻衄（鼻出血）等症状。

2. 不宜饮酒的人，不能饮　药酒或饮用酒，不是任何人都适用的，不适用者，就要禁饮。如孕妇、乳母和儿童等就不宜饮用药酒及饮用酒。年老体弱者，因新陈代谢功能相对缓慢，饮用药酒也应当减量，不宜多饮。

3. 要根据病情选用药酒，不能乱饮　每一种药酒都有适用范围，不能见药酒就饮。如有感冒、发热、呕吐、腹泻等病症的人，要选用适应药酒，不宜饮用滋补类药酒。

4. 不宜饮酒的病症，不能饮　对于慢性肾炎、慢性肾功能不全、慢性结肠炎和肝炎、肝硬化、消化系统溃疡、浸润性或空洞型肺结核、癫痫、心脏功能不全、高血压等患者来说，禁饮酒，即使药酒也是不适宜的，以免加重病情。不过，也不是绝对的，有的病症若服用针对性的低度药酒，不仅无碍，反而有益。但也应当慎用。此外，对酒过敏的人或某些皮肤病患者也要禁用或慎用药酒。

5. 外用药酒，不能内服　凡规定外用的药酒，则禁内服。如我国民间有端午节用雄黄酒灭五毒和饮雄黄酒的习俗。其实，雄黄酒只宜外用杀虫，不宜内服。因为雄黄是一种有毒的结晶矿物质，主要成分为二硫化砷，遇热可分解成三氧化二砷，其毒性更大。如果雄黄中混有朱砂（硫化汞）则情况更糟。因为砷和汞都是致癌物质，并易为消化道吸收而引起肝脏损伤。饮用雄黄酒，轻则出现

头昏、头痛、呕吐、腹泻等症状；重则引起中毒死亡。因此，端午节时饮雄黄酒的习俗是有害人体健康的，不宜再沿袭这一旧习俗了。

二、药酒的作用与选用

药酒的选用，除了要了解前面所讲的“药酒的适用范围与禁忌”外，还要熟悉药酒的作用，并选用适宜药酒。

(一)药酒的作用

药酒的作用包含有“酒的作用和药物功效”的双重作用。由于每种药酒都配入了不同的中药材，因此，药酒的作用也随之而异。就其总体而言，药酒的作用非常广泛，既有补益人体之阴、阳、气、血偏虚的补性药酒，也有祛邪治病的药性药酒，其作用也有区别。如以补虚强壮为主的养生保健美容药酒，主要作用有滋补气血、温肾壮阳、养胃生精、强心安神、抗老防衰、延年益寿。以治病为主的药性药酒，主要作用有祛风散寒、止咳平喘、清热解毒、养血活血、疏经通络等。疾病不同，作用亦异。

药酒是由酒与药物配制而成的。然而药物的配入是有针对性的和选择性的，都是按特定要求加入的，因此，配入酒中的药物不同，其药酒的作用也不同。如药性药酒是以防治疾病为主的药酒，在配方上都有严格、细致的要求，是专为疾病而设的；补性药酒虽然对某些疾病也有一定的防治作用，但主要是对人体起滋补增益作用的，可促进人体健康、精力充沛、预防病邪袭入。但也有一定要求，是专门为补虚纠偏、调整阴阳而设的。因此，每一种药酒都有不同的作用重点，都有其适用范围，难以尽述。每一种药酒的具体作用，可参阅本书“中篇”。

由此可见，药酒的作用是多种多样的。其另一主要作用是酒入药中，可以反佐或缓和苦寒药物的药性，免除了平时服药的苦涩，也为人们所乐于接受。如有很多善于饮酒的人，常用人们日常食品配制药酒，既有医疗作用，又有滋补保健作用，乃一举两得之功，真可谓善饮也。

(二)药酒的选用

选用药酒很重要,一要熟悉药酒的种类和性质;二要针对病情,适合疾病的需要;三要考虑自己的身体状况;四要了解药酒的使用方法。

具体如何选用药酒呢?一般可以请教中医师,也可以参考本书目录对症选用。

1. 气血双亏者可选用山鸡大补酒、益寿补酒、八珍酒、十全大补酒等。

2. 脾气虚弱者可选用人参酒、当归北芪酒、长寿补酒、参桂养营酒等。

3. 肝肾阴虚者可选用当归酒、枸杞子酒、蛤蚧酒、枸圆酒等。

4. 肾阳亏损者可选用羊羔补酒、龟龄集酒、参茸酒、三鞭酒等。

5. 风寒湿痹、中风后遗症等病症可选用驰名中外的国公酒、冯了性药酒和其他对症药酒。

6. 风湿性关节炎、类风湿关节炎或风湿所致的肌肉酸痛者可选用风湿药酒、追风药酒、风湿性骨痛酒、五加皮酒等。症状较轻者可选用药性温和的木瓜酒、养血愈风酒等;如患风湿多年,肢体麻木、半身不遂者则可选用药性较猛的蟒蛇药酒、三蛇酒、五蛇酒等。

7. 骨肌损伤者可选用跌打损伤酒、跌打药酒等。

8. 阳痿者可选用多鞭壮阳酒、助阳酒、淫羊藿酒、青松龄药酒、海狗肾酒等。

9. 神经衰弱者可选用五味子酒、宁心酒、合欢皮酒等。

10. 月经病者可选用妇女调经酒、当归酒等。

凡此种种,这里不一一列举。总之,药酒所治疾病甚多,一般可参考本书所列病症之药酒方,随证选用。

在预防疾病方面,古人和民间也早有实践,如重阳节饮用菊花酒,可抗老防衰;夏季饮用杨梅醴,可预防中暑;常饮山楂酒,可防止高血脂的形成,减少动脉硬化的产生;长期服用五加皮酒、人参

酒则可健骨强筋、补益气血、扶正防病等。

总之，选用药酒要因人、因病而异。如选用滋补药酒时要考虑到人的体质，如形体消瘦的人，多偏于阴虚血亏，容易生火，伤津，宜选用滋阴补血的药酒；形体肥胖的人，多偏于阳衰气虚，容易生痰，怕冷，宜选用补心安神的药酒。选用以治病为主的药酒，更要随证选用，最好在中医师的指导下选用为宜。总之，要选用有针对性的药酒。药酒既可治病，又可强身，这并不是说每一种药酒都能包治百病，患者随意拿一种药酒饮用，就可见效。饮用者必须仔细挑选，认清自己的病症和身体状况，要有明确目的地选用，切不可人用亦用，见酒就饮。

三、药酒的使用方法

药酒的使用方法一般可分为内服和外用两种。药酒中多数是内服或外用，但有的药酒既可内服也可外用。外用法一般按要求使用即可，但内服法尤应注意。

1. 服用量要适度。服用药酒，要根据人的耐受力，一般每次可饮用 10～30ml，每日早、晚各饮 1 次，或根据病情及所用药物的性质和浓度而调整。总之，饮用不宜过多，要按要求而定。平时习惯饮酒的人服用药酒的量可稍高于一般人，但要掌握分寸，不能过度。不习惯饮酒的人服用药酒时则应从小剂量开始，逐步过渡到需要服用的剂量，也可以用冷开水稀释后服用。

2. 服用药酒要注意年龄和生理特点。对于女性来说，在妊娠期和哺乳期一般不宜饮用药酒；在行经期，如果月经正常也不宜服用活血功能较强的药酒。就年龄而言，年老体弱者因新陈代谢较为缓慢，服用药酒的量宜适当减少；而青壮年人的新陈代谢相对旺盛，服用药酒的量可相对多一些；对于儿童来说，其大脑皮质生理功能尚不完善，身体各器官均处于生长发育过程中，容易受到乙醇的伤害，且年龄越小的幼儿，酒精中毒的机会越多。乙醇可对儿童组织器官产生损害，可导致急性胃炎或溃疡病，还能引起肝损伤，导致肝硬化。乙醇对脑组织的损害更为明显，使儿童记忆力减退，智力发育迟缓。因此，儿童一般不宜服用药酒，如病情需要，也应注意适量或尽量采用外用法。

3. 药酒服用时间。通常应在饭前或睡前服用，一般佐膳饮用，以便药性迅速吸收，较快地发挥治疗作用。同时，药酒以温饮为佳，以便更好地发挥药性的温通补益作用，迅速发挥药效。

4. 要中病即止。用于治疗的药酒，在饮用过程中，应病愈即止，不宜长久服用；补性药酒，也要根据自己的身体状况，适宜少饮，不可过剂。

5. 饮用药酒时，应避免不同治疗作用的药酒交叉使用，以免影响治疗效果。

四、药酒的贮存要求

凡从药房购进或自己配制的药酒，如果贮存与保管不善，不但影响药酒的治疗效果，而且会造成药酒的变质或污染，因而不能再饮用。因此，对于服用药酒的人来说，掌握一定的贮存和保管药酒的基本知识是十分必要的。一般来说，贮存药酒的一般要求如下。

1. 凡是用来配制或分装药酒的容器均应清洗干净，然后用开水煮烫消毒，方可盛酒贮存。

2. 家庭配制的药酒，应及时装进细口长颈大肚的玻璃瓶中，或者其他有盖的容器中，并将容器口密封好。

3. 药酒贮存宜选择在温度变化不大的阴凉处，室温以 10～15℃为好。不能与汽油、煤油，以及有刺激性气味的物品混放，以免药酒变质、变味。

4. 夏季存放药酒时要避免阳光的直接照射，以免药酒中的有效成分被破坏，使药酒的功效减低。

5. 家庭自制的药酒，要贴上标签，并写明药酒的名称、作用和配制时间、用量等内容，以免时间久了发生混乱，造成不必要的麻烦，或导致误用错饮而引起不良反应。

五、药酒的优点与注意事项

(一)药酒的优点

药酒越来越受到人们的重视和欢迎,并乐于被人们接受,自有它的独特优点。概括起来,主要表现在以下几方面。

1. 适用范围广　药酒可治病防病,凡临床各科常见多发病和部分疑难病症均可疗之;又可养生保健、美容润肤;还可作病后调养和日常饮酒使用而延年益寿,真可谓神通广大。难怪有人称药酒为神酒,是中国医学宝库中的一股香泉。

2. 便于服用　饮用药酒,不同于中药其他剂型,可以缩小剂量,便于服用。有些药酒方中,虽然药味庞杂众多,但制成药酒后,其药物中有效成分均溶于酒中,剂量较之汤剂、丸剂明显缩小,服用起来也很方便。又因药酒多 1 次购进或自己配制而成,可较长时间服用,不必经常购药、煎药,减少了重复的麻烦,省时省力。

3. 吸收迅速,见效快　饮用药酒后,吸收迅速,可及早发挥药效。因为人体对酒的吸收较快,药物之性(药力)通过酒的吸收而进入血液循环,周流全身,能较快地发挥治疗作用。临床观察,一般比汤剂的治疗作用快 4～5 倍,比丸剂作用更快。

4. 能有效掌握剂量　汤剂 1 次服用有多有少,浓度不一,而药酒是均匀的溶液,单位体积中的有效成分固定不变,按量(规定饮用量)服用,能有效掌握治疗剂量,一般可放心饮用。

5. 人们乐于接受　药酒既没有饮用酒的辛辣呛口,也没有汤剂之苦涩,药味较为平和适口。因为大多数药酒中掺有糖和蜜,作为方剂的一个组成部分,糖和蜜具有一定的矫味和矫臭作用,因而服用起来甘甜悦口。习惯饮酒的人喜欢饮用,即使不习惯饮酒的人,因为避免了药物的苦涩气味,且药酒多甘甜悦口,故也乐于接受。

6. 药酒较其他剂型的药物容易保存　因为酒本身就具有一定的杀菌防腐作用,药酒只要配制适当,遮光密封保存,便可经久存放，不至于发生腐败变质现象。

（二）注意事项

酒本身就是药，与药酒一样，在饮用时，除注意“药酒禁忌”外，还必须注意以下几点。

1. 服用某些西药时不宜饮酒和药酒，饮了酒和药酒后就不要连着服用某些药物。

（1）大量饮酒并服用巴比妥类中枢神经抑制药会引起严重的中枢抑制。当饮用了中等量的酒并同时服用镇静剂量的巴比妥类药物时就引起明显的中枢抑制，使病人的反应能力低下，判断及分析能力下降，出现明显的镇静和催眠效果，如再加大用量可导致昏迷。

（2）精神安定药氯丙嗪、异丙嗪、奋乃静、地西泮（安定）、利眠宁（氯氮䓬）和抗过敏药物氯苯那敏、赛庚啶、苯海拉明等如与酒同用，对中枢神经亦有协同抑制作用，轻则使人昏昏欲睡；重则使人血压降低，产生昏迷，甚至出现呼吸抑制而死亡。

（3）在服用单胺氧化酶抑制药时，人体内多种酶的活性会因此而受到抑制。此时饮酒会因其分解乙醇的酶系统受抑制而使血液中的乙醛浓度增加，导致乙醛中毒，出现恶心、呕吐、头痛、血压下降等反应。乙醇还有诱导增加药物分解酶的作用，可使抗凝血药的作用时间缩短。

（4）乙醇对凝血因子有抑制作用，会使末梢血管扩张，所以，酒与抗凝血药不宜同时服用。

（5）乙醇的药酶诱导作用可使利福平分解加快，对肝脏的毒性增强；还可使苯妥英钠、氨基比林等药物的分解加快，从而降低了药物的作用。

（6）糖尿病病人服药期间宜戒酒，因为少量的酒即可使药酶分泌增多，使降血糖药物胰岛素、格列本脲（优降糖）等的疗效降低，以致达不到治疗效果。如果大量饮用酒会抑制肝脏中药酶的分泌，使降糖药的作用增强，导致严重的低血糖反应，甚至会引起昏迷死亡。

(7)心血管疾病患者服药时宜戒酒,以免出现严重的不良反应。服用硝酸甘油的患者,如果大量饮酒会引起肠胃不适、血压下降,甚至会发生昏厥。

(8)高血压患者如果既饮酒又服用胍乙啶、肼屈嗪等降压药或呋塞米(速尿)、依他尼酸(利尿酸)、氯噻酮等利尿药,均会引起直立性低血压。服用帕吉林(优降宁)时则反应更为严重,会出现恶心、呕吐、胸闷、呼吸困难等,甚至会出现高血压危象。

(9)酗酒会增加和诱发多种药物的毒性作用,酗酒者会发生酒精性肝炎,如再服用甲氨蝶呤会干扰胆碱合成,加重肝损害,使谷丙转氨酶升高,引起肝性脑病和呼吸抑制。

(10)乙醇和阿司匹林都能抑制胃黏膜分泌,增加上皮细胞脱落,并破坏胃黏膜对酸的屏障作用,阻断维生素 K 在肝脏的作用,阻止凝血酶原在肝脏中的形成,引起出血性胃炎,促使胃出血加剧或导致胃穿孔等严重后果。

(11)酒与磺胺类药物同用会增强乙醇的精神毒性。灰黄霉素与酒同用则易出现情绪异常及神经症状。酒与地高辛等洋地黄制剂同用,可因乙醇降低血钾浓度的作用,使机体对洋地黄药物的敏感性增强而导致中毒。

2. 某些疾病忌饮酒过多

(1)肝病患者忌多饮酒。因为肝炎患者的肝功能不健全,解毒能力降低,饮酒会使乙醇在肝脏内积聚,使肝细胞受损伤而进一步失去解毒能力,加重病情。慢性肝炎患者继续饮酒会导致慢性酒精中毒和肝硬化,酗酒者中约有 10% 会出现肝病。女性酗酒,即使饮酒量少于男性,但发生肝硬化的时间却早于男性,危害更严重。饮酒者比不饮酒者的肝癌发生率高 12 倍以上。乙醇还是胃蛋白酶的抑制剂,妨碍人体对蛋白质的摄取,影响消化吸收。肝炎患者饮酒可导致营养不良性肝硬化。无症状乙型肝炎患者可不出现肝炎症状,肝功能检查也正常,但携带有乙型肝炎病毒表面抗原。科学家发现,这些人大多有不同程度的肝脏病变。国外科学家曾对296名无症状的澳抗阳性者进行试验,当受试者每日饮入乙醇低于60g时,大多数澳抗阳性者出现了肝功能异常,而澳抗阴性的健康者在每日饮入乙醇量大于80g时仅少数人出现轻微的肝功能异常。当每日饮入乙醇量在60～80g时,澳抗阳性者的肝功能会出现明显的损害,而澳抗阴性的健康者的肝功能没有出现变化。长期饮酒者一旦出现类似肝炎的症状,如肝区疼痛、上腹部不适、疲乏无力、消化不良、贫血、蜘蛛痣、肝掌、神经炎、睾丸萎缩等,应首先考虑为酒精性肝病。目前,尚无特殊疗法,应彻底戒酒,适当休息,注意饮食,并服用保肝药物。

(2)高血压患者忌多饮酒。研究发现,收缩压和舒张压均随着饮酒量的增多而逐步升高,血压升高愈多,患者心、脾、肾等重要器官的并发症也愈多,其寿命愈短。大量饮酒者的血压明显高于不饮酒者,如停止饮酒可使血压回降,重新饮酒则血压回升。长期饮用含大量乙醇的饮料对高血压及并发症起着重要作用。饮酒引起的高血压并发症中尤以脑血管疾病最为常见,其死亡率是不常饮酒者的3倍。长期饮酒者实际上处于一种间歇性酒精戒断状态,停止饮酒后伴有血液肾上腺素和去甲肾上腺素等儿茶酚胺类物质的浓度升高,正是这类物质可使血压升高。在对饮酒的和不饮酒的高血压患者给予同样治疗后,饮酒者的舒张压不易控制,而不饮酒者的高血压症状容易控制。因此,高血压患者宜戒酒,服用治疗药酒也应适量。

(3)冠心病患者忌饮酒过多。大量饮酒会减少脂肪作为热能的消耗,使低密度脂蛋白和三酰甘油的血浓度增加,同时却阻碍了高密度脂蛋白的合成,增加了胆固醇在血管壁上的沉着。体内对极低密度脂蛋白的处理主要依靠脂蛋白脂肪酶的作用,大量饮酒会使酶的活性受抑制,从而增加了动脉粥样硬化的发病率。但每日规律性地少量饮酒的冠心病患者的冠状动脉狭窄的程度有所减轻,血液中高密度脂蛋白的含量升高,冠心病症状缓解。少量饮酒

虽能减少患动脉粥样硬化的危险，但不能因此而开怀痛饮。因为一次饮白酒 150～200ml，可引起严重的冠状动脉痉挛所致的心绞痛。长期过量饮酒还可使血液中的脂类沉积在血管壁上，使管腔变小，造成心肌营养不良、心脏扩大、心肌肥厚，继而促进心率增加，心肌收缩功能减退，从而出现心律失常，在酒精中毒性心脏病晚期还常见进行性心力衰竭，故冠心病患者饮酒的量要以少为宜。

(4)中风患者忌饮酒过多。乙醇有直接导致心律失常作用，可引起心律失常或心肌病，以心房颤动最为多见。乙醇引起的心房颤动和心肌病可使心脏排出的血量减少，造成附壁血栓形成，引起心源性脑栓塞。乙醇还可引起强烈的血管反应，造成血压变化无常。酗酒引起的血管麻痹，使其舒缩功能障碍，导致血压急剧变动，如果血压下降过多过快，容易造成心脏和脑部供血不足，加上酒后定向障碍和步态蹒跚，容易晕倒造成颅外伤，使得脑血管破裂。酗酒也会使交感神经兴奋，可使新陈代谢增强、心跳加快、血压升高，容易引起血管破裂。酗酒后的急性酒精中毒还可使体内凝血机制激活，促进血小板聚集而使血液黏度增高、血流速度减缓，容易诱发血栓形成。如果饮酒者同时伴有高血压、动脉硬化、糖尿病等病症及伴有吸烟这一危险因子存在，则中风发生率将会提高，而且发病也比不饮酒者为早。因此，节制饮酒则可降低中风的危险性。而适宜饮用药酒，又可促使中风后遗症早日康复。

(5)骨折后忌大量饮酒活血。有些人认为，骨折后大量饮白酒或药酒，可以起到活血作用，有利康复。其实，这是一种误解。因为骨折后饮酒过多会损害骨骼组织的新陈代谢，使其丧失生长发育和修复损伤的能力。同时，乙醇还能影响药物对骨骼的修复作用。因而骨折后不能饮酒过多，否则对骨折的愈合是十分不利的。但少量饮用药酒，则有助于骨折的早日愈合。

3. 育龄夫妇忌饮酒过多。适量饮酒使人感觉松弛，缓解焦虑，并引起性兴奋；过量饮酒进入麻醉期后则出现破坏性行为，行为放荡，并抑制性功能。急性酒精中毒会抑制性功能，而慢性酒精中毒也可影响性欲，并伴有内分泌紊乱，在男性方面表现为血中睾酮水平降低，引起性欲减退、精子畸形和阳痿，这是因为乙醇严重损害了睾丸的间质细胞，使其不能正常地分泌雄激素和产生精子。如这种受乙醇损伤的精子与卵子结合，所发育成形的胎儿出生后智力迟钝、发育不良、愚顽，且容易生病。孕妇饮酒对胎儿影响更大，即使微量的乙醇也可直接透过胎盘屏障进入胎儿体内，影响胎儿发育。妊娠期饮酒可导致胎儿酒精综合征的发生，患儿80％以上为畸形，并常有易怒、震颤、听觉过敏和吸吮反应低下等表现。胎儿酒精综合征患儿在产前产后皆发育不良，严重者可导致流产或死胎。调查表明，孕妇妊娠初期饮酒的危害更大，极易引起胎儿酒精综合征。即使怀孕前一周内适量饮酒也会抑制胎儿的生长，使新生儿体重显著减轻。所以，育龄夫妇不宜多饮酒，只有患了不孕症和不育症的育龄夫妇可以考虑服用对症的药酒进行治疗。

4. 饮酒忌成癖。适量饮酒是人生的一种乐趣，但嗜酒成癖则是由于长期或大量饮酒所致的一种精神障碍。一次大量饮酒可引起精神紊乱、失去控制力等，在临床上称之为急性酒精中毒。而慢性酒精中毒则是由于长期饮酒引起的一种中枢神经系统的严重中毒，表现出人格改变和智能衰退逐渐加重、自私孤僻、不修边幅、对人漠不关心、精神不稳、记忆力减退、性功能下降、震颤等征象。科学试验证明，当人体中的乙醇浓度达到0.03％～0.05％时即可表现出欣快和动作增多；达到0.06％～0.1％时兴奋加重，称为轻度醉酒；达到0.2％时为中度醉酒，表现出步行困难、言语含糊；达到0.3％～0.5％时可出现共济失调、知觉障碍、昏迷或死亡。酒精中毒者容易继发肝性脑病和烟酸缺乏性脑病等。酒精中毒的发生不仅会严重损害身体健康，而且困扰人的精神活动。酗酒可以使体内淋巴细胞减少，还直接抑制自然杀伤细胞的活力，并通过干扰巨噬细胞的活性和吞噬能力而减弱网状内皮系统的功能，从而使机体出现免疫障碍，显著增加感染性疾病的发病机会。

5. 服治疗药酒一定要适合病情，有针对性服用，不可几种治

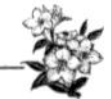

疗作用不同的药酒同时或交叉服用,以免影响疗效或引起不良反应。服补性药酒,也要适合自己的身体状况,要有针对性,不可乱饮,否则会适得其反,有碍健康。

6. 服用药酒治病,可单用,必要时也可与中药汤剂或其他外治法配合应用;有时药酒仅作为辅助疗法之用,不可偏执。此外,服用药酒后,不宜再服白酒;也不宜与白酒同饮。

总之,饮用药酒,要切记“药酒禁忌”和注意事项,适用则用,不宜用则禁。同时用量要按要求饮用或遵医嘱,切忌过饮滥饮。

中篇　疾病治疗药酒

第5章　内科疾病的药酒治疗

第一节　呼吸系统疾病

感　冒

·感冒水(酊)·

【配方】麻黄75kg，葛根、荆芥穗、桂枝各22.5kg，黄芩、杏仁各30kg，羌活、防风、川芎、当归、白芷、桔梗各15kg，薄荷、石菖蒲各7.5kg，乙醇适量。【制法】先将荆芥穗提油，油尽后收取药液(麻黄可用麻黄膏代之，每500g麻黄膏相当于3.5kg麻黄，所以全料麻黄膏为10.75kg，杏仁用杏仁饼代之)，再将麻黄膏用少量水溶解成稀膏，2种稀膏连同其他主药，用7倍量的80%乙醇回流2次，第1次4倍量回流3小时，第2次3倍量回流2小时，留取第1次回流药液为回流总乙醇量1/10，其余部分包括第2次浸的乙醇

液，回流乙醇并减压浓缩至 40L 左右，加入等量 95% 乙醇与前留取液合并，调节总量与药材量相符，冷冻沉淀 2～3 日，以 2 层包布过滤，再冷冻 2～3 日，以 4 层蓝包布过滤，滤液在灌装前加入精油搅匀，测浓度后分装。每瓶内装 15ml。【功用】散风解热。【主治】用于内热感冒引起的头痛、身热、骨节酸痛、鼻塞流涕、口苦咽干等症。【用法】口服：每次服 5ml，每日 2 次，不宜多服。【附记】引自《中药制剂汇编》。本症系内有蕴热、外感风寒之内热外寒型感冒。本药酒有表里双解之功，故用之多效。忌食生冷、辛辣厚味食物。

· 搐鼻药酒 ·

【配方】白芷、羌活、荆芥各 12g，北细辛、蔓荆子各 6g，藿香叶、延胡索、川芎、防风、牡丹皮、白僵蚕各 10g，风化硝、二郎箭各 15g，白烧酒 1000ml。【制法】先将上药加工使碎盛入容器内，再加入烧酒，密封，浸泡 3 日后启封，过滤去渣，即可使用。【功用】活血祛风，扶正祛邪。【主治】预防流行性感冒，兼治伤风、风寒感冒。【用法】外用：用棉签浸药酒，涂搽鼻黏膜，搐鼻，或用小玻璃瓶装入 30ml 药酒，对着鼻孔搐吸，每日 3 次。【附记】引自《中国当代中医名人志》。验之临床，凡感冒流行时，用本药酒外用搐鼻，多数人可免生感冒。用于治疗伤风和风寒感冒，效果亦佳。

· 葱姜盐酒 ·

【配方】鲜葱头、生姜各 30g，食用盐 5g，白酒 1 盅(30～50ml)。【制法】先将上药共捣烂成糊状，再将白酒加入调匀，用纱布包好，备用。【功用】辛温解表。【主治】感冒，尤以风寒感冒为佳。【用法】外用：取药包涂搽前胸、背部、手足心及腋窝、肘窝处，以搽至局部发红为度。一般每次涂搽 20 分钟左右，然后让患者安卧。每日涂搽 1 次。【附记】引自《百病中医熏洗熨擦疗法》。验之临床，外治伤风、风寒、风热感冒共 118 例，均在用药 1～2 日热退症失而告痊愈。本方对感冒初起者用之甚验，但对热而不恶寒者，疗效欠佳。

·荆芥豉酒·

【配方】豆豉250g，荆芥10g，黄酒250ml。【制法】将上前2味与黄酒同煎5～7沸，过滤去渣，收贮备用。【功用】疏风散寒，解表除烦。【主治】外感风寒，发热无汗。【用法】口服：随量温饮。【附记】民间验方。验之临床多效。

·葱豉酒·

【配方】葱白3根，豆豉15g，白酒300ml。【制法】将上前2味与白酒同煎至半，过滤去渣，候温备用。【功用】宣通卫气，发散风寒。【主治】外感风寒初起、恶寒发热、无汗、头痛、鼻塞、身痛而烦、脉浮紧。兼治冷痢腹痛、呕吐、泄泻。【用法】口服：每日1剂，早、晚分2次温服。【附记】引自《本草纲目》。又《偏方大全》葱豉黄酒汤，即本方去白酒，葱白改用30g，加黄酒50ml煎服。余同上。避风寒，忌生冷食物。

·桑菊酒·

【配方】桑叶、菊花、连翘、杏仁各30g，芦根35g，桔梗20g，薄荷、甘草各10g，糯米酒1000ml。【制法】先将上前8味共捣碎，置容器中，加入糯米酒，密封，浸泡5宿后，开取饮用。【功用】清热解毒，疏风散热。【主治】风温病初起，邪客上焦，发热不重，微恶风寒，咳嗽，鼻塞，口微渴。【用法】口服：每次服15ml，每日早、晚各1次。【附记】验方。本方出自《温病条辨》之桑菊饮，今改用酒浸。用之临床，效果尤佳。

·加味葱豉酒·

【配方】荆芥6g，葱白30g，淡豆豉15g，黄酒200ml。【制法】将上药和黄酒，再加水200ml，煎煮10分钟，去渣备用。【功用】疏风解表。【主治】外感风寒证、发热、头痛、无汗、虚烦，兼有呕吐、腹泻

等症。【用法】口服：趁热服用。【附记】孟诜方。验之临床，效佳，一般 1 或 2 次即愈。

·附子杜仲酒·

【配方】杜仲(去粗皮，炙)50g，仙灵脾 15g，独活、牛膝各 25g，附子(炮裂，去皮脐)30g，白酒 1000ml。【制法】将上前 5 味切成薄片，置容器中，加入白酒，密封浸泡，7 日后即可开取饮用。【功用】补肝肾，强筋骨，祛风湿。【主治】感冒后身体虚弱、腰膝疼痛、行步困难。【用法】口服：每次服 10～20ml，日服 3 次。【附记】引自《古今图书集成》。本症在老年性感冒患者中较为多见。用本药酒治疗，临床验证，用之颇有效验。

·肉桂酒·

【配方】肉桂 10g，白酒适量(30～50ml)。【制法】将肉桂研为细末，用温酒调服，或将细末投入白酒中浸泡 2 宿后即可饮用。【功用】温中补阳，散寒止痛。【主治】风寒感冒或阳虚外感。【用法】口服：每日 1 剂，1 次或分 2 次温服。【附记】引自《费氏食养三种》。又《食治养志方》桂心酒，方用桂心(研细末)30g，用白酒 60ml 调匀令热，分 2 次顿服，主治老人冷气心痛、气闷。又本方用白酒煎服，治产后腹痛。又本方用白酒调和成膏状，外敷头顶上和额角，用治命门火衰、肢冷脉微、亡阳虚脱、腹痛腹泻、腰膝冷痛等症，效佳。

·银蒲羌蒡酒·

【配方】金银花、蒲公英各 30g，羌活、牛蒡子、连翘、菊花各 9g，薄荷 6g，黄酒 300ml。【制法】上药加水 300ml 煎至半，再加黄酒煮沸，去渣备用。【功用】祛风解表，清热解毒。【主治】外感发热。适用于风热感冒、流行性感冒、上呼吸道感染、急性扁桃体炎、腮腺炎等。【用法】口服：每日 1 剂，日服 3 次，凉服。【附记】笔者经验方。临床应用，可随证加味，如急性扁桃体炎、咽喉炎加板蓝根

30g，玄参 9g；咳嗽加杏仁、桔梗、前胡各 9g；胸闷、纳呆、舌苔腻加厚朴、半夏、枳壳各 9g 等。

·风豆羌活酒·

【配方】羌活、防风各 40g，黑豆 80g，白酒 500ml。【制法】将以上 3 味药和白酒装入容器中，密封 40 日即成。备用。【功用】祛风定痛。【主治】体虚感冒、排汗障碍、身痛。【用法】口服：每日早、晚各服 1 次，每次服 10～20ml。【附记】引自《药物与方剂》。本方对于体虚、外感风寒所致之风寒感冒有良效。

·玉屏风酒·

【配方】黄芪 30g，党参 20g，当归 10g，白术 10g，防风 10g，桂枝 15g，米酒 200ml。【制法】将上药与米酒一起加入消毒后的输液瓶中密闭，最后放入锅中加热至 100℃置凉待用。【功用】益气固卫，改善机体免疫力。【主治】阳虚型感冒及防治感冒。【用法】口服：每日服 3 次，每次服 50～100ml，摇匀后服。【附记】引自《国医论坛》。本方用于治疗阳虚型感冒，效果甚佳。据临床观察，治愈率在 90％以上。同时，用于预防感冒可获得满意的效果。

咳嗽(支气管炎)

·寒凉咳嗽酒·

【配方】全紫苏 120g，陈皮 60g，杏仁、瓜蒌、浙贝母、半夏、茯苓、干姜、枳壳、百部、白前、桔梗、桑白皮、枇杷叶各 30g，甘草、细辛、豆蔻仁、五味子各 15g，白酒 5000ml。【制法】将上前 18 味共捣碎，装入细纱布袋中，扎紧口，置容器中，倒入白酒浸泡，密封，隔日摇动 1 次。10～12 日后开封，过滤去渣即成。【功用】祛风散寒，止嗽平喘。【主治】寒凉咳嗽。证见咳嗽气喘、鼻塞流涕、喉痒声重、痰稀色白、头痛发热、恶寒或恶风等。【用法】口服：每次服

30～50ml，每日早、晚各服 1 次。【附记】引自《全国中药成药处方集》。又一方即本方去百部、白前，杏仁改用 1/3 量，甘草改用 1/10 量。余同上。验之临床，均获良效。凡咳嗽等阴虚、久咳痰少、痰中带血丝、口燥咽干者忌服。

·灵芝草酊·

【配方】灵芝草、乙醇各适量。【制法】将灵芝草用 95%乙醇于 60℃浸泡 48 小时后，过滤。滤液用低温蒸馏法回收乙醇，配制成 10%酊剂，备用。【功用】滋补强壮。【主治】慢性气管炎。适用于肺阴虚型咳嗽。【用法】口服：每次服 10ml，每日服 3 次。【附记】引自《山东医药》。验之临床，即先用中药汤剂控制炎症后，再服本药酒。用治肺阴虚型慢性气管炎、喘息性支气管炎，均获良效。

·李家宰药酒·

【配方】桃仁、杏仁（均去皮尖）、芝麻（炒熟）各 500g，苍术 200g，白茯苓、艾叶（揉去筋）、薄荷、小茴香各 15g，荆芥 50g，白酒适量（约 5000ml）。【制法】将上药共研细末，炼蜜和作 1 块，投入酒一大罐，煮至药团散为止，密封浸泡 7 日后，过滤去渣，备用。【功用】祛痰止咳，平喘润燥，除嗝气。【主治】虚寒性咳嗽。【用法】口服：每次空腹服 2 盅（30～50ml），每日服 2 次，不可过量。【附记】引自《扶寿精方》。验之临床，确有良效。

·气嗽欲死酒·

【配方】丹参、干地黄各 150g，川芎、石斛、牛膝、黄芪、白术、肉苁蓉各 120g，防风、独活、炮附子、秦艽、桂心、干姜各 90g，钟乳石 1.8g，白酒 15～20L。【制法】将上药置容器中，加入白酒密封，浸泡 7 日，过滤去渣备用。【功用】扶正祛邪。【主治】九种气嗽欲死（阳虚咳嗽）。【用法】口服：每次服 10～20ml，日服 2 次。受则饮量稍稍加之。【附记】引自《普济方》。本方用治气嗽，下焦冷结。

忌食桃、李、雀肉、生葱、猪肉、冷水和芫荑。

·蜜青酒(一)·

【配方】蜂蜜、饴糖各250g，生姜汁、生百部汁各125ml，枣肉泥、杏仁泥各75g，橘皮末60g。【制法】先将杏仁泥和生百部汁加水1000ml，煮至500ml，去渣，再加入蜂蜜、生姜汁、饴糖、枣泥、橘皮末等，文火再熬，取1000ml即可。贮存备用。【功用】疏风散寒，止咳平喘。【主治】肺气虚寒，风寒所伤，语声嘶哑，咳唾上气，喘嗽及寒邪郁热等症。【用法】口服：每次用温酒（白酒）调服1～2汤匙，细细含咽即可，日服3次。【附记】验方。验之临床，本方对于虚寒性咳嗽、风寒咳嗽、喘息性支气管炎，均有良效。

·咳喘酊·

【配方】苍耳子500g，辛夷300g，95％乙醇500ml。【制法】先将苍耳子拣净，炒黄，轧碎，按量称取与辛夷混合，加开水1000ml，浸泡4～6小时，再加入95％乙醇，温浸(60～80℃)48小时，过滤，得乙醇浸液500～600ml；将滤渣再加入适量水煎煮30分钟，过滤，得煎煮液400～600ml(超过时可加热浓缩)。将两液混合，放置12～24小时，用双层纱布过滤，最后得滤液1000ml，不足时加冷开水补足即可。贮瓶备用。【功用】祛风止咳。【主治】慢性气管炎。【用法】口服：每次服10～20ml，日服2次。【附记】引自《河北新医药》。验之临床，坚持服用，效果颇佳。

·米腊参酒·

【配方】米腊参100g，白酒500ml。【制法】将米腊参切碎，置容器中，加入白酒，密封，浸泡7日后即成。【功用】益气固本，通络止痛。【主治】咳嗽、哮喘、风湿性关节炎、骨折、跌打损伤、慢性肾盂肾炎、遗精。【用法】口服：每次服5～10ml，日服2次。【附记】引自《陕甘宁青中草药选》。验之临床，上述各症，凡属气虚所致

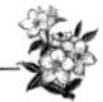

者，用之多效。

·绿豆酒·

【配方】绿豆、山药各 60g，川黄柏、牛膝、玄参、沙参、白芍、山栀、天冬、麦冬、天花粉、蜂蜜各 45g，当归 36g，甘草 9g，酒适量（用黄酒约 1000ml）。【制法】将上药（除蜂蜜外）共研粗末，以绢袋装好，置容器中，加入酒，密封，浸泡数日后，过滤去渣，兑入蜂蜜即成。【功用】养阴生津，清热解毒。【主治】肺津不足、燥热而咳、干咳少痰、口干易烦等证。【用法】口服：随时随量服之，不可过量。【附记】引自《寿世青编》。本药酒可作辅助疗法之用，配合服用，效果尤佳。如有咯血、衄血等现象者应慎用。

·单酿鼠粘根酒·

【配方】独活、山茱萸、天冬（去心）、黄芪、甘菊花、防风、天雄（炮裂）、丹参、侧子（炮裂）、防己、白术、茯苓、牛膝各 120g，贯众、枸杞子各 90g，生姜 180g，磁石（棉布裹）300g，生地黄 240g，白酒 10～15L。【制法】先将上药各切薄片，以绢袋盛之，置容器中，加入白酒浸泡 7 日，密封。7 日后启封取用。【功用】止咳祛痰，祛风止痒。【主治】咳嗽、痰癖，兼治疽、瘘、脚气。【用法】口服：每次服 1 盅（10～20ml），日服 2 或 3 次。【附记】引自《普济方》。侧子，一名牛蒡根，又名恶实根。忌食猪肉、鸡肉、桃、李、雀肉、鲤鱼、芜荑、醋和冷水。

·雪梨酒·

【配方】雪梨 500g，白酒 1000ml。【制法】先将雪梨洗净，去皮核，切小块，放入酒坛内，加入白酒，密封。每隔 2 日搅拌 1 次，浸泡 7 日后即成。【功用】生津润燥，清热化痰。【主治】咳嗽、烦渴、痰热惊狂、噎膈、便秘等症。【用法】口服：不拘时，随量（一般约 30ml）饮用。【附记】民间验方。脾胃虚寒者忌服。

·山药酒(一)·

【配方】鲜山药 350g，黄酒 2000ml，蜂蜜适量。【制法】先将山药洗净，去皮，切片，备用。再将黄酒 600ml 倒入砂锅中煮沸，放入山药，再煮沸后将余酒慢慢地添入，山药熟后，取出，在酒汁中再加入蜂蜜，煮沸即成。【功用】健脾益气。【主治】虚劳咳嗽、痰湿咳嗽、脾虚咳嗽或泄泻、小便频数等症。【用法】口服：随量服用。【附记】民间验方。外感咳嗽忌服。

·复方樟脑酊·

【配方】樟脑 3g，阿片酊 50ml，苯甲酸 5g，八角茴香油 3ml，56%乙醇 900ml，50%乙醇适量。【制法】先取苯甲酸、樟脑与八角茴香油置容器中，加入 56%乙醇，待溶解后，再缓缓加入阿片酊与50%乙醇适量，使成 1000ml，搅匀，过滤即得。【功用】镇咳，镇痛，止泻。【主治】咳嗽、腹痛及腹泻。【用法】口服：每次服 2～5ml，日服 3 次。【附记】引自《中华人民共和国药典》(1975 年版)。本药酒应置避光容器内，密封，在 30℃以下处保存保质。验之临床，效果甚佳。

·陈皮酒·

【配方】陈皮 30g，白酒 300ml。【制法】先将陈皮洗净，晾干，撕碎，置酒瓶中，加入白酒，盖好密封，浸泡 3～5 日即得。【功用】止咳化痰。【主治】风寒咳嗽，痰多清稀色白。肺寒咳嗽亦宜。【用法】口服：每次服 15～20ml，日服 3 次。或随量饮用。【附记】民间验方。验之临床，用之多效。

·映山红酒·

【配方】映山红 15g，白酒 500ml。【制法】夏季采集映山红，阴干后切碎，与白酒一起置入容器中，密封浸泡 5 日即成，备用。【功

用】祛痰止咳。【主治】支气管炎、痰浊咳嗽、咳喘。【用法】口服：每日早、晚各服 1 次，每次服 20ml。【附记】引自《民间百病良方》。映山红又名满山红，含挥发油，确有明显的祛痰及镇咳作用。一般认为，映山红的挥发油含量以夏季最高，故一般在夏季采集为宜。

·天天果酒·

【配方】天天果（龙葵果）150g，白酒 250ml。【制法】将黑色成熟的天天果用白酒浸泡 20～30 日后，取酒备用。【功用】清热解毒，利尿消肿。【主治】慢性支气管炎。【用法】口服：每次服 1 汤匙，每日服 3 次。【附记】引自《吉林医药资料》。屡用有效。

·鸡蛋酒（一）·

【配方】鲜鸡蛋 0.5kg，蜂糖 0.5kg，三花酒（或白酒）3 瓶（约 1.5L）。【制法】在干净盆中倒入酒，将蛋清、蛋黄、蜂糖与酒充分混合均匀，再装入备好的瓶中摇匀即可，备用。【功用】润肺止咳。【主治】老年虚寒咳嗽。【用法】口服：每次服 20～50ml，每日服 2 次，宜早餐后、晚睡前服。一般病症以 6 日为 1 个疗程。【附记】引自《中国民族医药杂志》。服用时，应控制好用量，忌喝醉。高血压、肾炎、结核患者及严重骨病患者和孕妇等禁服。

·葡萄酒（一）·

【配方】鲜葡萄（捏破皮）500g，白糖 500g，白酒 500ml。【制法】将葡萄、白糖浸泡于白酒中 15 日后，用纱布过滤，取汁装瓶即可。【功用】生津、润肺、止咳。【主治】慢性咳嗽反复发作、痰多、脉滑数、苔腻等症。【用法】口服：每次服 15ml，每日服 1 次，于睡前缓缓饮之。【附记】引自《单方验方治百病》。方中葡萄润肺止咳，白糖生津润肺，白酒散寒且助药力。合而用之，共奏生津、润肺、止咳之功。如服之有效，病尚未愈，可续服一二料。不饮酒者不服此方。

慢性支气管炎患者应严戒烟、酒。可是有的患者素爱饮酒，少量饮药酒可起到治疗作用。此方专为嗜酒患者而设，但多饮亦非所宜。

·固本止咳酒·

【配方】黄芪 90g，淫羊藿 36g，白术 36g，百部 30g，白酒 1000ml。【制法】将上药与白酒一并置入容器中，密闭浸泡 2 周后去渣过滤即成。【功用】补肺益肾、健脾化痰。【主治】慢性支气管炎迁延期（证属肺肾两虚、痰浊阻滞）。症见咳嗽咳吐白色泡沫痰，气喘、自汗、恶风、或动则气短、腰酸肢软、咳则遗尿、夜尿增多。【用法】口服。每次饮 15ml，每日 3 次。【附记】引自《北京中医药大学学报》。晁恩祥教授方，原为胶囊剂，现改为酒剂应用。验之临床，效果甚佳。

·复方四季青药酒·

【配方】四季青 30g，佛耳草 60g，苍耳草 60g，黄芪 60g，党参 90g，50 度白酒 500ml，冰糖 100g。【制法】上药加清水适量淹没为度，煎煮 2 次，将 2 次煎汁合并，再浓缩至 100ml，加入白酒、冰糖、至溶化即成。【功用】清热解毒、止咳化痰。【主治】慢性支气管炎。【用法】口服。每次饮 20ml，每日早、晚各 1 次。1 个月为 1 个疗程。【附记】引自《上海中医药杂志》。方中佛耳草，又名鼠曲草，有良好的止咳、化痰、平喘作用；苍耳草，即菊科植物苍耳的茎叶，有祛风散热的功效；四季青又名冬青叶，有较好的广谱抗菌作用。原方为糖浆剂，现改为酒剂。验之临床，疗效显著。

·复方野马追药酒·

【配方】野马追 50g，炙麻黄 40g，桔梗 100g，法半夏 150g，甘草 50g，白酒 1250ml，冰糖 100g。【制法】将上药共研为粗末，与白酒一并置入容器中，密封浸泡 14 日后过滤，加入冰糖，至溶化后即成。【功用】化痰、止咳、平喘。【主治】慢性支气管炎，痰多咳喘。

【用法】口服。每次饮 15ml,每日 3 次。【附记】引自《新编中成药》。方中野马追为菊科植物林泽兰的全草,具有良好的镇咳抗菌作用。屡用效佳。高血压患者慎用。

·治咳止嗽酒·

【配方】全紫苏 25g,杏仁、桔梗、白前、枇杷叶各 6g,蔻仁 3g,枳壳、半夏、茯苓各 6g,陈皮 12g,细辛、五味子各 3g,干姜 6g,桑白皮、全瓜蒌、浙贝母、百部各 6g,甘草 3g,白酒 1000ml。【制法】将上药置入容器中,加入白酒浸泡,封口。10 天后过滤去渣,储瓶备用。【功用】辛温宣肺,止咳化痰。【主治】寒痰咳嗽。症见咳嗽气促、咳痰清稀、色白量多、畏寒肢冷、口淡不渴。【用法】口服。每次饮 20ml,每日早、晚各 1 次。【附记】引自《全国中成药处方集》。屡用效佳。痰热咳嗽及燥咳者不宜服用。

·参蛤虫草酒·

【配方】人参、冬虫夏草、核桃仁各 30g,蛤蚧一对,白酒 2000ml。【制法】先将蛤蚧去头、足,打碎,与诸药置陶器或玻璃容器中,加入白酒密封浸泡 3 周,滤取上清液,储瓶备用。药渣再加适量白酒浸泡 1 次再用。【功用】补肺益肾,纳气平喘。【主治】慢性支气管炎,喘息性支气管炎,哮证,喘证属肺肾两虚型者。症见咳嗽、气喘,动则气促喘甚,腰酸耳鸣、阳痿、早泄等。【用法】口服。每次饮 10～20ml,每日早、晚各空腹服 1 次。【附记】引自《中国药膳》。本药酒适宜于支气管哮喘缓解期,老年慢性支气管炎伴肺气肿。支气管哮喘发作期、心脏病引起的咳喘均禁用。

咳喘(喘息性支气管炎)

·人参蛤蚧酒·

【配方】人参 9g,蛤蚧 1 对,低度白酒 1000ml。【制法】将上药焙干捣碎，纳纱布袋内，置容器中，加入白酒，密封。浸泡7日后即可取用，待用之1/3量后，再添白酒至足数即可。【功用】补肺肾，定喘咳。【主治】久咳肺肾两虚，咳嗽气短，动则喘甚，言语无力，声音低微。【用法】口服：每次空腹服20～30ml，每日早、晚各服1次。【附记】引自《卫生宝鉴》。本方系由人参蛤蚧汤改制而成。二药以酒制，进补甚迅捷，功效更大。凡临床久病咳嗽、上气喘满、心烦不安、身倦乏力、心悸气短、身体羸弱、面目浮肿者均可选用。验之临床，每收良效。

·葶苈酒·

【配方】葶苈子100g，白酒500ml。【制法】将葶苈子捣碎，入白细布袋，置容器中，加入白酒，密封。浸泡3日后即可取用。【功用】逐饮泻水，泻肺定喘。【主治】咳嗽气喘、痰多、胸胁痞满、水肿、小便不利。【用法】口服：每次服20ml，日服2次。【附记】引自《民间百病良方》。又方用葶苈子（微研后成末）200g，入布袋，置容器中，加入米酒5000ml，密封，浸泡7日即得。用法同上。用治肺壅喘息、痰饮咳嗽、水肿胀满或遍身气肿，或单面肿，或足肿等症，效佳。凡肺气虚喘促、脾虚肿满、气虚小便不利、体质虚弱者忌服。

·红葵酒·

【配方】天天果（即龙葵子）4500g，千日红花2000g，60度白酒30L。【制法】上2种药分别置于酒中浸泡。各入白酒一半置容器中，密封浸泡1个月后压碎过滤。再取上2种浸酒的澄清液合并在一起，加入10％～15％的单糖浆，搅匀，分装瓶中，密封即成。【功用】止咳平喘。【主治】寒性喘息性支气管炎、支气管哮喘。【用法】口服：每次服10～20ml，日服3次，或每晚服1次。【附记】引自《新医药学杂志》。不习惯饮酒的人，亦可用开水稀释后服之。验之临床，一般服药酒后10～20分钟，喉间有热感，以后气喘渐平

稳，痰容易咳出，渐有舒适感。继续服之，必日见其功，每收良效。

·桑萸酒·

【配方】桑白皮 250g，吴茱萸根皮 150g，黄酒 1500ml。【制法】先将上药细切，入砂锅中，加入黄酒，煎至 500ml。过滤去渣，备用。【功用】泻肺平喘，理气止痛。【主治】肺热咳喘，痰多而黄，身热口渴。【用法】口服：上药酒分 3 次服，每日空腹服 1 次。【附记】引自《药酒汇编》。二药治咳，功力非凡，加之酒助药力，其效尤著。肺寒咳嗽、咳喘者忌服。一方单用桑白皮（切细）200g，浸入米酒 1000ml 中，密封浸泡，置阴凉处，每日摇动 2 次。7 日后开封即得。日服 3 次，每次服 15～20ml，余同上，效果亦佳。

·紫苏子酒·

【配方】紫苏子 60g，黄酒 2500ml。【制法】将紫苏子微炒，入布袋，置容器中，加入黄酒，密封浸泡 7 日。弃药袋即成。【功用】止咳平喘，降气消痰。【主治】痰涎壅盛，肺气上逆而致的慢性气管炎、喘息性支气管炎、胸闷气短等症。【用法】口服：每次服 10ml，日服 2 次。【附记】引自《民间百病良方》。验之临床，确有良效。凡热性咳喘忌服。

·红颜酒·

【配方】核桃肉、大枣各 120g，杏仁、酥油各 60g，白蜜 100g，好烧酒 4000ml。【制法】先将核桃、大枣捣碎，杏仁泡去皮尖，煮 4 或 5 沸，晒干研末，备用。再将蜂蜜、酥油溶入酒内，随将前 3 味药入酒内，密封，浸泡 7 日后过滤去渣备用。【功用】补肺肾，止咳喘。【主治】肺肾两虚，咳嗽气喘，声低无力，气短，呼长吸短，痰多涎沫，腰痛脚软，老人便秘，久痢，容颜憔悴，须发早白等症。【用法】口服：每次服 2～3 盅（60～90ml），每日早、晚空腹各服 1 次。【附记】引自《万病回春》。酥油，又名酪苏、白酥油、马思哥油等，是从牛乳或羊乳中提炼而成的。验之临床，确有良效。

·苏陈酒·

【配方】紫苏梗、叶、子各 10g，陈皮 12g，白酒 300ml。【制法】将上药捣碎，置砂锅内，加入白酒，用文火煮至减半，或将药置容器中，加入白酒，密封，浸泡 5 日。均过滤去渣，备用。【功用】散寒燥湿，理气化痰。【主治】胸腹胀满，痰湿滞塞，气逆咳喘等症。【用法】口服：每次温服 30ml，日服 2 次。【附记】笔者经验方。痰热咳喘者忌服。

·蛤参酒·

【配方】蛤蚧 1 对，人参 30g，甘蔗汁 100ml，黄酒 1500ml。【制法】先将蛤蚧去头、足，粗碎，人参粗碎，共入纱布袋，置容器中，然后加入黄酒和甘蔗汁，密封，置阴凉处，浸泡 14 日后去药袋即成。【功用】补肺肾，壮元阳，定喘助阳，强壮身体。【主治】元气亏损、久病体虚、咳喘气短、神疲乏力、失眠健忘等症。【用法】口服：每次服 20ml，日服 2 次。【附记】引自《药酒汇编》。本方系由人参蛤蚧酒加减而成。一方蛤蚧用 1g。验之临床，本方用治肺肾两虚、肾不纳气之咳喘诸证，用之多效，久服效佳。

·芝麻核桃酒·

【配方】黑芝麻、核桃仁各 25g，白酒 500ml。【制法】先将上药洗净捣碎，置容器中，加入白酒，密封，置阴凉处，浸泡 15 日后，过滤去渣即成。【功用】补肾润燥，纳气平喘。【主治】肾虚喘咳、腰痛脚软、阳痿遗精、大便燥结等症。【用法】口服：每次服 15～30ml，日服 2 次。【附记】引自《药酒汇编》。一方单用核桃仁 50g，白酒 500ml。余同上。效果亦佳。

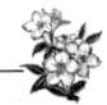

·葶苈防己酒·

【配方】葶苈子 60g，防己 20g，黄酒 500ml。【制法】将上药捣碎，入布袋，置容器中，加入黄酒，密封，浸泡 1～3 日，过滤去渣即成。【功用】下气平喘，利水消肿。【主治】水肿胀满，咳嗽痰喘、小便不利等症。【用法】口服：每次服 30～50ml，日服 2 次。【附记】引自《药酒汇编》。验之临床，确有良效。待诸症显著减轻后，须减服。中病即止。

·核桃参杏酒·

【配方】核桃仁 90g，杏仁 60g，人参 30g，黄酒 1500ml。【制法】先将前 3 味药加工捣碎，入布袋，置容器中，加入黄酒，密封浸泡，每日振摇数下，21 日后过滤去渣即成。【功用】补肾纳气，止咳平喘。【主治】咳喘日久不止者。【用法】口服：每次服 15～25ml，日服 2 次。【附记】引自《药酒汇编》。验之临床，本药酒用于肾虚咳喘，日久不止者，确有良效。

·瓜蒌薤白酒·

【配方】瓜蒌 25g，鲜薤白 200g，白酒 500ml。【制法】将前 2 味药洗净捣碎，置容器中，加入白酒，密封，浸泡 14 日后，过滤去渣即成。【功用】通阳散结，活血祛痰。【主治】喘息、咳喘、胸痹刺痛、心痛血滞等。【用法】口服：每次服 20ml，每晚服 1 次。【附记】引自《金匮要略》。验之临床，多获良效。

·桑姜吴萸酒·

【配方】桑白皮 150g，生姜 9g，吴茱萸 15g，白酒 1000ml。【制法】先将前 3 味药切薄片，置砂锅内，加入白酒和水 500ml，用文火煮至 1000ml，或置容器中，加入白酒，密封，浸泡 10 日。过滤去渣备用。【功用】泻肺平喘，理气化痰。【主治】咳喘胀满、呕吐痰涎等症。【用法】口服：每次服 30ml，日服 2 次。【附记】引自《药酒汇编》。虚喘忌服。验之临床，凡咳喘，兼胀满、呕吐者，用之效佳。

·秦椒酒·

【配方】秦椒（去目并闭口者，微炒出汗）60g，白芷 60g，旋覆花 60g，肉桂 25g，白酒（醇酒）1000ml。【制法】将上 4 味药共捣碎细，置于净瓶中，倒入白酒浸泡之，封口，5 日后开取即可。【功用】温肾散寒，祛风化痰，止咳平喘。【主治】肾虚耳鸣、咳逆喘急、头目昏痛。【用法】口服：每次服 1～2 盅，每日早、晚各服 1 次，空腹温服。【附记】引自《药酒验方选》。阴虚火旺者忌服。

哮喘（支气管哮喘）

·蝙蝠酒·

【配方】夜蝙蝠 1 只，黄酒、白酒各适量。【制法】先将夜蝙蝠放火边烤干，轧成细末，再用酒（黄酒 2 份，白酒 1 份）适量调匀即成。【功用】止咳平喘。【主治】先咳嗽，后胸闷气喘，喉中有声而鸣，如闻有特异气味，咳嗽尤甚。【用法】口服：须在冬季服用，夏季服无效。上一剂量要 1 次顿服。用酒量可根据年龄大小和酒量酌定。【附记】引自《医学文选·祖传秘方验方集》。验之临床，经治哮喘数例，一般 1 次，最多 3 次即效。

·小叶杜鹃酒·

【配方】小叶杜鹃（迎红杜鹃，干品）100g，白酒 500ml。【制法】将小叶杜鹃洗净，切细，入布袋，置容器中，加入白酒，密封，浸泡 7 日，过滤去渣即成。【功用】解表化痰，止咳平喘。【主治】慢性气管炎、哮喘等。【用法】口服：每次服 10～50ml，日服 2 次。【附记】引自《陕甘宁青中草药选》。验证多效。

·脱敏酒·

【配方】炙麻黄 18g，钩藤 30g，葶苈子 18g，乌梅 12g，蝉蜕 18g，石韦 60g，甘草 15g，白酒 1000ml。【制法】将上药与白酒一并置入容器中，密封浸泡 7～10 日后，过滤去药渣，备用。【功用】宣肺平喘、化痰止咳、抗敏解痉。【主治】支气管哮喘。【用法】口服。每次饮 15～20ml，每日早、晚各 1 次。【附记】引自《集验中成药》。屡用效佳。肾不纳气之虚喘者忌用。本药酒对过敏性鼻炎、喘息型支气管炎也有一定的疗效。

·宁嗽定喘酒·

【配方】炙麻黄 20g，桃仁 20g，杏仁 20g，清半夏 20g，紫苏子 20g，远志 20g，白果 20g，补骨脂 20g，茯苓 20g，陈皮 20g，沙菊 20g，淫羊藿 20g，五味子 30g，地龙 30g，制僵蚕 30g，黄芪 30g，细辛 6g，甘草 6g，白酒 1500ml。【制法】将上药研碎成粗粒与白酒一并置入容器中，密封浸泡 2 周后，过滤去药渣即成，备用。【功用】化痰止咳、下气平喘。【主治】支气管哮喘。【用法】口服。每次饮 20ml，每日 2 次。【附记】引自《山东中医杂志》。本方原为水煎服剂，现改为酒剂应用。验之临床，效果亦佳。

·参蛤益肺酒·

【配方】生晒参 60g（或用党参 120g），蛤蚧 2 对，麻黄 60g，杏仁 100g，炙甘草 50g，生姜 60g，大枣 120g，白果肉 20 枚，白酒 1000ml。【制法】蛤蚧去头、足，研碎与诸药一起置容器中，加入白酒，封口，每隔 2 天将药酒摇荡 1 次，浸泡 2 周后，过滤去渣，加入冰糖 100g，溶化后即成，备用。【功用】补益肺肾、止咳定喘。【主治】支气管哮喘缓解期。【用法】口服。每次饮 20ml，每日 2 次。【附记】引自《中医杂志》。本方根据《御药院方》人参蛤蚧散化裁而成，原方制成膏方，现改为酒剂应用。古人认为蛤蚧头有毒，足无药用价值，故入药要去头、足。但现代研究认为此说缺乏科学根据，蛤蚧头、足与身、尾化学成分一致，也有明显的药理作用，且无任何不良反应，所以也可不去头、足，直接入药。临床屡用，效果颇佳。

·龙胆截哮酒·

【配方】地龙 40g，胆南星 30g，北杏仁 30g，桔梗 30g，防风 30g，瓜蒌 20g，枇杷叶（刷去毛）24g，川贝母 24g，甘草 16g，米酒 750ml。【制法】将上药研碎成粗粒与米酒一起置入容器中，封口，浸泡 2 周后，过滤去渣即成。备用。【功用】清热化痰、止咳平喘。【主治】支气管哮喘，尤宜用于偏于痰热型咳喘。【用法】口服。每次饮 20ml，每日早、晚各 1 次。本方原为水煎剂，现改为酒剂应用。验之临床效佳。

·哮喘固本酒·

【配方】紫河车 60g，苍耳子 60g，蛤蚧 2 对，地龙 75g，五味子 24g，甘草 30g，白酒 1000ml。【制法】苍耳子应放锅中，文火炒至表面深黄色，有香气逸出时，取出放凉，去刺即可。诸药研碎与白酒一并置容器中浸泡，封口。期间每隔 2 天将浸酒容器振荡摇晃 1 次，2 周后过滤去药渣即成。备用。【功用】补肾固本，敛肺纳气。【主治】支气管哮喘缓解期。【附记】引自《浙江中医杂志》。方中苍耳子含毒蛋白，对神经系统和泌尿系统有一定毒性，经加热炒制、毒蛋白变性、凝固在细胞中不被溶出，达到去毒目的。屡用效佳。外感咳嗽期不宜用。

肺痨（肺结核）

·百部酒（一）·

【配方】百部 100g，白酒 1000ml。【制法】将百部切薄片，略炒后与白酒同置于容器中，密封，浸泡 7 日后，过滤去渣即成。【功

用】润肺下气，止咳杀虫。【主治】肺结核、百日咳、气管炎等。【用法】口服：每次服 10～30ml，日服 2 次，或随量饮用。【附记】引自《药酒汇编》。验之临床，本方单用有效，若配合汤剂服用，效果尤佳。忌食辛辣、鱼虾等刺激性食物。

又外用百部酒，即本方。方中白酒减半（用 60 度白酒）。浸泡 7 日后，过滤即得。外用：用棉签蘸药酒外搽患处，每日 2 或 3 次。用治酒渣鼻、疥疮、癣症，效佳。

·桑根白皮酒·

【配方】桑根白皮 100g，狼牙（去连苗处，净刷去土）300g，吴茱萸根皮（净刷去土）150g，黄酒 700～1000ml。【制法】将前 3 味切薄片，入黄酒，用文火煮至减半，或同置容器中，隔水煮沸（密封），再浸泡 1～2 日后即成。均过滤去渣备用。【功用】泻肺补肾，止咳杀虫。【主治】肺痨热生虫（痨虫），在肺为病（肺结核）。【用法】口服：每次空腹服 50～70ml，日服 1 次。【附记】引自《圣济总录》。本方历代医籍多有记载，沿用至今。但阴虚火旺者忌服。

·灵芝人参酒·

【配方】灵芝 50g，人参 20g，冰糖 500g，白酒 1500ml。【制法】先将前 2 味洗净，切成薄片，晾干后与冰糖同入布袋，置容器中，加入白酒，密封。浸泡 10 日后去药袋，搅拌后再静置 3 日，取上清液饮用。【功用】益肺气，强筋骨，利关节。【主治】肺痨久咳、痰多、肺虚气喘、消化不良、失眠等症。【用法】口服：每次服 15～20ml，日服 2 次，忌多饮。【附记】引自《临床验方集》。笔者应用，在辨证治疗时，取本药酒作辅助治疗，常收佳效。又本方用于治疗气虚乏力、心悸健忘、神经衰弱等症，效佳。

·西洋参酒（一）·

【配方】西洋参 30g，米酒 500ml。【制法】将西洋参装入净瓶中,注入米酒浸泡,密封,7日后即可取用。【功用】滋阴泻火,益气生津。【主治】阴虚火旺,咳喘痰血;热病后气阴两伤,烦倦口渴,津液不足,口干舌燥,肺痨咳嗽,痰中带血。凡上证,气阴两虚所致者尤宜。【用法】口服:每次服10～15ml,日服2次。【附记】引自《药酒汇编》。一般常作辅助治疗之用。配合汤剂,效果尤佳。

·参百酒·

【配方】西洋参、麦冬各9g,百部30g,川贝母15g,黄酒2000ml。阴虚火旺者加玄参15g。【制法】上药加水500ml,煮沸至半,再入黄酒煮沸,即离火,置容器中,密封,浸泡3日后,过滤去渣即成。【功用】滋阴润肺,益气生津,止咳杀虫。【主治】肺结核久咳、痰中带血。【用法】口服:每次服15～30ml,日服2次,勿多饮。【附记】笔者经验方。

肺痈(肺脓疡)

·苇茎腥银酒·

【配方】苇茎30g,鱼腥草60g,金银花20g,冬瓜仁24g,桔梗12g,甘草9g,桃仁10g,黄酒5000ml。【制法】先将上药切碎,加清水2000ml,用文火煎煮至半,再入黄酒煮沸,离火,置容器中,密封,浸泡3日后,过滤去渣即成。【功用】清肺泄热,解毒排脓。【主治】肺痈,已溃未溃均可用之。【用法】口服:每次服30～100ml,日服3次。【附记】笔者经验方。忌食鱼、虾、鸡及辛辣等食物。

·银翘三仁酒·

【配方】连翘18g,金银花、鲜芦根各30g,冬瓜仁15g,瓜蒌仁12g,杏仁、桑叶各10g,薄荷、桔梗各6g,生甘草9g,黄酒4000ml。【制法】先将上药切碎,加水适量煎至浓汁后,再加黄酒煮沸,离火,置容器中,密封,浸泡3日后,过滤去渣,即成。【功用】辛凉宣肺,

清热解毒。【主治】肺痈初起。【用法】口服:每次服 30～80ml,日服 3 次。【附记】笔者家传秘方。胸痛甚者加犀黄丸 3g,每次 1g,随药酒吞服。水煎沸后改用文火熬煎,以免药性挥发。验之临床,确有良效。

·苡仁芡实酒·

【配方】薏苡仁、芡实各 25g,白酒 500ml。【制法】先将前 2 味洗净,去杂质,置容器中,加入白酒,密封,浸泡,并经常摇动,15 日后,过滤去渣,即可取用。【功用】健脾利湿,除痹缓急。【主治】脾虚腹泻、肌肉酸重、关节疼痛、水肿、妇女带下、肺痈、肠痈等症。【用法】口服:每次服 10～15ml,日服 2 次。【附记】引自《药酒汇编》。上述各病症皆因脾虚湿盛所致,故用之多效。若肺痈、肠痈属热毒者忌服。

·金荞麦酒·

【配方】金荞麦根茎(干品)250g,黄酒 1250ml。【制法】将金荞麦根茎加黄酒密封蒸煮 3 小时,取净汁 1000ml,加入防腐剂备用。【功用】解毒排脓。【主治】肺脓疡,病情迁延、脓疱不易破溃者(即高热持续不退,脓液排不出或排不尽者)。【用法】口服:每次服 40ml,小儿酌减,日服 3 次。【附记】引自《言庚孚医疗经验集》。对于一般肺脓疡,亦可用本方水煎服,每日 1 剂,效佳。

第二节　消化系统疾病

消化不良

·二术酒·

【配方】白术、苍术各 106g,白酒 400ml。【制法】将二术切碎,置砂锅中加水 400ml 煮取 300ml，离火，置容器中，加入白酒，密封，浸泡 7 日后，过滤去渣备用。【功用】健脾胃，助消化，消胀止泻。【主治】脾虚所致的食欲缺乏、消化不良、胸腹胀满、泄泻等症。【用法】口服：每次服 30～50ml，日服 3 次，或随时随量饮之，勿醉。【附记】引自《临床验方集》。验之临床，每收良效。

·山楂酒(一)·

【配方】干山楂片 200g，38～50 度白酒 500ml。【制法】将山楂洗净去核切薄片，置容器中，加入白酒，密封，浸泡 7 日，每日振摇 1 次，1 周后过滤去渣，备用。【功用】活血化瘀，消食去积，降压降脂。【主治】消化不良及劳力过度、身痛疲倦和妇女痛经、高脂血症、冠心病、高血压病、细菌性痢疾等。【用法】口服：每次服 10～20ml，日服 2 次。【附记】引自《药酒汇编》。脾胃虚弱、早孕妇女、消化性溃疡患者均禁用。一方山楂为 250g，一方白酒为 300ml。余同上。验之临床，坚持服用，确有良效。

·菖蒲木瓜酒·

【配方】鲜石菖蒲、鲜木瓜、九月菊各 20g，桑寄生 30g，小茴香 10g，烧酒 1500ml。【制法】先将前 5 味切成薄片或捣碎，入布袋，悬于容器中，加入烧酒，密封，浸泡 7 日后，过滤去渣备用。【功用】清心，柔肝，补肾，助消化。【主治】阳虚恶风、消化不良、眩晕乏力等症。【用法】口服：每日早晨温饮 10ml。【附记】引自《药酒汇编》。验之临床多效。

·复方龙胆酊·

【配方】龙胆草 100g，橙皮 40g，豆蔻 10g，70％乙醇 1000ml。【制法】将前 3 味加工成七号粉。依照浸渍法，加 70％乙醇，依法浸渍，过滤去渣即得。【功用】苦味健胃，芳香理气。【主治】消化不良、食欲不佳、脘腹气胀等。【用法】口服：每次服 2～5ml，日服 3

或 4 次。【附记】引自《中药制剂汇编》。笔者应用，方中龙胆草改用 50g，加砂仁 50g，乙醇改用白酒，用冷浸法，密封，浸泡 7 日，过滤去渣，每次服 15～25ml，日服 3 次，余同上。多年使用，疗效较为满意。

·刺梨酒·

【配方】刺梨 500g，糯米酒 1000ml。【制法】先将刺梨洗净、晾干，捣烂后装入洁净的纱布中绞汁，取汁置容器中，冲入糯米酒，搅匀即成。【功用】健胃消食，滋补身体。【主治】消化不良、食积饱胀及病后体虚等症。【用法】口服：每次服 20～30ml，日服 2 次。【附记】引自《民间百病良方》。验之临床效佳。

·山楂桂圆酒·

【配方】山楂、龙眼（桂圆）各 250g，大枣 30g，红糖 30g，米酒 1000ml。【制法】先将前 3 味洗净，去核，沥干，然后加工粗碎，置容器中，再加入红糖和米酒，搅匀，密封，浸泡 10 日后，过滤去渣，澄清即可。【功用】益脾胃，助消化。【主治】肉食积滞、脾胃不和、脘腹胀满、消化呆滞、面色萎黄等症。【用法】口服：每次服 20～30ml，日服 2 次。【附记】引自《药酒汇编》。本药酒作辅助治疗之用，可提高疗效。验之临床，单用本药酒，必须坚持服用，其效始著。

·红茅药酒·

【配方】公丁香、白豆蔻、肉豆蔻、草豆蔻、桂枝、山药、高良姜、零陵香、红豆蔻各 6g，枸杞子、砂仁、佛手、白芷各 10g，当归 30g，檀香、木香各 2g，肉桂、陈皮各 20g，沉香 4g，红曲 162g，白酒 5200ml，蜂蜜 1560g，冰糖 416g。【制法】先将前 20 味药切成薄片或粉碎，入布袋，置容器中，加入白酒，加热，煮数沸后再兑入蜂蜜、冰糖，溶化，密封，浸泡 1～3 日后，过滤去渣即成。【功用】理脾和胃，温中散寒。【主治】寒湿中阻，脾胃气滞所致的脘满痞塞、腹胀腹痛、不思饮食、消化不良或呕吐清水、口淡喜热饮、气滞不顺等症。【用法】口服：每次服 30～50ml，日服 3 次，或随量饮服。饮时须将酒烫热后服为佳。【附记】引自《全国中药成药处方集》。验之临床，确有良效。凡阴虚内热者忌服。

·五香酒(一)·

【配方】甘草、菊花、甘松、肉桂、白芷、藿香、山柰、青皮、薄荷、檀香、砂仁、丁香、大茴香、细辛各 120g，红曲、木香各 18g，干姜 12g，小茴香 15g，白酒 4500ml。【制法】先将前 18 味切薄片或捣碎，入布袋，置容器中，加入白酒(多年陈烧酒佳)，密封，浸泡 10 日后过滤去渣即成。【功用】补脾健胃，散寒止痛，芳香辟疫，发表祛暑。【主治】脾胃气滞、虚寒脘满、食欲缺乏等症。并可用于寒气凝滞的小肠疝气及暑月感受风寒等症。【用法】口服：每次服 10～20ml，每日早、晚各服 1 次。【附记】引自《清太医院配方》。验之临床，每收良效。忌食生冷、油腻食物。

·陈皮山楂酒·

【配方】陈皮 50g，山楂酒 1000ml，白酒 500ml。【制法】先将陈皮撕碎，置容器中，加入白酒，密封，浸泡 7 日后，过滤去渣，冲入山楂酒，混匀即成。【功用】行气健脾，燥湿降逆，止呕开胃。【主治】消化不良、食少胃满、脘腹胀满等症。【用法】口服：每次服 30～50ml，日服 2 或 3 次。【附记】引自《药酒汇编》。本方用于脾虚挟湿证尤宜。验之临床，效果甚佳。

·草果酒·

【配方】草果 10g，山楂 5g，白酒 250ml。【制法】先将前 2 味洗净、晾干、捣碎，置容器中，加入白酒，密封，浸泡 7～10 日后过滤去渣即得。【功用】温中燥湿，化积消食，通气理中。【主治】消化不

良、脘腹胀满、反胃食积等症。【用法】口服：每次服 10～15ml，日服 2 次。【附记】引自《民间百病良方》。验之临床，多收良效。本方对于脾虚湿聚、食滞中脘者尤宜。

·黄芪酒（一）·

【配方】黄芪 60g，黄酒 500ml。脱肛加升麻 5g。【制法】将黄芪研碎，置容器中，加入黄酒，密封，浸泡 7 日。每日振摇 1 次。过滤去渣即成。【功用】补气健脾，固表止汗。【主治】脾胃虚弱、食少纳呆、消化不良、心悸气短、四肢无力、体虚多汗、气虚脱肛等症。【用法】口服：每次服 20～30ml，日服 2 次。【附记】引自《药酒汇编》。若证情较重，宜倍量服之，并配用对证汤剂服之，效果尤佳。验之临床，须坚持服用，其效始著。

·参附酒（一）·

【配方】人参 30g，大茴香 15g，制附子、砂仁、白术各 20g，白酒 1000ml。【制法】将前 5 味切薄片或捣碎，入布袋，置容器中，加入白酒，密封，浸泡 14 日后，过滤去渣即成。【功用】补气健脾，开胃消食，散寒止痛。【主治】脘腹冷痛、食少纳呆、泛吐清水、喜温喜按、四肢不温、大便稀溏。【用法】口服：每次空腹服 10～20ml，每日早、中、晚各服 1 次。【附记】引自《临床验方集》。验之临床，凡属虚寒性所致上述诸症者，用之效佳。

·补脾和胃酒·

【配方】人参、怀山药各 40g，白术 50g，生姜 20g，五味子、山茱萸、山楂各 30g，白酒 2500ml。【制法】将前 7 味切薄片或捣碎，入布袋，置容器中，加入白酒，密封，浸泡 21 日后过滤去渣即成。【功用】补脾胃，益气力，活血脉，助消化。【主治】脾胃虚弱、食欲缺乏、肾虚遗精、泄泻肢冷。【用法】口服：每次服 15～20ml，每日早、晚饭后（约 1 小时后）各服 1 次。【附记】引自《药酒汇编》。验之临床，确有良效。

·神仙药酒·

【配方】木香 9g，丁香、檀香各 6g，茜草 60g，砂仁 15g，红曲 30g，白酒 500ml，蜂蜜适量。【制法】将前 6 味共研细末，炼蜜为丸，加白酒 500ml，密封，浸泡 3～5 日即得。【功用】开胃消食，顺气消胀，快膈宽胸。【主治】脘腹饱满、嗳气打嗝、消化力弱、食欲缺乏等症。【用法】口服：每次服 15～20ml，日服 2 次。【附记】引自《清太医院配方》。验之临床，凡肝气犯胃所致者，每收良效。阴虚火旺者忌服。

·金橘酒·

【配方】金橘 600g，蜂蜜 120g，白酒 1500ml。【制法】将金橘洗净、晾干、切片或捣碎，与蜂蜜一起置容器中，加入白酒，密封，浸泡 2 个月后即可饮用。【功用】理气解郁，开胃消食。【主治】食欲缺乏、食滞胃呆、腹胀、咳嗽、痰稀白等症。【用法】口服：每次服 15～20ml，日服 2 次。【附记】引自《药酒汇编》。笔者应用，常加入法半夏、砂仁各 15～30g。验之临床，效果尤佳。

呕吐(急性胃炎)

·复方半夏酊·

【配方】半夏 1000g，葱白、生姜、陈皮各 250g，40% 乙醇 5000ml。【制法】将前 4 味洗净，晾干捣碎，置容器中，加入乙醇，密封，浸泡 15 日，过滤去渣，取药液加热浓缩至 1500ml。贮存备用。【功用】降气止呕。【主治】急性呕吐、腹胀不适等症。【用法】口服：成人每次服 3～5ml，小儿酌减，日服 3 或 4 次。【附记】引自《中草药通讯》。验之临床，确有卓效。

·姜附酒(一)·

【配方】干姜 60g,制附子 40g,白酒 500ml。【制法】将前 2 味切薄片或捣碎,置容器中,加入白酒,密封,浸泡 3～5 日过滤去渣即得。【功用】温中散寒,回阳通脉,温肺化饮。【主治】心腹冷痛、呃逆、呕吐、泄泻、痢疾、寒饮喘咳、肢冷汗出。【用法】口服:每次食前温服 1～2 杯(30～60ml),日服 3 次。【附记】引自《药酒汇编》。验之临床,上述各症,凡证属虚寒型者,屡收良效。阴虚内热、火热腹痛者及孕妇忌服。

·吴萸姜豉酒·

【配方】吴茱萸 10g,生姜、淡豆豉各 30g,白酒 210ml。【制法】先将吴茱萸捣碎,生姜去皮切片,与豆豉一同置砂锅中,加入白酒,煎煮至半,或将药置容器中,加入白酒,密封,浸泡 5 日。上二法,均过滤去渣即得。【功用】温中散寒。【主治】突然心口疼痛、四肢发冷、呕吐泻痢、脘腹冷痛、心烦不适。【用法】口服:每日 1 剂,分 3 次温服。或每次服 20～30ml,每日 3 次温服。【附记】引自《肘后备急方》。上药合用,温中散寒,除虚烦作用甚强,加之酒制,功力甚著,验之临床,确有良效。

·回阳酒·

【配方】肉桂、公丁香、樟脑各 30g,白酒 500ml。【制法】将前 3 味捣碎,入布袋,置容器中,加入白酒,密封,每日振摇 1 次,浸泡 15 日后,过滤去渣备用。【功用】回阳救逆,温经散寒。【主治】急性腹痛、呕吐、泄泻、两腿挛急疼痛等症。【用法】口服:每次用温开水冲服 10ml,日服 2 次。同时亦可用药棉蘸药酒外擦肚脐和腿痛处。【附记】引自《药酒汇编》。验之临床,内外合用,奏效颇捷。

·姜糖酒·

【配方】生姜100g，砂糖（红糖）100g，黄酒1000ml。【制法】将生姜切碎，置容器中，加入红糖和黄酒，密封，浸泡7日后，过滤去渣即成。【功用】益脾温经，发表散寒。【主治】胃肠功能下降所致的口淡无味、食欲缺乏；或胃中寒冷、呕吐；或轻微感冒、妇女痛经等症。【用法】口服：每次服20～30ml，日服2次。【附记】引自《药酒汇编》。笔者习用方。本药酒还可用于因受雨淋湿，或在水中停留时间过久而寒战不已者，服之，可预防感冒。效佳。凡阴虚内热（潮热，夜热盗汗，口干舌红）者忌服。

·高良姜酒·

【配方】高良姜70g，藿香50g，黄酒500ml。【制法】先将高良姜用火炙出焦香，打碎，藿香切碎，置砂锅中，加入黄酒，煮沸至3或4沸，过滤去渣即成。【功用】暖胃散寒，芳香化浊，理气止痛。【主治】胃寒呕吐、脘腹冷痛、霍乱吐痢等症。【用法】口服：每次服15～20ml，日服2次。霍乱1次顿服150～200ml。【附记】笔者经验方。《外台秘要》《普济方》载本方，只取高良姜70～150g。余同上，效果亦佳。

·吴萸香砂酒·

【配方】吴茱萸、砂仁（炒）各6g，木香5g，生姜4g，淡豆豉30g，黄酒150ml。【制法】上药入黄酒煎至减半，或隔水煮沸，密封，浸泡2～3日。过滤去渣即成。【功用】温中散寒，理气止痛。【主治】受寒所致的胃脘痛、下腹痛、恶心呕吐、腹胀、恶寒肢冷。【用法】口服：每日1剂，分3次温服。【附记】引自《民间百病良方》。本药酒还可用于中阳不足、脾胃虚寒之证。凡中焦虚寒较甚，应用一般药物不效者，用之颇验。

呃逆(膈肌痉挛)

·荸荠降逆酒·

【配方】川厚朴(姜炒)、陈皮、白蔻仁(炒)、橘饼各 30g,荸荠(捣碎)、白糖、冰糖各 120g,蜂蜜 60g,白酒 3000ml。【制法】将前 4 味和荸荠入布袋,置容器中,加入白酒(或白酒、烧酒各半),密封、浸泡 10 余日后,过滤去渣,再加入白糖、冰糖和蜂蜜,待溶化后,再过滤,澄清备用。【功用】和胃降逆。【主治】呃逆、饮食不下、食后呕吐、胸膈哽噎不舒等症。【用法】口服:每次服 30～50ml,每日早、中、晚各服 1 次。【附记】引自《奇方类编》。本药酒滋脾养胃,温而不燥,顺气降逆,补而不腻,使清气上升,胃气和降,则呃逆、噎膈等症可止,功力非凡,颇具效验。验之临床,确有良效。

·状元红酒·

【配方】红曲、砂仁各 30g,当归、广皮、青皮各 15g,丁香、麦芽、白蔻仁、山栀、厚朴、枳壳各 6g,藿香 9g,木香 3g,白酒 1500ml,冰糖 1000g。【制法】将前 13 味捣碎,入布袋,置容器中,加入白酒,密封,用文火隔水蒸 2 小时后,过滤去渣,加入冰糖,溶解即成。取出放凉,贮存备用。【功用】理气健脾,化滞除胀。【主治】肝郁气滞、脾胃失和所致的呃逆、嗳气、胸腹胀闷不适、食欲缺乏等症。【用法】口服:每次服 10～20ml,每日早、晚各服 1 次。【附记】引自《全国中药成药处方集》。一方砂仁改用 10g,白酒 4000ml。笔者应用,白酒减少 1/3 用量,余同上。可增加药酒浓度,提高药效。验之临床,疗效较原方为优。阴虚津亏者及孕妇忌服。

·姜汁葡萄酒·

【配方】生姜 50g,葡萄酒 500ml。【制法】先将生姜洗净、晾干,捣烂如泥,置容器中,加入葡萄酒,密封,浸泡 3 日,滤出姜渣即成。【功用】健胃祛湿，散寒止痛。【主治】嗳气呃逆、寒性腹痛等症。【用法】口服：每次服50ml，日服2次。【附记】引自《民间百病良方》。验之临床，每收良效，一般轻者1或2次，重者4～6次即愈。热性呃逆忌服。

·薄荷酊·

【配方】薄荷叶50g，薄荷油50ml，90%乙醇适量。【制法】先将薄荷叶置容器中，加入乙醇，密封，浸泡1～3日，过滤去渣，冲入薄荷油混匀，加乙醇至1000ml，即得。【功用】驱风健胃。【主治】嗳气、呃逆、恶心呕吐、腹胀等症。【用法】口服：每次空腹服0.5～1ml。用时加冷开水稀释后服用，每日1次。【附记】引自《中药制剂汇编》。薄荷油是指薄荷挥发油，是用薄荷全草蒸馏，收取薄荷脑后所得的母液，商业名称薄荷素油。

·苏半酒·

【配方】紫苏子50g，姜半夏30g，丁香10g，白酒500ml。或加生姜10g，红糖50g。【制法】将前3味切薄片或捣碎，置容器中，加入白酒，密封，浸泡7日后，过滤去渣备用。【功用】降逆止呃，或佐温中散寒。【主治】呃逆、嗳气、恶心呕吐、腹胀等症。【用法】口服：每次服15～20ml，日服2次。【附记】笔者经验方。热呃忌服。

胃　脘　痛

·玫瑰露酒·

【配方】鲜玫瑰花3500g，白酒15L，冰糖2000g。【制法】先将鲜玫瑰花置容器中，加入白酒和冰糖，密封，浸泡1个月以上，过滤去渣，用瓷坛或玻璃瓶贮存密封即成。【功用】疏肝理气，止痛和胃。【主治】肝胃不和所致胃脘胀痛或刺痛，连及两胁，嗳气频繁，食欲缺乏等症。【用法】口服：每次服15～20ml，日服2次。【附

记】引自《全国中药成药处方集》。笔者家传秘方与本方同，仅剂量有异。验之临床，凡肝气犯胃所致胃脘痛（俗称胃气痛），疗效颇佳。又用治乳癖、月经不调或损伤瘀痛等，效果亦佳。

·温脾酒·

【配方】干姜、甘草、大黄各 30g，人参、制附子各 20g，黄酒 500ml。【制法】将前 5 味切薄片或捣碎，置容器中，加入黄酒，密封，浸泡 5 日后，过滤去渣即成。或将容器隔水煮沸，浸泡 1～2 日即可。【功用】温中散寒，止痛通便。【主治】脾胃虚寒所致脘腹冷痛、大便秘结或久痢等症。【用法】口服：每次温服 10～20ml，每日早、晚各服 1 次。【附记】引自《杂病广要》。验之临床，确有良效。

·止痛酊(一)·

【配方】延胡索、白芷各 5kg，山豆根 10kg，70% 乙醇适量。【制法】将前 3 味研成粗粉，用渗滤法，以乙醇为溶剂，制成酊剂共 50kg，分装即成。【功用】理气止痛。【主治】胃脘痛、腹痛、头痛、月经痛、腰腿痛。【用法】口服：每次服 5ml，用温开水冲服，日服 3 次，或痛时服用。【附记】引自《中药制剂汇编》。验之临床，止痛效佳。

·二青酒·

【配方】青核桃 600g，青木香 30g，白酒 1500ml。【制法】将前 2 味捣碎，置容器中，加入白酒，密封，浸泡 20 日，待酒变成黑褐色时开封，过滤去渣即成。【功用】理气止痛。【主治】急、慢性胃痛。【用法】口服：每次服 10ml，痛时服用。【附记】引自《药酒汇编》。用本药酒治疗胃脘痛或遇情志不舒、两胁胀痛等症，颇有良效。

·佛手酒(一)·

【配方】佛手 30g，白酒 1000ml。【制法】将佛手洗净，用清水泡软后切成1cm正方形小方块，晾干，置容器中，加入白酒，密封，隔5日摇动1次，10日后过滤去渣即成。【功用】疏肝理气，消食化痰。【主治】肝气郁结、脾胃气滞所致之胃脘胀痛，连及两胁，嗳气，恶心呕吐，咳嗽痰多，食欲缺乏，大便不畅，常忧不乐。常因情志不舒而作痛，嗳气或矢气后疼痛稍减，苔多薄白，脉弦。【用法】口服：每次服15～20ml，日服2次。不善饮酒的人可酌服3～5ml。【附记】引自《大众药膳》。《中国药膳学》本方用佛手300g，余同上。制成药酒，功力尤大。佛手有降低酒的刺激作用。

·温胃酒·

【配方】川椒（炒）30g，黄酒500ml。【制法】将川椒置容器中，加入黄酒，密封，浸泡2～3日，即可取用。【功用】温胃散寒，止痛。【主治】胃脘冷痛。【用法】口服：每次服10ml，日服2次。【附记】引自《药酒汇编》。《邵真人经验方》中的川椒酒（即本方），方中用无灰酒，余同上。主治虚冷短气。《本草纲目》中的治冷虫心痛酒方，即本方。

·灵脾肉桂酒·

【配方】仙灵脾100g，陈皮15g，豆豉、黑豆皮、肉桂各30g，连皮大腹槟榔3枚，生姜3片，葱白3根，黄酒1000ml。【制法】将前8味切薄片或捣碎，入布袋，悬置容器中，加入黄酒，密封，置热炭火处煨24小时后，取出候冷，过滤去渣备用。【功用】温补肾阳，健脾利湿。【主治】脾肾两虚、脘腹冷痛、食欲缺乏、腰酸腿软等症。【用法】口服：每次温服10～20ml，日服2次。【附记】引自《普济方》。验之临床，效果甚佳。阴虚内热证者忌服。

·胃痛药酒·

【配方】地榆、青木香各64g，白酒1000ml。【制法】将前2味

切薄片，置容器中，加入白酒，密封，浸泡 30 日后，过滤去渣，备用。【功用】行气，消胀，缓痛。【主治】慢性胃炎（胃脘痛）。【用法】口服：每次服 10ml，日服 2 次。【附记】引自《药酒汇编》。临床验证多效。

·龙胆草酒·

【配方】龙胆草 30g，黄酒 120ml。【制法】将龙胆草入黄酒同煮至 60ml，去渣即成。【功用】消炎，通经利胆。【主治】突发性上腹部疼痛不止等症。【用法】口服：1 次服完。【附记】引自《民间百病良方》。

·复方元胡酊·

【配方】延胡索、防己各 200g，乌头 20g，曼陀罗 10g，60％乙醇适量。【制法】以上药物质量应符合《中国药典》规定。先将前 4 味除去灰杂，研成粗末或捣碎，置渗滤器内，加 60％乙醇浸过药面，浸渍 2～3 日后，缓缓渗滤，收集渗滤液，取出残渣，压榨，再把渗滤液和压榨液合并，过滤除去浑浊杂物，加适量蒸馏水至 1000ml（含醇量为 50％）混匀即得。【功用】镇静止痛。【主治】胃脘痛、月经痛等。【用法】口服：每次服 5～10ml，日服 3 次。【附记】引自《中药制剂汇编》。验之临床，效佳。

·苁蓉酒·

【配方】肉苁蓉 30g，肉豆蔻、山茱萸各 15g，朱砂 5g，白酒 600ml。【制法】先将朱砂研细末，前 3 味捣碎，入布袋，置容器中，加入白酒，密封，浸泡 7 日，每日振摇 1 次，至时过滤去渣即成。【功用】温补脾肺，养血安神。【主治】脘腹疼痛、腰酸遗精、食欲缺乏、便溏泄泻等。【用法】口服：每次服 7～15ml，日服 3 次。【附记】引自《药酒汇编》。验之临床，每收良效。

·佛手开郁酒·

【配方】佛手片、青皮、陈皮各10g，木香、高良姜各5g，砂仁、肉桂各3g，丁香1g，白酒、黄酒各500ml。【制法】将上述药物粉碎成粗末，装入纱布袋内，扎口，再将白酒、黄酒混合后浸泡药袋。48小时后将药酒连容器置锅中，隔水小火煮，待水沸后半小时，把容器移至阴凉处。7日后取出药袋，压榨取液。将榨取液与药酒合并，静置，过滤，即得。【功用】宽胸解郁，行气开胃，温中止痛。【主治】肝胃不和、胃脘气滞作胀，不思饮食或胃寒胀痛不适。【用法】口服：每次服10～20ml，日服2次。【附记】引自《临床验方集》。若兼有食滞不化，可加谷芽、麦芽、莱菔子各15g。验之临床，效果甚佳。

·人参药酒·

【配方】黄精（制）1250g，黄芪1000g，人参（去芦）500g，莱菔子（炒）200g，五味子200g，陈皮750g，白术（炒）200g，高良姜500g，肉桂100g，苍术（炒）200g，鹿角胶85g，丁香65g，淫羊藿100g，白糖15g，红花65g，50度白酒25L。【制法】将上述药材轧碎，放入净瓶中，加入白酒密封浸泡10天后（每天摇动1次）即可饮用。【功用】补气养血，暖胃散寒。【主治】气血两亏、神疲乏力、胃寒作痛、食欲缺乏。【用法】口服：每次服10～15ml，每日服2或3次，温服。【附记】引自《新编中成药》。孕妇忌服。密闭，放阴凉处。

·健脾益胃酒·

【配方】党参20g，白术15g，茯苓15g，炙甘草10g，木香10g，砂仁5g，黄酒1000ml。【制法】将上药共研为粗末，纱布袋装、扎口。先用黄酒浸泡3小时。再以文火煮沸30分钟，冷却后置容器中，封口，7日后取出药袋，压榨取液，将榨取液与药酒混匀、静置、过滤即成，备用。【功用】健脾和胃、理气行滞。【主治】脾胃气虚，

湿阻气滞所致食少，脘腹胀满，腹痛、便溏不实等。【用法】温饮。每次饮 20～30ml，每日 1～2 次。【附记】引自《医方集解》。本方原为香砂六君子汤，现改为酒剂应用，临床屡用，效果甚佳。

·香砂养胃酒·

【配方】白术 24g，制香附 15g，砂仁 15g，茯苓 15g，厚朴 15g，枳壳 15g，藿香 15g，法半夏 15g，陈皮 10g，白豆蔻 10g，木香 10g，大枣 10 枚，生姜 10g，白酒 1000ml。【制法】先将砂仁、白豆蔻、法半夏粉碎成粗粉，与其他药一起装纱布袋，扎口，置容器中，加入白酒，封口，浸泡 2 周后过滤去渣、药酒装瓶，密封备用。【功用】健脾和胃、理气化湿。【主治】湿阻气滞、胃脘胀痛。【用法】口服。每次饮 20ml，每日 2 次。【附记】引自《集验中成药》。验方，本方即中成药香砂养胃丸配方，原方为丸剂，现改为酒剂应用。屡用屡验，疗效显著。

慢性胃炎

·柴芍六君子酒·

【配方】柴胡 15g，赤芍 60g，党参 60g，山药 45g，茯苓 45g，陈皮 30g，百合 60g，川楝子 30g，三七 18g，炙甘草 18g，米酒 2500ml。【制法】先将三七、川楝子打碎成粗末、其他药用饮片即可。将上药与米酒一起置容器中，封口，浸泡 2 周后过滤去渣，分装瓶备用。【功用】疏肝理气、健脾益气、化瘀止痛。【主治】慢性胃炎，证属脾虚不运、肝气横逆型，症见胃脘胀痛，引及胁肋，情绪紧张则症状加剧，纳谷不香、大便不调。【用法】口服，每次饮 20ml，每日 3 次。【附记】引自《湖南中医杂志》。原方为水煎剂，现改为酒剂应用。临床屡用，效果甚佳。

·胃友酒·

【配方】黄芪60g，肉桂20g，吴茱萸20g，枳壳20g，姜黄20g，川芎20g，红花20g，桃仁20g，丹参60g，三棱20g，莪术20g，甘草12g，白酒1500ml。【制法】将上药打碎成粗粒与白酒一起置容器中，封口，浸泡2周后，过滤去药渣即成，分装瓶备用。【功用】温中补气，化瘀止痛。【主治】萎缩性胃炎，证属脾胃虚寒、血络瘀阻型，症见胃脘痛胀不适，痛处固定、遇寒加重。【用法】口服，每次饮20ml，每日2～3次。3个月为1个疗程。【附记】引自《中医杂志》。本方原为汤剂，现改为酒剂应用。验之临床、多获良效。

·疏肝健胃酒·

【配方】百合30g，柴胡20g，明党参20g，山药20g，当归20g，郁金20g，乌药20g，乌梅20g，赤芍20g，甘松10g，甘草12g，白酒1000ml。【制法】将上药打成粗末与白酒一起置容器中，封口，浸泡2周后，过滤去渣即成，分装瓶备用。【功用】疏肝健胃、活血养阴、行气止痛。【主治】慢性萎缩性胃炎。【用法】口服，每次饮20ml，每日2～3次。【附记】引自《湖南中医学院学报》。屡用效佳。

·黄芪建中酒·

【配方】黄芪90g，白芍90g，桂枝45g，炙甘草30g，生姜45g，大枣20枚，饴糖150g，白酒1500ml。【制法】上药用白酒浸泡30分钟后，以小火加温30分钟，等冷却后置容器中，密封浸泡14日后启封，去药渣过滤即可，加入饴糖搅匀，装瓶待用。【功用】温中补气、和里缓急。【主治】慢性胃炎和消化性溃疡，证属脾胃虚寒型。症见胃脘隐痛，喜按喜温、怕冷、食少。【用法】口服。每次饮20ml，每日2次。【附记】引自《金匮要略》。原方为汤剂，现改为酒剂应用。验之临床，效果尤佳。溃疡出血期忌用。

·黄芪公英酒·

【配方】黄芪 30g，蒲公英 20g，百合 20g，乌药 10g，白芍 20g，甘草 10g，丹参 20g，炒神曲 10g，炒山楂 10g，炒麦芽 10g，白酒 1500ml。【制法】将上药与白酒一起置容器中，封口，浸泡 2 周后，过滤去渣即成，分装瓶备用。【功用】益气活血、和胃解毒、缓急止痛。【主治】慢性浅表性胃炎。【用法】口服。每次饮 20ml，每日 2～3 次。【附记】引自《程氏医学笔记·药酒》。屡用效佳。

·姜氏经验方药酒·

【配方】白芍 30g，沙参 18g，石斛 18g(以铁皮石斛佳)，天花粉 18g，玉竹 18g，麦冬 18g，火麻仁 18g，佛手片 18g，川楝子 18g，乌梅 12g，白豆蔻 12g，甘草 12g，白酒 1500ml。【制法】将上药研为细末与白酒一起置入容器中，密封，浸泡 2 周后，去渣过滤即得。【功用】养胃阴、缓挛急、行气止痛。【主治】慢性萎缩性胃炎、胃阴不足、口干、舌红少津、胃脘隐痛绵绵者。【用法】口服。每次饮 20ml，每日 2～3 次。【附记】引自《中医疑难病方药手册》。名医姜春华方。原方为汤剂，现改为酒剂应用。验之临床，效果颇佳。

胃及十二指肠溃疡

·复方金牛酊·

【配方】入地金牛根 1000g，救必应二层皮 1250g，金樱根、樟脑根皮各 250g，鸡骨香根、七叶莲叶各 120g，40％乙醇 5000ml。【制法】将前 6 味洗净，切碎，晾干，入布袋，置容器中，加入 40％乙醇，密封，浸泡 15 日后，过滤去渣，取药液加热浓缩至 1500ml，贮存备用。【功用】补气，消炎，止痛。【主治】胃及十二指肠溃疡、慢性胃肠炎、消化不良、风湿痛、牙痛及毒蛇咬伤等症。【用法】口服：

成人每次服5～10ml，日服3次。【附记】引自《中草药通讯》。验之临床，均有良效。

·青龙衣酒·

【配方】青龙衣1500g，单糖浆675g，60%烧酒2500ml。【制法】将青龙衣捣碎，置容器中，加入烧酒，密封，浸泡20～30日，过滤去渣，再加入单糖浆溶匀即成。【功用】和肠胃，止疼痛。【主治】胃脘疼痛（胃及十二指肠溃疡、慢性胃炎等）不止，泻痢不止。【用法】口服：每次服15ml，日服1或2次。【附记】引自《简明中医辞典》。青龙衣即核桃的青皮。验之临床，确有良效。

·平胃酒·

【配方】大枣、山药、枸杞子各200g，砂仁、山楂、麦芽各100g，肉豆蔻、小茴香、干姜、鸡内金各30g，炒陈皮80g，40度白酒3000ml。【制法】将大枣去核，与上药烘干，研为细末，放砂锅内加酒热浸（65～70℃）30分钟，放置待凉过滤，残渣加酒再浸20分钟，过滤，合并滤液加入蜂蜜100g，进行搅拌溶化，过滤，装瓶备用。【功能】健脾和胃，消食化积，温中散寒，补中益气，滋补肝肾。【主治】慢性胃炎、胃及十二指肠溃疡。【用法】口服：每次服25ml，每日服2次，2个月为1个疗程。【附记】引自《陕西中医》。屡用效佳。溃疡病出血期忌用。治疗期间应少食多餐、忌食辛辣，食物宜软宜温、易消化。

胃　痉　挛

·止痛酊（二）·

【配方】白屈菜20g，橙皮10g，50%乙醇适量。【制法】将前2味切碎，置容器中，加入乙醇，密封，浸泡3日，过滤，药渣用纱布挤压，二汁混合，添加50%乙醇制成100ml，澄清即得。【功用】理气

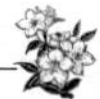

止痛。【主治】慢性胃炎及胃肠道痉挛引起的疼痛。【用法】口服：每次服 5～10ml，日服 3 次。【附记】引自《中药制剂汇编》。验之临床多效。

·复方白屈菜酊·

【配方】白屈菜、延胡索各 200g，70％乙醇适量。【制法】将前 2 味研成粗粉，置有盖容器内，加入乙醇适量，加盖浸渍 24 小时，时时振摇，过滤。滤渣再加乙醇适量，浸渍 24 小时过滤，残渣压榨，合并滤液及压榨液，添加乙醇至 2000ml 即得。【功用】消炎，理气止痛。【主治】慢性胃炎及胃肠痉挛性疼痛。【用法】口服：每次服 5～10ml，日服 3 次。【附记】引自《中药制剂汇编》。验之临床，效果甚佳。

胃　下　垂

·益气升陷酒·

【配方】炙黄芪 120g，防风 6g，柴胡 6g，升麻 6g，炒白术 18g，炒枳实 30g，煨葛根 24g，山茱萸 24g，白酒 750ml。【制法】将上药研成粗粒与白酒一起置入容器中，封口，浸泡 2 周后，去渣过滤即成备用。【功用】补中益气、升阳举陷。【主治】胃下垂。【用法】口服。每次饮 20ml，每日 2 次。【附记】引自《程氏医学笔记·药酒》。山东民间方。屡用有效，久治效佳。

·升阳健胃酒·

【配方】制附子 36g，炒白术 60g，炒艾叶 24g，小茴香 24g，白酒 500ml。【制法】将上药与白酒一起置容器中封口，浸泡 2 周，过滤即得。【功用】温中祛寒、健脾燥湿。【主治】胃下垂，证属脾胃阳气不振、寒湿内阻者。【用法】口服。每次取 20ml，每日 2 次。【附记】引自《程氏医学笔记·药酒》。青海民间方。屡用有效。

·调气益胃酒·

【配方】柴胡 9g，黄芪 30g，葛根 18g，党参 15g，枳实 15g，茯苓 12g，白术 12g，白芍 12g，山药 30g，生麦芽 20g，桂枝 6g，炙甘草 6g，白酒 1000ml。【制法】将上药研成粗末与白酒一起置入容器中，封口，浸泡 2 周后，去渣过滤即得，备用。【功用】补中益气、健脾利湿。【主治】胃下垂。【用法】口服，每次服 20ml，每日 2 次。【附记】引自《山东中医杂志》。屡用效佳。

·补中益气酒·

【配方】黄芪 36g，白术 18g，陈皮 12g，党参 24g，当归 6g，柴胡 12g，升麻 12g，炙甘草 18g，白酒 1000ml。【制法】将上药研成粗粒与白酒一起置入容器中，封口、浸泡 2 周后，去渣过滤、分装备用。【功用】补中益气、升阳举陷。【主治】胃下垂。【用法】口服。每次饮 20ml，每日 2 次。3 个月为 1 个疗程。【附记】引自《脾胃论》。屡用有效。

泄泻(急、慢性肠炎)

·党参酒·

【配方】老条党参 1 条(或 40g)，白酒 500ml。【制法】选用粗大连须的老条党参，将其拍出裂缝或切成小段，置容器中，加入白酒，密封，浸泡 7～14 日后即可开封取用。【功用】健脾益气。【主治】脾虚泄泻、肢冷、食欲缺乏、体倦乏力；肺虚气喘、息短、声音低微、懒言短气；血虚萎黄、头晕心慌；热性病后津液耗伤、口渴等症。【用法】口服：每次空腹服 10～15ml，每日早、晚各服 1 次。或随量饮之，佐膳更佳。【附记】引自《药酒汇编》。酒尽再添，味薄后取参食之。老年体弱者可经常服用，佐膳亦佳。有强身健体，益寿延年之功。近年来还用本药酒治疗慢性贫血、白血病、佝偻病等也取得

了一定效果。凡表证未解、中满邪实者忌服。

·大蒜酒·

【配方】大蒜(去衣捣烂)1 头,红糖 10g,烧酒 50ml。【制法】将上 3 味同煎至沸,去渣备用。【功用】祛风散寒,解毒止泻。【主治】感受风邪,发病突然。证见恶风、自汗、头痛发热、泄泻如水。【用法】口服:1 次顿服,日服 1～2 剂。【附记】笔者家传秘方。《圣济总录》中必效酒即本方去红糖,余同上,用于治破伤风。《中药制剂汇编》中大蒜酊即本方去红糖,白酒改用 95%乙醇。用渗滤法制成酊剂 100ml。每次口服 5ml。用治肠炎、痢疾等症,效佳。又湖南方大蒜酒,即本方去红糖,大蒜 1000g,白酒 2000ml。先将蒜剥去外衣,拍裂,与白酒一起置入容器中,密封,浸泡 15 日后便可服用。每日早、晚各服 1 次,每次服 50ml,酒蒜同食。本方有行滞气、通血脉之功,用于治疗脑血管病及心血管病,如对于原发性高血压、冠心病、脑动脉硬化、脑血栓形成等的防治有效。

凡阴虚火旺、贫血和有眼、口齿、喉舌疾病者忌服。

·地瓜藤酒(一)·

【配方】地瓜藤根 500g,烧酒 1000ml。【制法】将地瓜藤根切碎,置容器中,加入烧酒,密封,浸泡 7 日后,过滤去渣,即成。【功用】行气清热,活血除湿。【主治】腹泻、痢疾、消化不良、黄疸、白带、痔疮等。【用法】口服:每次服 30ml,日服 2 次。【附记】引自《药酒汇编》。验之临床,效果均佳。

·白药酒·

【配方】白茯苓、白术、天花粉、怀山药、芡实、牛膝、薏苡仁各 15g,白豆蔻 9g,白酒 1500ml。【制法】将前 8 味捣碎,入布袋,置容器中,加入白酒,密封,隔日摇动 1 次,浸泡 14 日后,过滤去渣即成。【功用】健脾燥湿。【主治】脾虚食少、食后腹满、小便不利、大便溏泄者。【用法】口服：每次服15～20ml，日服2次。【附记】引自《良朋汇集》。为了矫味，可加入适量白糖。验之临床，确有良效。

·参术酒(一)·

【配方】人参、生姜各20g，炙甘草、大枣各30g，白茯苓、炒白术各40g，黄酒1000ml。【制法】将前6味捣碎，置容器中，加入黄酒，密封，浸泡3～5日后，过滤去渣，即成。【功用】益气，健脾，养胃，止泻。【主治】脾胃虚弱。中气不足所致的食少便溏、面色苍黄、语言低微、四肢无力等症。【用法】口服：每次服10～15ml，日服2次。【附记】引自《药酒汇编》。临床应用，可随证加味，如湿证较重加半夏30g，陈皮20g；兼有呕吐痞闷、胃脘疼痛，再加木香20g，砂仁25g。

·荔枝酒·

【配方】鲜荔枝肉(连核)500g，陈米酒1000ml。【制法】将鲜荔枝肉置容器中，加入陈米酒，放于阴凉处，密封，浸泡7日后即成。【功用】益气健脾，养血益肝。【主治】脾胃虚寒，中气不足所致的胃脘痛及泄泻，食欲缺乏；妇女子宫脱垂；寒疝等症。【用法】口服：每次服20～30ml，日服2次。【附记】引自《药酒汇编》。忌多饮，小儿禁服。笔者应用，常随证加味：如泄泻加党参、白术各50g；子宫脱垂加黄芪50g，升麻9g；胃脘痛加高良姜50g，青木香30g；寒疝加小茴香、吴茱萸各50g。验之临床，效果尤佳。

·温肾止泻酒·

【配方】制附片15g，淫羊藿15g，木香15g，苍术15g，白术15g，石榴皮15g，党参25g，山药25g，茯苓25g，神曲25g，炮姜10g，五味子10g，黄连10g，白酒1000ml。【制法】将上药与白酒一起置入容器中，密封浸泡14日后，过滤去渣即得。【功用】温肾健脾、涩肠止泻。【主治】慢性腹泻，尤宜于老年人脾肾阳虚者。【用

法】口服。每次饮 20ml,每日 2～3 次。【附记】引自《中国中西医结合杂志》。屡用有效、久用效佳。急性湿热泻痢者禁用。

吐泻(急性胃肠炎)

·干姜酒·

【配方】干姜 30g,黄酒 500ml。【制法】将干姜捣碎,置砂锅内,加入黄酒,煮沸至 300ml,过滤去渣备用。【功用】温中逐寒,回阳通脉。【主治】心腹冷痛,吐泻,肢冷脉微;寒饮喘咳;风寒湿痹;阳虚呕吐,或吐衄,便血;老人冷气心痛,举动不得。【用法】口服:每次服 20ml,日服 2 次。【附记】引自《药酒汇编》。验之临床,上述各症,凡证属阳虚者,用之多效。热性诸症忌服。

·核刺酒·

【配方】鲜核桃 250g,刺梨根 130g,白酒 1000ml。【制法】将前 2 味加工粗碎,置容器中,加入白酒,密封,浸泡 25 日后,过滤去渣备用。【功用】补气,消炎,止痛。【主治】慢性胃肠炎、腹痛。【用法】口服:每次服 10～15ml,日服 2 次。【附记】引自《药酒汇编》。验之临床,久服效佳。

·丁香山楂酒·

【配方】丁香 2 粒,山楂 6g,黄酒 50ml。【制法】将上药捣碎放入瓷杯中,再注入黄酒,再把瓷杯放入锅内,隔水煮 10 分钟,去渣备用。【功用】温中止痛。【主治】感寒腹痛、腹胀、吐泻等症。【用法】口服:趁热 1 次顿服。【附记】引自《药酒汇编》。验之临床,效果甚佳。热病及阴虚内热者忌服。《千金翼方》中丁香煮酒,即本方中丁香改用 10g,余同上。用于外感寒性腹痛、腹胀、吐泻、反胃、疝气、痃癖、癖症。

·救急水·

【配方】广木香、丁香、大茴香、牙皂、肉豆蔻、广橘皮、石菖蒲、荜茇各5g，生大黄15g，川厚朴、苍术各8g，藿香6g，细辛、吴茱萸各4g，肉桂、高良姜、白豆蔻各3g，白酒800ml。【制法】将上17味药研粗末，与白酒共置入容器中，密封浸泡20日后，去渣，加樟脑10g，薄荷冰1.5g拌匀即成。【功用】提神醒脑。【主治】胸腹胀闷不适、恶心欲吐、晕船晕车、水土不服、腹痛腹泻等。【用法】口服：每日可服数次，每次服20～30滴，6－7岁儿童每次服5～10滴，用开水冲服。【附记】引自《临床验方集》。本方效力宏大，救急颇为神验。孕妇忌服。阴虚津亏、舌红口干者亦忌服。

肠易激综合征

·抑激止泻酒·

【配方】党参15g，白术10g，茯苓12g，炙甘草10g，广木香6g，白芍30g，陈皮10g，防风10g，补骨脂10g，炮姜10g，白酒1000ml。【制法】将上药与白酒一并置入容器中，封口，浸泡。期间每隔2日将浸泡药酒容器振荡数次，2周后启封，过滤即得，分装瓶备用。【功用】健脾温中，缓急止泻。【主治】肠易激综合征，以腹泻为主症者。【用法】口服。每次饮20ml，每日2次。【附记】引自《程氏医学笔记·药酒》。江苏民间方。如腹泻次数多或呈水样便者，加石榴皮20g；如排便有肛门滞重不爽者，加枳实20g。

·防风白芍酒·

【配方】白芍20g，炒白术20g，防风12g，陈皮12g，葛根15g，枳实10g，木香10g，甘草10g，白酒1000ml。【制法】将上药饮片与白酒一起置入容器中，封口，浸泡2周后，过滤去渣、装瓶密封，备用。【功用】柔肝理气，健脾止泻。【主治】以腹泻为主症的肠易激

综合征，证属肝脾不调者。【用法】口服。每次服 20～30ml，每日 2 次。【附记】引自《陕西中医》。原方为水煎剂，现改为酒剂应用，服药治疗更为便捷。用之临床多效。

·健脾温阳酒·

【配方】炒苍术 50g，党参 30g，茯苓 20g，神曲 20g，木香 15g，乌药 15g，补骨脂 15g，炒白术 15g，肉豆蔻 15g，制附片 10g，干姜 10g，炙甘草 10g，白酒 1000ml。【制法】将上药饮片与白酒一起置入容器中，封口，浸泡 2 周后，过滤去渣，药酒装瓶，密封备用。【功用】健脾化湿、温运脾阳。【主治】以腹泻为主症的肠易激综合征，证属脾阳不振者。【用法】口服。每次饮 20ml，每日 2 次。【附记】引自《实用中医药杂志》。多年应用，屡用效佳。

慢性结肠炎

·健脾益肾酒·

【配方】炒山药 30g，炒白术 20g，茯苓 20g，陈皮 10g，菟丝子 15g，补骨脂 20g，焦山楂 25g，肉桂 9g，白酒 1000ml。【制法】将上药共研为粗末，装入纱布袋，扎口，置入容器中，加入白酒，密封，浸泡 2 周后，取出药袋、压榨取液与药酒混合过滤即成，分装瓶备用。【功用】健脾温肾、消食止泻。【主治】慢性结肠炎，证属脾肾两虚型。【用法】口服。每次服 20ml，每日 2～3 次。【附记】引自《光明中医》。笔者用本药酒治疗 25 例，均获良效。急性湿热泻痢者忌用。

·固本益肠酒·

【配方】黄芪 36g，党参 30g，白术 24g，山药 24g，白芍 24g，延胡索 24g，赤石脂 20g，地榆 20g，炮姜 20g，补骨脂 20g，当归 20g，木香 12g，儿茶 12g，炙甘草 12g，白酒 1500ml。【制法】将上药共研成粗末，装入白纱布袋，扎口，置入容器中，加入白酒，密封，浸泡 2

周后取出药袋、压榨取液。与药酒混合、过滤即成，分装瓶备用。【功用】健脾温肾、和中涩肠。【主治】慢性结肠炎、证属脾虚型。【用法】口服，每次饮 20ml，每日 2～3 次。【附记】引自《中国医药学报》。屡用效佳。急性湿热泻痢者忌用。

·复方四神酒·

【配方】补骨脂 20g，五味子 10g，肉豆蔻（去油）10g，吴茱萸 10g，炒白术 15g，炒白芍 10g，陈皮 6g，防风 10g，大枣 10 枚，生姜 15g，白酒 1000ml。【制法】将上药共研为粗末，纱布袋装，扎口，置入容器中，加入白酒，密封，浸泡 2 周后，取出药袋、压榨取液与药酒混合，过滤即得，分装瓶备用。【功用】温肾抑肝、健脾止泻。【主治】五更泄泻（又称肾泄）伴有腹痛肠鸣、泻必腹痛、肢冷等。【用法】口服。每次服 20ml，每日 2～3 次。【附记】引自《集验中成药》。屡用屡验、效果甚佳。急性湿热泻痢者禁用。

·温中实脾酒·

【配方】熟附片 20g，白术 20g，煨木香 15g，肉桂 10g，黄连 10g，炒枳壳 10g，炮姜 10g，茯苓 30g，炒山楂 30g，白酒 1000ml。【制法】将上药研成粗末，装入纱布袋、扎口，置入容器中，加入白酒，密封、浸泡 2 周后，取出药袋、压榨取液，与药酒混合过滤即得，分装瓶备用。【功用】温中散寒、燥湿实脾。【主治】慢性结肠炎、证属脾肾均虚型。【用法】口服。每次服 20ml，每日 2～3 次。【附记】引自《浙江中医杂志》。屡用效佳。急性湿热泻痢者忌用。

·苍术白芷酒·

【配方】苍术 60g，白芷 20g，白及 30g，黄芪 30g，木香 30g，三七 12g，黄连 6g，干姜 6g，白酒 1000ml。【制法】将上药共研成粗末，装入纱布袋，扎口，置入容器中，加入白酒，封口，浸泡 15 日后，取出药袋，压榨取液，与药酒混合，过滤即得，分装瓶备用。【功用】

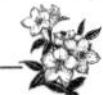

燥湿行气、益气调中、化瘀生肌。【主治】慢性溃疡性结肠炎。【用法】口服。每次服 20ml,每日 2～3 次。【附记】引自《山西中医》。屡用效佳。急性湿热泻痢者忌用。

·健脾理肠酒·

【配方】黄芪 30g,党参 20g,当归 12g,炮姜 12g,白芍 30g,白术 12g,延胡索 20g,赤石脂 20g,儿茶 6g,肉桂 6g,乌梅 18g,茅莓 18g,升麻 20g,炙甘草 6g,白酒 1000ml。【制法】将上药共研成粗末,装入白纱布袋,扎口,置入容器中,加入白酒,密封,浸泡 2 周后,取出药袋,压榨取液,与药酒混合过滤即得,分装瓶备用。【功用】益气健脾、温中涩肠。【主治】慢性结肠炎。【用法】口服。每次服 20ml,每日 2～3 次。【附记】引自《中药药理与临床》。原为片剂,现改为酒剂应用。验之临床,多获良效。急性湿热泻痢者忌用。

腹痛、腹胀

·阿硼酒·

【配方】阿魏、硼砂各 30g,好白干酒 360ml。【制法】将前 2 味共研细末,纳入猪膀胱内,再将白干酒注入,然后将膀胱口扎紧,待用。【功用】温通逐水,顺气消胀。【主治】单腹胀。【用法】外用:取贮药猪膀胱缚于患者脐部,令其仰卧,待药酒被完全吸收为止。不应,第 2 日如上法再敷之。【附记】引自《医学文选·祖传秘方验方集》。方名为编者拟加。验之临床,确有卓效。

·救急药酒·

【配方】上肉桂、公丁香各 15g,北细辛、砂仁、豆蔻、罂粟壳各 10g,樟脑 125g,汾酒 500ml。【制法】将前 7 味研细,置容器中,加入汾酒,密封,浸泡 1 周后,过滤去渣,瓷瓶收贮备用;或灌装在

5ml 玻璃瓶中蜡封口备用。【功用】醒神开窍，行气止痛。【主治】暑月贪凉饮冷，过食瓜果生冷以致腹痛、呕吐、泄泻、头痛、恶寒、肢冷等症。【用法】口服：每次服 5～10ml，温开水送服。【附记】引自《中国当代中医名人志》。验之临床，确有卓效，一般 1 次，最多 3 次即愈。中病即止。

·屠苏酒(一)·

【配方】厚朴、桔梗、防风、桂枝、茅术、贡术、制川乌、白芷各 8g，大黄、广皮各 10g，檀香、紫豆蔻、川椒、藿香各 6g，威灵仙、甘草各 5g，冰糖 520g，白酒 3200ml。【制法】将前 16 味加工成粗末，置容器中，加入白酒和冰糖，隔水加热煮沸后，密封，静置 24 小时后，过滤去渣，装入瓷坛贮存备用。【功用】祛风散寒，理气消胀，健脾和胃，化积消滞。【主治】风寒邪气侵犯胃肠，肠胃之气不能顺降，积滞内停所致腹痛而胀、进食不化、恶心呕吐等症。【用法】口服：每次服 15～30ml，每日早、晚各服 1 次。【附记】引自《治疗与保健药酒》。验之临床，效佳。

·苁蓉强壮酒·

【配方】肉苁蓉 50g，川牛膝 40g，菟丝子、制附子、肉桂、炮姜、肉豆蔻各 20g，补骨脂(炒)、楮实子各 25g，椒红、巴戟天(炒)各 30g，木香、蛇床子各 15g，鹿茸(炙)10g，白酒 1500ml。【制法】将前 14 味共捣碎，入布袋，置容器中，加入白酒，密封，浸泡 7 日(春夏 5 日)，过滤去渣，即成。【功用】补益肝肾，聪耳明目，强壮筋骨。【主治】肝肾虚损、腹胁疼痛、下元虚冷等。【用法】口服：每次空腹温服 10ml，日服 2 次。【附记】引自《药酒汇编》。验之临床，效果甚佳。

·兰陵酒·

【配方】沉香、郁金、木香各 15g，当归 50g，砂仁、陈皮、花椒各

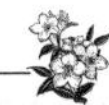

100g，杏仁 200g，鲜生姜 400g，面粉 40kg，糯米面 10kg，酒曲适量。【制法】将上药共研末，和面粉、糯米作曲，如常法酿酒。【功用】温中散寒，理气止痛。【主治】心腹胀满冷痛。【用法】口服：随时随量饮之，勿醉。【附记】引自《鲁府禁方》。验之临床，确有良效。

·茱萸姜豉酒·

【配方】吴茱萸 100g，生姜 150g，豆豉 50g，白酒 500ml。【制法】将前 3 味捣碎，置容器中，加入白酒，密封，浸泡 7 日后，过滤去渣，备用。或将上药与白酒同煮至半，去渣备用。【功用】温阳散寒，疏肝理气。【主治】寒性腹痛。【用法】口服：每次服 10ml，不效再服。【附记】引自《外台秘要》。验之临床，多效。

·虎杖桃仁酒·

【配方】虎杖根 60g，桃仁 9g，黄酒 500ml。【制法】将前 2 味共捣烂，置容器中，加入黄酒，密封，浸泡 3 日后，过滤去渣，备用。【功用】破瘀通经，利湿祛风。【主治】猝发腹痛癥结，痛不可忍等。【用法】口服：每次服 50ml，日服 3 次。【附记】引自《药酒汇编》。验之临床，效果甚佳。

噎　膈

·噎膈酒·

【配方】厚朴、陈皮、白蔻仁、橘饼各 30g，荸荠、白糖、冰糖各 120g，蜂蜜 60g，白酒浆、烧酒各 1500ml。【制法】将前 5 味共捣碎，置容器中，加入白酒浆、冰糖和烧酒，密封，浸泡 10 余日，过滤去渣，兑入白糖、蜂蜜搅拌溶化后即成。【功用】养胃和中，理气通膈。【主治】噎膈之轻症，吞咽梗阻不畅。【用法】口服：每次服 30ml 或酌情适量饮用，日服 3 次。【附记】引自《验方新编》。一方去白酒浆，余同上。验之临床，确有良效。

·启膈酒·

【配方】沙参、丹参各9g,茯苓、砂仁壳、川贝母(去心)各5g,郁金、杵头糠各3g,荷叶蒂2个,黄酒500ml。【制法】将前8味捣碎,置砂锅内,加入黄酒,煮至300ml,备用。【功用】养胃和中,活血通膈。【主治】噎膈。【用法】口服:每日1剂,分2次饮服。【附记】引自《医学心悟》。本方原为水煎,笔者改用酒剂。酒行药势,并增强药力,故用之临床,效果尤佳。书云:"通噎膈、开关之剂,屡效。偏虚者加人参;兼虫积加胡黄连、芜荑;兼血积加桃仁、红花,或加生韭汁;兼痰积加广橘红;兼食积加卜子、麦芽、山楂。"

·佛手酒(二)·

【配方】佛手片、干荸荠、莲子肉、大枣、柿饼、橄榄、龙眼、薏苡仁各30g,大麦烧酒2500ml。【制法】将前8味捣碎或切片,置容器中,加入烧酒,密封,浸泡7日后过滤去渣备用。【功用】健脾养胃,通膈开胃。【主治】反胃、噎膈。【用法】口服:每次温服10~20ml,日服3次。【附记】引自《验方新编》。验之临床,多效。

·马蹄香酒·

【配方】马蹄香(又名杜衡)200g,白酒3000ml。【制法】将马蹄香研成细末,入白酒熬制成稀糊状膏,备用。【功用】理气开胃,散风逐寒,消痰行水,活血平喘。【主治】噎食嗝气。【用法】口服:每服3匙,白酒调下,日服3次。【附记】引自《本草纲目》。一方用马蹄香120g,白酒300ml。验之临床,多获良效。

·除噎药酒·

【配方】贝母、砂仁、广木香、广陈皮各6g,白酒500ml,白糖300g。【制法】将前4味切成薄片或捣碎,置瓷瓶内,加入白酒和白糖,密封,浸泡,隔水加热30分钟左右,取出瓷瓶放凉即成。去渣

服用。【功用】理气开胃。【主治】吞咽时如有物梗而不畅、食欲缺乏、脘满、舌苔白腻等症。【用法】口服:每日清晨饮服 1 杯(30～50ml)。【附记】引自《种福堂公选良方》。如有燥热之象者忌服。验之临床,确有良效。用治梅核气初起,效果亦佳。如将前 4 味改用 15g,余同上。用之临床,效果尤佳。

黄　疸

· 丝瓜酒 ·

【配方】丝瓜根 5 条,黄酒 500ml。【制法】将丝瓜根洗净,晾干,捣烂,置砂锅中,加入黄酒煎煮减半,去渣,候温备用。或将丝瓜根捣烂取汁,冲入黄酒中候温即成。【功用】清热利湿。【主治】黄疸,眼睛、周身黄如染色。【用法】口服:每次服 20ml,日服 3 次。【附记】引自《验方新编》。验之临床,确有一定效果。

· 茵陈栀子酒 ·

【配方】茵陈 30g,栀子 15g,黄酒 500ml。【制法】将前 2 味药用黄酒煎服。【功用】清热利湿。【主治】湿热黄疸(热重于湿)。【用法】口服:每日 1 剂,日服 3 次。【附记】引自《药酒汇编》。验之临床,确有良效。忌食油腻、豆腐及生冷之物。

· 秦艽酒(一) ·

【配方】秦艽 50g,黄酒 300ml。【制法】将秦艽捣碎,置容器中,加入黄酒,密封,浸泡 7 日后,过滤去渣即成。【功用】祛风湿,退黄疸。【主治】凡黄疸有数种,伤酒发黄,误食鼠屎亦作黄;因劳有黄,多痰涕,目有赤缕,面憔悴,或面赤恶心者是也。【用法】口服:每次空腹服 30～50ml,日服 3 次。【附记】引自《本草纲目》。本草载:“秦艽退黄最妙”。验之临床,本方用治上述黄疸,确有良效。用治湿热黄疸,加茵陈 30g 同浸,效果亦佳。

·麻黄酒(一)·

【配方】麻黄20g,黄酒300ml。【制法】将麻黄用黄酒煎至150ml,去渣即成。【功用】发汗,利水,退黄。【主治】伤寒热出表发黄疸及小便不利、浮肿。【用法】口服:徐徐温服,温覆汗出,即愈。【附记】引自《普济方》。原文用醇酒煎,并云:"冬月寒用清酒,春月宜用水煎。"今用黄酒,可通用也。验之临床,用治伤寒发黄,每收良效。

·青蒿酒·

【配方】青蒿2500g,糯米、酒曲各适量。【制法】将青蒿洗净、切碎,水煎取浓汁,糯米做饭,与酒曲一同按常法酿酒。酒熟即成。【功用】清热凉血,解暑,退虚热。【主治】骨蒸潮热、无汗、夜热早凉、鼻出血、夏日感冒、黄疸、胸痞呕恶、小便不利等症。【用法】口服:不拘量服,勿醉,日服2次。【附记】引自《药酒汇编》。验之临床,用治上述各症,均有一定效果。

·灯草根酒·

【配方】灯草根120g,黄酒300ml。【制法】将灯草根切碎,与黄酒入瓶中,隔水煮1～2小时,静置一宿,去渣取酒待用。【功用】清热利湿。【主治】湿热黄疸。【用法】口服:每次空腹温服5～30ml,日服3次。【附记】引自《本草纲目》。原文用酒水各半,余同上。验之临床,确有良效。

痞　　证

·人参半夏酒·

【配方】半夏、黄芩各30g,人参、干姜、炙甘草各20g,黄连6g,大枣10g,白酒750ml。【制法】将前7味共捣碎,入布袋,置容器

中，加入白酒，密封，浸泡 5 日后，再加冷白开水 500ml 和匀，过滤去渣即得。【功用】和胃降逆，开结散痞。【主治】胃气不和、寒热互结、心下痞硬、呕恶上逆、不思饮食、肠鸣下利、体倦乏力。【用法】口服：每次服 20ml，每日早、晚各服 1 次。【附记】本方系根据《伤寒论》人参半夏汤改用酒剂而成。验之临床，效果尤佳。

·玉露酒·

【配方】薄荷叶 2500g，绿豆粉、白砂糖各 750g，天冬（去心）、麦冬（去心）、天花粉各 30g，白茯苓（去皮）、柿霜各 120g，硼砂 15g，冰片 6g。【制法】将薄荷叶、天冬、麦冬、天花粉、白茯苓 5 味药捣碎，用新盆 2 个，将药末相间隔，着实盛于内，二盆合之封固如法，不许透气，蒸 5 炷香，取出晒干，抖出群药，复加余药和白砂糖，共研细末，备用。【功用】清热滋阴，理脾化痰。【主治】诸疾痰饮、宿滞噎塞、气痞奔豚、臌胀、咳喘下坠、乍寒乍热、头目晕胀、咽喉肿痛，不拘老少，并皆主之。【用法】口服：每次服药末 2～5g，用酒（或黄酒）送服，日服 2 次。【附记】引自《鲁府禁方》。诸物不忌。验之临床，用治上述各症，颇有效验。

肠风便血

·地榆酒（一）·

【配方】生地榆、白茅根各 50g，赤芍 30g，甘草 15g，黄酒 500ml，白糖 250g。【制法】将前 4 味共捣碎，置玻璃瓶中，注入黄酒，盖紧瓶口，放入盛水锅中，隔水煮 1 小时，再加入白糖，浸泡 3 日后，过滤去渣即成。【功用】凉血止血。【主治】肠风便血、尿血等症。【用法】口服：每次空腹服 20～30ml，日服 2 次。【附记】笔者经验方。多年使用，效果颇佳。忌食辛辣之物。

·仙人二草酒·

【配方】仙人掌草1000g，生甘草50g，黄酒1500ml。【制法】将上药捣碎，置容器中，加入黄酒，密封，浸泡5日后，过滤去渣备用。【功用】清热凉血。【主治】肠风下血。【用法】口服：每次空腹服20～30ml，日服2次。【附记】引自《民间百病良方》。验之临床，多效。

·刺五加酒·

【配方】刺五加65g，白酒500ml。【制法】将刺五加切碎，置容器中，加入白酒，密封，浸泡10日后，过滤去渣即成。【功用】凉血活血，通络止痛。【主治】肠风痔血、跌打损伤、风湿骨痛。【用法】口服：每次空腹服20ml，日服2或3次。【附记】引自《本草纲目》。验之临床，均有良效。

二便不利

·秦艽酒(二)·

【配方】秦艽、牛膝、川芎、防风、杜仲、赤茯苓、丹参、独活、地骨皮、薏苡仁、火麻仁各30g，石斛、干姜各20g，五加皮50g，制附子24g，肉桂、麦冬各25g，白酒1500ml。【制法】将前17味共研成粗末，入布袋，置容器中，加入白酒，密封，浸泡5～7日后过滤去渣即成。【功用】祛风散寒，除积消胀，利水止痛。【主治】小腹胀满，疼痛拒按，小便艰涩不利，大便不通，鼻流清涕。【用法】口服：每日空腹温服10～20ml，以愈为度。【附记】引自《圣济总录》。本药酒作用全面，重在温散。酒助药力，其效颇著。验之临床，确有良效。

便　秘

·秘传三意酒·

【配方】枸杞子、生地黄各 500g，火麻子仁 300g，白酒 3500ml。【制法】将前 3 味捣碎，入布袋，置容器中，加入白酒，密封，浸泡 7 日后，过滤去渣即可饮用。【功用】滋阴润燥。【主治】阴虚血少、头晕口干、大便偏干燥等症。【用法】口服：每日适量饮用，中病即止。【附记】引自《松崖医经》。验之临床，本方用于肠燥便秘，效果颇佳。本方还可用于身体羸弱、面色萎黄、倦怠无力、头昏目眩、口干食少等症。

·芝麻枸杞酒·

【配方】黑芝麻（炒）、生地黄各 300g，枸杞子 500g，火麻仁 150g，糯米 1500g，酒曲 120g。【制法】将前 4 味加工使碎，置砂锅中，加水 3000ml，煮至 2000ml，取汁候冷。糯米蒸熟，候冷后置容器中，加入药汁和酒曲（先研末）拌匀，密封，置保温处酿酒 14 日，酒熟启封，压去糟渣，即成药酒。备用。【功用】滋肝肾，补精髓，养血益气，调五脏。【主治】大便秘结、虚羸黄瘦、食欲缺乏、腰膝酸软、遗精、视物模糊、须发早白等症。【用法】口服：每次服 30～50ml，日服 3 次，或适量温服，勿醉为度。【附记】引自《临床验方集》。验之临床、常服效佳。

·芝麻杜仲酒·

【配方】黑芝麻（炒）、杜仲、怀牛膝各 12g，丹参、白石英各 6g，白酒 500ml。【制法】将前 5 味捣碎，除芝麻外，余药入布袋，置容器中，加入白酒和芝麻，搅拌均匀、密封，浸泡 14 日后，过滤去渣，即成。【功用】补肝肾，益精血，坚筋骨，祛风湿。【主治】大便秘结，腰腿酸软，精血亏损，筋骨痿软，头晕目眩，风湿痹痛等症。【用法】

口服：每次空腹温服 15ml，日服 3 次。【附记】引自《药酒汇编》。验之临床，效果均佳。

·地黄羊脂酒·

【配方】地黄汁 70ml，生姜汁 50ml，羊脂 150g，白蜜 75g，糯米酒 1000ml。【制法】将糯米酒倒入坛中，置文火上煮沸，边煮边徐徐下羊脂，化尽后再加入地黄汁、生姜汁，搅匀，煮数十沸后离火待冷。再将白蜜炼熟后倒入酒内搅匀，密封，置阴凉处，浸泡 3 日后开封即成。【功用】补脾益气，调中开胃，滋阴生津，润燥通便。【主治】肠燥便秘；虚劳形瘦；脾胃虚弱，食欲缺乏，烦热口渴；阴虚干咳等症。【用法】口服：每次服 20～30ml，日服 3 次。【附记】引自《药酒汇编》。验之临床，每收良效。治非一日之功，必须久治。凡腹痛便溏及阳虚怕冷者忌服。

·双耳酒·

【配方】白木耳、黑木耳各 20g，糯米酒 1500ml，冰糖 40g。【制法】将前 2 味用温水泡发，沥干切丝，备用。另将糯米酒置容器中，用文火煮沸，再加入双耳丝，煮约 30 分钟后，取下候冷，密封，浸泡 24 小时后，过滤去渣，加入冰糖，溶后即成。【功用】滋阴生津，益气补脑。【主治】体虚气弱、大便燥涩、虚热口渴、食欲缺乏、腰酸等症。【用法】口服：每次服 20～30ml，日服 2 次。【附记】引自《药酒汇编》。验之临床，须坚持服用，其效始著。

·三黄酒·

【配方】黄芩、黄柏、大黄各 30g(或大黄用 20g)，川厚朴 15g，甘草 10g，低度白酒 500ml，白糖 150g。【制法】将前 5 味切成薄片，置容器中，加入白酒，密封，浸泡 7 日后，过滤去渣，加入白糖，溶化即成。【功用】清热泻火，理气通便。【主治】热结便秘。【用法】口服：每次空腹服 20～30ml，日服 2 次。【附记】笔者经验方。

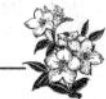

虚秘、寒秘忌服。

·大黄附子酒·

【配方】大黄、附子各 30g，白酒 300ml。【制法】将前 2 味切薄片，置容器中，加入白酒，密封，浸泡 5 日后，过滤去渣即成。【功用】温中通便。【主治】冷秘、寒秘。【用法】口服：每次空腹温服 20～30ml，日服 2 次。【附记】笔者家传秘方。热秘忌服。

·便结一次通酒·

【配方】阴干桃花 250g，白芷 30g，50 度白酒（谷酒）1L。【制法】将上药加酒密封浸泡 1 个月，每 5 日摇动 2 次。【功用】通便。【主治】大便干结、便秘。【用法】口服：每日服 14～18ml，儿童酌减。【附记】引自《实用中医药杂志》。屡用效佳，多为 1 次即通。

肠　梗　阻

·膝瓜酒(一)·

【配方】牛膝、木瓜各 50g，白酒 500ml。【制法】将上药与白酒一起置容器中，密封浸泡 7 日后便可饮用。上述药量可连续浸泡 3 次。【功用】温利舒筋，解粘通便。【主治】粘连性肠梗阻。【用法】口服：每晚临睡前饮 1 次，每次饮量可根据个人酒量而定，以能耐受为度。【附记】引自《民间秘方治百病》。屡用有效。

·沉香酒·

【配方】沉香（研末）6g，蜂蜜、猪油各 120g，低度白酒 300ml。【制法】将沉香、蜂蜜、猪油、白酒一并置容器中，浸泡 48 小时后即可服用。【功用】降气止痛，滋润补中，润肠通便。【主治】老年性肠梗阻（中气不足）。【用法】口服：每日服 2 次，每次服 15～30ml。【附记】引自《百病中医集验高效良方》。本方原为水煎，今改用酒剂。验之临床，效果颇佳。

·虫梗酒·

【配方】生大黄 9g，槟榔 8g，使君子（擀碎）、苦楝根皮各 15g，黄酒 500ml。【制法】先将上药研为粗末，与黄酒一起置入容器中，密封浸泡 7 日后即可饮用。【功用】化虫，除梗，通便。【主治】蛔虫性肠梗阻。【用法】口服：每日早、晚各服 1 次，每次服 30～50ml。【附记】笔者经验方。屡用有效。

·麸荚葱姜酒·

【配方】麦麸 500g，皂荚 250g，葱白 10～15 根，生姜 30g，白酒 150ml。【制法】将皂荚、葱白、生姜 3 味加入麦麸中于热锅内炒约 10 分钟，再将白酒徐徐兑入拌匀，使麦麸湿润，装入布袋中备用。【功用】辛散温通，蠕动肠道。【主治】肠梗阻。【用法】外用：取上药袋热敷腹部，冷后再制一袋，轮流热敷，直至肛门排气、腹胀消失为度。【附记】引自《四川中医》。用此法治疗 50 例，结果痊愈 43 例，好转 5 例，无效 2 例。

第三节　循环系统疾病

眩晕（高血压）

·菊花酒（一）·

【配方】甘菊花 500g，生地黄、当归、枸杞子各 200g，糯米 1000g，酒曲适量。【制法】将前 4 味加水 5000ml，煎取浓汁，糯米水浸，沥干，蒸熟候冷，置容器中，再加入药汁、酒曲（先研末），搅匀密封，置保温处令发酵，7 日后酒熟即可服用。【功用】滋阴平肝，养血祛风。【主治】眩晕、头风、耳鸣、耳聋、痿痹等，有消百病之功。

【用法】口服：每次服 20～30ml，日服 2 次。【附记】引自《临床验方集》。验之临床，确有良效。又单用甘菊花，与糯米、酒曲，如常法酿酒，用法同上。用治肝热型高血压、眩晕等症，效佳。

·复方杜仲酊·

【配方】生杜仲、桑寄生、黄芩、金银花（双花）各 100g，通草 5g，当归 50g，红花 1g，50％乙醇 1000ml。【制法】将前 7 味加工使碎，置容器中，加入白酒（50％），密封，浸泡 7～14 日后过滤，自滤器上添加 50％乙醇至 1000ml 即得。【功用】镇静，降压。【主治】高血压。【用法】口服：成人每次服 2～5ml，日服 2 次。【附记】引自《中药制剂汇编》。验之临床多效。又用杜仲 30g，白酒 500ml，密封浸泡 7 日，每次服 10～20ml，日服 2 次。用治高血压症、肾虚腰痛。

·补益杞圆酒·

【配方】枸杞子、龙眼肉各 60g，白酒 500ml。【制法】将前 2 味捣碎，置容器中，加入白酒，密封，经常摇动，浸泡 7 日后，过滤去渣即成。【功用】补肝肾，益精血，养心脾。【主治】头晕目眩、目昏多泪、腰酸肢倦、健忘、失眠、食欲缺乏、神志不安等症。【用法】口服：每次服 10～15ml，日服 2 次。【附记】引自《中国医学大辞典》。验之临床，久服效佳。如无明显症状者，坚持常服，有滋补强壮之功，故可保健强身。

·桑椹酒·

【配方】桑椹 1000g，糯米 5000g，甜酒曲 200g。【制法】将桑椹捣烂，加水 3000ml，煎取浓汁（约 1000ml），候凉，待用。糯米水浸沥蒸熟，候凉，置容器中，加入酒曲（研末），药汁拌匀，密封，如常法酿酒。7～10 日后药酒酿成，去渣即得。【功用】滋阴补肾，益肝明目，生津止渴，润肺。【主治】眩晕、耳鸣目暗、失眠、消渴、便秘，可用于高血压、神经衰弱、糖尿病、习惯性便秘、须发早白等。【用法】口服：每次服 15ml，日服 3 次，或不拘时，徐徐饮之。【附记】引自《中国医学大辞典》。验之临床，用治上述各症，若能坚持服用，每收良效。脾胃虚寒泄泻者忌服。

·泡酒方(一)·

【配方】九月菊、鲜石菖蒲、鲜木瓜各 20g，桑寄生 30g，小茴香 10g，烧酒 3000ml。【制法】将前 5 味捣碎，入布袋，置容器中，加入烧酒，密封，浸泡 7 日后即可饮用。【功用】养肝明目，清心开窍，散寒祛湿，助阳通络。【主治】眩晕、耳鸣、阳虚恶风、消化不良、行走无力等。【用法】口服：每日早晨温服 1 小杯(10～20ml)。【附记】引自《慈禧光绪医方选》。临床验证多效。

·延年不老菊花酒·

【配方】白菊花、白茯苓各 500g，白酒 3000ml。【制法】将前 2 味捣碎，置容器中，加入白酒，密封，浸泡 7 日后，过滤去渣即得。【功用】散风清热，平肝明目，调利血脉，延年不老。【主治】眼目昏花，头痛眩晕，目赤肿痛。【用法】口服：每次服 15～30ml，日服 3 次。【附记】引自《太平圣惠方》。原用法为上 2 味研末，每服 9g，用白酒 15～30ml 送服。

·延年薯蓣酒·

【配方】薯蓣(即山药)、白术、五味子、丹参各 240g，防风 300g，山茱萸 2000g，人参 60g，生姜 180g，白酒 7000ml。【制法】将前 8 味细锉，入布袋，置容器中，加入白酒，密封，浸泡 5～7 日后，过滤去渣即得。【功用】益精髓，壮脾胃，活血祛风，养肝尤著。【主治】头风眩晕。【用法】口服：每次服 20～30ml，日服 2 次。【附记】引自《外台秘要》。验之临床，每收良效。忌食桃、李、雀肉等物。

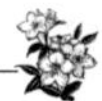

·松鹤补酒·

【配方】怀山药、玉竹各 2000g，灵芝 250g，茯苓、麦冬、泽泻(盐制)各 1500g，五味子 50g，人参 700g，山茱萸 100g，熟地黄、红曲各 500g，牡丹皮 150g，白酒 200kg，蔗糖 24kg(如配量少，各药可按比例缩小)。【制法】将前 12 味研成粗粉，用白酒作溶剂，浸渍 10～15 日，收集滤液。另取蔗糖制成糖浆，加入滤液内，搅匀，静置，滤过即成补酒。备用。【功用】滋补肝肾，益气安神。【主治】头晕目眩，精神疲倦，心悸气短，自汗盗汗，失眠健忘，腰膝无力，舌红苔薄，脉细数。【用法】口服：每次服 15～20ml，日服 2 次。【附记】引自《湖南省药品标准》。验之临床，确有良效。

·地龙酒(一)·

【配方】干地龙 200g，白酒 500ml。【制法】将干地龙捣碎，与白酒一起置入容器中，密封浸泡，每日摇动 1 次，7 日后过滤去渣即成。【功用】清热，平肝，降压，通络。【主治】原发性高血压。【用法】口服：每日早、中、晚各服 1 次，每次服 10～15ml。【附记】引自《民间百病良方》。一般连服 1～2 个月后即见疗效。

高脂血症

·香茹柠檬酒·

【配方】香茹 25g，柠檬 1 枚，白酒 500ml，蜂蜜 80g。【制法】将前 2 味洗净、晾干、切片，置容器中，加入白酒密封，浸泡 7 日后去柠檬，继续浸泡 7 日，加入蜂蜜，混匀即得。【功用】健脾益胃。【主治】高脂血症、高血压。【用法】口服：每次服 20ml，日服 2 次。【附记】引自《药酒汇编》。验之临床，久治效佳。

·消脂酒·

【配方】山楂片、泽泻、丹参、香茹各 30g，白酒 500ml，蜂蜜 150g。【制法】将前 4 味切成薄片，置容器中，加入白酒，密封，浸泡 14 日后，过滤去渣，加蜂蜜溶解即成。【功用】健脾益胃，活血消脂。【主治】高脂血症。【用法】口服：每次服 20～30ml，日服 2 次。【附记】笔者经验方。屡用屡验，效果甚佳。

·首乌酒(一)·

【配方】制何首乌、金樱子、黄精各 15g，黑豆(炒)30g，白酒 1000ml。【制法】将上药研成粗末，用纱布袋装，扎口，白酒浸泡。14 日后取出药袋，压榨取液，并将榨得的药液与药酒混合，静置，滤过即得。【功用】养血补肾，乌须发。【主治】心血不足，肾虚遗精，须发早白，血脂、血糖过高。【用法】口服：每日早、晚各服 1 次，每次服 20ml。【附记】引自《中国药物大全》。屡用有效。

·玉竹长寿酒·

【配方】当归、何首乌(制)、党参各 20g，玉竹、白芍各 30g，白酒 1000ml。【制法】将上药共研为粗粉，用纱布袋装，扎口，白酒浸泡。7 日后取出药袋，压榨取液，并将药液与药酒混合，静置后过滤，即得。【功用】益气血，健脾胃，延年益寿。【主治】气阴不足、身倦乏力、食欲缺乏、血脂过高。【用法】口服：每次服 10～20ml，日服 2 次。【附记】引自《中国药物大全》。屡用有效。

·首乌泽泻降脂酒·

【配方】何首乌 20g，泽泻 30g，法半夏 20g，白术 20g，枳实 16g，制大黄 20g，白芥子 16g，生山楂 30g，郁金 20g，丹参 20g，当归 20g，白酒 1500ml。【制法】将上药捣碎与白酒一起置入容器中，封口，浸泡 2 周后，过滤去渣、药酒装瓶、密封备用。【功用】利

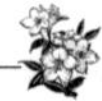

水渗湿、化瘀泄浊。【主治】高脂血症。【用法】口服，每次饮 20ml，每日 2 次。【附记】引自《江苏中医杂志》。屡用有效。应控制饮食中脂肪的摄入。

·三七虎杖酒·

【配方】三七 30g，山楂 240g，泽泻 180g，决明子 150g，虎杖 150g，白酒 2000～2500ml。【制法】将上药研成粗末与白酒一起置入容器中，密封、浸泡 10～15 日后，过滤去渣、药酒装瓶、密封备用。【功用】散瘀利湿，降脂。【主治】高胆固醇血症。【用法】口服。每次服 10～15ml，每日 2～3 次。【附记】引自《中医疑难病方药手册》。屡用效佳。应控制饮食中的胆固醇摄入量。

·降脂酒·

【配方】制何首乌 60g，丹参 60g，茵陈蒿 60g，桑寄生 60g，山楂 60g，决明子 60g，白酒 1500ml。【制法】将上药与白酒一起置入容器中，浸泡 7～10 日后，即可饮服。【功用】益肾、化瘀、利湿、降脂。【主治】高脂蛋白血症。【用法】口服。每次服 15ml，每日 3 次。【附记】引自《中医疑难病方药手册》。屡用效佳。应控制饮食中脂肪的摄入。

·首乌降脂酒·

【配方】制何首乌 150g，山楂 150g，枸杞子 100g，决明子 300g，白酒 2000ml。【制法】将上药捣碎与白酒一起置入容器中，封口，浸泡 15 日后，即可饮用。【功用】益肾、化瘀、降脂。【主治】高脂蛋白血症。【用法】口服。每次服 15～20ml，每日 2～3 次。【附记】引自《临床验方集》，多年使用，屡用屡验，效果甚佳。应控制饮食中脂肪的摄入量。

·四味降脂酒·

【配方】山楂150g，制何首乌、泽泻、决明子各75g，白酒1000ml。【制法】将上药加工成粗末，与白酒一并置入容器中，密封浸泡15天后过滤去渣，储瓶备用。【功用】化瘀，利湿，降血脂。【主治】高脂蛋白血症。【用法】口服。每次服15～20ml，每日服2～3次。【附记】引自《黑龙江中医药》。屡用有效，宜控制饮食中脂肪的摄入量。

低血压症

·全蝎祛风酒·

【配方】全蝎、人参、紫桑椹、钩藤各20g，鸡血藤、木瓜、五加皮各15g，精白粮酒500ml。【制法】将前7味切碎，置容器中，加入白粮酒，密封，浸泡15～30日，过滤去渣，贮瓶。【功用】祛风活络，益气舒筋，除痹痛，利关节。【主治】低血压症、关节痹痛、麻木瘫痪、半身不遂。【用法】口服：每次服10～15ml，每日中午、晚间各服1次。【附记】引自《中国当代中医名人志》。验之临床，用治上述各症，必须坚持治疗，其效始著。

动脉硬化症

·松竹酒·

【配方】松叶150g，竹叶75g，白酒1500ml，蜂蜜90g。【制法】将前2味洗净切碎，晾干，置容器中，加入白酒和蜂蜜，搅匀，密封，浸泡30日后，过滤去渣即成。【功用】提神醒脑，消除疲劳。【主治】神疲乏力、动脉硬化等症。【用法】口服：每次服20ml，日服2次。【附记】引自《药酒汇编》。坚持服用，其效始著。

·天麻健脑酒·

【配方】天麻 15g，黄芪、党参、何首乌、五味子、枸杞子、茯苓各 10g，白糖适量，白酒 500ml。【制法】将上药研成粗末，用纱布袋装，扎口，白酒浸泡。14 日后取出药袋，压榨取液，将榨得的药液与药酒混合，静置，过滤即得。每瓶 250ml 或 500ml，待用。【功用】益气养阴，健脑益智，宁心安神。【主治】气短神疲，失眠健忘，神志恍惚，惊悸怔忡，眩晕耳鸣，腰膝酸软，舌淡苔薄白，脉细弱。可用于神经衰弱、神经官能症、脑动脉硬化、高血压患者具上述表现者。【用法】口服：每次饭后服 15～30ml，日服 2 次。【附记】引自《陕西省药品标准》。凡实证或阴虚火旺者忌服；感冒时暂时停服。

·延年益寿酒·

【配方】制何首乌 100g，菟丝子、桑椹子各 36g，墨旱莲、金樱子、熟地黄、透骨草各 50g，牛膝、黄芪、肉桂、豨莶草、女贞子、桑叶各 25g，白糖 500g，白酒 5000ml。【制法】将首乌、熟地黄、牛膝、黄芪、肉桂 5 味药与白酒一起置入容器中，密封浸泡 1 周，且每日搅拌 1 次，再将余下药用水煎煮 2 次，每次煮沸 2 小时，含药液滤过，浓缩成膏状，与白糖同置入以上容器中，调匀后便可服用。每瓶装 500ml，待用。【功用】滋补肝肾，填精益髓。【主治】腰膝酸软，筋骨无力，须发早白，视物不明，耳鸣耳聋，记忆力减退，神思恍惚。可用于神经官能症、贫血、脑动脉硬化、低血压患者，具上述表现者均可服用。【用法】口服：每次服 10～20ml，日服 2 次。【附记】引自《黑龙江省药品标准》。临床证明有良好的保健作用，久服确有延年益寿之效果。凡阴虚火旺或外感实邪者忌服。

·龟龄集酒(一)·

【配方】鹿茸 250g，人参 200g，熟地黄 60g，甲片、生地黄各

80g，石燕 100g，地骨皮 40g，蜻蜓 20g，蚕蛾 9g，雀脑 30 个，海狗肾、驴肾各 15g，急性子 25g，枸杞子、薄荷各 30g，冰糖 100g，大曲酒 8000ml。【制法】制成酒剂。分 125ml、500ml、750ml 瓶装，待用。【功用】补肾填精，益髓健脑。【主治】记忆力减退，遇事善忘，腰膝酸软，神疲乏力，面色㿠白，手足不温，舌淡，脉沉细。可用于神经衰弱、脑动脉硬化、贫血等，凡具上述表现者均可服之。【用法】口服：每次服 50ml，日服 2 次，佐膳服之。【附记】引自《河南省药品标准》。孕妇慎用，伤风感冒者须暂停服用。

·天麻酒(一)·

【配方】天麻 72g，丹参 48g，杜仲、淫羊藿各 16g，制首乌 36g，黄芪 12g，白酒 2000ml。【制法】将上药切成小块，与白酒一起置入容器中，密封浸泡 15 日以上即成。【功用】补肝肾，祛风活血，清利头目。【主治】脑动脉硬化伴供血不足、冠心病、一过性黑矇、偏头痛、头昏目眩、耳鸣、老年性高血压、高脂血症等。【用法】口服：每日早、晚各服 1 次，每次服 25～50ml。【附记】引自《药酒汇编》。临床屡用，效果良好。常服用本药酒，不但可治病防病，而且还有延年益寿之效。

心痛(心绞痛)

·吴萸肉桂酒·

【配方】吴茱萸 15g，肉桂 3g，白酒 120ml。【制法】将上药用白酒煮至 60ml，去渣，待用。【功用】温中散寒。【主治】突发心腹部绞痛、呕吐身冷等症。【用法】口服：每日 1 剂，分 2 次温服。【附记】引自《药酒汇编》。本药酒对于寒凝、阳虚所引起的心绞痛，用之颇验。

·活血养心酒·

【配方】丹参60g，白酒500～1000ml。【制法】将丹参切薄片，入布袋置容器中，加入白酒，密封，浸泡15日后，去药袋即成。【功用】调经顺脉。【主治】心绞痛、妇女月经不调、血栓性脉管炎。【用法】口服：每次服15～20ml，日服2次。【附记】引自《药酒汇编》。验之临床，屡收良效。

·灵脂酒·

【配方】五灵脂（去沙，炒）、延胡索、没药（炒）各30g，白酒500ml。【制法】将前3味共研细末，待用，或研粗末。置容器中加入白酒，密封，浸泡14日后过滤去渣即成。【功用】活血化瘀，通络止痛。【主治】心绞痛。【用法】口服：散剂，每次服6g，用白酒（温）15～20ml送服。酒剂，每次服15～20ml，均日服2次。【附记】引自《奇效良方》。验之临床，确有良效。

·桂姜酒·

【配方】肉桂10g，干姜20g，白酒200ml。【制法】将前2味切薄片，置容器中，加入白酒，密封浸泡5～10日后，过滤去渣，备用。【功用】温散止痛。【主治】心绞痛（寒凝引起者）。【用法】口服：每次服15～20ml，日服2次。【附记】笔者经验方。

·复方丹参酒（一）·

【配方】丹参50g，延胡索25g，韭菜汁15ml，白酒500ml。【制法】将前2味切薄片，置容器中，加入白酒和韭菜汁，密封，浸泡7日后，过滤去渣，即成。【功用】活血化瘀，理气止痛。【主治】心绞痛。【用法】口服：每次服15～30ml，日服2次。【附记】笔者经验方。

·复方丹参酒(二)·

【配方】丹参50g,三七30g,冰片2g,白酒1000ml。【制法】将丹参、三七粉碎成粗粉,纱布袋装,扎口,白酒浸泡。14日后取出药,压榨取液。将榨取的药液与药酒混合,再加入冰片,搅拌均匀,待其溶解后静置,过滤,即得。【功用】活血化瘀,行气止痛。【主治】血瘀气滞,胸中憋闷,心痛气短。【用法】口服:每次服5ml,日服3次。【附记】引自《中华人民共和国药典》。屡用有效。小剂量药酒对冠心病患者是适宜的,但不能任意加大服用量。

·参楂酒·

【配方】丹参100g,山楂100g,延胡索50g,白酒500ml。【制法】将上药用白酒密封浸泡7日后即可取用。【功用】活血散瘀,理气止痛。【主治】心绞痛。【用法】口服:每次服20ml,日服2次。【附记】引自《单方验方治百病》。屡用有效。

胸痹(冠心病)

·灵芝丹参酒(一)·

【配方】灵芝30g,丹参、三七各5g,低度白酒500ml。【制法】将前3味切碎,置容器中,加入白酒,密封,每日振摇数下,浸泡15日后,过滤去渣即成。【功用】益精神,治虚弱,活血止痛。【主治】冠心病、神经衰弱等。【用法】口服:每次服20～30ml,日服2次。【附记】引自《药酒汇编》。验之临床,确有良效。

·冠心酒·

【配方】栀子、三七粉各10g,丹参15g,瓜蒌、薤白、豆豉各30g,冰糖200g,低度白酒500ml(或米酒1000ml)。【制法】将前6味切片或捣碎,置容器中,加入白酒和冰糖,密封,浸泡7日后,过

滤去渣，即得。【功用】活血化瘀，开胸散结，清热除烦，蠲痹止痛。【主治】治疗并可预防冠心病、心绞痛。【用法】口服：每次服 10～30ml，日服 2 次。预防每晚临睡前服 1 次。【附记】引自《中国当代中医名人志》。验之临床，均有良效。

·山楂酒(二)·

【配方】山楂、延胡索、丹参各 30g，低度白酒 1000ml。【制法】将上药切成小片，与白酒一起置入容器中，密封浸泡 15 日以上即可饮用。【功用】活血化瘀。【主治】冠心病、高脂血症。【用法】口服：每日早、午、晚各服 1 次，每次服 15～30ml。【附记】引自《药酒汇编》。屡用效佳。凡脾胃虚弱，症见腹满、肠鸣、泄泻者不宜服用。

·瓜葛红花酒·

【配方】瓜蒌皮、葛根各 25g，檀香、红花各 15g，桃仁、延胡索各 20g，丹参 30g，低度白酒 1000ml。【制法】将上药切碎研成粗末，装入纱布袋，扎口，放入白酒中浸泡 1 个月后即可饮用。【功用】祛痰逐瘀，通络止痛。【主治】痰瘀闭阻型冠心病及胸闷心痛，体胖痰多、身重困倦等。【用法】口服：每日晚上服 10ml。【附记】引自《中华临床药膳食疗学》。屡用有效。

·冠心活络酒·

【配方】当归、冬虫夏草各 18g，人参、红花、川芎、橘络、薤白各 15g，低度白酒 1000ml，白糖 150g。【制法】将上药研成粗末，装入纱布袋，扎口，白酒浸泡。15 日后过滤去渣，滤液中溶入白糖备用。【功用】益气活血，通络宣痹。【主治】冠心病(气虚血瘀型)，以及心胸隐痛、胸闷气短、动则喘息、心悸心慌。【用法】口服：每次 10～15ml，日服 2 次。【附记】引自《刘惠民医案》，屡用屡验，效佳。

·双参山楂酒·

【配方】人参 6g(或党参 15g),丹参、山楂各 30g,低度白酒 500ml。【制法】将上药研成粗末,用纱布袋装,扎口,白酒浸泡。15 日后过滤,去渣,留液贮瓶备用。【功用】益气活血,通脉止痛。【主治】冠心病,气虚血瘀型胸痹证。【用法】口服:每次服 10～15ml,日服 2 或 3 次。【附记】引自《中国药膳学》。屡用有效。

·丹参酒(一)·

【配方】丹参 50g,绛香 30g,延胡索 30g,川芎 20g,低度白酒 300ml。另用三七 20g 研细末备用。【制法】将前 4 味药浸泡于白酒中,密封,浸泡 10 天后即可饮用。勿令泄气。【功用】活血化瘀,行气止痛。【主治】冠心病心绞痛(气滞血瘀型)。【用法】口服:每次用药酒 10ml,并吞服三七粉 1g,每日早、晚各服 1 次。【附记】引自《单方验方治百病》。若心虚惊悸,合养心汤;脾虚疲倦,合归脾汤;食欲缺乏,加白术、厚朴、陈皮;怕冷、恶寒甚者加制附子 1 枚。又用紫皮大蒜 3 瓣捣成蒜泥,置入中国红葡萄酒 25ml 中。每次服 25ml,每日早、晚各服 1 次。功能温通散结。用治冠心病,效佳。

·茶根酒·

【配方】茶树根(新鲜者)150g,黄酒 50ml。【制法】将茶树根洗净,切碎片,加水适量,再加黄酒 50ml,同煎,取汁备用。【功用】强心通络。【主治】心力衰竭。【用法】口服:每日 1 剂,分 2 次服用。【附记】引自《中国食疗学》。

·旱莲酒·

【配方】墨旱莲、女贞子各 30g,何首乌 45g,茯苓 20g,低度白酒 1000ml。【制法】将上述药物一起上锅蒸 30 分钟,蒸后取出,放

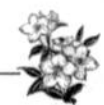

入白酒中浸泡 15 天后，过滤去渣，装瓶备用。【功用】凉血滋阴，益肾平肝。【主治】冠心病(阴虚阳亢型)。症见胸闷，失眠心烦，头昏目花等。【用法】口服：每次饮服 20ml，日服 2 次。【附记】引自《中华养生药膳大全》。屡用有效。

·活血宽胸酒·

【配方】丹参 20g，川芎 15g，红花 10g，何首乌 60g，山楂 60g，枸杞子 50g，全瓜蒌 50g，黄酒 1500ml，冰糖适量。【制法】上药用凉水洗净，与冰糖、黄酒一起置砂锅内，中火煮沸，倒入净容器中，密封，3 天后即可服用。【功用】活血化瘀，滋补肝肾。【主治】气滞血瘀型冠心病，对肝肾不足者尤为适宜。【用法】口服：每次饮服 20ml，日服 2 次。【附记】引自《冠心病良方》。屡用有效。

·健心酒·

【配方】黄芪 24g，党参 12g，黄精 15g，麦冬 15g，丹参 20g，川芎 12g，赤芍 12g，郁金 12g，葛根 15g，淫羊藿 9g，米酒或低度白酒 1000ml。【制法】将上药切细，与米酒或白酒一起置入容器中，封口，浸泡 10～15 日后，过滤去渣、贮瓶备用。【功用】益气养心、活血止痛。【主治】冠心病。【用法】口服。每次服 20ml，每日 2 次。【附记】引自《中西医结合杂志》。原方为煎剂，现改为酒剂应用，本方能降低血脂，改善血液黏稠度，可预防血栓形成；且能增加冠状动脉血液流量，提高心肌耐缺氧能力，故用之效佳。每次不宜饮服过量。

·杜参川芎酒·

【配方】杜仲 150g，丹参 150g，川芎 150g，白酒 3000ml。【制法】将上述 3 味药切碎，放酒坛内，倒入白酒，密封坛口，浸泡 20～30 日，每日摇晃 1 次，过滤，取上清酒液饮服。【功用】行气活血，补益肝肾，强筋健骨。【主治】可用于治疗冠心病、高血压、脑动脉硬化伴供血不足，以及年老体弱，腰膝酸软，阳痿等。【用法】口服。每日 2 次，每次 20ml。【附记】阴虚火旺、口舌生疮、性欲亢进者不宜服用。

心动过缓

·缓脉酒·

【配方】鹿茸 5g，低度白酒 500ml。【制法】将鹿茸切薄片，置容器中，加入白酒，密封，浸泡 7 日后，过滤去渣。残渣再添酒浸泡。【功用】温补心阳，增加心率。【主治】窦性心动过缓、病态窦房结综合征。【用法】口服：每次服 10ml，日服 3 次。【附记】引自《中国当代中医名人志》。验之临床，效佳。

心悸(包括惊悸怔忡)

·补心酒(一)·

【配方】麦冬 30g，枸杞子仁、白茯苓、当归身、龙眼肉各 15g，生地黄 24g，甜酒 2500ml。【制法】将前 6 味捣碎，入布袋，置容器中，加入甜酒，密封，浸泡 7 日后即可饮用。【功用】补血养心，安神定志。【主治】心血不足、惊悸怔忡、头晕失眠、健忘等症。【用法】口服：每次服 30～100ml，每日早、晚各服 1 次。【附记】引自《奇方类编》。验之临床，确有良效。一方加柏子仁 15g。

·安神酒(一)·

【配方】龙眼肉 250g，白酒 1500ml。【制法】将龙眼肉置容器中，加入白酒，密封，浸泡 30 日后即可取用。【功用】益心脾，补气血，安心神。【主治】虚劳羸弱、惊悸、失眠、怔忡健忘、精神恍惚等症。【用法】口服：每次服 15～30ml，每日早、晚各服 1 次。【附记】

引自《万病回春》。此药酒还可用于心脾两虚、食少纳呆、心神不宁、精神不集中、睡眠不实等症；无明显症状，素体气血虚弱者亦可常用。

·补气养血酒·

【配方】破故纸、熟地黄、生地黄、天冬、麦冬、人参、当归、川芎、白芍、云茯苓、柏子仁、砂仁、石菖蒲、远志各 30g，木香 15g，白酒 2000ml。【制法】将前 15 味捣碎，入布袋，置容器中，注入白酒，放火上煮沸，密封，浸泡 5 日后，过滤，去渣，收贮备用。【功用】补气血，理脾胃，安神定志。【主治】气血不足，脾胃虚弱，怔忡健忘，头昏眼花。【用法】口服：不拘时候，每次温饮 10～20ml。【附记】引自《药酒汇编》。验之临床，颇有效验。

·桑龙药酒·

【配方】桑椹子、龙眼肉各 120g，烧酒 5000ml。【制法】将前 2 味捣碎，置容器中，加入白酒，密封，浸泡 10 日后即可取用。【功用】滋阴养血，养心安神，补益脾气。【主治】心脾两虚，阴虚血少所致的心悸失眠、体弱少力、耳聋目暗等症。【用法】口服：不拘时候，随量饮服，勿醉。【附记】引自《良朋汇集》。验之临床，久服效佳。

·定志酒(一)·

【配方】人参 30g，远志、石菖蒲各 40g，茯苓 25g，朱砂 10g，柏子仁 20g，白酒 1500ml。【制法】将上药除朱砂外均研成粗粉，入布袋，置容器中，加入白酒，密封，浸泡 7 日后去药袋，加入朱砂(研细末)，即成。【功用】补益心脾，安神定志，明目。【主治】心悸健忘，体倦神疲。【用法】口服：每次空腹服 10～15ml，每日早、晚各服 1 次。【附记】引自《常用药酒方》。验之临床，确有良效。

·龙眼药酒·

【配方】金银花、牛膝、杜仲、五加皮各90g，枸杞子、龙眼肉、大生地黄、当归身各120g，大枣500g，红花、甘草各30g，白糖、蜂蜜各1000g，低度白酒7500ml。【制法】将前11味加工使碎，入布袋，置容器中，加入白酒和白糖、蜂蜜，密封，隔水加热后，取出候凉，浸泡数日后即可饮用。【功用】补肝肾，益精血，壮筋骨，定神志。【主治】肝肾精血不足，腰膝乏力，或筋骨不利，头晕目眩，心悸失眠等症，无明显症状，体质偏于肝肾虚弱者亦可饮服。【用法】口服：每日服1盅(15～30ml)，不可过量。【附记】引自《元汇医镜》。验之临床，久服效佳。

·十二红药酒·

【配方】地黄、续断各60g，黄芪、牛膝各50g，山药、龙眼肉、当归各30g，制首乌、党参、茯苓、杜仲、大枣各40g，红花、甘草各10g，红糖800g，白酒8000ml。【制法】将前14味捣碎，置容器中，加入白酒4500ml，密封，浸泡14日，过滤去渣。残渣再加入白酒3500ml，密封，浸泡14日，过滤去渣。将两次滤液混合，加入红糖(砂糖先用白酒少量加热熔化后)，搅匀，静置沉淀后取清液，贮瓶备用。【功用】补气养血，健脾安神。【主治】脾肾两亏，气血双虚，心失所养，神不守舍所致的心悸健忘、失眠、多梦易醒、头晕目眩、肢倦神疲、饮食无味、面色无华、舌质淡、苔薄白、脉沉细者。【用法】口服：每次服20～30ml，每日早晨和晚上临睡前各服1次。【附记】引自《江苏省药品标准》。验之临床，屡收良效。

·人参五味子酒·

【配方】生晒参45g，人参10支(每支7～10g)，五味子200g，白酒6500ml。【制法】将五味子研碎，生晒参切片，混匀，按渗滤法，用白酒浸渍72小时，以每分钟3～5ml的速度渗滤，用白酒将

渗滤液调至 4500ml，分装 10 瓶，每瓶放入鲜人参（先洗刷干净）1 支，密封，浸泡，备用。【功用】补气强心，滋阴敛汗。【主治】虚劳体倦，心悸气短，汗多肢倦，头晕心悸，健忘，少寐，面色少华，神经衰弱，舌淡苔白，脉细弱者。【用法】口服：每次服 20～30ml，日服 2 次。【附记】引自《辽宁省药品标准》。实热病症忌服，感冒时停服。验之临床，每收良效。

·人参北芪酒·

【配方】鲜人参 10 支（每支 7～10g），生晒参 45g，北黄芪 250g，白酒适量（约 6000ml）。【制法】将生晒参切片，浸于 5 倍量的白酒中 15 日，然后过滤取液备用。将黄芪加水煎 2 次（每次加水 500ml），合并煎液，滤过后浓缩至 500ml。将生晒参浸渍液、黄芪浓缩液及适量白酒混匀，静置 7 日，滤取液，加白酒至 4500ml，分装 10 瓶内。每瓶放入洗刷干净、完整的鲜人参 1 支，密封，待用。【功用】补气强身。【主治】神疲懒言，动则气短，心悸不宁，健忘，自汗出，怯寒肢冷，纳少便溏，舌淡苔薄白，脉虚软。【用法】口服：每次服 40ml，日服 3 次。【附记】引自《辽宁省药品标准》。凡内有实火、温热病初起、肝阳上亢、外感邪实、阴虚火旺者慎用。经常饮用，能增强体质，延年益寿，预防老年性痴呆。

·扶衰五味酒·

【配方】丹参、五味子、栀子仁各 20g，龙眼肉、党参各 30g，白酒 1500ml。【制法】将前 5 味加工使碎，入布袋，置容器中，加入白酒，密封，浸泡 14 日后，过滤去渣，即成。【功用】补气血，滋肺肾，养心安神。【主治】心悸不安，怔忡健忘，体虚乏力，烦躁失眠。【用法】口服：每次服 10～20ml，每日早、晚各服 1 次。【附记】引自《药酒汇编》。验之临床，久治效佳。

·养神酒(一)·

【配方】大熟地黄 90g,甘枸杞、白茯苓、山药、当归身各 60g,薏苡仁、酸枣仁、续断、麦冬各 30g,丁香、莲子肉各 6g,木香、大茴香各 15g,龙眼肉 250g,白酒 1000ml。【制法】将茯苓、山药、薏苡仁、莲子肉研成细末,其余药物制成饮片,一起入布袋置容器中,加入白酒,密封,隔水加热使药材浸透,取出静置数日后即成。【功用】安神定志。【主治】心脾两虚,精神不足之神志不安、心悸失眠等症。平素气怯血虚弱者亦可服用。【用法】口服:每次服 25～50ml,日服 3 次,或不拘时候,适量饮用。【附记】引自《治疗与保健药酒》。验之临床,每收良效。

·治怔忡药酒·

【配方】茯苓、柏子仁(去油)、归身、麦冬各 30g,生地黄 45g,酸枣仁 15g,龙眼肉 60g,白酒 3000ml。【制法】将前 7 味药装于纱布袋内,与白酒一起置入容器中,密封浸泡 15 日以上。密封泡浸期间可加温 2 或 3 次,以利有效成分析出。【功用】养心安神。【主治】心悸怔忡,倦怠乏力,面色不华,烦躁,失眠,多梦易醒。【用法】口服:每日早、晚各服 1 次,每次服 30ml。【附记】引自《神验良方集要》。屡用效佳。但脾胃虚弱,症见腹满肠鸣、泄泻者忌服。

·葆春康复酒·

【配方】黄芪、枸杞子各 20g,人参(可用生晒参)、酸枣仁、灵芝各 10g,鹿茸、五味子各 5g,蜂蜜 200g,白酒 1000ml。【制法】将上药共研为粗末,装入纱布袋,扎口,置干燥容器中,加入白酒浸泡,密封容器。14 日后启封,取出药袋,压榨取液。先将压榨所得药液与药酒合并,再加蜂蜜调匀,过滤后装瓶备用。【功用】补气养血,益精安神。【主治】健忘多梦,心悸不宁,头晕目眩,形瘦神疲,梦遗滑精,面色少华,舌淡脉弱。【用法】口服:每次服 10～20ml,日服 3 次。

【附记】引自《民间百病良方》。屡用有良效。实热证者忌服。

中风后遗症

·复方松节酒·

【配方】生地黄、熟地黄、枸杞子、木通、牛膝、川芎、薏苡仁、当归各 30g，金银花、松节各 60g，五加皮、苍术各 15g，川乌、草乌、甘草、黄柏各 8g，白酒 2000ml。【制法】将前 16 味切薄片或捣碎，入布袋，置容器中，加入白酒，密封，浸泡 14 日后，过滤去渣即成。【功用】扶正祛邪，活血通络。【主治】半身不遂、日夜骨痛等。【用法】口服：每次服 30ml，日服 3 次。【附记】引自《药酒汇编》。本病为顽固性、难治之症，不易根治，必须坚持连续服用，必要时，再配合其他疗法，综合治疗，可望治愈。

·山虎药酒·

【配方】爬山虎 60g，西洋参 120g，麝香 1.2g，白酒 1500ml。【制法】将前 2 味切碎，麝香研末，置容器中，加入白酒，密封，浸泡 15 日后，即可取用。【功用】扶正固本，通经活络。【主治】重型瘫痪。【用法】口服：每次服 20ml，日服 1 或 2 次。【附记】引自《百病中医膏散疗法》，屡用屡验，久治效佳。

·复方白蛇酒·

【配方】白花蛇、炙全蝎各 30g，赤芍、当归、独活各 100g，天麻 60g，糯米 2500g，酒曲适量。【制法】将糯米蒸熟，拌酒曲，用传统酿酒法造酒，备用。再将前 6 味研为粗末，入布袋，置容器中，加入酿造酒，密封，隔水煮沸，取出埋入地下 7 日后，启封，过滤去渣，即成。【功用】祛风湿，通经络，平肝止痛。【主治】中风偏瘫、口眼歪斜、风湿痹痛等。【用法】口服：每次温服 30～50ml，日服 2 次。【附记】引自《本草纲目》。临床证明，本药酒是治疗痹证、中风偏瘫之良方。用之临床，确有良效。笔者应用，前 6 味药用白酒 2500ml，密封浸泡 10～14 日，余同上，连续服用，效果亦佳。

·健足酒·

【配方】当归、炒白芍、生地黄、牛膝、秦艽、木瓜、黄柏（盐炒）、杜仲（姜炒）、防风、陈皮各 50g，川芎、羌活、独活各 40g，白芷 35g，槟榔 25g，肉桂、甘草各 10g，油松节 25g，白酒 1500ml。久痛加制附子 30g，苍术（炒）40g。【制法】将前 18 味切碎，入布袋，置容器中，加入白酒，密封，放入盛水锅中，隔水煮 1 小时，取出，浸泡 3 日后，过滤去渣即得。【功用】祛风除湿，舒筋活络。【主治】瘫痪腿痛，手足麻痒，不能移动。【用法】口服：每次服 30～50ml，日服 2 次，或随量饮之。【附记】引自《万病回春》。验之临床，久服效佳。

·牛膝酒（一）·

【配方】牛膝、秦艽、薏苡仁、独活、制附子、五加皮、桂心、丹参、杜仲、酸枣仁、仙灵脾各 30g，天冬 45g，细辛 15g，晚蚕沙（微炒）60g，白酒 1000ml。【制法】将前 14 味细锉，入布袋，置容器中，加入白酒，密封，浸泡 7 日后，过滤去渣即得。【功用】祛风湿，补肾阳，舒筋活络。【主治】妇人中风偏枯，半身不遂，顽麻不仁，筋脉拘急，不能运动。【用法】口服：不拘时，每次温服 10～15ml，常令酒气相接为佳。【附记】引自《普济方》。临床用之多效。

·独活牛膝酒（一）·

【配方】独活、肉桂、防风、制附子、牛膝各 30g，火麻仁（炒香）、川椒（炒出汗）各 50g，白酒 1500ml。【制法】将前 7 味捣碎，置容器中，加入白酒，密封，浸泡 7 日（以药力尽为度），过滤去渣，备用。【功用】祛风除湿，温经通络。【主治】中风半身不遂，骨节疼痛。【用法】口服：每次温服 30～50ml，每日饭前及临睡前各服 1 次。【附记】引自《太平圣惠方》。验之临床，久服效佳。

·石楠防风酒·

【配方】石楠、独活各20g,防风15g,茵芋、制川乌、肉桂各9g,制附子10g,牛膝6g,白酒750ml。【制法】将前8味捣碎,置容器中,加入白酒,密封,浸泡7日后,过滤去渣,即可服用。【功用】祛风湿,活血脉,壮筋骨,温中止痛。【主治】半身不遂,筋脉拘挛,肢体疼痛,腰脊不能俯仰,肚腹冷痛等。【用法】口服:每次服10～15ml,日服2次。【附记】引自《药酒汇编》。验之临床,屡收良效。

·仙酒方·

【配方】牛蒡子、天麻各250g,当归90g,枸杞子2000g,牛蒡根500g,天麻子1000g,枳壳、牛膝、秦艽、苍术(米泔水浸,蒸熟)、羌活、防风、桔梗、晚蚕沙各60g,白酒15L。【制法】将前14味共研为粗末,置容器中,加入白酒,密封,浸泡7日,过滤去渣,即成。开封时勿令面近酒,恐气触目有伤。【功用】柔肝息风,宣畅血脉,燥湿健脾,温经通络。【主治】半身不遂,手足拘挛。【用法】口服:每次温服30～50ml,每日早、中、晚及午夜各服1次。空腹服。【附记】引自《扶寿精方》。验之临床,久服效佳。忌食鱼、面等食物。

·全蝎酒·

【配方】全蝎、僵蚕、白附子各30g,白酒250ml。【制法】将前3味捣碎,置容器中,加入白酒,密封,浸泡3～7日,过滤去渣,即成。【功用】祛风通络,化痰止痉。【主治】中风后口眼歪斜,兼治面瘫。【用法】口服:每次服10～15ml,日服2次。【附记】引自《药酒汇编》。验之临床,确有良效。

·复方黑豆酒·

【配方】黑豆250g,丹参、桂枝、制川乌各150g,黄酒3000ml。

【制法】将黑豆炒熟趁热投入酒中。将其余3味粗碎，同黄酒置容器中，再入豆淋酒，密封，用灰火煨，常令热，待酒约减半，即去渣取酒，备用。【功用】活血祛瘀，利湿除痹，温经通络。【主治】中风后半身不遂。【用法】口服：每次温服20～30ml，每日早、中、晚及临睡时各服1次。【附记】笔者家传秘方。笔者应用，改用白酒1500ml。冷浸法，密封浸泡7日，余同上，效佳。

·豆屎酒·

【配方】黑豆500g，鸡屎白200g，白酒2000ml。【制法】将白酒置容器中，再将上2味共炒令烟出，趁热投入酒中，密封，浸泡48小时，过滤去渣，即可取用。【功用】活血祛风，温经通窍。【主治】中风口噤。【用法】口服：徐徐灌服，以效为度。【附记】笔者师传秘方。验之临床，确有良效。

·濒湖白花蛇酒·

【配方】白花蛇1条，羌活、当归身、天麻、秦艽各60g，防风30g，糯米酒1500ml。【制法】白花蛇以龙头虎口、黑质白花、尾有佛指甲、日光不陷者为佳。先以白酒洗，润透，去骨刺，取蛇肉120g，余5味细锉，共入布袋，置容器中，加入糯米酒（即米酒），密封，放入盛水锅中，隔水煮1日，取出埋阴地下7日，过滤去渣，即成。【功用】祛风止痉，活血通络。【主治】中风伤湿、半身不遂、口目㖞斜、肌肉麻痹、骨节疼痛及年久疥癣恶疮、风癞诸症。【用法】口服：每次服30～60ml，日服2次。药渣取出曝干研末，酒糊为丸如梧子大，每服50丸，用药酒送服。【附记】引自《本草纲目》。验之临床，用治上述各症，每收良效。忌食鱼、羊、鹅、面等物，切忌见风犯欲。

·黄芪酒（二）·

【配方】黄芪、川芎、炙甘草、细辛、山茱萸、制附子、秦艽、干姜、

当归、制川乌、人参各 90g，独活、桂心、蜀椒、牛膝、白术、菝根各 9g，防风 120g，白酒（醇酒）8000ml。【制法】将前 18 味细锉，入布袋，置容器中，加入白酒，密封，浸泡 3～7 日后，过滤去渣，即得。【功用】补脾肾，祛风湿，舒筋活络，温经止痛。【主治】产后中风偏枯，半身不遂，言语不利，疼痛时作。【用法】口服：不拘时候，每次温服 10～15ml。【附记】引自《普济方》。验之临床，屡收良效。

·换骨酒·

【组成】茯苓、蚕沙各 90g，虎骨 15g（用狗骨 30g 代），甘草、槟榔、白附子、益智仁、天麻、山茱萸、肉苁蓉、蛇床子、狗脊、菟丝子各 30g，郁李仁、附子、何首乌、防风、瓜蒌、牛膝、牛蒡子根、菊花、黄芪、杜仲、石菖蒲、牡蛎、牡丹皮、枸杞子、羌活、鼠粘子、天雄、干姜、苍耳子、紫菀、白术、桔梗、白花蛇各 15g，白酒 15L。【制法】将上药捣成粗末，装入纱布袋里，与白酒同置入容器中，密封浸泡。春、夏季浸泡 14 日，秋、冬季浸泡 21 日，即可服用。【功用】祛风湿，强筋骨。【主治】半身不遂、肌肉萎缩及风湿性关节疼痛、体质偏弱者。【用法】口服：每日服 3 次，每次服 20～40ml，温服。【附记】引自《卫生家宝》。本药酒不但治疗上述病症效果好，而且老年人服亦有保健延年的效果。

·复方淫羊藿酒·

【配方】淫羊藿、巴戟天、鸡血藤各 50g，白酒 1000ml。【制法】将上药共研为粗末，用纱布袋装，扎口，入白酒中浸泡。14 日后取出药袋，压榨取液，并将药液与药酒混合，静置，过滤后即可服用。【功用】补肾强筋，活血通络。【主治】中风（脑卒中）偏瘫，肢体麻木拘挛，风湿久痹及陈旧性跌打损伤伤痛。【用法】口服：每次服 20ml，日服 2 次。【附记】引自《民间百病良方》。血压高者慎用。

·桃红通脉酒·

【配方】桃仁、红花各50g，当归100g，川芎、穿山甲(代)、地龙、桂枝各50g，生黄芪、丹参各150g，赤芍、白芍各100g，郁金、石菖蒲各50g，白酒2500ml。【制法】将上药装入纱布袋中，扎口，与白酒一起置入容器中浸泡，密闭2周后即可开启使用。【功用】活血通脉。【主治】脑血栓形成恢复期及后遗症。【用法】口服，每次服10～20ml，日服2次。【附记】引自《中国中医秘方大全》。本方原为冲剂，改为酒剂，验之临床，效果甚佳。

·脑脉通酒·

【配方】葛根100g，丹参、川芎各50g，当归30g，鸡血藤100g，地龙30g，红花50g。低度白酒2500ml。【制法】将上药置入容器中，加入白酒，小火加温30分钟，待凉，密封浸泡7天后过滤去渣，储瓶备用。【功用】活血通脉。【主治】脑血栓形成恢复期及后遗症。【用法】口服。每次服20～30ml，日服2～3次。【附记】民间经验方。屡用有效。

·Ⅱ号药酒方·

【配方】当归、川芎、威灵仙、桃仁、土鳖虫、茺蔚子各30g，红花、丹参、全蝎各10g，地龙、络石藤、伸筋草各60g，鸡血藤、川牛膝各100g，蜈蚣10条，白花蛇2条，低度白酒2000ml。【制法】将上药研碎置入容器中，加入白酒浸泡，密封2周后启封。过滤装瓶备用。【功用】活血化瘀，祛风通络。【主治】脑血栓形成恢复期，脑栓塞后遗症。【用法】口服。每次服10～20ml，日服3次。【附记】引自《中风病的家庭康复》。本方原为片剂，今改为酒剂服用，屡用效佳。阴虚阳亢、血压高者慎用。

·敦煌佛赐酒·

【组成】人参、黄芪、雪莲、僵蚕、穿山甲、何首乌、西红花、乌梢蛇、酸枣仁、当归、牡丹皮、天麻、丹参、海风藤、冬虫夏草、川芎、紫河车各等份。【制法】将上药轧碎装入生绢袋内，置入容器中，倒入50度白酒适量(为药材总量的2～3倍量)密封浸泡10～15日后即可取用。【功用】补益元气，滋补肝肾，调和气血，疏通经络。【主治】中风偏瘫，痹病。【用法】口服：每次服15～20ml，每日服2次。12日为1个疗程。痹病用本药酒涂搽患部，再配合局部按摩。【附记】引自《甘肃中医》。临床屡用，效果均佳。凡对酒过敏者、肝肾功能损害者、酒精中毒性脏器病损者及未成年人禁服，孕妇慎用。服药期间忌食辛辣刺激性食物。不得与其他药物混服或同服。

·鸡蛇当归酒·

【配方】乌鸡1只，白花蛇1条，当归50g，白酒2000ml。【制法】将乌鸡去毛、内脏，洗净放入锅内，取白酒500ml倒入盛鸡的锅内，用武火烧沸后，转用文火熬煮，至鸡肉断生，停火。待鸡冷却后，将白花蛇、当归和剩余的白酒1500ml一起装入酒坛内，密封浸泡15日后即可饮用。【功用】扶正息风，活血通络。【主治】中风后偏瘫、背强舌僵不能言语者。【用法】口服：于每日临睡前服2小盅(约50ml)。【附记】引自《单方验方治百病》。坚持服用，效果甚佳。

·八仙庆寿酒·

【配方】川乌、草乌、当归、薄荷、炮姜、竹叶、陈皮、甘草各30g，醋500ml，河水、井水各1L，红糖1000g，烧酒5000ml。【制法】将前8味药物研成细末，装入粗布袋，放入酒坛，加入酒、醋、糖及水，密封浸泡7日，然后隔水加热2小时，待冷后去掉药袋，滤清备用。【功用】活血祛风，散寒健脾。【主治】风寒筋骨酸痛、屈伸不利、半身不遂等症。【用法】口服：每次饭前10ml，日服3次。【附记】引自《药酒与膏滋》。孕妇忌服。

·梅花鹿酒·

【配方】鹿茸 3g，鹿血 10g，鹿筋 5g，鹿鞭 5g，鹿骨 30g，枸杞子 25g，金樱子 25g，桑椹子 30g，怀山药 30g，石斛 30g，黑芝麻 25g，高粱酒 5000ml。【制法】将上药与白酒一并置容器中密封，浸泡 15～30 日后即成。【功用】补肾壮阳，通络止痛，祛劳强身，养颜益寿。【主治】肾虚腰痛，畏寒肢冷，胃口不开，中风后遗症，风湿痹证，体虚易疲劳，易感冒者。【用法】口服：一般睡前饮服 30～50ml，日服 1 次。【附记】引自《脑卒中良方》。周德生经验方。本药对上述诸症及脑动脉硬化，椎-基底动脉供血不足、短暂性脑缺血发作者在内的多种疑难杂症，有神奇效果。

·活血通络搽剂·

【配方】当归、川牛膝、丹参各 1.2kg，川芎、白芍、桂枝、生草乌、红花、乳香、制天南星、防风各 0.8kg，鸡血藤、生薏苡仁各 1.6kg，桑枝 2.4kg，防己 0.96kg，75％乙醇 30L。【制法】将上药置入大酒坛中，加入 75％乙醇，密封浸泡 15 日，取滤液备用，每 100ml 含生药 83g。【功用】活血化瘀，祛风除湿，通络止痛。【主治】中风后肢体疼痛。【用法】外用：用药棉蘸药酊外搽患处，日搽 3 次，10 日为 1 个疗程。【附记】引自《程氏医学笔记》。山东省潍坊市中医院方。用本方治疗 40 例。结果：治愈 11 例，显效 19 例，有效 8 例，无效 2 例。总有效率为 95％。

·滋阴通络酒·

【配方】生地黄 30g，山茱萸 15g，石斛 15g，麦冬 15g，肉苁蓉 15g，石菖蒲 15g，茯苓 15g，地龙 15g，当归 15g，远志 8g，黄芪 60g，赤芍 24g，水蛭 10g，白酒 1500ml。【制法】将上药与白酒一起置入容器中，封口，浸泡 2 周后过滤即得、贮瓶备用。【功用】滋阴益气、

化痰祛瘀。【主治】脑卒中后遗症、证属气阴两虚、痰瘀阻络者。【用法】口服。每次服 15～20ml，每日 2 次。【附记】引自《四川中医》，屡用效佳。凡阴虚阳亢、血压高者慎用。

·祛瘀通络酒·

【配方】黄芪 60g，桂枝 30g，当归 30g，地龙 30g，牛膝 30g，川芎 20g，丹参 20g，桃仁 20g，甘草 6g，白酒 1500ml。【制法】将上药与白酒一起置容器中，封口，浸泡，每隔 2 日将容器振荡数下，2 周后启封过滤去渣即得，分装瓶备用。【功用】益气化瘀通络。【主治】脑卒中后遗症。【用法】口服。每次服 20ml，每日 2 次。缓缓饮服。【附记】引自《程氏医学笔记·药酒》。陕西民间方。屡用效佳。若有语言障碍者，可加郁金 30g，石菖蒲 30g。若阴虚阳亢、血压高者慎用。

·喇嘛酒(三)·

【配方】核桃肉 120g，龙眼肉 120g，枸杞子 30g，制何首乌 30g，熟地黄 30g，白术 15g，当归 15g，川芎 15g，白芍 15g，杜仲 15g，豨莶草 15g，牡丹皮 15g，茯苓 15g，牛膝 15g，乌药 8g，砂仁 4.5g，醇酒 2500ml。【制法】诸药绢袋包，盛入瓷瓶内，加入醇酒，隔水煎浓、候冷加滴花烧酒 7500ml，密封 7 日，即可饮用。【功用】滋补肝肾，活血通络。【主治】中风后半身不遂、风痹麻木、肝肾不足脉细无力。对肝肾不足、内无痰热者尤宜。【用法】口服。每次服 20～30ml，每日 2 次。量饮。同时，亦可外擦患侧肢体。【附记】引自《集验中成药》。沈仲圭方。屡用效佳。

·固本复元酒·

【配方】黄芪 45g，鸡血藤 60g，丹参 45g，黄精 45g，海藻 30g，玄参 45g，白酒 1500ml。【制法】将上药和白酒一起置容器中，封口，浸泡 2 周后，过滤即得、贮瓶备用。【功用】益气养阴、活血通络、化痰软坚。【主治】动脉硬化、中风偏瘫。【用法】口服。每次服20ml，每日2次。20日为1个疗程。间隔10日后进行下1个疗程。【附记】引自《程氏医学笔记·药酒》。上海民间方。临床验证有效。阴虚阳亢血压高者慎用。

·九味复元酒·

【配方】黄芪100g，丹参30g，远志20g，地龙30g，土鳖虫12g，全蝎12g，天麻30g，钩藤30g，酸枣仁50g，白酒1500ml。【制法】将上药与白酒一起置入容器中，封口，浸泡2周后，过滤即得、贮瓶备用。【功用】益气活血、通络安神。【主治】脑卒中后遗症，以偏瘫伴有头晕、心烦、失眠者尤宜。【用法】口服。每次服20ml，每日2次。【附记】引自《程氏医学笔记·药酒》。安徽民间方。临床验证效佳。凡阴虚阳亢，血压高者慎用。

·搜风酒·

【配方】①搜风散：全蝎30g，蜈蚣20g，地龙30g，水蛭30g，蕲蛇30g。②黄芪120g，胆南星30g，当归30g，钩藤45g，低度白酒1000ml。【制法】将搜风散五味药物共研细末，混匀、装瓶备用。将黄芪、胆南星、当归、钩藤研成粗末，与白酒浸泡、小火加温30分钟，改常温下密封，每隔2日将药液振荡数次，2周后过滤即成。【功效】益气活血、搜风祛痰、化瘀通络。【主治】脑卒中后遗症。【用法】口服。每次取搜风散2g，用药酒15ml送服，每日3次。20日为1个疗程。间隔10日后进行下1个疗程。【附记】引自《河南医药学刊》。屡用屡验、效果甚佳。阴虚阳亢、血压高者慎用。

项背强直

·葛根桂枝酒·

【配方】葛根、炒白芍各50g，桂枝、丹参各30g，甘草10g，白酒500ml。【制法】将前5味研碎，置容器中，加入白酒，密封，浸泡

5～7 日后，过滤去渣，即得。【功用】祛风通络，舒筋缓急。【主治】项背强直，拘急。【用法】口服：每次温服 15～30ml，日服 3 次。【附记】笔者经验方。若兼用本药酒按摩，涂搽患部，每日 3 次，效果更佳。

第四节　泌尿、生殖系统疾病

泌尿系统结石

·猕猴桃酒·

【配方】猕猴桃 250g，白酒 1000ml。【制法】将猕猴桃去皮，置容器中，加入白酒，密封，每日振摇 1 次，浸泡 30 日后，去渣，备用。【功用】清热养阴，利尿通淋。【主治】热病烦渴、热壅反胃、尿涩、尿道结石、黄疸、痔疮等。【用法】口服：每次服 20～30ml，日服 2 次。【附记】引自《药酒汇编》。验之临床，用治上述各症，均有较好的疗效。

·石韦酒·

【配方】石韦、滑石、冬葵子、川金钱草、海金沙各 30g，甘草、木通各 6g，车前子、瞿麦、赤茯苓各 12g，鸡内金(研细末冲)9g，黄酒 1000ml。【制法】将前 10 味研为粗末，置砂锅中入黄酒以文火煎至 800ml，过滤去渣，冲入鸡内金，待用。【功用】清利湿热，排石通淋。【主治】砂石淋。【用法】口服：每日 1 剂，分 3 次服完。【附记】笔者家传秘方。多年使用，效果甚佳。

·金钱草酒·

【配方】川金钱草 100g，海金沙 30g，黄酒 500ml。【制法】将上药用黄酒以文火煎至 400ml，去渣，待用。【功用】清利湿热，排石通淋。【主治】砂淋(输尿管、膀胱、尿道结石)。【用法】口服：每日

1 剂，分 3 次服完。【附记】引自《药酒汇编》。笔者应用，上药加水 500ml，以文火煎至浓汁，再入黄酒煎沸，去渣，待用，余同上。验之临床，连续服用，每收良效。

·消石酒·

【配方】川金钱草 150g，滑石、生鸡内金各 100g，延胡索 90g，广郁金、风化硝各 100g，核桃仁 80g，白酒 1000ml。【制法】先将川金钱草水煎 2 次，取汁待用；再将后 6 味捣碎；置容器中，加入白酒，密封，浸泡 5～10 日后，过滤去渣即得。或将生鸡内金研细末，过滤后冲入。【功用】清热利湿，消石排石，理气止痛。【主治】泌尿系结石，疼痛难忍。【用法】口服：每次空腹服 20～30ml，日服 3 次。服时兑入金钱草水 50ml，冲淡饮服。【附记】笔者经验方。屡用效佳。忌食油腻及辛辣食物。

·核桃仁酒·

【配方】核桃仁 200g，生鸡内金、滑石各 100g，冰糖（或白糖）120g，白酒 1000ml，香油适量。【制法】先将核桃仁、鸡内金放入香油（约 200ml）中炸酥，研末，连同药油、滑石、冰糖置容器中，加入白酒，密封，浸泡 3～5 日后开封取用。【功用】清利通淋，润肠排石。【主治】泌尿系结石。【用法】口服：每次用川金钱草 50g 煎水冲服药酒 15～30ml，日服 2 或 3 次。【附记】笔者师授秘方。验之临床，确有良效。

淋　证

·三黄参归酒·

【配方】黄芪、黄精、熟地黄、党参、杜仲、枸杞子各 8g，川芎 3g，红枣 10g，何首乌、菟丝子各 5g，当归 4g，白酒 500ml。【制法】将前 11 味共为粗末，入布袋，置容器中，加入白酒，密封，浸泡 14 日后，

过滤去渣，即成。【功用】补气助阳，健脾益肾。【主治】疲乏无力、小便淋漓、腰膝背痛、动则气促等。【用法】口服：每次服 20～30ml，日服 2 次。【附记】引自《药酒汇编》。验之临床，屡用良效。

·慈竹酒·

【配方】慈竹心 6～9g，白酒适量（约 80ml）。【制法】将上药洗净捣碎，放入砂锅内，加入白酒，以文火煎至减半，去渣即成。【功用】清热解毒。【主治】淋浊症初起。【用法】口服：每日 1 剂，分 2 次服。随制随服。【附记】引自《民间百病良方》。验之临床，确有良效。

·茄叶酒·

【配方】茄子叶 20～30g，黄酒 100ml。【制法】将茄子叶洗净，熏干研末，备用。【功用】清热活血，消肿止痛。【主治】血淋疼痛。【用法】口服：每次取药末 10g，用黄酒 50～60ml 煎沸，待温服之，日服 2 次。【附记】引自《药酒汇编》。临床用之多效。

·车前草酒（一）·

【配方】鲜车前草 30g（干品 15g），黄酒 100ml。或加陈皮、白糖各适量。湿热毒甚加龙胆草 15g。【制法】黄酒煎服。去渣，待用。【功用】清热，利湿，消胀。【主治】热淋，小腹胀满。【用法】口服：每日 1 剂，分 2 次服。【附记】笔者经验方。用黄酒煎，比水煎效速。

·鸡眼草酒·

【配方】鸡眼草 30g，米酒 500ml。【制法】将上药洗净，切碎，放入砂锅中，加适量水和米酒，煎沸后，改用文火煎取 500ml，去渣即成。【功用】清热解毒，健脾利湿。【主治】热淋等。【用法】口服：每次服 20～40ml，日服 2 次。【附记】引自《药酒汇编》。验之临床，确有良效。

·眼子菜酒·

【配方】眼子菜60g,米酒适量(20～30ml)。【制法】将上药洗净,切碎,放入砂锅内,加水450ml,煎至减半,去渣,加入米酒煮沸即成。【功用】清热解毒,渗湿利水。【主治】热淋。【用法】口服:每次服15～30ml,日服2次。【附记】引自《民间百病良方》。临床用之多效。

·螺蛳酒·

【配方】螺蛳250g,白酒300ml。【制法】将螺蛳洗净,连壳放入砂锅内炒熟,以白酒淬之,然后用文火煎至100ml。取食螺肉,仍以此药酒送服。【功用】清热解毒,祛风利湿。【主治】五淋、白浊等。【用法】口服:每日1剂,分2次服。【附记】引自《民间百病良方》。验之临床,确有良效。

·地榆木通酒·

【配方】生地榆、白茅根各50g,木通、车前子各30g,低度白酒500ml。【制法】将前4味切碎,置容器中,加入白酒,密封,隔水煮30分钟,浸泡1～2宿,过滤去渣即成。【功用】凉血清热,利尿通淋。【主治】热淋、血淋,兼治血尿。【用法】口服:每次服15～30ml,日服3次。【附记】笔者经验方。屡用效佳。亦可水煎服,每日1剂,每次服20～40ml。服用期间忌食油腻、油炸及辛辣之物。

老年性遗尿

·茴香酒(一)·

【配方】小茴香、桑螵蛸各30g,菟丝子20g,白酒500ml。【制法】将前3味研碎,入布袋,置容器中,加入白酒,密封,每日振摇数下,浸泡7日后,过滤去渣,备用。【功用】补肾,温阳,止遗。【主治】遗尿,兼有小腹不温、腰膝酸困等症。【用法】口服:

每次空腹服 10～20ml，日服 2 次。【附记】引自《药酒汇编》。验之临床，连服效佳。

·鸡肝肉桂酒·

【配方】雄鸡肝 60g，肉桂 30g，白酒 750ml。【制法】将前 2 味切碎，置容器中，加入白酒，密封，经常摇动。浸泡 7 日后，过滤去渣，即成。残渣曝干研细末，随酒送服。【功用】补肝肾，温阳止遗。【主治】遗尿，遗精。【用法】口服：每次服 15～25ml，每晚临睡前服 1 次，并送服药末 3～5g。【附记】引自《药酒汇编》。验之临床，连续服用，每收良效。

·仙茅益智酒(一)·

【配方】仙茅、怀山药各 15g，益智仁 10g，白酒 500ml。【制法】将前 3 味粗碎，置容器中，加入白酒，密封，每日振摇 1 次，浸泡 10 日，过滤去渣即成。【功用】温肾固摄。【主治】遗尿、腰酸、畏寒怕冷等。【用法】口服：每次服 10～20ml，日服 2 次。【附记】引自《药酒汇编》。验之临床，确有良效。凡阴虚火旺者忌服。

·益丝酒·

【配方】菟丝子、益智仁各 30g，白酒 300ml。【制法】将前 2 味捣碎，置容器中，加入白酒，密封，每日振摇 1 次，浸泡 7 日，过滤去渣即成。【功用】温肾固摄。【主治】遗尿、遗精。【用法】口服：每次服 15～30ml，日服 2 次。【附记】笔者经验方。屡用效佳。阴虚火旺者忌服。

癃闭(尿潴留)

·酸浆草酒·

【配方】酸浆草(鲜品)1 把，黄酒适量。【制法】将酸浆草洗净，榨取自然汁，与等量黄酒调和即成。【功用】清热解毒，利尿。【主治】小便不通、小腹气胀满闷。【用法】口服：每次服30～50ml，不应再服。【附记】引自《圣济总录》。验之临床，确有奇效。用治难产，效果亦佳。

·竹叶酒(一)·

【配方】淡竹叶30～100g，白酒500ml。【制法】将淡竹叶捣碎，入布袋，置容器中，加入白酒，密封，浸泡3日后，去渣即成。【功用】清心火，除烦热，利小便。【主治】风热、心烦、小便不利。【用法】口服：不拘时，适量饮用。【附记】引自《本草纲目》。本药酒中所用的淡竹叶，是禾本科多年生草本植物淡竹叶的茎叶，与古人所用的竹叶在植物来源上有所区别，功效上也各有其特点。

·商陆酒(一)·

【配方】商陆24g，黄酒250ml。【制法】将商陆切薄片，入布袋，置容器中，加入黄酒，密封，浸泡3～5日后，去渣即成。【功用】泻下利水，消肿散结。【主治】水肿胀满、大便秘结、小便不利等。【用法】口服：每次服20～40ml，日服3次。【附记】引自《民间百病良方》。验之临床，每收良效。

·麻黄桔梗酒·

【配方】麻黄(去节)20g，桔梗7g，黄酒350ml。【制法】将前2味切碎，置砂锅中，加入黄酒，用文火煎至170ml，去渣即成。【功用】发汗，宣肺，利水。【主治】小便不利、头面浮肿等症。【用法】口服：徐徐温服，令出汗为度。【附记】笔者经验方。用治风水，效果亦佳。

·明矾酒(一)·

【配方】明矾(透明者佳)1块，白酒适量。【制法】将白酒投入茶杯或碗内，投入明矾研磨5分钟，待用。【功用】利小便。【主治】

小便不通。【用法】外用：用手指蘸明矾酒，在患者脐部揉按约 15 分钟。如有酒量，也可同时口服 5～10ml。【附记】笔者家传秘方。内外合用，效果尤佳。

·天星酒·

【配方】满天星、鲜车前草各 20g，黄酒适量，白糖 20～30g。【制法】将前 2 味洗净，用布包好，放在淘米水内，榨出绿水，加等量黄酒，再加入白糖，待溶解后，即成。【功用】清热利水，通利小便。【主治】小便不利，热胀。【用法】口服：1 次顿服，未通再服。【附记】引自《民间百病良方》。亦可用水、酒各半煎服。验之临床，确有良效。

小便频数

·鸡肠酒·

【配方】鸡肠 1 具，黄酒适量。【制法】将鸡肠洗净，切碎，入锅炒，以酒炖并加椒、葱及调料调味，如常法炒菜，备用。【功用】补虚固摄。【主治】小便频数。【用法】口服：1 次顿食，每日 1 次，不应再作服。【附记】引自《老老余编》。本方当食疗方，常服效佳。

·茱萸益智酒·

【配方】吴茱萸 30g，肉桂末 20g，益智仁 50g，白酒 500ml。【制法】将前 3 味切片，入布袋，置容器中，加入白酒，密封，浸泡 7 日后，过滤去渣即成。【功用】温肾固摄。【主治】小便频数，兼治遗尿。【用法】口服：每次服 15～30ml，日服 2 或 3 次，同时将药袋敷于脐部，并包扎固定。【附记】笔者经验方。效佳。

水肿(肾炎)

·桃皮木通酒·

【配方】桃皮 1500g,木通 500g,糯米、酒曲各适量。【制法】先将桃皮用清水 15L 煎至 5000ml,一半渍木通,一半蒸饭,按常法酿酒。待酒熟后,过滤去渣,即成。【功用】利水消肿。【主治】水肿、小便不利等。【用法】口服:每次服 50ml,日服 3 次。【附记】引自《药酒汇编》。验之临床,确有良效。

·芫花菟丝子酒·

【配方】芫花、菟丝子各 1000g,白酒 5000ml。【制法】将前 2 味捣碎,置容器中,加入白酒,密封,浸泡 3～5 日后,过滤去渣,即成。【功用】温阳补肾,利水消肿。【主治】水肿,头面遍身皆肿。【用法】口服:每次服 30～50ml,日服 2 次。【附记】引自《普济方》。验之临床,凡肾虚水肿,用之皆效。《本草纲目》中取菟丝子一味白酒量减半,余同上,效果亦佳。

·皂荚酒·

【配方】皂荚(去皮炙黄)300g,白酒 1500ml。【制法】将皂荚捣碎,用白酒浸透煎沸,密封浸泡 1～2 日后,过滤去渣,即成。【功用】利水消肿。【主治】身满,水肿洪满。【用法】口服:每次服 30～50ml,日服 3 次。【附记】引自《本草纲目》。验之临床,确有良效。

·抽葫芦酒·

【配方】抽葫芦、黄酒各适量。【制法】将抽葫芦入黄酒煮 1 小时,去渣即成。或将抽干葫芦研为细末,备用。【功用】利水消肿。【主治】腹大,全身肿。【用法】口服:每次服 15～30ml,或服药末 9g,以黄酒 30ml 送服。日服 2 次。【附记】引自《医林改错》。验

之临床，用之多效。

·独活姜附酒·

【配方】独活、制附子各 150g，干姜 50g，白酒 750ml。【制法】将前 3 味粗碎，入布袋，置容器中，加入白酒，密封，浸泡 3～7 日，过滤去渣，备用。【功用】温中散寒，祛风除湿，消肿止痛。【主治】风寒湿痹，脚气水肿，腰脊风寒，心腹冷痛等。【用法】口服：每次服 10～20ml，日服 1 或 2 次。【附记】引自《药酒汇编》。验之临床，常收到一定效果。关节或局部水肿者忌服。

·黑豆浸酒·

【配方】黑豆（炒黑）1000g，白花蛇（酒浸炙微黄）1 条（约重 250g），火麻仁（蒸熟）2000g，五加皮、苍耳子（炒微黄）各 250g，牛蒡子（酥炒微黄）1000g，白酒 15 000ml。【制法】将前 6 味捣碎，入布袋，置瓷瓶中，加入白酒，密封，浸泡 7 日后，过滤去渣，即成。【功用】祛风宣肺，润肠消肿。【主治】风肿（风水）。【用法】口服：每次食前温服 15～30ml，日服 3 次。【附记】引自《普济方》。验之临床，确有良效。阴水忌服。

·大生地酒·

【配方】大生地、牛蒡根（去皮）各 120g，杉木节、牛膝各 50g，独活、丹参、地骨皮各 30g，火麻仁 60g，防风 20g，白酒 1500ml。【制法】将前 9 味捣碎，入布袋，置容器中，加入白酒，密封，浸泡 7 日后，过滤去渣，即成。【功用】清热凉血，活血祛风，温经通络。【主治】足腰虚肿，烦热疼痛，行走困难。【用法】口服：每于饭前饮服（约 1 次不超过 50ml），日服 3 次。【附记】引自《太平圣惠方》。验之临床，每收良效。

·二桑酒·

【配方】桑白皮 100g，桑椹 250g，糯米 5000g，酒曲适量。【制法】将桑白皮切碎，加水 10 000ml 煎至一半，再入桑椹同煮至 3500ml，糯米蒸饭，与药汁、酒曲（研末）拌匀，置容器中，如常法酿酒。酒熟后即可取用。【功用】补虚泻实。【主治】肝肾不足、水热交阻的浮肿。这种浮肿病兼有头眩、耳鸣、小便不利等症。【用法】口服：每次服 30～50ml，日服 2 或 3 次。或适量饮服。【附记】引自《普济本事方》。验之临床，连服效佳。

·海藻浸酒·

【配方】海藻、赤茯苓、防风、独活、制附子、白术各 90g，鬼箭羽、当归各 60g，大黄（醋炒）120g，白酒 3000ml。【制法】将前 9 味捣碎，入布袋，置容器中，加入白酒，密封，浸泡 5～7 日，过滤去渣即成。【功用】补脾肾，祛风湿，活血散结，理气消肿。【主治】气肿，行走无定，或起如蚌，或大如瓯，或著腹背，或著臂脚。【用法】口服：每日空腹中午、临卧各服 1 次。初服 30ml，若频利即减量，未利加至 40～50ml，以瘥为度。【附记】引自《圣济总录》。《普济方》方中前 6 味各用 60g，余同上。验之临床，屡用良效。

臌　　胀

·牵牛酒·

【配方】干鸡矢（炒黄）100g，白酒 300ml。【制法】将干鸡矢用白酒煎至减半，滤汁，备用。【功用】利水消胀。【主治】一切肚胀、四肢肿胀，不拘臌胀、气胀、湿胀、水胀等，悉皆主之。【用法】口服：1 剂分 3 次服，少顷，腹中气大转动，利，即自脚下皮皱消也。未尽，隔日再作。以田螺 2 枚，滚酒沦食，后用白粥调理。【附记】引自《本草纲目》。并谓："有峨眉一僧，用此药酒治人得效，其人牵牛

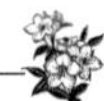

来谢，故名。”

·丹参酒·

【配方】丹参、白术、鬼箭羽各 45g，秦艽、知母（冬月不用）、赤茯苓各 30g，猪苓、海藻、肉桂、独活各 9g，白酒 9000ml。【制法】将前 10 味切碎，置容器中，加入白酒，密封，浸泡 5～7 日（急需者置热灰上 1 日便可用），过滤去渣，即成。【功用】祛风湿，利小便，健脾活血。【主治】久患大腹病，其状四肢细，腹大，有小劳苦，则足胫肿满，食则气急。此病服下利药不瘥宜用此药酒。【用法】口服：每次服 10～15ml（饮酒少者，随意减之），日服 3 次。【附记】引自《圣济总录》。验之临床，确有良效。

白浊（前列腺炎）

·山栀根酒·

【配方】山栀根皮 250g，白酒 2500ml。【制法】将山栀根皮洗净、切碎，置容器中，加入白酒，密封，浸泡 10 日，过滤去渣，即成。【功用】补肺肾，祛风湿，活血通络。【主治】前列腺炎，肾虚遗精。【用法】口服：每次服 30ml，日服 2 次。【附记】引自《药酒汇编》。验之临床多效。

·小茴香酒·

【配方】小茴香（炒黄）30g，黄酒 250ml。【制法】将小茴香研粗末，用黄酒煎沸冲泡，停一刻，去渣，即可服用。【功用】温中，理气，逐寒。【主治】白浊（俗名偏白）。精道受风寒，汤药全不效。【用法】口服：每次服 30～50ml，日服 2 或 3 次。【附记】引自《医林改错》。验之临床，确有良效。

·萆薢酒·

【配方】川萆薢100g，龙胆草、车前子各50g，芡实30g，黄酒500ml。【制法】将前4味捣碎，置容器中，加入黄酒，隔水煮沸，离火，密封，浸泡1宿，过滤去渣，即成。【功用】清利湿热，益肾固涩。【主治】急性前列腺炎。【用法】口服：每次服40～50ml，日服2或3次。【附记】笔者家传秘方。屡用有效。

·二山芡实酒·

【配方】山茱萸、怀山药、生芡实、熟地黄各30g，菟丝子40g，莲子肉20g，低度白酒600ml。【制法】将前6味捣碎，置容器中，加入白酒，密封，浸泡5～7日后，过滤去渣，即成。【功用】补肾固摄。【主治】肾虚白浊（慢性前列腺炎）。【用法】口服：每次服20～30ml，日服2或3次。【附记】笔者经验方。效佳。

·荠菜酒·

【配方】荠菜250g，川萆薢50g，黄酒500ml。【制法】将前2味切碎，置容器中，加入黄酒，隔水煮沸后，离火，密封，浸泡1宿，过滤去渣，即成。【功用】清利湿热，分清泌浊。【主治】白浊膏淋。【用法】口服：每次服50ml，日服2次。【附记】引自《民间百病良方》。验之临床，多效。

遗　　精

·健阳酒(一)·

【配方】当归、枸杞子、破故纸各9g，白酒1000ml。【制法】将前3味捣碎，入布袋，置容器中，加入白酒，密封，隔水加热30分钟，取出，静置24小时，次日即可开封取用。【功用】补血养肝，壮阳明目。【主治】肾阳虚、精血不足、腰痛、遗精、头晕、视力下降等

症。【用法】口服：不拘时随量饮用，勿醉。【附记】引自《同寿录》。验之临床，屡用良效。

·熙春酒（一）·

【配方】枸杞子、龙眼肉、女贞子、仙灵脾各 150g，生地黄、绿豆各 120g，猪油 400g，白酒 5000ml。【制法】将前 6 味捣碎，入布袋，置容器中，加入白酒，再将猪油在铁锅内炼过，趁热倒入酒中，搅匀，密封，置于阴凉干燥处，浸泡 20 日后，过滤去渣，即成。【功用】益气血，强筋骨，泽肌肤，美毛发。润肺止咳，滋补肝肾。【主治】肌肤粗糙、毛发枯萎、腰膝酸软、遗精、头晕目眩、老年咳嗽、小便不利、肚腰疼痛等。【用法】口服：每次饭前服 10～20ml，每日早、中、晚各服 1 次。【附记】引自《随息居饮食谱》。验之临床，用治上述各症，坚持服用，效果甚佳。常服此药酒，对面容憔悴，效果亦好。

·巴戟二子酒·

【配方】巴戟天、菟丝子、覆盆子各 15g，米酒 500ml。【制法】将前 3 味捣碎，置容器中，加入米酒，密封，浸泡 7 日后，过滤去渣，即成。【功用】补肾涩精。【主治】精液异常，滑精，小便频数，腰膝冷痛等。【用法】口服：每次服 10～15ml，日服 2 次。【附记】引自《药酒汇编》。验之临床，常服效佳。凡阴虚火旺者忌服。

·壮元补身酒·

【配方】干地黄、枸杞子、肉苁蓉各 80g，山茱萸、怀山药、菟丝子、女贞子、川续断（盐炒）各 40g，狗脊 10g，白芍 20g，30 度白酒 10L，蔗糖 700g。【制法】将前 10 味粗碎，置容器中，加入白酒和蔗糖，密封，浸泡 7 日后，过滤去渣，即得。【功用】养阴助阳，益肾填精。【主治】肾精不足、遗精、阳痿、早泄及妇女白带、月经量少等。【用法】口服：每次服 30～50ml，日服 2 次。【附记】引自《药酒汇编》。验之临床，每收良效。

·内金酒·

【配方】生鸡内金、白酒各适量。【制法】将鸡内金洗刷干净，置洁净的瓦片上，用文火焙约30分钟。候成焦黄色取出，研细。备用。【功用】消食健脾，除烦涩精。【主治】结核病患者遗精。【用法】口服：每次服本散3.5g，用热蒸白酒15ml调和均匀后，以温开水送服。每日清晨及睡前各服1次。服至痊愈为止。【附记】引自《民间百病良方》。验之临床，确有良效。

·一醉不老丹·

【配方】莲心、生地黄、熟地黄、槐角子、五加皮各90g，没食子6枚，白酒5000ml。【制法】将前6味用石臼杵碎，入布袋，置容器中，加入白酒，密封，浸泡10～30日后，取出药袋，滤过，即成。药渣晒干研细末(忌铁器研)。用大麦60g炒和，炼蜜为丸，每丸重9g，制成饼状，瓷坛贮存。每放一层药饼，即撒入一层薄荷细末，备用。【功用】滋肾阴，益精血，祛风湿，涩肾精，乌须发。【主治】精血不足、肾精不固、滑泄遗精、须发早白、腰膝无力等。【用法】口服：可视习惯，适量饮服。药饼可于饭后噙化数个，亦可用药酒送服。【附记】引自《扶寿精方》。验之临床，坚持服用，每收良效。凡外感未愈或痰湿内盛者忌服。

·地黄首乌酒(一)·

【配方】生地黄400g，何首乌500g，黄米2500g，酒曲100g。【制法】将上药煮取浓汁，同曲、米如常法酿酒，密封，春夏6日，秋冬7日即成。中有绿汁，此真精英，宜先饮之。滤汁收贮备用。【功用】滋阴，养血，凉血，填精，乌发。【主治】阴虚骨蒸，烦热口渴，阴津耗伤，须发早白，热性出血症，肝肾精血亏损的遗精、带下，腰膝酸痛，肌肤粗糙，体力虚弱，生殖力低下。【用法】口服：每次服10～20ml，日服3次。【附记】引自《百病中医药酒疗法》。验之临

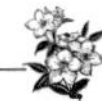

床，坚持服用，确有较好的疗效。忌食生冷、油炸食物及猪、马、牛、狗肉。

·钟乳酒(一)·

【配方】胡麻仁 100g，熟地黄 120g，怀牛膝、五加皮各 60g，仙灵脾 45g，肉桂、防风各 30g，钟乳 75g，白酒 7500ml。【制法】先将胡麻仁置锅中，加水适量，煮至水将尽时取出捣烂，备用；再将钟乳用甘草汤浸 3 日，取出后浸入牛乳中 2 小时，再蒸约 2 小时，待牛乳完全倾出后，取出用温水淘洗干净，研碎备用。其余 6 味加工使碎，与胡麻仁、钟乳同入布袋，置容器中，加入白酒，密封，浸泡 14 日后，过滤去渣，即成。【功用】补肝肾，添骨髓，益气力，逐寒湿。【主治】头昏遗精、关节疼痛、畏寒肢冷等症。【用法】口服：每次空腹温服 10～15ml，日服 2 次。【附记】引自《药酒汇编》。验之临床，确有良效。

·参薯七味酒·

【配方】人参、怀山药各 40g，山茱萸、山楂、五味子各 30g，白术 50g，生姜 20g，白酒 2500ml。【制法】将前 7 味捣碎，入布袋，置容器中，加入白酒，隔水以文火煮沸，取出待冷，密封，浸泡 3 日后开封，悬起药袋沥尽，再过滤去渣，贮瓶备用。亦可用白酒浸泡 21 日后去渣即成。【功用】补脾益肾，益气力和血脉。【主治】脾胃虚弱、食欲缺乏、肾虚遗精、泄泻肢冷、劳嗽气喘等症。【用法】口服：每次饭后服 15～20ml，每日早、晚各服 1 次。【附记】引自《回春药酒》。如肾虚遗精明显者，方中山茱萸、五味子的用量可加倍使用。

·补肾壮阳酒(一)·

【配方】枸杞子、人参、狗脊、菟丝子、山茱萸各 20g，肉苁蓉 40g，当归 15g，蛤蚧尾 1 对，海狗肾 2 个，白酒 1000ml。【制法】将上药洗净后，共研为粗末，放入 3 层纱布缝制的袋中，扎紧口，放入酒坛内，加入白酒，密封浸泡 7 日后，去渣留液，贮瓶备用。【功用】补肾填精，补益命门。【主治】由肾精亏虚所致之腰膝酸软，四肢无力，头晕耳鸣，遗精，阳痿早泄等。【用法】口服：每次服 10～20ml，日服 2 次。【附记】引自《集验中成药》(药酒部分)。屡用有效，久服效佳。

阳　　痿

·助阳酒·

【配方】党参、熟地黄、枸杞子各 15g，沙苑、蒺藜、淫羊藿、母丁香各 10g，远志肉、沉香各 4g，荔枝肉 7 个，白酒 1000ml。【制法】将前 10 味捣碎，入布袋，置容器中，加入白酒，密封，浸泡 3 日后放热水中煮 15 分钟，再放冷水中去火毒，过 3 周后，过滤去渣，即成。【功用】益肾健脾，壮阳宁心。【主治】阳痿不举。【用法】口服：每次服 15～30ml，每日早、晚各服 1 次。【附记】引自《验方新编》。验之临床，连服效佳。

·参茸酒(一)·

【配方】红参、鹿茸、当归、龙骨、五味子、怀山药、茯苓、远志、制附子各 2.5g，怀牛膝、肉苁蓉、黄芪、熟地黄各 5g，菟丝子 7.5g，红曲 1.3g，白酒、蔗糖各适量。【制法】将前 14 味粗碎，与红曲混匀，以白酒 1075ml 作溶剂，先用适量白酒浸渍 2 日以上，再按每分钟 1～3ml 的速度渗滤，合并渗滤液与压榨液，加入蔗糖 100g，搅拌溶解后，密封静置，滤过，加白酒使成 1000ml，贮存备用。【功用】温肾壮阳，益精养血。【主治】面色㿠白，眩晕健忘，形寒肢冷，精神不振，腰膝酸痛，阳痿，遗精，妇女宫寒，舌质淡，苔白，脉沉细无力。【用法】口服：每次服 10～15ml，日服 2 次。【附记】引自《浙江省药品标准》。验之临床，每收良效。凡阴虚火旺者忌服。感冒时暂停饮用。

·西汉古酒·

【配方】鹿茸 2g，蛤蚧（酒炙）19.5g，狗鞭（酒炙）9.6g，黄精 200g，枸杞子 100g，松子仁 50g，柏子仁（去油）65g，白酒、蜂蜜各适量。【制法】将前 7 味粗碎，以白酒适量浸泡 7 日，然后用渗滤法收集滤液；另取蜂蜜 250g，炼至嫩蜜，待温，兑入滤液中，搅匀，静置，添白酒至 2500ml，贮存备用。【功用】补益肾阳，强壮筋骨，养心安神，益气定喘。【主治】面色㿠白，腰酸肢冷，阳痿，遗精，心悸不宁，健忘不寐及咳喘日久，气短无力，动则喘甚，汗出肢冷等症。【用法】口服：每次服 25～50ml，日服 2 次。【附记】引自《卫生部药品标准》。此药酒用治早泄，效果亦佳。凡邪热内伏及阴虚火旺者忌服。孕妇慎用；感冒时停服。

·复方栀茶酒·

【配方】山栀根皮、果仁各 50g，蛇床子、淫羊藿各 30g，红花 3g，干地龙 10g，冰糖 90～120g，米酒 1500ml，肾阳虚明显者加制附片、肉桂、巴戟天、鹿茸少许；阴虚明显者加木瓜、山茱萸、桑椹子等。【制法】将前 6 味细锉，置容器中，加入米酒和冰糖，密封，浸泡 7 日后，过滤去渣，即成。【功用】清热祛风，补肾助阳。【主治】阳痿。【用法】口服：每次服 20～25ml，每日早、晚各服 1 次。【附记】引自《中医药信息》。经治 1～3 个月总有效率为 91.2%。

·延寿酒（一）·

【配方】白术（土炒）、青皮、生地黄、厚朴（姜汁炒）、杜仲（姜汁炒）、破故纸（微炒）、广陈皮（去净白）、川椒、巴戟肉、白茯苓、小茴香、肉苁蓉各 30g，青盐 15g，黑豆（微炒）60g，高粱酒 1500ml。【制法】将前 14 味粗碎，入布袋，置容器中，加入白酒，密封，浸泡 7～10 日后，过滤去渣，即成。【功用】益肾健脾，助阳逐寒，理气化痰。【主治】脾肾两衰、阳痿及女子经血不调、赤白带下。【用法】口服：

每次空腹温服10～20ml，每日早、晚各服1次。【附记】引自《中国医学大辞典》。验之临床，确有良效。忌食牛肉、马肉。孕妇忌服。

·黄芪杜仲酒(一)·

【配方】黄芪、桂心、制附子、山茱萸、石楠、白茯苓各30g，萆薢、防风、杜仲各45g，牛膝、石斛、肉苁蓉（炙）各60g，白酒1750ml。【制法】将前12味研为粗末，入布袋，置容器中，加入白酒，密封，浸泡3～5日后，过滤去渣，即成。【功用】温阳补肾。【主治】肾阳虚损，气怯神疲，腰膝冷痛，阳痿，滑精。【用法】口服：每于食前温服1～2杯(15～30ml)。【附记】引自《太平圣惠方》。验之临床，常服效佳。

·青松龄药酒·

【配方】红参须600g，红花1250g，淫羊藿22.5kg，熟地黄5000g，鞭胶500g，枸杞子2500g，芦丁粗品100g，鹿茸粉175g，睾丸粗粉（牛、羊睾丸）2250g，白酒150L，蔗糖10kg。【制法】将前9味切碎，置容器中，加入白酒和蔗糖，密封，浸泡7日后，过滤去渣，备用。【功用】益气养血，生精壮阳。【主治】阳痿不育，阴虚盗汗。【用法】口服：每次饭前服20ml，每日早、晚各服1次。【附记】引自《新编中成药》。验之临床，连服效佳。妇女忌服。

·牛膝肉桂酒·

【配方】牛膝、秦艽、川芎、防风、肉桂、独活、丹参、云茯苓各30g，杜仲、制附子、石斛、干姜、麦冬、地骨皮各25g，五加皮40g，薏苡仁15g，大麻仁10g，白酒1500ml。【制法】将前17味捣碎，置容器中，加入白酒，密封，浸泡3～7日后，过滤去渣，贮存备用。【功用】温肾壮阳，健脾和胃，祛风除湿，温经通络。【主治】腰膝酸痛，阳痿滑泄，大便溏，腿脚虚肿，关节疼痛，四肢不温，腹部冷痛。【用法】口服：每次空腹服15～20ml，日服3次。【附记】引自《圣济总

录》。验之临床，多收良效。

·牛膝人参酒·

【配方】牛膝、山茱萸、川芎、制附子、巴戟天、五味子、黄芪、人参、磁石(醋煅碎)各 20g，五加皮、肉苁蓉、生姜、防风各 25g，肉桂、生地黄、蜀椒各 15g，海风藤 10g，白酒 1500ml。【制法】将前 17 味捣碎，置容器中，加入白酒，密封，浸泡 3～7 日后，过滤去渣，即成。【功用】补肝肾，壮元气，祛风湿，通经络。【主治】腰腿疼痛，下元虚冷，阳痿滑泄，便溏腹痛，气虚乏力。【用法】口服：每日服 5～20ml，不拘时，频频温饮之，常令有酒气相续。【附记】引自《圣济总录》。验之临床，多效。

·牛膝附子酒·

【配方】牛膝、薏苡仁、五加皮、杜仲、天冬、秦艽各 6g，独活、炙细辛、制附子、巴戟天、肉桂、石楠叶各 4g，白酒 800ml。【制法】将前 12 味捣碎，置容器中，加入白酒，密封，浸泡 10 日后，过滤去渣，即成。【功用】散寒祛风，温肾壮阳，舒筋活络，温中止痛。【主治】四肢麻木、腰膝酸痛、屈伸挛急、阳痿、便溏等。【用法】口服：每次服 15～30ml，日服 3 次。【附记】引自《药酒汇编》。验之临床，确有良效。

·鹿茸枸杞酒·

【配方】鹿茸 2g，枸杞子 60g，红参 10g，海马 3g，高粱酒 1500ml。【制法】将前 4 味捣碎，置容器中，加入白酒，密封，浸泡 28 日后，过滤去渣，即成。【功用】补肾阳，益精血，强筋壮骨。【主治】阳痿不举，精神疲乏，腰膝酸软。【用法】口服：每晚临睡前温服 20ml。【附记】引自《民间百病良方》。此药酒还可用于治疗早泄、宫冷不孕、小便频数、头晕耳聋等症，效果亦佳。

·补精益志酒(一)·

【配方】熟地黄120g,全当归150g,川芎、杜仲、白茯苓各45g,甘草、金樱子、淫羊藿各30g,金石斛90g,白酒1250ml。【制法】将前9味粗碎,入布袋,置容器中,加入白酒,密封,浸泡7～14日后,过滤去渣,即成。【功用】滋阴壮阳,活血通络。【主治】肾虚阳痿,腰膝酸软,形体消瘦,面色苍老,食欲欠佳。【用法】口服:每次空腹服15～30ml,每日早、晚各服1次。【附记】引自《药酒验方选》。验之临床多效。

·楮实助阳酒·

【配方】楮实子(微炒)100g,鹿茸(涂酥炙去毛)10g,制附子、川牛膝、巴戟天、石斛各50g,炮姜、肉桂各30g,大枣60g,白酒(醇酒)2000ml。【制法】将前9味捣碎。入布袋,置容器中,加入白酒,密封,浸泡8日后,过滤去渣,即成。【功用】温补脾肾,壮阳逐寒。【主治】肾阳虚损,阳痿滑泄,脾胃虚寒,面色无华。【用法】口服:每次空腹温服10ml,每日早、晚各服1次。【附记】引自《百病中医药酒疗法》。阳痿之证,肾阳虚者十之八九。本药酒专为肾阳虚阳痿而设,故用之多效。

·参杞酒(一)·

【配方】枸杞子汁、生地黄汁各100ml,麦冬汁60ml,人参20g,杏仁、白茯苓各30g,低度白酒1500ml。【制法】将后3味粗碎,与前3味药汁同置容器中,加入白酒,密封,浸泡7日后,过滤去渣,即成。【功用】滋肾阴,益精血。【主治】肾虚精亏,阳痿不起,耳聋目昏,面色无华。【用法】口服:每次饭前温服10～15ml,每日早、晚各服1次。【附记】引自《百病中医药酒疗法》。此药酒主要用于肾阴虚为主之阳痿。坚持服用,效果甚佳。

·红参海马酒·

【配方】红参、淫羊藿、菟丝子、肉苁蓉各 30g，海马 15g，鹿茸 9g，海狗肾(炙)1 对，韭菜子 60g，白酒 1000ml。【制法】将前 8 味捣碎，置容器中，加入白酒，密封，浸泡 14 日后，过滤去渣，即成。【功用】补肾壮阳。【主治】阳痿不举、腰膝酸软、精神倦怠等症。【用法】口服：每晚于临卧前服 30ml。【附记】引自《药酒汇编》。验之临床，确有良效。

·填精补肾酒·

【配方】当归、白芍、熟地黄、党参、白术、川芎、茯苓、黄芪各 60g，甘草、肉桂各 30g，白酒 1500ml。【制法】将前 10 味捣碎，置容器中，加入白酒，密封，浸泡 7 日后，过滤去渣，贮瓶备用。【功用】补肾益精，益气养血。【主治】阳事不振，老年血虚耳鸣，头晕，倦怠乏力。【用法】口服：每次服 10～20ml，每日早、晚各服 1 次。【附记】引自《张八卦外科新编》。验之临床多效。

·冬地酒·

【配方】天冬、生地黄、熟地黄、怀山药、牛膝、杜仲(姜汁炒)、巴戟天、枸杞子、山茱萸、人参、白茯苓、五味子、木香、柏子仁各 60g，菟丝子、肉苁蓉各 120g，地骨皮、覆盆子、车前子各 45g，石菖蒲、川椒、远志肉、泽泻各 30g，白酒 3000ml。【制法】将前 23 味捣碎，入布袋，置容器中，加入白酒，密封，浸泡 7～12 日后，过滤去渣，即成。【功用】补肾添精，安神定志。【主治】肾虚精亏，中年阳痿。【用法】口服：每次空腹服 15～30ml，日服 2 次。【附记】引自《药酒验方选》。验之临床，确有良效。《百病中医药酒疗法》二冬二地酒，即本方加麦冬 60g，余同上。主治肾虚精亏、中年阳痿、老人视物昏花、神志恍惚、腰膝酸软等症。

·钟乳酒(二)·

【配方】钟乳粉(研细)9g,炮附子、当归、前胡、人参、煅牡蛎、生姜、生枳实、炙甘草各 60g,五味子、怀山药各 90g,石斛、桂心各 30g,菟丝子 120g,干地黄 150g,白酒 3000ml。【制法】将前 15 味粗碎,入布袋,置容器中,加入白酒,密封,浸泡 3～7 日后,过滤去渣,即成。【功用】补脾肾,益精血,收敛固精。【主治】阳痿不起,遗沥清精。【用法】口服:每次服 15～30ml,日服 2 次,或随时随量饮服,勿醉。【附记】引自《奇效良方》。验之临床,屡收良效。

·补肾延寿酒(一)·

【配方】杜仲 20g,川芎 16g,石斛、当归各 40g,菟丝子 48g,泽泻、熟地黄、淫羊藿各 12g,白酒 600ml。【制法】将前 8 味粗碎,入布袋,置容器中,加入白酒,密封,每日振摇 1 次,浸泡 14 日后,去药袋,过滤去渣,备用。【功用】益肝肾,补精血,助阳起痿。【主治】早衰,阳痿,腰膝酸痛。【用法】口服:每次服 20ml,日服 2 次。【附记】引自《药酒汇编》。验之临床,多效。

·回春酒·

【配方】淫羊藿 500g,当归、五加皮、茯苓、地骨皮、苍术各 120g,熟地黄、杜仲、生地黄、天冬、红花、牛膝各 60g,肉苁蓉、制附片、甘草、花椒各 30g,丁香、木香各 15g,糯米 180g,小麦粉 2000g,白酒 20L,蔗糖 2400g。【制法】先将丁香、木香共研为细末,过筛;余 16 味药粉碎为粗粉,再将糯米和小麦粉混匀,加水蒸熟。将白酒与上述药粉及蒸熟的糯米、小麦粉共置缸内,拌匀,静置 6 个月以上,加热炖至酒沸,密封,静置 10 日,取上清液,加入蔗糖,溶解后,过滤,即成。【功用】滋阴补阳,培元固本,调养气血。【主治】肾阳不足,气血虚损引起的精神倦怠,阳痿,精冷,腰膝酸软,食欲缺乏及病后体弱。【用法】口服:每次服 15～30ml,日服 2 次。【附

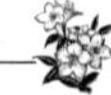

记】引自《药酒汇编》。验之临床，确有良效。

·延寿获嗣酒(一)·

【配方】生地黄(用益智仁 60g 同蒸 30 分钟，去益智仁)360g，覆盆子、怀山药、芡实、茯神、柏子仁、沙苑子、山茱萸、肉苁蓉、麦冬、牛膝各 120g，鹿茸 1 对，龙眼肉、核桃肉各 250g，白酒 40L。【制法】将前 14 味切碎或捣碎，置缸内，加入白酒，封固，隔水加热 3.5 小时后，取缸埋入土中，7 日后取出，过滤去渣，分装备用。【功用】补肾壮阳，收涩固精，安神养目。【主治】肾阳虚弱，肾精不固，阳痿遗精，婚后无嗣，或妇女受孕易流产，以及须发早白、耳目失聪等症。【用法】口服：每晚服 40～50ml，勿饮至醉。【附记】引自《惠直堂经验方》。验之临床，坚持服用，每收良效。凡孕妇及阴虚火旺者忌服。

·灵脾金樱酒·

【配方】仙灵脾 120g，金樱子 500g，当归、菟丝子、破故纸各 60g，巴戟天、小茴香、川芎、牛膝、肉桂、杜仲各 30g，沉香 15g，白酒 10L。【制法】将前 12 味切碎，入布袋，置容器中，加入白酒，加盖后隔水加热约 1 小时，取下密封，浸泡 7 日后，过滤去渣，即成。【功用】补肾壮阳，固精，养血，强筋骨。【主治】腰膝无力、下元虚冷、行走无力、阳痿、遗精等症。【用法】口服：每次服 15～30ml，日服 2 次。【附记】引自《药酒汇编》。验之临床多效。

·菟虾酒·

【配方】菟丝子、明虾各 120g，核桃仁、棉籽仁、炒巴戟天、骨碎补、枸杞子、杜仲、川续断、牛膝、朱砂各 60g，白酒 10L。【制法】将前 10 味加工使碎，朱砂研细末，共入布袋，置容器中，加入白酒，置文火上煮沸(先用武火后用文火)，约 90 分钟后取下待冷，加盖密封，浸泡 5 日后，过滤去渣，贮瓶备用。【功用】补肝肾，壮阳，强筋骨，通血脉。【主治】阳痿、遗精、耳鸣、尿频、目眩及腰背酸痛、足膝痿软、关节不利、筋骨疼痛、行动困难、食欲缺乏、心神不宁、多梦易惊等症。【用法】口服：每次服 10～20ml，日服 2 次。【附记】引自《药酒汇编》。验之临床，确有良效。

·狗蛇酒·

【配方】狗肾 1 具，枸杞子 30g，蛇床子 20g，蜈蚣 3 条，白酒（或黄酒）1L。【制法】将上药浸入酒中，密封浸泡 7 日后即可饮用。【功用】益肾壮阳。【主治】阳痿。【用法】口服：每次温饮 1 杯（约 40ml），日服 1 次，连服 10 日为 1 个疗程。【附记】引自《广西中医药》。屡用效佳。

·壮阳益肾酒·

【配方】蛤蚧 1 对，海马 10g，鹿茸 10g，赤参 15g，枸杞子 50g，淫羊藿 30g，五味子 30g，50 度白酒 2.5L。【制法】将上药洗净后置于容器中，倒入白酒，密封浸泡 7 日后即可饮用。【功用】补肾壮阳。【主治】阳痿。【用法】口服：每日睡前饮 35ml，2 个月为 1 个疗程。【附记】引自《吉林中医药》。临床屡用，均收到较好的疗效。

·二仙加皮酒·

【配方】仙灵脾 120g，仙茅 90g，刺五加皮 90g，糯米酒（或低度白酒）1500ml。【制法】将上药粗碎后，与酒一起置于玻璃瓶中，密封浸泡 7 日，每日摇动一两次。前 2 日瓶温控制在 50℃以上。7 日后放低温处备用。【功用】补肝益肾，壮阳强身。【主治】男子性功能下降。【用法】口服：每次服 20～25ml，每日早、晚各服 1 次。20 日为 1 个疗程，间隔 3～5 日后可进行第二个疗程治疗。【附记】引自《中医药研究》。在服药期间，可多食鸽肉、羊肉、甲鱼、海虾之类产品，并配合一定的心理治疗。

·阳痿酒·

【配方】制附子 30g，生黄芪 60g，蜈蚣 50g，三七 30g，绞股蓝 100～200g，低度白酒 1000ml。【制法】将上药与酒一起置容器中，密封浸泡 7 日后即可饮用。【功用】益气助阳，活血通经。【主治】阳痿。【用法】口服：每次服 20～40ml（视酒量而定，此为成人量），每日服 2 次（中午、晚上各服 1 次）。【附记】引自《中医药学报》。

·归淫酒·

【配方】当归 500g，枸杞子、山药、淫羊藿各 250g，川芎 120g，炒杜仲 30g，牛膝、羊睾丸各 12g，白酒 5000ml。【制法】将上药投入白酒中，密封浸泡 15 日后即可饮用。【功用】益肾助阳，活血壮腰。【主治】阳痿。【用法】口服：每次服 30ml，每日服 2 次。【附记】引自《单方验方治百病》。

·二子杜仲酒·

【配方】羊（或狗）肾 1 具，菟丝子、沙苑子、淫羊藿、龙眼肉、杜仲、枸杞子、薏苡仁各 30g，仙茅 10g，白酒 2000ml。【制法】将上药投入白酒中密封浸泡 10～15 日后即可饮用。【功用】温肾壮阳，健脾利湿。【主治】阳痿。【用法】口服：每次服 20～30ml，日服 2 次。【附记】引自《单方验方治百病》。

·五子酒（一）·

【配方】覆盆子、菟丝子、金樱子、楮实子、枸杞子、桑螵蛸各 12g，白酒 500ml。【制法】将前 6 味捣碎，入布袋，置容器中，加入白酒，密封，浸泡 14 日后，过滤去渣，即得。在浸泡期间，每日振摇 1 次，以加速药性释出。【功用】补肝肾，益精髓，固精，缩尿，明目。【主治】腰膝冷痛，阳痿，滑精，小便频数，视物模糊，白带过多等症。【用法】口服：每次服 15～30ml，日服 2 次。【附记】引自《药酒汇编》。验之临床,屡收良效。

·男宝药酒·

【配方】狗肾1具,驴肾1具,海马1只,人参、仙茅各20g,鹿茸5g,白酒1000ml。【制法】将狗肾、驴肾用酒浸透后切片,其余药材粉碎成粗粉。均装入纱布袋里,扎口,白酒浸泡。14日后取出药袋,压榨取液。并将药液与药酒混合,静置,过滤后即得。【功用】壮阳补肾。【主治】肾阳不足,阳痿早泄。【用法】口服:每次服20ml,日服1或2次。【附记】引自《药酒汇编》。阴虚火旺者忌服。

·壮阳酒·

【配方】蛤蚧尾1对,海狗肾2具,肉苁蓉40g,菟丝子、狗脊、枸杞子、人参各20g,当归15g,山茱萸30g,白酒1000ml。【制法】先将海狗肾用酒浸透后切片,再将余药粉碎成粗粉,并装入纱布袋里,扎口,白酒浸泡。14日后取出药袋,压榨取液,再将药液与药酒混合,静置,过滤,即得。【功用】补肾填精,峻补命门。【主治】阳痿早泄,梦遗滑精,畏寒肢冷,四肢无力,腰膝酸软。【用法】口服:每次服10～20ml,日服1或2次。【附记】引自《南郑医案选》。不宜多饮,贵在坚持。阴虚阳亢者忌服。如缺海狗肾,可用黄狗肾代替。

·人参鹿茸酒·

【配方】人参(红参)20g,鹿茸10g,白酒1000ml,红糖150g。【制法】将上药研为粗末,用纱布袋装,扎口,白酒浸泡。7日后取出药袋,压榨取液。并将药液与药酒混合,静置,过滤,即得。【功用】补气助阳,益肾填精。【主治】肾精亏损,气血不足,阳痿及更年期综合征。【用法】口服:每次服10～15ml,日服2次。【附记】引自《民间百病良方》。凡阴虚火旺及高血压患者忌服。

·海龙酒·

【配方】海龙、丹参、菟丝子、羊肾(炒烫)各 50g,海马、丁香各 2g,豆蔻、甘草、玉竹各 20g,大枣、狗脊(去毛)各 200g,人参(去芦)30g,当归、白芍、牡丹皮、泽泻、石斛各 10g,桑寄生、黄芪各 100g,小茴香(盐炒)、鹿茸(去毛)各 10g,熟地黄 40g,蔗糖 1500g,高粱白酒(40 度)2800ml,景芝白干(40 度)3200ml。【制法】除大枣外,余下 21 味药共研末(人参单独粉碎),与高粱白酒共置于容器内,密封浸泡 20 日,取上清液及压榨液,加入景芝白干,加入蔗糖搅拌溶解,静置,滤过即得。【功用】补肾益精。【主治】腰膝酸软,倦怠无力,健忘失眠,阳痿,滑精,风湿痹痛。【用法】口服:每日早、晚各服 1 次,每次服 30～50ml。【附记】引自《临床验方集》。本药酒助阳力强,凡阴虚火旺者不宜服用。海龙有催产作用,故孕妇应当忌服。

·苁蓉补益酒·

【配方】肉苁蓉 100g,牛膝 80g,菟丝子、制附子、肉豆蔻、肉桂、炮姜各 40g,花椒、巴戟天各 60g,补骨脂、楮实子各 50g,木香、蛇床子、川续断各 30g,鹿茸(去毛、制酥)20g,白酒 4000ml。【制法】将上药共捣碎,装入布袋扎紧口,置酒坛内,加入白酒,密封浸泡 5～7 日,启封滤渣澄清,装瓶备用。【功用】补肝肾,益精血,强筋骨,壮肾阳。【主治】由肝肾亏虚所致之耳聋目花,筋骨酸软,四肢不温,阳痿早泄及女子宫寒不孕等症均可用之。【用法】口服:每次服 10～20ml,日服 2 次。【附记】引自《集验百病良方》。屡用有效。方中附子有毒,故宜使用制附子。且不宜过量饮用。

·参茸归杞酒·

【配方】人参 60g,鹿茸 30g,枸杞子、当归、红花、秦艽各 6g,牛膝、防风、羌活、独活、萆薢、鳖甲、白术、玉竹、杜仲各 3g,丁香 2g,

冰糖 120g，白酒 1500ml。【制法】将诸药(除红花外)捣碎，连同红花一同放入酒坛内，倒入白酒，密封浸泡 7～9 日后，滤去药渣澄清，装瓶备用。【功用】补气壮阳，滋阴和血，祛风除湿。【主治】由肾精不足所致之阳痿早泄，精液清冷不育，腰膝酸软，尿后余沥不尽，妇女不孕，习惯性流产，经闭及风湿痹痛等症均可用之。【用法】口服：每次服 10～20ml，日服 2 次。【附记】引自《程氏医学笔记》。屡用屡验，效佳。

·补肾填精酒·

【配方】枸杞子、生地黄、人参各 150g，淫羊藿、沙苑子、丁香、沉香、远志各 100g，荔枝(去皮)210 枚，黄酒 5000ml。【制法】先将前 8 味药去除杂质，共研为粗末，分用 6 个纱布袋装，扎紧袋口，放入瓷坛内，同时将荔枝也放进瓷坛内，然后注入黄酒浸泡，密封坛口，再将酒坛放入水中煮，使水淹至瓷坛的 4/5 处，坛口露出水面，煮沸 2～3 小时，取出，继续密封浸泡 15 日左右，即可饮用。【功用】补肾填精，行气活血。【主治】阳痿早泄，失眠健忘，虚损劳伤，困乏无力，血虚头晕，食欲缺乏等。【用法】口服：每次服 10～20ml，日服 2 次。【附记】引自《集验百病良方》。屡用效佳。凡阴虚火旺者忌用。

·麻雀药酒·

【配方】麻雀 12 只，蛇床子、淫羊藿各 60g，冰糖 100g，米酒 1500ml。【制法】先将麻雀去毛及内脏，文火烤香，与后 3 味同入酒坛，加米酒，密封浸泡 30 日后即成。【功用】壮阳暖肾，补益精髓，强腰健身。【主治】肾虚阳痿早泄、精气清冷、性欲减退、小腹不温、小便清长、腰膝酸软、耳鸣等症。【用法】口服：每次服 20～30ml，日服 2 或 3 次。【附记】引自《民间百病良方》。

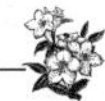

·振阳灵药酒·

【配方】黄芪、枸杞子各20g，仙灵脾、蛇床子、阳起石、菟丝子各15g，益智仁10g，蜈蚣10条，海狗肾1具，黄酒、白酒各500ml。【制法】将药物与酒一并置入容器中，密封浸泡10日后即可服用。【功用】补肾壮阳。【主治】阳痿。【用法】口服：每日早、晚各服1次，每次服25ml。20日为1个疗程。【附记】李保安经验方。用本药酒治疗24例（年龄在25－47岁，病程半年或2年），服药酒1个疗程治愈者6例，2个疗程治愈者12例，3个疗程治愈者5例，无效1例。治愈者中爱人怀孕生育者3人。

·生精灵药酒·

【配方】红参、鹿茸各15g，蛤蚧1对，韭菜子、淫羊藿、巴戟天各25g，生黄芪50g，肉桂10g，白酒（60度）500ml。【制法】将上药与白酒一起置入容器中，密封浸泡15日后即可服用。【功用】补肾壮阳，益气健脾。【主治】阳痿，早泄，无精子。【用法】口服：每次服10～20ml，日服2或3次。【附记】于芝伟经验方。用本药酒治疗725例，痊愈680例，有效25例，无效20例。

·兴阳谐性回春酒·

【配方】合欢皮、菟丝子各150g，枸杞子、蛇床子、韭菜子、淫羊藿、肉苁蓉各100g，罂粟壳75g，蜈蚣2条，石菖蒲、巴戟天各50g，川椒、雄蚕蛾（无蚕蛾可用红蜻蜓代之）各30g，鸡睾丸500g，高粱白酒5000ml。【制法】将药物与白酒一起装入搪瓷罐中，放入大锅里隔水炖煮至沸取出，放冷后投入鸡睾丸密封，埋地下，夏、春季窖3～7日取出，秋、冬季窖10～14日后取出，过滤压榨药渣取汁，混合，分装瓶内，密封备用。【功用】疏肝达郁，补肾兴阳，消愁提神。【主治】男子阳痿、早泄、性欲淡漠，女子阴冷，性快感、高潮障碍，男女不育、不孕症等。【用法】口服：每次空腹服25ml，日服3次。

【附记】曹思亮经验方。用本药酒治疗170例，治愈145例，好转25例，总有效率为100%。

·回兴酒·

【配方】合欢花50g，八月札100g，蜈蚣20条，石菖蒲60g，生酸枣仁60g，人参100g，红花80g，丹参120g，肉桂50g，菟丝子150g，韭菜子100g，巴戟天100g，肉苁蓉100g，淫羊藿120g，枸杞子100g，川椒50克，罂粟壳100g，鸡睾丸300g，雄蚕蛾60g，高粱酒2500ml。【制法】上药除鸡睾丸外均与高粱酒混合，装入搪瓷罐中，放入大锅中隔水烧煮至沸，放冷后加入鸡睾丸，密封。埋入地下一尺许，夏春季7天，秋冬季14天。过滤压榨药渣取汁，与药酒混合，分装瓶内，密封备用(亦可采用常规冷浸法)。【功用】补肾壮阳，活血化瘀，益气养血。【主治】男子阳痿。【用法】口服：每次服30～40ml，每日3次。2个月为1个疗程。【附记】引自《中医研究》。屡用效佳。阴虚阳亢者忌用。感冒发热，传染病或其他传染性疾病病期勿服。

早　泄

·蛤蚧菟丝酒·

【配方】蛤蚧1对，菟丝子、仙灵脾各30g，龙骨、金樱子各20g，沉香3g，白酒2000ml。【制法】先将蛤蚧去掉头、足，粗碎；其余5味加工使碎，与蛤蚧一同装入布袋，置容器中，加入白酒，密封，每日振摇数下，浸泡20日后，过滤去渣，即成。【功用】补肾，壮阳，固精。【主治】阳痿、遗精、早泄、腰膝酸困、精神萎靡等。【用法】口服：每次服15～30ml，日服2次。【附记】引自《药酒汇编》。验之临床多效。

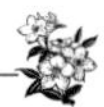

·韭子酒·

【配方】韭子 60g，益智仁 15g，白酒 500ml。【制法】将前 2 味捣碎，置容器中，加入白酒，密封，每日摇动数下，浸泡 7 日，过滤去渣即成。【功用】补肾助阳，收敛固涩。【主治】阳痿、早泄、腰膝冷痛等症。【用法】口服：每次服 10～15ml，日服 2 次。【附记】引自《民间百病良方》。一方去益智仁。

·雄蚕蛾酒·

【配方】活雄蚕蛾 20 只，白酒适量。【制法】取雄蚕蛾，在热锅上焙干，研细末，备用。【功用】益阳助性，益精液，活精虫。【主治】早泄，肾虚阳痿，滑精，不育症，精液量少，精虫活者少。【用法】口服：每服药末 3g，空腹时用白酒 20ml 冲服，日服 2 次。连服半个月以上。【附记】引自《民间百病良方》。验之临床，用治上述各症，每收良效。

·蛤鞭酒·

【配方】蛤蚧 1 对，狗鞭 1 具，沉香 4g，巴戟天、肉苁蓉、枸杞子各 30g，山茱萸 120g，白酒 2500ml，蜂蜜 100g。【制法】先将蛤蚧去掉头、足，粗碎；狗鞭酥炙，粗碎。余 5 味研为粗末，与蛤蚧、狗鞭同入布袋，置容器中，加入白酒，密封，每日振摇数下，浸泡 21 日后，过滤去渣，加入蜂蜜混匀，即成。【功用】补肾壮阳。【主治】腰膝酸软、四肢不温、小腹发凉、行走无力、早泄、阳痿、精神萎靡、面色无华等症。【用法】口服：每次服 10～15ml，日服 2 次。【附记】引自《药酒汇编》。验之临床多效。

·巴戟熟地酒（一）·

【配方】巴戟天（去心）、甘菊花各 60g，熟地黄 45g，川椒、枸杞子各 30g，制附子 20g，白酒 1500ml。【制法】将前 6 味捣碎，置容器中，加入白酒，密封，浸泡5～7日后，过滤去渣，即成。【功用】补肾壮阳，悦色明目。【主治】肾阳久虚、早泄、阳痿、腰膝酸软等症。【用法】口服：每次空腹温服15～30ml，每日早、晚各服1次。【附记】引自《药酒汇编》。验之临床，确有良效。

·锁阳苁蓉酒·

【配方】锁阳、肉苁蓉各60g，龙骨30g，桑螵蛸40g，茯苓20g，白酒2500ml。【制法】将前5味粗碎，入布袋，置容器中，加入白酒，密封，隔日摇动数下，浸泡5～7日后，过滤去渣，即成。【功用】补肾温阳，固精。【主治】早泄、阳痿、腰酸、便溏等症。【用法】口服：每次服10～20ml，日服2次。【附记】引自《药酒汇编》。验之临床，多效。

·沙苑莲须酒·

【配方】沙苑子90g，莲子须、龙骨各30g，芡实20g，白酒1500ml。【制法】将前4味捣碎，入布袋，置容器中，加入白酒，密封，每日振摇数下，浸泡14日后，过滤去渣即成。【功用】补肾养肝，固精。【主治】早泄，遗精，腰膝酸痛。【用法】口服：每次服10～20ml，日服2次。【附记】引自《药酒汇编》。验之临床，每收良效。

·仙灵补肾酒·

【配方】仙灵脾、金樱子各60g，补骨脂、当归、菟丝子各30g，牛膝、川芎、巴戟天、小茴香、肉桂、杜仲各15g，沉香8g，白酒5000ml。【制法】先将小茴香、补骨脂炒至略黄，与其他药物共装入纱布袋中，扎紧袋口，置于小口酒坛内，注入白酒，密封坛口，浸泡30天后过滤去渣，澄清，装瓶备用。【功用】壮阳固精，健筋骨，补精髓。【主治】阳痿，滑精，早泄，性功能低下，肢冷畏寒，精神萎靡，倦怠乏力，中老年体衰综合征。【用法】每次饮服10～20ml，日

服 2 次。【附记】引自《中华养生药酒 600 款》。凡牙龈肿痛，目赤尿黄，口苦口渴，五心烦热，身生疮疡，红肿热痛者忌服。

·三宝壮阳酒·

【配方】人参 30g，鹿茸 30g，貂鞭 1 具，白酒 1000ml。【制法】将人参及鹿茸切成薄片，与貂鞭、白酒一并置入容器中，密封浸泡 15 日即成。服用 1500ml 后，再添入 500ml，如此添至酒味淡薄为止。【功用】补肾阳，强腰脊。【主治】肾虚精冷，阳痿不举，遗精早泄，阴囊潮湿，腰腿酸软，头晕耳鸣，小便清长等。【用法】口服：每次饮服 10～20ml，日服 2 次。【附记】引自《中华养生药酒 600 款》。

不 育 症

·毓麟酒·

【配方】肉苁蓉、覆盆子、炒补骨脂各 30g，桑椹、枸杞子、菟丝子、韭菜子、楮实子、巴戟天各 23g，山茱萸、牛膝各 22g，莲须 15g，蛇床子、炒山药、木香各 7.5g，白酒 3000ml。【制法】将前 15 味研为粗末，入布袋，置容器中，加入白酒，密封，隔水蒸煮 4 小时，取出埋入土中 2 日后取出，过滤去渣，即成。【功用】补肝益肾，助阳固精。【主治】不育症、阳痿、早泄等症。【用法】口服：每次服 20ml，日服 2 次。【附记】引自《药酒汇编》。验之临床，确有良效。

·枸杞肉酒·

【配方】枸杞子、龙眼肉、核桃肉、白米糖各 250g，烧酒 7000ml，糯米酒 500ml。【制法】将前 3 味捣碎，入布袋，置容器中，加入烧酒、糯米酒和米糖(击碎)，密封，浸泡 21 日后，过滤去渣，即成。【功用】补肾健脾，养血脉，抗衰老。【主治】脾肾两虚、面色萎黄、精神萎靡、腰膝酸软、阳痿早泄、精少不育等症。【用法】口服：每次服 30～50ml，日服 2 次。【附记】引自《药酒汇编》。验之临床多效。

·种子药酒·

【配方】淫羊藿 125g，核桃仁、怀生地黄各 60g，枸杞子、五加皮各 30g，白酒 1000ml。【制法】将前 5 味切碎，置容器中，加入白酒，密封，隔水加热蒸透，取下待冷，浸泡 7 日后，过滤去渣，即成。【功用】补肾阳，益精血。【主治】不育症。【用法】口服：每次服 10～15ml，日服 2 次。【附记】引自《临床验方集》。验之临床，多效。

·五花酒·

【配方】玫瑰花、蔷薇花、梅花、韭菜花、沉香各 15g，核桃肉 1250g，米酒、白酒各 1250ml。【制法】将前 6 味共入布袋，置容器中，加入白酒，密封，浸泡 1 个月后，过滤去渣，兑入米酒，混匀。贮瓶备用。【功用】益肾固精，强阳起痿。【主治】肾阳不足、阳痿不举、小便淋沥、男子阳弱不育、女子阳虚不孕等症。【用法】口服：随意饮之，勿醉为度。【附记】引自《民间百病良方》。验之临床，多效。

·补肾生精酒·

【配方】淫羊藿 125g，锁阳、巴戟天、黄芪、熟地黄各 62g，枣皮、制附子、肉桂、当归各 22g，肉苁蓉 50g，枸杞子、桑椹、菟丝子各 34g，韭菜子、前胡各 16g，甘草 25g，白酒 2500ml。【制法】将前 16 味研为粗末，入布袋，置容器中，加入白酒，密封，浸泡 15 日后，过滤去渣，即成。【功用】补肾益精，滋阴壮阳。【主治】肾虚阳痿、不育症、腰膝酸软、四肢乏力、耳鸣眼花等症。【用法】口服：每次服 25ml，日服 3 次。【附记】引自《药酒汇编》。验之临床，每收良效。

·还春口服液·

【配方】红参、淫羊藿、汉三七、枸杞子各 15g，鹿茸 5g，白酒

500ml。【制法】将前5味捣(切)碎,置玻璃器皿内,用白酒浸泡2周,过滤去渣,取上清液,备用。【功用】益气生津,壮阳,活血。【主治】肾虚型男性不育症,性功能减退。【用法】口服:每次服10ml,日服2次。【附记】引自《中国当代中医名人志》。验之临床,多效。

·生精酒(一)·

【配方】鹿茸10g,鹿鞭15g,海狗肾1对,熟地黄60g,韭菜子、巴戟天、仙灵脾、五味子各30g,白酒2500ml。【制法】将前8味切碎,置容器中,加入白酒,密封。浸泡10日后,过滤去渣,即成。【功用】补肾壮阳,益精血。【主治】精虚型男性不育症。【用法】口服:每次服10ml,日服3次。【附记】引自《中国当代中医名人志》。验之临床,多效。

·鸡睾酒·

【配方】鲜鸡睾丸40g,淫羊藿、首乌藤、仙茅、路路通、龙眼肉各20g,白酒500ml。【制法】将前6味切碎,置容器中,加入白酒。密封,浸泡30日后,过滤去渣,即成。【功用】补肾强精。【主治】不育症等。【用法】口服:每次空腹服40ml,日服3次。【附记】引自《药酒汇编》。验之临床,屡收良效。

·仙传种子药酒·

【配方】茯苓100g,大枣肉50g,核桃仁40g,黄芪(蜜炙)、人参、当归、川芎、炒白芍、生地黄、熟地黄、小茴香、枸杞子、覆盆子、陈皮、沉香、官桂、砂仁、甘草各5g,五味子、乳香、没药各3g,蜂蜜600g,糯米酒1000ml,白酒2000ml。【制法】先将蜂蜜入锅内熬滚,入乳香、没药搅匀,微火熬滚后倒入容器中,再将前19味共研为粗末,与糯米酒、白酒一同加入容器中,密封,隔水蒸煮40分钟,取出埋入土中3日去火毒,取出过滤去渣,即成。【功用】补元调经,填髓补精,壮筋骨,明耳目,悦颜色。【主治】气血不足,头晕耳鸣，视物昏花，腰膝酸软，面色无华，精少不育，妇女月经不调、不孕等症。【用法】口服：每次服30ml，日服3次。【附记】引自《临床验方集》。验之临床，确有良效。

·魏国公红颜酒·

【配方】莲子肉、松子仁、白果仁、龙眼肉各10g，白酒500ml。【制法】将前4味切碎，置容器中，加入白酒，密封，浸泡15日后，过滤去渣，即成。【功用】滋阴壮阳。【主治】身体羸弱、心悸怔忡、神疲乏力、男子不育等症。【用法】口服：每次服30～50ml，日服2次，或随量饮之。【附记】引自《药酒汇编》。验之临床，屡收良效。

·海狗肾酒·

【配方】海狗肾1具，生晒参15g，怀山药30g，白酒1000ml。【制法】将前3味加工使碎，置容器中，加入白酒，密封，浸泡7日后，过滤去渣，即成。【功用】补肾助阳，益气强身。【主治】不育症、精冷、阳痿滑精、畏寒肢冷、腰膝冷痛等。【用法】口服：每次服20ml，日服2次。【附记】引自《民间百病良方》。临床验之多效。

·九子生精酒·

【配方】枸杞子、菟丝子、覆盆子、车前子、五味子、韭菜子、女贞子、桑椹子、巨胜子各50g，九香虫30g，白酒1000ml。【制法】将前10味药捣碎，置容器中，加入白酒，密封，浸泡5～7日后，过滤去渣，贮瓶备用。【功用】阴阳并补，生化肾精。【主治】特发性少精症。证属先天不足或后天失调，精神疲乏，头晕耳鸣，健忘腰酸，或胸腹闷胀，或无自觉症状。【用法】口服：每次服15～30ml，日服2或3次。【附记】本方系笔者根据《名老中医秘方验方精选》九子生精丸加九香虫而成。改用酒剂，奏效尤捷。

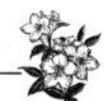

·二子内金酒·

【配方】菟丝子、韭菜子各100g，鸡内金、益智仁各50g，白酒750ml。【制法】将前4味捣碎，置容器中，加入白酒，密封，浸泡7日后，过滤去渣，即成。【功用】补肾壮阳，固精。【主治】早泄、不育症。【用法】口服：每次服15～30ml，日服3次。【附记】笔者经验方。多年使用，效佳。

·公鸡殖酒·

【配方】鲜公鸡殖200g，淫羊藿、首乌藤、仙茅、路路通、龙眼肉各100g，白酒(50度)2500ml。【制法】将上药与白酒一起置入容器中，密封浸泡。30日后即可服用。鲜公鸡殖不宜用水洗或放置时间过久，亦要忌日晒。最好是阉出鸡殖后即投入酒内。【功用】补肾强精。【主治】男性不育。【用法】口服：每日服3次，早(空腹)、午各服20ml，睡前服40ml。60日为1个疗程。【附记】引自《新中医》。用本药酒治疗18例，有效14例，疗效相当显著。服药期间忌食萝卜、白菜等寒性食物。在第1个疗程用药期间，夫妻应分居，忌行房事。第1个疗程结束后，可适度行房事。

·生精酒(二)·

【配方】锁阳、淫羊藿各60g，巴戟天、菟丝子、肉苁蓉各30g，王不留行、甘草各15g，黄芪50g，制附片、车前子、女贞子、蛇床子各20g，海狗肾5具，山茱萸、熟地黄、枸杞子各40g，白酒2000ml。【制法】将上药共研为粗末，用纱布袋装，扎口，入白酒浸泡。10日后取出药袋，压榨取液。将药液与药酒混合，静置，过滤后即得。【功用】补肾壮阳，益气生精。【主治】男子精子异常不育症，阳痿。【用法】口服：每次服15～30ml，日服2次。【附记】引自《临床验方集》。本药酒服用1个月为1个疗程，可以用1～3个疗程。用本药酒治疗因过食棉籽油致精子异常不育症40例，结果38例痊愈。

·龟龄集酒(二)·

【配方】鹿茸250g,人参200g,熟地黄60g,炮山甲(代)、大青盐、生地黄各80g,海马、石燕各100g,肉苁蓉90g,家雀脑30个,大蜻蜓、淫羊藿、杜仲炭各20g,甘草10g,地骨皮、川牛膝、天冬各40g,锁阳、菟丝子、补骨脂、枸杞子各30g,蚕蛾9g,硫黄3g,公丁香、急性子各25g,细辛15g,黑附子170g,白酒20L。【制法】将上药切碎,与白酒一起置入容器中,密封,隔水小火煮2小时,静置7日即成,静置期间,每日振摇1次。【功用】兴阳助肾,大补真元。【主治】肾阳虚弱或劳倦内伤,症见阳痿,滑精,筋骨无力,步履艰难,头昏目眩,神经衰弱,男子不育,女子不孕、赤白带下等。【用法】口服:每日早、晚各服1次,每次服15～30ml。【附记】引自《天津药品标准》。本药酒既能防病治病,又能延年益寿。通过现代药理实验证实,本药酒作用显著。①对肾上腺皮质功能衰竭的小鼠具有保护作用;②能提高小鼠的识别和记忆能力;③增强小鼠抗疲劳和耐缺氧能力;④具有强心作用;⑤促进动物巨噬细胞、网状内皮系统的吞噬功能及溶血抗体的产生,对大脑皮质具有促进兴奋和抑制的双重功能;⑥有保肝作用。

凡阴虚火旺者(症见性欲亢进、烦躁易怒、两颧潮红、口干、咯血等)忌服。

·助育衍宗酒·

【配方】鲜狗鞭2具,紫河车50g,仙灵脾100g,枸杞子100g,丹参100g,50度以上白酒2.5L。【制法】将上药共置于容器内,倒入白酒,密封浸泡20日后即可饮用。【功用】补肾益精,滋阴养肝,活血通络。【主治】精液异常不育症。【用法】口服:每次服20～25ml,每日服3次,30日为1个疗程。【附记】引自《河南中医》。①加减:若辨证属肾阴虚型加女贞子、黄柏;肾阳虚型加肉桂、巴戟天;气虚血弱型加黄芪、何首乌;脾肾两经郁热型加杜仲、黄精;湿

热下注型加苦参、龙胆草；肝经郁热型加栀子、柴胡。②疗效：治疗无精子症 5 例，结果：妊娠 1 例，临床治愈 2 例，好转 1 例，无效 1 例。治疗精液稀少症 19 例，结果：妊娠 9 例，临床治愈 7 例，好转 2 例，无效 1 例。治疗精液不液化症 8 例，结果：妊娠 3 例，临床治愈 3 例，好转 1 例，无效 1 例。治疗精子畸形、死精过多症 18 例，结果：妊娠 9 例，临床治愈 7 例，好转 2 例。

·三子酒·

【配方】菟丝子 200g，枸杞子 150g，女贞子 150g，路路通 100g，38～50 度米酒 2000ml。【制法】将上药置于容器内，倒入米酒，密封浸泡 50 日后即可饮用。【功用】补肾益精。【主治】男子不育症。【用法】口服：每日早、中午饭前各服 20ml，晚睡前服 60ml，耐酒力强者每次可加服 5～10ml。60 日为 1 个疗程。在第 1 个疗程期间忌行房事。60 日后继续服药酒并鼓励行房事。【附记】引自《河南中医》。屡用效佳。

·仙茅酒(一)·

【配方】仙茅 250g，白酒 1000ml。【制法】将仙茅投入白酒中，密封，浸泡 7 日后即可饮用。【功用】益肾壮阳，温肾散寒。【主治】因肾阳虚所致的精液清冷、少精子、死精子过多、畸形精子过多、精子活动异常、精液不液化等。【用法】口服：每次服 15～30ml，每日服 2 次。【附记】引自《单方验方治百病》。屡用效佳。

·调经种子酒·

【配方】白茯苓 100g，大枣、核桃肉各 60g，黄芪、党参、白术、当归、川芎、炒白芍、生地黄、熟地黄、小茴香、覆盆子、陈皮、沉香、木香、官桂(肉桂)、砂仁、乳香、没药、北五味子、甘草各 6g，枸杞子 30g，白蜂蜜 500g，白酒 2000ml。【制法】将上药与白酒、白蜂蜜同放瓷罐内，密封浸泡 15 日后即成。【功用】益精，调经，种子。【主治】男子下元虚冷、精液稀少之不育症，以及女子月经紊乱、宫冷胞寒之不孕症。【用法】口服：每次饮服10～20ml，日服2次。【附记】引自《中华养生药酒600款》。

·补肾种子酒·

【配方】淫羊藿1000g，枸杞子600g，山茱萸300g，巴戟天、肉苁蓉、金银花各200g，蒲公英、韭菜子、生甘草各100g，白酒8000ml。【制法】将上药与白酒共置入酒坛中，密封浸泡7日，每日搅拌1次。15日后过滤去渣，澄清装瓶备用。【功用】补肾生精，清热解毒。【主治】精子稀少不育症。【用法】口服：每次饮服10～20ml，日服2次。【附记】引自《中华养生药酒600款》。坚持服用效佳。

胞　痹

·秦艽酒方·

【配方】秦艽、牛膝、川芎、防风、桂心、独活、丹参、赤茯苓各60g，杜仲15g，侧子（炮裂去皮脐）、石斛、干姜、麦冬、地骨皮各45g，五加皮150g，薏苡仁30g，大麻仁（炒）50g，白酒3000ml。【制法】将前17味捣碎，入布袋，置容器中，加入白酒，密封，浸泡7日后，过滤去渣，即成。【功用】祛风散寒，活血利水。【主治】胞痹。【用法】口服：每次空腹温服10～15ml，日服2次。【附记】引自《圣济总录》。验之临床，确有良效。

·通胞酒·

【配方】菟丝子、肉苁蓉、秦艽、车前草各50g，白茅根10g，川红花15g，白酒500ml。【制法】将前6味切碎，置容器中，加入白酒，浸泡5～7日后，过滤去渣，即成。【功用】补肾阳，祛风湿，清湿热，活血利水。【主治】胞痹，症见小腹胀满、小便艰涩不利。【用法】口服：

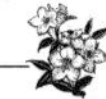

每次服15～30ml,日服3次。【附记】笔者经验方。多年使用,效佳。

肾结核

·马齿苋酒(一)·

【配方】马齿苋12 500g,黄酒1250ml。【制法】将马齿苋捣烂,置容器中,加入黄酒,密封,浸泡24小时后,过滤去渣,即成。【功用】温肾补虚,活血化瘀。【主治】肾结核,带下等症。【用法】口服:每次饭前服10～15ml,日服3次。如病人有饮酒习惯者可每服15～30ml。【附记】引自《医学文选·祖传秘方验方集》。方名为编者拟加。验之临床,确有卓效。

·百部二子酒·

【配方】百部100g,菟丝子150g,车前子90g,杜仲50g,白茅根15g,白酒700ml。【制法】将前5味加工使碎,置容器中,加入白酒,密封,浸泡7日后,过滤去渣,即成。【功用】补肾壮腰,杀虫利水。【主治】肾结核。【用法】口服:每次饭前温服15～30ml,日服2次。【附记】笔者经验方。

睾丸炎

·山芝麻酒·

【配方】鲜山芝麻25g,白酒适量。【制法】将鲜山芝麻洗净切碎,置砂锅中,加入白酒和清水各半,煎至数百沸,去渣备用。【功用】解表清热,消肿解毒。【主治】睾丸炎。【用法】口服:每日1剂,分2次服完。【附记】引自《民间百病良方》。验之临床,多效。

·香楝酒·

【配方】南木香、小茴香、大茴香、川楝子肉各12g,连须葱白5

根，白酒 100ml。【制法】将前 4 味放入锅内一同炒至香，入葱白，用水 1 碗，冲入锅内，盖上盖煎至半碗时取出，去渣，加白酒搅匀，再加食盐 1 撮，溶解后即得。【功用】理气止痛，清肝泻火。【主治】单侧睾丸肿大，疼痛下坠连及小腹的疝气疼痛和小腹寒痛。【用法】口服：趁热空腹 1 次服完或分 2 次服。【附记】引自《药酒汇编》。验之临床，确有卓效。

·鸡嗉子花酒·

【配方】鸡嗉子花 30g，虎杖、小木通各 15g，白酒 500ml。【制法】将前 3 味洗净切碎，入布袋，置容器中，加入白酒，密封，浸泡 10 日后，过滤去渣，即成。【功用】补中益气，清利湿热，解郁和中。【主治】睾丸肿大。【用法】口服：每次服 10ml，日服 2 次。【附记】引自《民间百病良方》。验之临床，多效。

前列腺增生

·补肾活血酒(一)·

【配方】生地黄、熟地黄、龟甲胶、鹿角胶、海狗肾、黄狗肾、海龙、海燕、蛤蚧、枣皮、龙骨、茯神、上桂、菟丝子、金樱子、益智仁、合欢皮、山药、杜仲、牛膝、五味子、枸杞子、鹿茸、冬虫夏草、覆盆子、锁阳、酸枣仁、何首乌、女贞子、墨旱莲、当归、川芎、红花、紫霄花。【制法】将上药共研为细末，与酿制的酒冲兑而成，按药酒 38%，每瓶装 500ml。【功用】补肾活血。【主治】前列腺增生症。【用法】口服：每次服 50ml，每日服 2 次。视患者酒量及具体情况酌予加减。1 个月为 1 个疗程。一般服 1～2 个疗程。【附记】引自《湖南中医杂志》。用此酒治疗 60 例，结果临床控制 10 例，显效 23 例，有效 20 例，无效 7 例。总有效率为 88.3%。

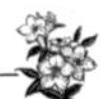

·二甲桃仁酒·

【配方】桂枝、穿山甲（代）、地龙、皂角刺各10g，茯苓20g，赤芍、桃仁、鳖甲各15g，牡丹皮8g，低度白酒（或黄酒）300ml。【制法】将上药加水煎煮2次，滤汁去渣，合并滤液，并加热浓缩，取浓汁200ml，与酒混合盛入瓶中备用。【功用】活血化瘀，软坚散结，化气利水。【主治】前列腺肿大而硬，不易消散者。【用法】口服：每次服50～100ml，日服3次。【附记】引自《单方验方治百病》。

·山甲酒·

【配方】穿山甲（代）180g，肉桂120g，甘草50g，低度白酒500ml。【制法】将上药轧为粗粉，置于容器中，倒入白酒，密封浸泡10～15日后即可饮用(隔日摇动1或2次)。【功用】温阳化气，消炎通闭。【主治】前列腺增生。【用法】口服：每次服15～20ml，每日服2次。【附记】引自《集验中成药》。

·补肾活血酒(二)·

【配方】怀牛膝20g，知母20g，炮山甲（代）20g，赤芍20g，桃仁20g，莪术20g，山茱萸20g，肉桂6g，蒲公英45g，石韦45g，路路通45g，皂角刺15g，生地黄15g，白酒2500ml。【制法】将肉桂、炮山甲粉碎成细末，与其他药一起用白酒浸泡3周后，过滤即得，分装瓶备用。【功用】清热解毒，活血化瘀，益肾利湿。【主治】前列腺增生症。【用法】口服：每次服15～20ml，每日2次。【附记】路路通又名枫实，为金缕梅科植物枫香树的成熟果实，有利水通络作用。原方为水煎剂，现改为酒剂应用。验之临床，效果颇佳。凡见尿频、尿急、尿痛伴发热者忌用。

·消坚通窍酒·

【配方】黄芪50g，海蛤壳25g，炮山甲珠25g，皂角刺10g，川牛膝10g，海藻15g，王不留行15g，木通9g，马鞭草30g，水蛭6g，白酒2000ml。【制法】将上药粉碎成粗末与白酒一起置入容器中，浸泡3周后过滤即得，分装瓶备用。【功用】益气活血，软坚通窍。【主治】前列腺增生症。【用法】口服：每次服15ml，每日2次。【附记】引自《实用中医药杂志》。原方为水煎剂，现改为酒剂应用。验之临床，多收良效。泌尿系统感染有明显尿频、尿急、尿痛甚至发热者忌用。

·启癃酒·

【配方】菟丝子30g，王不留行30g，山茱萸15g，炮甲珠15g，枸杞子25g，仙茅15g，冬葵子15g，肉桂4g，沉香5g，白酒1500ml。【制法】炮甲珠、肉桂研细，其他药打碎，一并置容器中，加入白酒封口，浸泡3周后过滤即成。分装瓶备用。【功用】益肾活血，行气制水。【主治】前列腺增生症。【用法】口服：每次服15～20ml，每日2次。【附记】引自《新中医》。屡用效佳。泌尿系统感染有明显尿频、尿急、尿痛甚至发热者忌用。

·三黄桂甲酒·

【配方】生黄芪100g，生大黄30g，生地黄50g，肉桂12g，穿山甲（代）20g，白酒1500ml。【制法】穿山甲经沙炒炮制成甲珠，与肉桂一起研成细粉，其他药切成薄片，与白酒一并置入容器中密封浸泡3周，过滤即成，储瓶备用。【功用】益气活血，滋阴清热。【主治】前列腺增生症。【用法】口服：每次服15～20ml，日服3次。【附记】引自《新中医》。本方原为汤剂，现改为酒剂，验之临床，效果尤佳。

·知柏滋肾酒·

【配方】知母20g，黄柏12g，肉桂10g，炮甲珠12g，鱼腥草、金银花、地丁、千里光各30g，黄连12g，白酒1500ml。【制法】将肉

桂、炮甲珠粉碎成粗末，和诸药置容器中，加入白酒浸泡 3 周，过滤后即得。酌加白糖适量以调味。【功用】滋肾清热，解毒利湿，活血化瘀。【主治】前列腺增生症。【用法】口服。每次服 15ml，日服 2 次。【附记】引自《中国中医秘方大全》。本药酒适宜于肾阴亏虚、湿热瘀阻尿道者，屡用效佳。泌尿系统感染伴发热者慎用。

·老人癃闭酒·

【配方】党参 24g，黄芪 30g，茯苓 12g，莲子 18g，白果 9g，萆薢 12g，车前子 15 g，王不留行 12g，吴茱萸 5g，肉桂 6g，甘草 9g，白酒 1500ml。【制法】将上述诸药与白酒一并置入容器中，密封浸泡 3 周，过滤即得。【功用】益气健脾，温肾助阳。【主治】老年前列腺增生症。【用法】口服：每次服 10～15ml，日服 2 次。【附记】山东民间经验方。屡用效佳。合并泌尿系统明显感染者忌用。

·解癃酒·

【配方】黄芪、刘寄奴各 30g，桃仁 15g，山茱萸 10g，蝼蛄 15g，沉香 10g，山药 15g，石韦 25g，熟地黄、甘草梢各 15g，白酒 1000ml。【制法】将药物研成粗末，置入容器中，加入白酒浸泡 3 周，过滤即得。【功用】补肾益气，活血化瘀，行气利水。【主治】前列腺增生症。【用法】口服：每次服 15ml，日服 2 次。【附记】引自《四川中医》。本方原为水煎剂，现改为酒剂。验之临床，效果甚佳。有尿频、尿急、尿痛伴发热者忌用。

乳 糜 尿

·红花杜仲酒·

【配方】红花、陈皮、枳壳、木瓜、延胡索、当归、甘草、路路通各 30g，杜仲、夏枯草、益母草、海金沙、续断、田三七各 50g，香附、赤小豆、丹参各 75g。【制法】将上药共置入玻璃瓶中，加入 50～60

度白酒5000ml，密封浸泡7～15日后即可饮用。【功用】化湿清热，活血利水。【主治】乳糜尿。【用法】口服：每次服30ml，每日早及晚睡前各服1次。1个月为1个疗程。【附记】引自《安徽中医学院学报》。用此酒治疗58例，经治2～3个疗程，结果显效42例，有效11例，无效5例。

·膏淋酒·

【配方】苦石莲、益智仁、菟丝子、煅龙骨各100g，白酒1000ml。【制法】将上药轧粗粒，置入容器中，加入白酒，密封浸泡10日后即可饮用。【功用】益肾缩尿。【主治】慢性乳糜尿。【用法】口服：每次服20～30ml，日服2次，10日为1个疗程。【附记】引自《集验中成药》。

第五节　神经、运动系统疾病

头　痛

·当归酒(一)·

【配方】当归50g，川芎、白芷各30g，细辛5g，白酒500ml。【制法】将前4味切片，置容器中，加入白酒，密封，浸泡5～7日后，过滤去渣，备用。【功用】活血化瘀，祛风止痛。【主治】血虚挟瘀所致的头痛，其痛如细筋牵引或针刺痛，痛连眼角，午后尤甚，或兼双目发涩，心悸怔忡，面色萎黄，眩晕等症。舌质淡，可见瘀点。【用法】口服：每次服15～30ml或适量饮用，日服3次。【附记】笔者经验方。屡用效佳。

·宁心酒·

【配方】龙眼肉250g，桂花60g，白酒2500ml，白糖120g。【制

法】将上药置容器中，加入白酒和白糖，密封，浸泡 30 日后，过滤去渣，即成。【功用】安神定志，宁心悦颜。【主治】心悸头痛、神经衰弱等症。【用法】口服：每次服 20ml，日服 2 次。【附记】引自《药酒汇编》。验之临床，屡收良效。糖尿病患者忌服。

·加味蔓荆子酒·

【配方】蔓荆子 120g，川芎 40g，菊花、防风、薄荷各 60g，黄酒 1000ml。【制法】将前 5 味捣碎，置容器中，加入黄酒，密封，浸泡 7 日后，过滤去渣，即成。【功用】疏利头目，祛风止痛。【主治】风热性头痛，头昏及偏头痛。【用法】口服：每次服 15～30ml，日服 3 次。【附记】引自《民间百病良方》。一方取一味蔓荆子 90g，白酒 500ml，浸泡 7 日。余同上。一方取一味白菊花 100g，白酒 1000ml，浸泡 7 日，用于治疗头昏头痛，目赤眼花，头发脱落，心胸烦闷及老年性脑动脉硬化性头痛、视物模糊等症。余同上。凡血虚有火之头痛目眩及胃虚者忌服。

·大豆蚕沙酒·

【配方】大豆 250g，云茯苓、蚕沙各 126g，黄酒 1500ml。【制法】先将后 2 味捣碎，置容器中，加入黄酒；另炒大豆，令声断，急投入酒中，密封，浸泡 7 日后，过滤去渣，即成。【功用】祛烦止痛。【主治】头痛烦热，肌酸体重，身痒，背强口噤及妇女产后中风湿。【用法】口服：每次温服 1～2 小杯（10～20ml），微出汗则佳。日服 5～7 次。【附记】引自《百病中医药酒疗法》。验之临床，多效。

·苍耳子酒·

【配方】苍耳子（炒香）50g，细辛 10g，白酒 500ml。【制法】将前 2 味捣碎，置容器中，加入白酒，密封，浸泡 5～7 日后，过滤去渣，即成。【功用】祛风散寒，通窍止痛。【主治】风寒头痛，急、慢性鼻炎、鼻窦炎所致的头痛、鼻塞、流清涕等症。【用法】口服：每次服

50ml,日服2次。【附记】笔者经验方。《本草拾遗》苍耳子酒,即本方去细辛,余同上。

·川芎酒(一)·

【配方】川芎30g,白酒1000ml,白糖适量。【制法】将川芎切碎,置容器中,加入白酒和白糖,轻轻摇动,密封,浸泡5～7日后,过滤去渣,即成。【功用】活血,祛风,止痛。【主治】神经性头痛,慢性鼻炎,鼻窦炎,外感头痛。【用法】口服:每次早、晚各适量饮用。【附记】引自《本草纲目》。验之临床,本药酒对急、慢性缺血性脑血管病有一定疗效,尤其对脑动脉硬化性头痛有明显的疗效。

·白芷薄荷酒·

【配方】白芷、薄荷各50g,白酒500ml。【制法】将前2味切碎,置容器中,加入白酒,密封,浸泡5～7日后,过滤去渣,即成。【功用】祛风,通窍,止痛。【主治】外感头痛。【用法】口服:每次服15～30ml,日服2次。【附记】笔者家传秘方。效佳。

·红花酒(一)·

【配方】红花15g,川芎10g,川牛膝10g,白酒500ml。【制法】将上药置入容器中,加入白酒,密封,浸泡7～10日后即可饮用。【功用】活血化瘀,通经止痛。【主治】瘀血头痛,兼治血瘀阻络的身痛、心痛、月经疼痛,以及跌打损伤所致的痛证。【用法】口服:每次服10～15ml,每日早、晚空腹饮服。【附记】引自《单方验方治百病》。屡用效佳。

偏头痛

·贝氏偏头痛药酒·

【配方】川芎36g,白芷15g,白芥子10g,白芍15g,香附10g,

郁李仁 20g，柴胡 15g，甘草 6g，白酒 500ml。【制法】将上药与白酒一起置入容器中，密封，浸泡，期间每隔 2 日振荡数次，2 周后过滤即得。【功用】活血化痰，行气止痛。【主治】偏头痛。【用法】口服：每次服 10～20ml，每日 2 次，5 天为 1 个疗程。【附记】引自《中国中医秘方大全》。屡用效佳。对酒精敏感者忌用。

·陈氏偏头痛药酒·

【配方】天麻 24g，当归 24g，白菊花 24g，白芷 24g，川芎 24g，丹参 24g，红花 20g，桃仁 12g，生地黄 20g，茯苓 24g，白芍 24g，蔓荆子 24g，白酒 1000ml。【制法】将上药与白酒一起置入容器中，封口，浸泡，期间每隔 2 日振荡数次，2 周后过滤即得。【功用】活血化瘀，祛风止痛。【主治】偏头痛。【用法】口服：每次服 15ml，每日 2 次。【附记】引自《中国中医秘方大全》。屡用效佳。

·乔氏加味川芎酒·

【配方】川芎 30g，石韦 20g，菊花 10g，僵蚕 15g，柴胡 10g，钩藤 20g，首乌藤 18g，白芷 10g，45～52 度白酒 1000ml。【制法】将上药与白酒一起置入容器中，封口，浸泡 1 周后，过滤即得。【功用】活血祛风，解痉止痛。【主治】偏头痛。【用法】口服：每次服 15～20ml，每日早、晚各 1 次，饭后服。【附记】引自《中西医结合杂志》。屡用效佳。月经过多者或脾胃虚弱者慎用。

眩　晕

·仙酒·

【配方】枸杞子、苍术（蒸）各 100g，牛膝、牛蒡子根各 50g，秦艽、羌活、防风、桔梗、火麻仁、鼠粘子各 10g，白酒 2500ml。【制法】将前 10 味捣碎，入布袋，置容器中，加入白酒，密封，每日振摇数次，浸泡 7 日后，过滤去渣，即成。【功用】补肝肾，祛邪气。【主治】眩晕、视物模糊、腰膝酸软、肢体麻木、关节疼痛等症。【用法】口服：每次温服 30ml，日服 3 次。【附记】引自《药酒汇编》。验之临床，效果均佳。

·地黄酒（一）·

【配方】熟地黄 125g，沉香 2.5g，枸杞子 60g，高粱酒 1750ml。【制法】将前 3 味捣碎，置容器中，加入白酒，密封，浸泡 10 日后，过滤去渣，即成。【功用】补肝肾，益精血。【主治】眩晕、腰膝酸痛、耳聋耳鸣、面色不华、失眠多梦等症。【用法】口服：每晚睡前服 15～30ml。【附记】引自《药酒汇编》。验之临床，连服效佳。凡脾虚多湿，便溏，痰多，食欲缺乏者忌服。

·归元酒（一）·

【配方】当归、甘菊花各 30g，龙眼肉 180g，枸杞子 60g，白酒 1500ml，米酒 500ml。【制法】将前 4 味捣碎，入布袋，置容器中，加入白酒和米酒，密封，浸泡 21 日后，过滤去渣，即成。【功用】补虚益气，养血安神。【主治】头晕目眩，心悸不安，血虚乏力。【用法】口服：每次服 15～30ml，日服 2 次。【附记】引自《药酒汇编》。验之临床，多效。

·首乌苡仁酒·

【配方】制首乌 90g，薏苡仁 60g，白酒 500ml。【制法】将制首乌切片与薏苡仁同置容器中，加入白酒，密封，浸泡 14 日后，过滤去渣，即成。【功用】养血，祛风湿。【主治】血虚眩晕，风湿腰痛，四肢麻木。【用法】口服：每次服 15～30ml，日服 2 次。【附记】引自《民间百病良方》。临床验之多效。

·平补酒（一）·

【配方】肉苁蓉 125g，枸杞子、巴戟天、滁菊花各 65g，糯米

125g，酒曲适量。【制法】将前 4 味置砂锅中，加水煎成 3000ml，待冷，糯米蒸熟，沥干，待冷，置容器中，加入药汁、酒曲（研末）拌匀，保温如常法酿酒，14 日后开封，去糟粕即成。【功用】补肾养肝，益精血，健筋骨，明目。【主治】头晕目眩、腰背酸痛、足膝无力等症。【用法】口服：每次服 15～30ml，日服 2 次。【附记】引自《普济方》。验之临床，确有良效。

·杞圆药酒·

【配方】枸杞子、龙眼肉、当归身各 60g，牛膝、杜仲、五加皮、金银花各 45g，大枣 250g，甘草、红花各 15g，白酒 3700ml，白糖、蜂蜜各 500g。【制法】将前 10 味捣碎，入布袋，置容器中，加入白酒，密封，浸泡 14 日后去药袋，加入白糖、蜂蜜，搅匀即成。【功用】益精血，补肝肾。【主治】精血不足、腰膝无力、筋骨不利、头晕目眩、心悸失眠等症。【用法】口服：每次服 10～15ml，睡前服。【附记】引自《药酒汇编》。验之临床，每收良效。

·人参大补酒（一）·

【配方】人参 1g，熟地黄 5g，枸杞子 18g，白酒 500ml。【制法】将前 3 味捣碎，入布袋，置容器中，加入白酒，密封，浸泡 15 日后，过滤去渣，加入冰糖，即成。【功用】大补元气，滋肝明目，安神延年。【主治】身体虚弱、头晕目眩、神经衰弱、腰膝酸软等。【用法】口服：每次服 20ml，日服 2 次。【附记】引自《临床验方集》。验之临床，每收良效。

·益阴酒·

【配方】生地黄 15g，女贞子、芝麻仁、枸杞子各 30g，白酒 1000ml，冰糖 50g。【制法】将前 4 味捣碎，入布袋，置容器中，加入白酒，密封，置文火上煮沸，取下待冷，浸泡 14 日后去药袋，加入冰糖，再兑入白开水 250ml，备用。【功用】滋肝肾，补精血，益气力，乌须发。【主治】头晕目眩、腰膝酸软、肾虚遗精、须发早白、肠燥便秘等症。【用法】口服：每次饭前服 10～20ml，日服 3 次。【附记】引自《药酒汇编》。凡属阴虚所致者用之多效。

·桂圆补血酒（一）·

【配方】龙眼（桂圆）肉、制首乌、鸡血藤各 100g，白酒 600ml。【制法】将前 3 味捣碎，置容器中，加入白酒，密封，每日振摇 1 次，浸泡 10 日后，过滤去渣，即成。【功用】滋阴养血。【主治】面色无华、头晕目眩、心悸失眠、四肢无力、须发早白等症。【用法】口服：每次服 20ml，日服 2 次。【附记】引自《药酒汇编》。验之临床，确有良效。

·山药酒（二）·

【配方】山药 100g，山茱萸 30g，五味子、人参各 10g，白酒 1250ml。【制法】将前 4 味切碎，置容器中，加入白酒，密封，浸泡 15 日后，过滤去渣，即成。【功用】益精髓，健脾胃。【主治】体质虚弱、头晕目眩、心悸怔忡、失眠多梦、遗精、早泄、盗汗等症。【用法】口服：每次服 15～20ml，日服 2 次。【附记】引自《药酒汇编》。验之临床多效。

·川芎酒（二）·

【配方】川芎、白芷、人参、天冬、柏子仁、磁石、石膏、蒲公英、白头翁各 30g，羚羊角、细辛、山药、甘草各 20g，防风 40g，白酒 1000ml。【制法】将上药共研为粗末，装入纱布袋中，扎紧口，置入酒坛内，加入白酒，密封浸泡 7 日后即可取用。【功用】祛风活络，平肝明目。【主治】头风头重，颈项强，眩晕耳鸣等。【用法】口服：每次服 10～20ml，日服 2 次。【附记】引自《程氏医学笔记》。屡用有效。

神经衰弱

·白人参酒·

【配方】白人参 30g，白酒 500ml。【制法】将白人参切片，置容器中，加入白酒，密封，每日振摇 1 次，浸泡 7 日即可服用。【功用】大补元气，补脾益肺，生津固脱，安神益智。【主治】久病气虚、食欲缺乏、自汗乏力、津伤口渴、神经衰弱、疲倦心悸、阳痿等症。【用法】口服：每次服 10ml，日服 2 次。【附记】引自《药酒汇编》。验之临床，连服效佳。

·安神酒(二)·

【配方】黄精、肉苁蓉各 250g，50 度白酒适量。【制法】将前 2 味捣碎，置容器中，加入白酒，按冷浸法制成药酒 1000ml。【功用】壮阳补肾。【主治】神经衰弱。【用法】口服：每次服 5～10ml，日服 3 次。【附记】引自《中药制剂汇编》。验之临床，多效。

·合欢皮酒·

【配方】合欢皮 100g，黄酒 500ml。【制法】将合欢皮切碎，置容器中，加入黄酒，密封，每日振摇 1 次，浸泡 14 日后，过滤去渣，即成。【功用】安神健脑，止痛消肿。【主治】神经衰弱、失眠头痛、跌打损伤、伤口痛等。【用法】口服：每次服 20ml，日服 2 次。【附记】引自《民间百病良方》。验之临床多效。

·缬草酒·

【配方】缬草、五味子各 50g，白酒 500ml。【制法】将前 2 味捣碎，置容器中，加入白酒，密封，浸泡 10 日后，过滤去渣，即成。【功用】安神理气。【主治】神经衰弱、失眠多梦等。【用法】口服：每次服 5～10ml，日服 3 次。【附记】引自《药酒汇编》。《陕甘宁青中草药选》中本方去五味子，白酒用250ml，余同上。治神经衰弱、心悸，效佳。

·手掌参酒·

【配方】手掌参、党参各15g，黄精30g，白酒500ml。【制法】将前3味药切碎，置容器中，加入白酒，密封，浸泡30日后即可取用。【功用】益气，壮阳，安神。【主治】身体虚弱，神经衰弱，阳痿，久泻。【用法】口服：每次服10～20ml，日服2次。【附记】引自《陕甘宁青中草药选》。验之临床多效。

·人头七酒·

【配方】人头七（即人参果）50g，白酒500ml。【制法】将人头七置容器中，加入白酒，密封，浸泡10～15日后，即可取用。【功用】益气安神。【主治】神经衰弱，头昏，失眠，肾虚所致的须发早白，不思饮食，烦躁不渴，月经不调。【用法】口服：每次服10～20ml，日服2次。【附记】引自《陕甘宁青中草药选》。验之临床，多效。

·五味子酒·

【配方】五味子50g，白酒500ml。【制法】将五味子洗净，置容器中，加入白酒，密封，每日振摇1次，浸泡15日后即可取用。【功用】镇静，强壮，安神。【主治】神经衰弱、失眠、头晕、心悸、健忘、烦躁等。【用法】口服：每次服3～5ml，日服3次。【附记】引自《药膳食谱集锦》。《中药制剂汇编》中本方用五味子藤20g，40％乙醇，用冷浸法，制成100ml，余同上。验之临床，效果均佳。

·定志酒（二）·

【配方】远志、石菖蒲各40g，人参30g，茯神、柏子仁各20g，朱砂10g，白酒1500ml。【制法】先将朱砂研细末；前5味加工使碎，同入布袋，置容器中，加入白酒，密封，每日振摇数次，浸泡14日

后，过滤去渣，即成。或朱砂后入。【功用】补心安神，养肝明目。【主治】神经衰弱、食欲缺乏、体倦乏力等症。【用法】口服：每次空腹服 15ml，日服 2 次。【附记】引自《临床验方集》。验之临床，每收良效。

·灵芝酒·

【配方】灵芝 30g，白酒 500ml。【制法】将灵芝切碎，置容器中，加入白酒，密封，浸泡 7 日后即可取用。【功用】养血安神，益精悦颜。【主治】神经衰弱、消化不良、咳嗽气喘等症。【用法】口服：每次服 20ml，日服 2 次。【附记】引自《民间百病良方》。验之临床，确有良效。

·巴戟淫羊酒·

【配方】巴戟天、淫羊藿各 250g，白酒 1500ml。【制法】将上 2 味药切碎，与白酒一起置入容器中，密封浸泡 7 日后即可服用。【功用】壮阳，祛风。【主治】神经衰弱，性欲减退，风湿痹痛，肢体瘫痪，末梢神经炎。【用法】口服：每日早、晚各服 1 次，每次服 20ml。【附记】引自《药物与方剂》。凡阴虚火旺者（症见烦躁易怒、两颧潮红、盗汗、舌红而干等）忌服。

·天麻补酒·

【配方】天麻 30g，人参 15g，三七 10g，杜仲 20g，白酒 1000ml。【制法】将上药研为粗末，用纱布袋装，扎口，白酒浸泡。7 日后取出药袋，压榨取液，并将药液与药酒混合，静置，过滤后即可饮用。【功用】益气补肾，祛风活血。【主治】神经衰弱、身体虚弱、身倦乏力、头晕目眩，或肢体麻木，筋骨挛痛等。【用法】口服：每次服 10～20ml，日服 1 或 2 次。【附记】引自《民间百病良方》。屡用有效。

失　眠

·地黄酒(二)·

【配方】熟地黄240g,枸杞子、制首乌、薏苡仁各120g,白檀香9g(或沉香末3g),当归、龙眼肉各90g,白酒15L。【制法】将前7味捣碎,入布袋,置容器中,加入白酒,密封,浸泡10日后,过滤去渣,即成。【功用】滋阴养血,理气安神。【主治】失眠症。其表现是经常性的睡眠困难,该入睡时难以入睡,或睡中易醒,醒后无清晰感,精神不振,有的甚至通宵不能成寐。【用法】口服:每晚临睡前温服3ml,不宜多饮。【附记】引自《惠直堂经验方》。验之临床,确有良效。

·养神酒(二)·

【配方】龙眼肉125g,熟地黄45g,甘枸杞、白茯苓、怀山药、莲子肉、当归身各30g,五味子、酸枣仁、薏苡仁、川续断、麦冬各15g,木香、大茴香各7.5g,丁香3g,白酒5000ml。【制法】将茯苓、莲子肉、山药、薏苡仁研细末,余11味制成饮片,同入布袋,置容器中,加入白酒,密封,隔水加热至药材浸透,取出,浸泡7日后,过滤去渣,即成。【功用】补益心脾。【主治】心悸失眠、神志不安、气怯血弱等。【用法】口服:每次服15～20ml,日服2次。【附记】引自《药酒汇编》。验之临床,每收良效。

·壮身酒·

【配方】黄精50g,何首乌、枸杞子、酸枣仁各25g,白酒500ml。【制法】将前4味捣碎,置容器中,加入白酒,密封,浸泡60日后,过滤去渣,即成。【功用】补肝肾,健脾胃,养阴血,理虚损。【主治】头晕失眠、食欲缺乏、腰膝酸痛、体衰乏力等症。【用法】口服:每次服25ml,日服2次。【附记】引自《药酒汇编》。验之临床,多效。

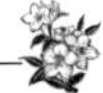

·补心酒(二)·

【配方】麦冬 30g,生地黄 22g,柏子仁、龙眼肉、当归、白茯苓各 15g,白酒 2500ml。【制法】将前 6 味切碎,入布袋,置容器中,加入白酒,密封,浸泡 7 日后,过滤去渣,即成。【功用】滋阴安神。【主治】心悸失眠、精神疲倦等症。【用法】口服:每次服 10～15ml,日服 2 次。【附记】引自《药酒汇编》。验之临床,每收良效。

·桑椹桂圆酒·

【配方】桑椹、龙眼(桂圆)肉各 20g,莲子肉 15g,白酒 500ml。【制法】将上药置容器中,加入白酒,密封,浸泡 7 日后即可取用。【功用】滋阴,养血,安神。【主治】心悸失眠、体弱少力、耳聋目眩等症。【用法】口服:每次服 20ml,日服 3 次。【附记】笔者经验方。凡大便稀溏者忌服。

·菊花首乌酒·

【配方】甘菊花 2000g,何首乌 1000g,当归、枸杞子各 500g,大米 300g,酒曲适量。【制法】将前 4 味入锅中,加水适量煎汁,用纱布过滤取汁待用。再将大米煮半熟沥干,和药汁混匀蒸熟,再拌酒曲适量,装入瓷缸中,四周用棉花或稻壳保温发酵,直到发出甜味,酒熟去渣,取用。【功用】养肝肾,益精血,抗早衰。【主治】肝肾不足所致的头晕失眠、目视眼花、须发早白、腰膝酸软等症。【用法】口服:每日早、晚饭时,取药酒 20ml,用开水冲服。【附记】引自《大众药膳》。佐餐常服,确有良效。

·养心安神酒·

【配方】枸杞子 45g,酸枣仁 30g,五味子 25g,香橼 20g,何首乌 18g,大枣 15 枚,白酒 1000ml。【制法】将前 6 味粗碎,入布袋,置容器中,加入白酒,密封,浸泡 7 日后,过滤去渣,即成。【功用】养心活血，养肝安神。【主治】失眠多梦，头晕目眩。【用法】口服：每晚临睡前服 20～30ml。【附记】引自《药酒汇编》。验之临床，确有良效。

·养血安神酒·

【配方】丹参、酸枣仁各 50g，五味子 30g，白酒 1000ml。【制法】将前 3 味捣碎，置容器中，加入白酒，密封，浸泡 7 日后，过滤去渣，即成。【功用】养血安神。【主治】失眠、多梦、心悸等症。【用法】口服：每次服 10～20ml，日服 2 次。【附记】笔者经验方。多年使用，效佳。

·枸杞药酒(一)·

【配方】枸杞子 250g，熟地黄、黄精（蒸）各 50g，百合、制远志各 25g，白酒 5000ml，白糖 500g。【制法】将前 5 味研成粗末，入布袋，置容器中，加入白酒，加盖隔水蒸至沸腾，倾入缸中，密封，浸泡 30～40 日后，每日搅拌 1 次。至时取出药袋，再将布袋压榨取汁入缸，加入白糖，搅拌，静置数日，过滤去渣，即成。【功用】滋肾益肝。【主治】肝肾不足、失眠、虚劳羸瘦、腰膝酸软等症。【用法】口服：每次服 10～15ml，日服 2 次。【附记】引自《药酒汇编》。又方取枸杞子 120g，白酒 1000ml，密封浸泡 7～15 日后即成。用治肝肾精亏所致的失眠多梦、眩晕、腰膝酸软、舌红少津及目疾、迎风流泪、遗精、早衰等症。效佳。

·人参三七酒·

【配方】人参 2g，三七、川芎各 6g，当归、黄芪各 20g，五加皮、白术各 12g，甘草 4g，五味子、茯苓各 8g，白酒 1000ml。【制法】将前 10 味捣碎，置容器中，加入白酒，密封，浸泡 15 日后，过滤去渣，即成。【功用】补益气血，养心安神。【主治】劳倦过度、久病虚弱、失眠多梦、食欲缺乏、倦怠乏力等症。【用法】口服：每次服 20ml，

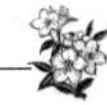

日服2次。【附记】引自《药酒汇编》。验之临床，确有良效。孕妇忌服。

·人参远志酒·

【配方】人参16g，当归10g，远志6g，龙眼肉8g，酸枣仁4g，冰糖20g，白酒600ml。【制法】将前6味捣碎，入布袋，置容器中，加入白酒，密封，浸泡14日后，过滤去渣，即成。【功用】补气血，安心神。【主治】倦怠乏力、面色不华、食欲缺乏、惊悸不安、失眠健忘、虚烦头晕等症。【用法】口服：每次服10～15ml，日服2次。【附记】引自《药酒汇编》。验之临床，屡收良效。

·百益长寿酒·

【配方】党参、生地黄、茯苓各4.5g，白芍、白术、红曲、当归各3g，川芎1.5g，木樨花25g，龙眼肉12g，白酒750ml，冰糖75g。【制法】将前10味研成粗末，入布袋，置容器中，加入白酒，密封，浸泡6日后，过滤去渣，加入冰糖，溶解后，即可取用。【功用】益气健脾，补血养心。【主治】心脾两虚、气血不足之乏力少气、食少脘满、失眠、面色不华、气虚血弱等症。【用法】口服：每次服15～30ml，日服3次，或不拘时，随量饮用。【附记】引自《药酒汇编》。验之临床，确有良效。

·鸡睾桂圆酒·

【配方】鸡睾丸2具，龙眼肉100g，白酒500ml。【制法】先将鸡睾丸蒸熟后剖开，晾干，与龙眼肉同置容器中，加入白酒，密封，浸泡90日后，过滤去渣，即成。残渣另食用。【功用】温补肾阳，养心安神。【主治】阳虚畏寒、腰膝酸软、肢体冷痛、失眠等症。【用法】口服：每次服10～15ml，日服2次。【附记】引自《民间百病良方》。验之临床，多效。

·万寿药酒(一)·

【配方】大枣 60g，当归 6g，川郁金、石菖蒲、五加皮、陈皮、麦冬、牛膝各 3g，红花 1.5g，白酒 700ml。【制法】将前 9 味切碎，入布袋，置容器中，加入白酒，密封，隔水煮 2 小时，取出待冷后，埋入地下 5 日，以去火毒。过滤去渣，即成。【功用】补脾胃，益气血，安心神。【主治】体质虚弱，劳倦过度，形体消瘦，健忘失眠，食欲缺乏等症。【用法】口服：每次服 20ml，日服 2 次。【附记】引自《药酒汇编》。验之临床，确有良效。孕妇忌服。一方加茯神 3g。本药酒可用于老年人保健。

·安神药酒·

【配方】柏子仁 15g，远志 10g，首乌藤 25g，合欢皮 15g，龙眼肉 20g，丹参 15g，炙甘草 10g，黄酒 750ml。【制法】将上药共研为细末，置入容器中，加入黄酒，密封浸泡 3 周后，即可饮用。【功用】活血调经，养血安神。【主治】失眠，心神不安等病。【用法】口服：每次服 50ml，日服 2 次。【附记】引自《集验中成药》。屡用效佳。

·益智宁神酒·

【配方】熟地黄、远志、五味子、菟丝子各 36g，地骨皮 48g，石菖蒲、首乌藤、丹参、川芎各 24g，白酒 1200ml。【制法】将上药共捣烂后，与白酒一并置入容器中，密封浸泡 7 日以上即可过滤服用。【功用】醒脑益智，补益心肾。【主治】失眠健忘，注意力不集中，心悸怔忡，头晕耳鸣等。【用法】口服：每次服 15～30ml，每日早、晚各服 1 次。【附记】引自《集验百病良方》。屡用效佳。

·逐瘀宁心酒·

【配方】当归 15g，生地黄 15g，桃仁 15g，赤芍 15g，红花 15g，枳壳 15g，柴胡 15g，甘草 15g，桔梗 15g，川芎 15g，牛膝 15g，珍珠

母 15g，首乌藤 20g，酸枣仁 30g，米酒 1000ml。【制法】将上药与米酒一起置容器中，封口，浸泡，每隔 2 日振荡数次，2 周后过滤即得。【功用】活血化瘀，宁心安神。【主治】失眠。【用法】口服：每次服 15～20ml，每日 2 次。【附记】引自《辽宁中医学院学报》。多年应用，效果颇佳。

面瘫（面神经麻痹）

·牵正独活酒·

【配方】独活 50g，白附子 10g，大豆（紧小者佳）200g，白酒 1000ml。【制法】将前 3 味研碎，置容器中，加入白酒，密封，隔水煮 1 小时，或用酒煮至数沸后过滤去渣，备用。【功用】祛风通络。【主治】面瘫（口眼㖞斜）。【用法】口服：每次服 10～15ml，日服 3 次，或早、晚随量服之。【附记】引自《药酒验方选》。验之临床，多效。

·定风酒（一）·

【配方】天冬 50g，牛膝、川桂枝各 15g，麦冬、生地黄、熟地黄、川芎、秦艽、五加皮各 25g，蜂蜜、红糖各 500g，陈米醋 500ml，白酒 1000ml。【制法】先将白酒和蜂蜜、红糖、陈米醋置容器中，搅匀，再将前 9 味研成粗末，入布袋，入容器中，用豆腐皮封口，压上大砖，隔水蒸煮 3 小时，取出埋入地下土中，浸泡 7 日后，过滤去渣，取用。【功用】滋补肝肾，养血息风，强壮筋骨。【主治】平素头晕、头痛、耳鸣目眩、少寐多梦，突然发生口眼㖞斜、舌强语謇，或手足重滞，甚则半身不遂等症。可用于面瘫、中风后遗症。【用法】口服：每次服 30～40ml，每日早、晚各服 1 次。【附记】引自《随息居饮食谱》。验之临床，效果甚佳。

·常春藤酒·

【配方】常春藤(三角风)、白风藤各15g,钩藤7个,白酒500ml。【制法】将前3味切碎,置容器中,加入白酒,密封,浸泡10～20日后,过滤去渣,即成。【功用】祛风止痉。【主治】口眼㖞斜(面瘫)。【用法】口服:每次服10～20ml,日服2次。【附记】引自《贵阳民间草药》。多年使用,每收良效。

·牵正酒·

【配方】独活50g,僵蚕15g,白附子、全蝎各10g,大豆100g,白酒(清酒)1000ml。【制法】将前5味粗碎,置容器中,加入白酒,密封,浸泡3～5日,或用白酒入药煎数沸。过滤去渣,即成。【功用】祛风止痉,化痰通络。【主治】口眼㖞斜。【用法】口服:每次服10～15ml,日服3次(临睡1次)。【附记】引自《药酒汇编》。验之临床,每收良效。服药期间应避风。

·蚕沙酒·

【配方】白附子、晚蚕沙各50g,川芎30g,白酒500ml。【制法】将前3味捣碎,入布袋,置容器中,加入白酒,密封,浸泡5～7日后,过滤去渣,即成。【功用】祛风化痰,活血通络。【主治】面瘫(口眼㖞斜)。【用法】口服:每次服10～15ml,日服3次。【附记】笔者经验方。多年使用,效果甚佳。服药期间避风,忌食生冷及一切刺激性食物。

·息风止痉酒·

【配方】天麻、钩藤各15g,羌活、防风各10g,黑豆(炒)30g,黄酒(或米酒)500ml。【制法】将前5味研为粗末,置容器中,加入黄酒,密封,置火上烧沸即止。过滤去渣,候温,备用。【功用】息风止痉。【主治】面瘫,并治中风口噤,四肢强直,角弓反张,肌肤麻木不

仁。【用法】口服:每日 1 剂,分 2 次服或徐徐灌服。【附记】引自《民间百病良方》。验之临床多效。

·桂防酒·

【配方】桂枝、川芎各 30g,防风、当归、白芍、香附、路路通各 50g,薄荷梗 20g,60%乙醇 1000ml。【制法】将上药加 60%乙醇(酒精)浸泡 2 周后即可取用。【功用】祛风活血。【主治】周围性面神经麻痹。【用法】外用:取两组穴位,阳白、颧髎、地仓,太阳、下关、颊车交替使用。针刺得气后出针,在针刺穴位处按上自制药罐,用针筒抽出罐中空气,使其形成负压,再经罐内注入药酒液 3ml,每次 30 分钟,每 2 日 1 次,10 次为 1 个疗程。【附记】引自《山西中医》。用此法治疗 51 例,结果痊愈 32 例,显效 11 例,好转 6 例,无效 2 例。

·复方牵正药酒·

【配方】制白附子 15g,僵蚕 15g,蜈蚣 5 条,夏枯草 45g,葛根 25g,川芎 15g,羌活 15g,赤芍 25g,地龙 25g,白芷 10g,白酒 1000ml。【制法】将上药与白酒一起置入容器中,封口,浸泡,每隔 2 日振荡数次。2 周后过滤,即得。【功用】化痰止痉,活血通经。【主治】面神经炎所致面瘫。【用法】口服:每次服 15～20ml,每日 2 次。配合针灸治疗。【附记】引自《现代中西医结合杂志》。原方为水煎剂,现改为酒剂应用,服用更方便,治疗效果更佳。如果乳突部压痛消失,可去夏枯草,加黄芪 45g。

痹证一(风湿性关节炎与类风湿关节炎)

·青囊药酒·

【配方】苍术、乌药、杜仲、牛膝各 60g,陈皮、厚朴、当归、枳壳、独活、槟榔、木瓜、川芎、桔梗、白芷、茯苓、半夏、麻黄、肉桂、防己、甘草、白芍各30g,白酒5000ml。【制法】将前21味共研为粗末,入布袋,置容器中,加入高粱酒,密封,隔水加热约2小时,取出待冷,埋地下3日后,过滤去渣,即成。【功用】散寒燥湿,活血消肿。【主治】风湿性关节炎,关节疼痛。【用法】口服:每次服20～30ml,日服2次,或不拘时,酌情随量饮之。【附记】引自《万病回春》。①浸酒后的药渣,晒干研细末,以酒为丸,饭前用药酒送服此丸3～5g;②此药酒适用于痹证初起,如风湿日久,肝肾、气血已虚,宜改服补益成分较多的药酒或药物;③如局部红肿明显,有发热现象的,属湿热为患,不宜服用此药酒。

·泡酒方(二)·

【配方】儿茶、乳香、没药、海龙、碎蛇(白花蛇)各7.5g,石燕半个,血竭4.5g,自然铜(醋淬)15g,杜仲9g,制草乌、制川乌各3g,炒北五味30g,何首乌24g,蜈蚣(焙研细末)5条,大曲酒1000ml,白酒1500ml。【制法】将前14味切碎,置容器中,加入大曲酒,密封,浸泡2周后,再加白酒,静置1宿后,过滤去渣,即成。【功用】祛风除湿,活血化瘀,通络止痛。【主治】风湿性关节炎,风湿痛。【用法】口服:每次服15～30ml,或随量饮,日服3次。【附记】引自《王渭川临床经验选》。临床验证,多效。

·泡酒方(三)·

【配方】枸杞子、黄精、贡术、制川乌、熟附片各30g,羌活、独活、威灵仙、当归、姜黄各15g,蜈蚣(焙研细末)20g,乌梢蛇90g,千年健60g,大曲酒1000ml。【制法】将前13味切碎,置容器中,加入大曲酒,密封,浸泡2周后,过滤去渣,即成。【功用】温经散寒,祛除风湿,通络止痛。【主治】风湿性关节炎,四肢麻木,风寒湿痛。【用法】口服:每次服10～15ml,每日早、晚各服1次。【附记】引自《王渭川临床经验选》。临床验证,多效。

·风湿酒(一)·

【配方】独活、桂枝、白马骨、绣花针、大活血、钻地风、五加皮各15g,枫荷梨30g,牛膝、淫羊藿、石菖蒲、千年健、甘松、延胡索各9g,全蝎、蜈蚣各3g,50度白酒1600ml。【制法】将前16味切碎,置容器中,加入白酒,密封,浸泡7～10日后,过滤去渣,即成。【功用】祛风除湿,活血祛瘀,通络止痛。【主治】痹证(关节炎、坐骨神经痛)。【用法】口服:每次服10～15ml或用温开水兑服,每日早、晚各服1次。【附记】引自《百病中医膏散疗法》。临床验证效佳。治疗100例,总有效率达100%,痊愈率为95%。

·风湿药酒(一)·

【配方】四块瓦、大血藤、见血飞、岩石桑根、威灵仙各30g,八爪金龙、水冬瓜根、五香血藤各40g,白筋条、牛膝、杜仲各20g,蜈蚣10条,三七28g,红花10g,55度白酒2500ml。【制法】将前14味捣碎或切片,置容器中,加入白酒,密封,浸泡7～10日后,过滤去渣,即成。【功用】祛风除湿,活血止痛。【主治】风湿性关节炎,手足麻木,风湿骨痛。【用法】口服:每次服15～20ml,日服3次。【附记】引自《中国当代中医名人志》。

·风湿药酒方(一)·

【配方】生川乌、生草乌、乌梅、牛膝、大青叶各15g,金银花10g,白酒500～1500ml。【制法】将前6味切碎,置容器中,加入白酒,密封,浸泡10日后,过滤去渣,备用。【功用】祛风除湿,消炎解毒,温经止痛。【主治】半身不遂,类风湿关节炎(肢体变形、活动受限者佳)。【用法】口服:每次服5～10ml,每日早、晚各服1次。【附记】引自《中国当代中医名人志》。若无生川乌、生草乌,可用熟川乌、熟草乌代,但剂量加倍。上述剂量勿过量,口唇麻木者可减量服之。验之临床,确有良效。

·祛风酒(一)·

【配方】独活、羌活、白芍、秦艽、桑寄生各60g，木瓜、牛膝、川续断、五加皮、破故纸各90g，党参150g，高粱酒5000ml，冰糖500g。【制法】将前11味切碎，置容器中，加入白酒，密封，浸泡2周后，过滤去渣，加入冰糖，待溶解后，滤过即成。【功用】祛风胜湿，温经散寒，扶正固本，通络止痛。【主治】风湿性关节炎(骨节酸痛，痛无定处，四肢酸沉，筋络拘挛，屈伸不利，遇寒冷则痛剧)。【用法】口服：每次服30ml，每日中、晚各服1次。【附记】引自《百病中医膏散疗法》。验之临床，多效。

·五加皮酒(一)·

【配方】檀香、当归、青风藤、海风藤、川芎、威灵仙、木瓜各120g，白术(麸炒)、白芷各180g，怀牛膝、菊花、红花各240g，五加皮、橘皮各500g，党参、姜黄各720g，独活、川乌(炙)、草乌(炙)、公丁香、砂仁、木香、肉桂各60g，玉竹1920g，肉豆蔻(滑石煨)、豆蔻仁各90g，栀子1440g，白酒19.2L，冰糖19.2kg。【制法】先将当归至玉竹等17味药(除橘皮、炙川芎、公丁香、砂仁、肉桂、木香外)酌予碎断，放入铜锅内，加入清水，至高出药物表面，加热煎煮。当水量减少时可适量添水。每隔2～4小时取药汁1次。药料再加清水煎煮，如此反复3或4次，然后压榨去渣取汁，合并煎汁过滤静置。再置锅内加热浓缩。当锅面起有泡沫时，随时捞出。随着药汁的增浓，适当降低火力，并用铜勺或木棒入锅底轻轻搅动，防止焦化。待成稠膏时，取少许滴于能吸潮的纸上检视，以不渗纸为度，即成清膏。将白酒置铜罐(或瓷坛内)，同时将清膏、冰糖和檀香等(先研成粗末)共入罐内，移至开水锅中加热至罐内酒沸。沸后6～8分钟，立即将罐取出倒入缸中密封浸泡。浸泡3～5个月即得。至时开封，取出清液，将残渣压榨过滤，合并静置后，装瓶备用。【功用】祛风除湿，舒筋活血。【主治】风湿性关节炎(风湿引起

的关节疼痛、手足拘挛、四肢麻木、腰膝酸重)及阴囊潮湿、妇人阴冷等症。【用法】口服:每次服 15～30ml,日服 3 次。【附记】引自《中药制剂手册》。验之临床,用治上述各症,均有良好的效果。孕妇忌服。

·三乌药酒·

【配方】川乌 5g,乌梅 15g,草乌、甘草、金银花、木瓜、威灵仙各 10g,白酒 500ml,白糖 60g。【制法】将前 7 味切碎,置广口瓶中,加入白酒和白糖,密封,浸泡 7 日后,过滤去渣,即得。【功用】祛风散寒,舒筋通络止痛。【主治】风寒痹证(风湿性关节炎)。【用法】口服:每次服 20ml,每日早、晚各服 1 次。【附记】引自《中国当代中医名人志》。临床验证,效佳。

·痹类灵酒·

【配方】桃仁、苍术、大秦艽、桑寄生、桂枝、当归、山楂、大活血各 8g,威灵仙 18g,红花、白术各 10g,炙马钱子 3g,生地黄 16g,穿山龙、党参、老鹳草各 13g,白酒 500ml,白糖 100g。【制法】将前 16 味切碎,置容器中,加入白酒和白糖,密封,浸泡 7 日后,过滤去渣,即成。【功用】祛风散寒,舒筋活络,消肿止痛。【主治】顽痹(类风湿关节炎、关节痛、神经痛)。【用法】口服:成人每次服 15ml,日服 2 或 3 次。连服 7 日,停药 3 日再服。【附记】引自《中国当代中医名人志》。验之临床,坚持服用,每收良效。孕妇忌服。

·三乌酒(一)·

【配方】制川乌、制草乌、制首乌、千年健、钻地风各 10g,40 度纯正米酒 500ml。【制法】将前 5 味切碎,置容器中,加入白米酒,密封,浸泡 15 日后,过滤去渣,即成。【功用】驱寒湿,利关节,通络止痛。【主治】急、慢性关节炎,剧烈疼痛,由风寒湿邪深入筋络而发。【用法】口服:能饮酒者每次服 10ml,不能饮者,每次服 5ml,

温开水冲服。日服3次。【附记】引自《中国当代中医名人志》。本方药性剧烈，宜饭后服。验之临床，确有良效。凡孕妇及热性关节炎患者忌服。

·风湿酒（二）·

【配方】伸筋草、舒筋草、木通、血竭、制川乌、制草乌、广木香、丁香、桂尖、海蛆各10g，土鳖虫、穿山甲（代）、血通、防风、杜仲、川芎、当归各15g，三七5g，红花、海马各3g，白酒1000～1500ml。【制法】将前20味切碎，置容器中，加入白酒，密封，浸泡7～10日后，即可开封服用。酒尽，再加白酒浸泡7日，去渣，备用。【功用】祛风散寒除湿，活血通络止痛。【主治】风湿性关节炎。【用法】口服：每次服10～15ml，日服3次。【附记】引自《中国当代中医名人志》。临床验证，多效。

·喇嘛酒（一）·

【配方】核桃仁、龙眼肉各20g，怀牛膝、杜仲各3g，豨莶草、白术、川芎、茯苓、牡丹皮各2.5g，枸杞子、熟地黄、何首乌各5g，砂仁、乌药各1.5g，白酒1500ml。【制法】将前14味切碎，入布袋，置容器中，加入白酒750ml，隔水蒸2小时，待冷，再加入白酒750ml，密封，浸泡7日后，过滤去渣，备用。【功用】养肝肾，补气血，强筋骨。【主治】精血亏损，半身不遂及风湿性关节炎，筋骨痛，四肢麻木。【用法】口服：每次服20ml，日服2次。【附记】引自《药酒汇编》。验之临床，多效。

·追风酒·

【配方】当归、川芎、白芍、熟地黄、杜仲、川牛膝、香附、羌活、独活、寻骨风、木瓜、桂枝、荜茇、干地龙、云茯苓、大枣各15g，水蛭、土鳖虫、三七参、红花、生川乌、生草乌、全蝎、蝉蜕各9g，枸杞子5g，马钱子（制）4.5g，乌梢蛇30g，蜈蚣16g，白酒1000ml。【制法】

将前 28 味共为粗末，入布袋，置容器中，加入白酒，密封，浸泡 20 日后，过滤去渣，即成。【功用】追风活络，活血止痛。【主治】类风湿关节炎（顽痹日久，关节变形、肿大、屈伸不利、疼痛不止等症）。【用法】口服：每次服 15～30ml，日服 3 次。【附记】引自《药酒汇编》。验之临床，坚持服用，每收良效。用治风湿性关节炎，日久不愈者，效果亦佳。但痹证初起或热痹忌服。

·长宁风湿酒·

【配方】当归、生地黄各 120g，土茯苓、威灵仙各 90g，防风、防己、红花各 60g，木瓜 30g，60 度高粱酒 1500ml。【制法】将前 8 味切碎，置容器中，加入白酒，密封，浸泡 3 周后取出滤液；药渣再加水煎煮，过滤去渣，取药汁；另用蝮蛇、眼镜蛇、赤链蛇（均用活蛇）各 500g，分别浸酒 1L，3 周后滤取酒液，等量混合成为“三蛇酒”。再将药酒、药汁、三蛇酒三者等量混合，即成为长宁风湿酒。【功用】活血解毒，搜风通络。【主治】类风湿关节炎及其他关节炎。【用法】口服：每次服 10～15ml，日服 3 次。【附记】引自《新医药学杂志》。验之临床，确有良效。

·关节炎酒·

【配方】川乌、草乌、党参、红花、当归各 6g，枸杞子、杜仲、木瓜、乌梢蛇、牛膝各 9g，60 度白酒 500ml。【制法】将前 10 味切碎，置容器中，加入白酒，密封，浸泡 1 周后，过滤去渣，即成。【功用】活血祛风，强筋壮骨。【主治】风湿性关节炎。【用法】口服：每次服 10ml，日服 2 或 3 次。【附记】引自《中药制剂汇编》。临床验证，多效。

·药酒外搽方·

【配方】白花蛇、制川乌、制草乌、羌活、独活、川芎、防风、细辛、麻黄、香附、延胡索、制乳香、制没药各 10g，秦艽、梧桐花各 12g，鲜生姜10片,45～70度白酒1000～1500ml。【制法】将前16味捣碎,置容器中,加入白酒,密封,浸泡15日后即可取用。【功用】散寒祛湿,通络止痛。【主治】凡因风寒湿三气杂至引起的肩、背、腰、腿、膝等部关节和肌肉疼痛而无局部器质性病变者,均可适用。【用法】外用:先将本药酒蘸手掌上在局部(患处)拍打(第1个星期每日拍打1次,每次10分钟,以后每日拍打2次,每次15分钟),拍打轻重以舒适为度。拍打完后,再搽药酒1遍。每用1周,将瓶中烧酒加满,并使药酒保持一定浓度。【附记】引自《百病中医熏洗熨擦疗法》。此药酒对于皮肤有过敏、局部皮肤破损或有皮肤病者,不宜使用。同时宜随病位加味:如病在肩关节加片姜黄10g,伸筋草20g,海桐皮12g;在腰背部加川断、杜仲各10g,狗脊12g,在膝关节加牛膝、木瓜各10g。如方中制川乌、制草乌改用生川乌、生草乌,效果尤佳。

·复方三蛇酒·

【配方】白花蛇1条,蕲蛇、乌梢蛇、防己、防风、生地黄、羌活、忍冬藤、海风藤、金银花根、桑枝、黄芪、甘草各30g,蜈蚣5条,全蝎、蜣螂虫各10g,露蜂房15g,高粱酒2500ml。【制法】将前17味捣碎,置容器中,加入高粱酒,密封,浸泡2周后即可开封取用。【功用】祛风除湿,透骨搜络,蠲痹止痛。【主治】类风湿关节炎,剧痛或久痹痛发顽固者。【用法】口服:每次服10～15ml,水酒调服,日服2次。【附记】引自《当代名医临证精华·痹证专辑》。本证为风寒湿热痰瘀之邪留伏骨关节所致。故清叶天士云:“络瘀则痛”。主张搜剔经隧之瘀。搜剔经络之瘀莫如虫类。对久病或慢性病患者关节长久肿痛、功能障碍、寒湿瘀凝结于经隧,用一般祛风散寒化湿药效果不显。佐以透骨搜络之虫类药取效最捷,药如乌梢蛇、蕲蛇、全蝎、蜈蚣、地龙等,特别是蕲蛇、乌梢蛇,《本草纲目》认为能透骨剔风、内走脏腑、外彻皮肤、无处不到。全蝎善于走窜,逐湿除风、蠲痹通经,用治风湿痹痛。地龙主治历节病,蜈蚣治顽痹。经

长期体验，确有良效。又一方，即上方去黄芪，余同上。本方亦可制成丸(片)剂，用之均有良效。

·蜈蛇酒·

【配方】白花蛇 30g，蜈蚣、细辛各 20g，当归、白芍、甘草各 60g，白酒 2000ml。【制法】将前 6 味共研细末，置容器中，加入白酒，密封，浸泡 10 日后即可取用。【功用】温经散寒，活血祛风，搜风通络。【主治】类风湿关节炎和风湿性关节炎。【用法】口服：每次服 30～40ml，每日早、晚各服 1 次。【附记】引自《福建中医药》。临床验证效佳。

·风湿止痛药酒·

【配方】豨莶草 150g，制川乌、制附子、牛膝、炙甘草各 15g，露蜂房、穿山龙、乌梢蛇、全蝎、土鳖虫、桂枝、桑寄生各 45g，红花、青风藤各 30g，络石藤、石楠藤各 60g，蜈蚣 9g，蔗糖 1900g，白酒 7000ml。【制法】将前 17 味捣为粗末，入布袋，置容器中，加入白酒，密封，每日搅拌 1 次，浸泡 30～40 日后，取出布袋压榨，合并，滤过。滤液加蔗糖(或白糖)，搅拌溶解，静置 15 日，滤过即成。【功用】祛风散寒，除湿通络。【主治】风湿性关节炎(风寒湿痹，关节疼痛)。【用法】口服：每次服 10～15ml，日服 2 或 3 次。【附记】引自《药酒汇编》。验之临床多效。凡孕妇及小儿忌服。

·蛇虫酒·

【配方】金钱白花蛇 1 条，蕲蛇、羌活、生地黄、熟地黄、忍冬藤、乌梢蛇各 30g，蜈蚣 3 条，当归、牛膝、全蝎、蜣螂虫各 9g，僵蚕、枸杞子各 12g，木防己 15g，陈皮 6g，甘草 3g，大枣 4 枚，白酒 2000～2500ml。【制法】将前 18 味切碎，置容器中，加入白酒，密封，浸泡 15 日后，过滤去渣，即成。【功用】祛风除湿，搜风通络，散寒止痛。【主治】类风湿关节炎(寒湿型)。【用法】口服：每次服 15～30ml，日服 2 或 3 次。【附记】引自《中国食疗学》。验之临床，确有良效。

·风湿药酒（二）·

【配方】全虫、当归头、川牛膝各 50g，川芎 40g，红花 45g，白芥子 30g，麝香 1g，白酒 2500ml。【制法】将前 6 味切碎，麝香研细末，同置容器中，加入白酒，密封，浸泡 1 个月后，过滤去渣，即成。【功用】活血祛风，搜风通络。【主治】类风湿关节炎等关节疼痛诸症，以关节游走性疼痛为主者。【用法】口服：于每晚临睡前服 30ml。【附记】引自《国医论坛》。验之临床，多效。

·风痛药酒·

【配方】丁公藤 19.2kg，白芷、青蒿子、桂枝、威灵仙各 1.6kg，五加皮、小茴香、防己、羌活各 1.2kg，麻黄 3.2kg，当归、川芎、建栀子各 1kg，50 度白酒 192L。【制法】将前 13 味捣碎，和匀，置容器中，加入白酒，密封，浸泡（夏秋季 45 日、春冬季 60 日）。滤取上清液，将药渣压榨，榨出液与浸液合并，静置 4 日。滤过即得。【功用】祛风通络，散寒止痛。【主治】风寒湿痹，四肢麻木，筋骨疼痛，腰膝乏力，老伤复发。可用于风湿性关节炎、宿伤等。【用法】口服：每次服 15ml，日服 3 次。【附记】引自《上海市药品标准》。验之临床，确有良效。

·舒筋通络酒·

【配方】黄芪、秦艽、木瓜、牛膝、白芍、丹参、当归、枸杞子、鸡血藤、生川乌、生草乌、乌梢蛇、海桐皮、伸筋草、海风藤各 15～25g，白酒 5000ml。【制法】将前 15 味切片，置容器中，加入白酒，密封，浸泡 30 日后，过滤去渣，即成。【功用】祛风湿，补肝肾，强筋骨，养血舒筋，活血通络。【主治】风寒湿之邪入络、气血阻滞引起的肩、腰、膝等部关节疼痛。适用于急、慢性风湿性关节炎，类风湿关节炎，坐骨神经痛，腰肌劳损。【用法】口服：每次服 15～30ml，日服

2 或 3 次。【附记】引自《药酒汇编》。验之临床，确有良效。

·风湿关节酒·

【配方】牛膝、草乌（甘草、金银花水制）、桂枝、松节、羌活各 90g，防风、鸡血藤、人参、甘草各 120g，木瓜、威灵仙各 60g，萆薢、川芎、当归、苍术、白芍、乌梢蛇（酒制）、佛手各 150g，穿山龙、老鹳草、红曲、五加皮、独活各 240g，红糖 3000g，白蜜 5000g，白酒适量（约 50L）。【制法】将前 23 味粗碎（除红曲外），置容器中，装回流罐，另取 45 度白酒，分次加入 25L、15L、10L，加入红曲兑色，每次均加热至酒沸 30 分钟，取出药液，将残渣压榨，榨出液与 3 次浸出液合并，置罐内，加红糖、白蜜混匀，储存 1 个月，静置滤过，即得。【功用】驱寒散风利湿，活血通络止痛。【主治】风湿性关节炎（关节疼痛、肩背沉酸、四肢麻木）。【用法】口服：每次服 15～30ml，日服 2 次。【附记】引自《北京市中成药规范》（第二册）。验之临床，坚持服用，每收良效。孕妇忌服。

·半枫荷酒·

【配方】半枫荷、五加皮、广陈皮、何首乌、千斤拔、当归各 1500g，橘红、熟川乌、牛膝各 1000g，50～60 度糖波酒（榨蔗糖的糖液蒸出的酒）或白酒 50L。【制法】将前 9 味切片，置瓷缸内，加入糖波酒，密盖，浸泡 2～3 周（夏季可减少几天，冬季可增加几天），过滤去渣，即得。【功用】祛风湿，强筋骨，止疼痛。【主治】类风湿脊椎炎、腰肌劳损及关节扭伤等症。【用法】口服：每次服 15～50ml，日服 2 次。【附记】引自《广西卫生》。验之临床，多效。

·驱风蛇酒·

【配方】蛇肉（蕲蛇肉佳）1500g，当归、炙黄芪、川芎、白芍、白芷、川续断、菊花、酸枣仁（炒）各 10g，宽筋藤、大秦艽、走马胎、熟地黄、五加皮、牛膝各 13g，炙党参、菟丝子、杜仲各 19g，远志、干姜各12g，枸杞子、威灵仙各25g，独活6.5g，龙眼肉200g，陈皮5g，大枣400g，50度白酒3000ml，40度白酒1640ml。【制法】先将蛇肉用白酒适量润透，蒸熟，冷却后置容器中，加入50度白酒，密封，浸渍90日；将其余25味药捣碎，置容器中，加入40度白酒，密封，浸泡45～50日，合并滤液和榨出液，加入香精适量，搅匀、滤过，即成。【功用】驱风祛湿，活络强筋，通络止痛。【主治】风湿性关节炎、手足麻木不舒等症。【用法】口服：每次服30～60ml，日服3次。外用：将此酒烫热涂搽患处，日搽3或4次。【附记】引自《药酒汇编》。验之临床，确有良效。

·冯了性药酒·

【配方】丁公藤19.2kg，白芷、青蒿子、桂枝、威灵仙各1600g，五加皮、小茴香、防己、羌活、独活各1200g，麻黄3200g，当归尾、川芎、建栀子各1000g，白酒192L。【制法】将前14味粗碎蒸透，然后可用冷浸法或温浸法制取，冷浸法一般需经过45～60日；热浸法，以隔水加热法，在浸泡过程中加热2～3日。然后过滤去渣，静置滤过，分装即成。【功用】祛风湿，温经散寒，活血通络，止痛。【主治】风湿性关节炎(感受风寒湿邪、筋骨关节疼痛、四肢麻木、活动不遂等)及跌打伤痛。【用法】口服：每次服15ml，日服3次。外用，隔水温热，频搽患处。【附记】引自《上海国药业固有成方》。验之临床，坚持服用，确有良效。用治类风湿关节炎效果亦佳。热痹忌服。

·风湿骨痛酒(一)·

【配方】鸡血藤、络石藤、海风藤、桑寄生各90g，五加皮60g，白酒2000ml。【制法】将前5味切成薄片，置容器中，加入白酒，密封，浸泡30日后，过滤去渣，即成。【功用】祛风除湿，舒筋通络。【主治】风湿性关节炎及关节疼痛。【用法】口服：每次服15～30ml，日服2次。【附记】引自《中药制剂汇编》。验之临床，多效。

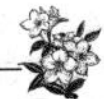

·抗风湿酒(一)·

【配方】五加皮、麻黄、制川乌、制草乌、乌梅、甘草、木瓜、红花各 20g,60 度白酒 1000ml。【制法】将前 8 味切碎,置容器中,加入白酒,密封,浸泡 10～15 日后,过滤去渣,再加白酒至 1000ml,静置 24 小时,滤过即成。【功用】祛风除湿,舒筋活血。【主治】风湿性关节炎。【用法】口服:每次服 5～10ml,日服 3 次。【附记】引自《中药制剂汇编》。验之临床,多效。

·蕲蛇药酒·

【配方】蕲蛇 13g,羌活、天麻、五加皮、当归、秦艽各 6g,红花 9g,防风 3g,白酒 1100ml,白糖 90g。【制法】将前 8 味粗碎,按渗滤法制成药酒 1000ml,再加入白糖,待完全溶解后,过滤即得。【功用】祛风湿,活血通络,止痛。【主治】风湿性关节炎、类风湿关节炎及关节疼痛等症。【用法】口服:每次服 30～60ml,日服 2 次。【附记】引自《中药制剂汇编》。验之临床,坚持服用,每收良效。疗程与病程有关。

·克痹药酒·

【配方】秦艽 50g,伸筋草、寻骨风、延胡索、桂枝各 30g,制附子 20g,制川乌、制草乌各 15g,丹参 90g,蜈蚣 5 条,干地龙 25g,白酒 2000ml,症重或病程日久者加白花蛇 1 条。【制法】将前 11 味切碎(其中,蜈蚣、地龙研细末),置容器中,加入白酒,密封,浸泡 14～21 日后,过滤去渣,即成。或加入赤砂糖 500g(矫味),静置 24 小时,过滤备用。【功用】祛风除湿,活血舒筋,搜风通络,温经止痛。【主治】风寒湿邪所致的风湿性关节炎、类风湿关节炎、肩周炎、坐骨神经痛,筋骨、肌肉疼痛等一切风寒湿痹。【用法】口服:每次服 15～30ml,日服 3 次。【附记】笔者经验方。坐骨神经痛加杜仲、川续断各 30g;肩周炎加片姜黄 30g。热痹忌服。

·骨痛药酒·

【配方】制草乌、接骨木、牛膝、香加皮、川续断、桑寄生、七叶莲各50g，威灵仙、制何首乌、丹参、木瓜、络石藤、菝葜各25g，虎杖、油松节、红藤各37.5g，苍术（麸炒）、伸筋草、川芎、麻黄、红花各12.5g，干姜6.25g，白酒4300ml，赤砂糖430g。【制法】将前22味研为粗末，用赤砂糖和白酒制成酒糖液作溶剂，浸渍48小时后以每分钟1～3ml的速度缓慢渗滤，收集渗滤液和榨出液，合并混匀，添加白酒至4300ml，静置，滤过，即成。【功用】祛风除湿，舒筋活络。【主治】慢性风湿性关节炎（关节不利、筋骨酸痛、四肢酸麻等症）。【用法】口服：每次服15～30ml，日服2次。【附记】引自《药酒汇编》。验之临床，确有良效。

·国公酒·

【配方】当归、羌活、乌药、五加皮、苍术、防风、青皮、枳壳、独活、白术、佛手、牡丹皮、川芎、白芷、藿香、木瓜、白芍、槟榔、厚朴、红花、广陈皮、天南星、枸杞子、牛膝、紫草、栀子、麦冬、破故纸各468.8g，玉竹1563g，红曲2344g，冰糖70kg，白酒550L。【制法】将前30味药（除红花、红曲外）均磨成粗粉，再与红花、红曲和匀，置容器中，加入白酒，密封，浸泡70日后，过滤去渣；药渣压榨，将压榨液与浸液合并，加入冰糖，搅拌，溶解后滤过，静置3日后再滤过，分装即成。【功用】祛风除湿，活血通络，行气止痛，强筋壮骨。【主治】风湿性关节炎（骨节疼痛、四肢麻木、步行无力等）及一切风寒湿痹。【用法】口服：每次服10～15ml，日服2或3次。【附记】引自《药酒汇编》。验之临床，确有良效。

·抗风湿酒（二）·

【配方】雷公藤250g，青风藤150g，当归、防己各40g，川乌、桂枝、川牛膝、海风藤、秦艽各60g，黄芪80g，红花30g，甘草20g，白

酒 1000ml，冰糖 250g。【制法】将上药加水 5000ml，煎至 1000ml，过滤去渣，加入冰糖，化后待冷，加入白酒装瓶密封，备用。用时摇匀。【功用】益气活血，祛风除湿，通络止痛。【主治】类风湿关节炎（偏寒型者）。【用法】口服：每次饭后服 20～30ml，日服 3 次。【附记】引自《河北中医》。随证加味：若上肢疼痛加羌活；腰骶部疼痛加杜仲、桑寄生、刘寄奴、川续断；关节肿大明显时加皂角刺、松节；夹湿加萆薢、苍术、薏苡仁；疼痛顽固不消时加虫类药搜剔，如土元、穿山甲、蜈蚣等；症状减轻后适当加减通络药，渐增扶正药，如淫羊藿、骨碎补、狗脊、太子参、鹿茸。

·抗风湿酒（三）·

【配方】雷公藤 25g，青风藤 150g，生地黄 100g，黄精、秦艽、丹参各 80g，海风藤、忍冬藤、怀牛膝各 60g，白木耳、石斛各 40g，白酒 1000ml，冰糖 250 克。【制法】将上药加水 5000ml 煎至 1000ml，过滤去渣，加冰糖，化后待冷，加入白酒，装瓶密封备用。用时摇匀。【功用】养阴清热，祛风除湿，活血通络。【主治】类风湿关节炎（偏热型者）。【用法】口服：每次饭后服 20～30ml，日服 3 次。【附记】引自《河北中医》。随证加味：若上肢痛加桂枝；下肢痛加木瓜；夹湿去石斛；湿热加苍术、黄柏、木通；其痛顽固不消，须虫类药搜剔时加地龙、僵蚕；病情好转后遂加枸杞子、何首乌、沙参、伸筋草。

·复方雷公藤酒·

【配方】雷公藤 250g，生川乌、生草乌各 60g，当归、红花、桂皮、川牛膝、木瓜、羌活、杜仲、地骨皮各 20g，白酒 500ml，冰糖（或白糖）250g。【制法】将前 11 味切碎，加水 2500ml，用文火煎约 1.5 小时，过滤去渣，加入冰糖，溶化冷却后，加入白酒，拌匀，滤过即成。【功用】祛风湿，通经络，舒筋活血，消肿止痛。【主治】类风湿关节炎，风湿痹痛，关节疼痛。【用法】口服：每次饭后服 5～20ml，日服 3 次。【附记】引自《洪湖科技》。本药酒药专力宏，效力很大，故用之收效颇捷。但方中雷公藤、生川乌、生草乌有毒，故用时宜从小剂量开始服用，逐渐加量。但每次最多不得超过 20ml，以策安全。

·全龙酒·

【配方】全蝎、蜈蚣各 9g，乌梢蛇 30g，白酒 500ml。【制法】将前 3 味捣碎，入布袋，置容器中，加入白酒，密封，浸泡 14～30 日后，即可服用。【功用】祛风湿，止痉挛，搜风通络。【主治】类风湿关节炎。【用法】口服：每晚适量饮用。【附记】引自《食物疗法》。验之临床，确有良效。

·五龙酒·

【配方】蝮蛇 4 条，乌梢蛇 4 条，眼镜蛇、蕲蛇各 1 条，赤链蛇 2 条，白酒 5000ml。【制法】将上五蛇（活的）浸于白酒中，30 日后即可饮用。待酒至半时再添酒至足数。【功用】祛风攻毒，通络止痛，强壮身体。【主治】风湿性关节炎及类风湿关节炎。【用法】口服：每次服 25ml，日服 2 次。【附记】引自《虫类药的应用》。验之临床，确有良效。

·风湿药酒方（二）·

【配方】川乌、草乌、威灵仙、防己、杜仲各 15g，乌梅、忍冬藤各 20g，茜草 25g，白酒 2500ml。【制法】将前 8 味切碎，置容器中，加入白酒，密封，浸泡 10 日后，过滤去渣，即成。【功用】祛风除湿，活络消炎。【主治】类风湿关节炎。【用法】口服：每次服 15～30ml，日服 2 次。【附记】引自《辽宁中医杂志》。临床验证，多效。

·雷公藤酒·

【配方】雷公藤 250g，生川乌、生草乌各 60g，当归、红花、桂枝、川牛膝、木瓜、羌活、杜仲、地骨皮、车前子、薏苡仁各 20g，50 度白

酒 1000ml，冰糖（或白糖）250g。【制法】将前 13 味加水 2500ml，用文火煎至 1000ml，过滤去渣后，加入冰糖，溶化，冷却后与诸余药同置容器中，加入 50 度白酒，拌和，密封，浸泡 5～7 日，过滤去渣，即成。生药含量为 12.5%。【功用】祛风湿，通经络，舒筋和血，消肿止痛。【主治】类风湿关节炎。【用法】口服：每次饭后服 15～20ml，日服 3 次，儿童及年老体弱者酌减。【附记】引自《陕西中医学院学报》。每次用量宜从 5ml 开始服用，渐加至 20ml，以策安全。亦可用一味雷公藤 125g，浸泡于 50～60 度白酒 1000ml 中，密封，2 个月后即可取用。余同上。效果亦佳。

·万年春酒·

【配方】红参、锁阳、淫羊藿、丹参、制狗脊、白术（麸炒）各 20g，枸杞子 30g，地枫皮、川牛膝各 15g，玉竹 100g，红花 40g，白酒 16L，蔗糖 2400g。【制法】将前 11 味切碎，混匀，加入 52 度白酒 4.8L，浸泡 1 日后，循环提取 4 日，滤过，药渣压榨，榨出液滤过，与浸液合并。另取蔗糖和水 1.2L，加热溶解，滤过。将糖液和白酒 11.2L 加入上述提取液中，混匀，冷藏 12 小时，滤过，即成。【功用】补气健脾，益精滋肾，祛风活血，强壮筋骨。【主治】气虚脾弱、腰膝酸软及风湿性关节炎。【用法】口服：每次服 25～50ml，或随量服用，日服 2 次。【附记】引自《药酒汇编》。验之临床，确有良效。

·天麻酒（二）·

【配方】天麻 15g，蕲蛇 12g，羌活、五加皮、秦艽、当归各 6g，红花 9g，防风 3g，白酒 1000ml，白糖 90g。【制法】将前 8 味捣碎，置容器中，加入白酒，密封，浸泡 7 日后，过滤去渣，加入白糖，溶化后，滤过，即成。或按渗滤法制成药酒 1000ml。【功用】祛风湿，活血通络。【主治】风湿性关节炎与类风湿关节炎及关节疼痛等症。【用法】口服：每次服 30～60ml，日服 2 次。【附记】引自《药酒汇编》。验之临床，每收良效。

·追黄酒·

【配方】①追风酒：当归、川芎、白芍、羌活、桂枝、香附、川牛膝、杜仲、枸杞子、熟地黄、独活、木瓜、地龙、云茯苓、大枣、萆薢各15g，红花、三七、蝉蜕各9g，蜈蚣8条，46～60度白酒4000ml。②黄藤酒：黄藤全根（即雷公藤全根）500g，50～60度白酒4000ml。【制法】将方①前20味捣碎，置容器中，加入白酒，密封，浸泡20日后，过滤去渣即成追风酒；将方②上药切成2～3mm薄片，浸泡于白酒中，密封14～30日后过滤去渣即成。两酒按1∶1混合，即成追黄酒。【功用】养血行瘀，祛风散寒，理气通络，止痛。【主治】类风湿关节炎，急性、亚急性活动期及慢性迁延期均可用之。【用法】口服：每次服15～30ml，日服3次。【附记】引自《湖北中医杂志》。本药酒主要不良反应，多数为服后出现消化道症状（如胃痛、恶心呕吐等），少数出现黏膜反应（为口腔黏膜溃疡等）。但经停药或对症处理后即愈。临床证明，本药酒对类风湿关节炎有较好的疗效。

·四乌一子酒·

【配方】生川乌、生草乌、乌梢蛇、乌梅、草子（肥田草子的果实）各15g，白酒500ml。【制法】将前5味捣碎，置容器中，加入白酒，密封，浸泡7日后即可取用。浸泡时间长更好。【功用】温经止痛。【主治】关节炎之关节疼痛。【用法】外用：以布蘸酒少许揉搽痛处，搽至痛处有热感为度，每日搽2或3次。【附记】引自《民间百病良方》。验之临床，确有良好的止痛效果。用治各种痹证疼痛，效果亦佳。

·猴骨酒·

【配方】猕猴骨500g，羌活、独活、秦艽、巴戟天、桂枝、白芍、威

灵仙、牛膝各 15g，白酒 2500ml。【制法】将猴骨炙酥后打碎，与其他药物、白酒一起置入容器中，密封浸泡 1 个月以上即可取用。【功用】祛风湿，通经络。【主治】风湿性关节炎。【用法】口服：每日早、晚各服 1 次，每次服 20～30ml。【附记】引自《中国动物学》。阴虚火旺者忌服。

·西藏雪莲药酒·

【配方】雪莲花 250g，木瓜、桑寄生、党参、芡实各 25g，杜仲、当归、黄芪各 20g，独活 18g，秦艽、巴戟天、补骨脂各 12g，黄柏、香附各 10g，五味子、鹿茸各 8g，冰糖 750g，白酒 7500ml。【制法】将上药共研为粗末，与白酒一起置入容器中，密封浸泡 25～30 日，去渣，加入冰糖，搅拌溶解后，过滤即成。【功用】祛风除湿，养血生精，补肾强身。【主治】风湿性关节疼痛，伴见腰膝酸软、目眩耳鸣、月经不调。【用法】口服：每日早、晚各服 1 次，每次服 15～20ml。【附记】引自《古今名方》。临床屡用，疗效显著。孕妇忌服。

·风湿药酒(三)·

【配方】鸡血藤、豨莶草、红藤、老鹳草各 1000g，制首乌、苍术(炒)、菝葜、乌梢蛇、桂枝、苍耳子、白鲜皮、苦参、寻骨风、桑枝、生地黄各 500g，川芎、红花、五加皮、晚蚕沙、石菖蒲、杜衡、高良姜、白芷各 250g，白酒 86L。【制法】将以上诸药研成粗粉，放入回流提取器内，加入白酒 86L，分 2 次作溶媒，热回流提取 2 次，每次 2 小时，最后回收药渣内的残余酒液，并混合，静置沉淀，过滤瓶装备用。【功用】祛风活血，利湿通络。【主治】风湿性关节炎，四肢麻木、酸痛。【用法】口服：每次服 15～20ml，日服 2 次。【附记】引自《江苏省药品标准》。屡用屡验。

·风伤药水·

【配方】泽兰、莪术、三棱、当归尾、桑寄生、乌药、生草乌、生川乌、川续断、络石藤、两面针、红花、防风、白花薜荔、五加皮、威灵仙、土牛膝各15g，樟脑30g，75%乙醇2000ml或高粱酒1500ml。【制法】将以上诸药与酒一并置入容器中，密封浸泡1个月后即成，备用。【功用】活血化瘀，祛风除湿。【主治】风湿性关节炎或跌打损伤后期，关节酸痛等症（气血寒凝，风湿侵袭所致者）。【用法】外用：将药水涂搽患处，每日2或3次。【附记】引自《林如高骨伤验方歌诀方解》。切忌内服。

·双乌花酒·

【配方】生川乌、生草乌、花椒、红花、土鳖虫、穿山甲（代）各12g，五加皮30g，羌活、独活各20g，黄酒1000ml。【制法】将上药浸泡于黄酒内，夏日泡5日，冬日泡7日，然后将浸出液装瓶密封备用。【功用】祛风散寒胜湿，通经活络，逐瘀止痛。【主治】各型风寒湿痹（急、慢性风湿性关节炎，风湿性肌炎）。【用法】口服：每次服5～10ml，每日服3次，15日为1个疗程，1个疗程服完后停药3日，再进行下1个疗程。【附记】引自《北京中医学院学报》。①加减：上肢重者加桑枝12g，姜黄15g；下肢重者加川牛膝12g；坐骨神经痛加制马钱子9g，小白花蛇1条；骨性关节炎者加鹿角霜15g，鹿衔草15g；创伤性关节炎者加三七10g，血竭6g。②注意事项：a. 服药时应从小剂量开始，一次量最多不能超过15ml，如出现口舌麻木感，应减量或停药。b. 孕妇忌服。c. 有消化道疾病者，宜饮后服。d. 年老体弱者或小儿酌情减量。

·两乌愈风酒·

【配方】生川乌、生草乌各9g，秦艽、木瓜、熟地黄、鸡血藤、当归、威灵仙、菝葜各30g，骨碎补、蜈蚣、延胡索、全蝎、五加皮、桑枝各20g，羌活、独活各18g，防己25g，细辛6g，丹参40g，木香、白芷、桂枝、丝瓜络各10g，大枣60g，黄酒2250ml。【制法】将上述药物先用冷水拌湿，然后把药物及黄酒装入瓷瓶内，笋壳封口，在锅

中蒸至 600ml 为度，备用。【功用】温经养血，祛风除湿，蠲痹止痛。【主治】肩周炎。【用法】口服：每次服 10ml，每日服 3 次。【附记】引自《浙江中医杂志》。屡用效佳。一般服药至 7 日后即可见效。

·二乌止痛酒·

【配方】川乌、草乌、桑枝、桂枝、忍冬藤、红花、乌梅、威灵仙、甘草各 12g，白酒 500ml。【制法】将上述药物放入容器中，加入白酒，密封，浸泡 7 日后即可服用。【功用】温经散寒止痛，活血祛风通络。【主治】风湿性关节炎。【用法】口服：每次服 30ml，日服 2 次，1 个月为 1 个疗程。【附记】引自《实用中西医结合杂志》。屡用效佳。凡高血压及心动过速者慎用。

·六乌酒·

【配方】制川乌、制草乌、制首乌、乌蛇、乌梅、乌药、甘草各 15g，白酒 1500ml。【制法】将上药共研粗末，置容器中，加入白酒（不能饮白酒者可用黄酒代）浸泡，5 日后即可饮服。【功用】温经散寒，养血祛风，通络止痛。【主治】风寒湿痹证（风湿性关节炎）。【用法】口服：每次服 10～20ml，日服 2 次。【附记】引自《江西中医药》。

·顽痹酒·

【配方】露蜂房、地龙、桂枝、羌活、独活、老鹳草、路路通、黑老虎、桑寄虫、赤芍、桃仁、枸杞子、甘草各 30g，蜜蜂幼虫、蕲蛇、豨莶草、千年健、海风藤、络石藤、海桐皮、威灵仙、五加皮、续断、狗脊、桑枝、松节、伸筋草、骨碎补、丹参、片姜黄、牛膝、当归、党参、黄芪、女贞子、杜仲各 50g，金钱白花蛇 1 条，蜈蚣 30 条，红茴香根、四叶对、川乌、草乌、乳香各 20g，红花、闹羊花各 10g，鸡血藤、乌梢蛇、木瓜、蚕沙、熟地黄、黄精各 100g，水蛭 10 条，白酒、鳝鱼血各若干。【制法】将以上药物(除鳝鱼血外)一起放在小酒坛内,然后放入日常饮用的白酒(烧酒)若干(酒量根据酒浸透药后高出药面7～10cm),密封,天气寒冷一般浸泡1个月,天热浸泡1周至半个月,即可服用。【功用】补气血,益肝肾,强筋骨,祛风,散寒,除湿。【主治】类风湿关节炎。【用法】口服:服用时,先摇酒坛,然后倒出500ml,取活的鳝鱼4条(每条150g左右,越大越好),剪去尾端,把血直接滴在药酒中,即可服用。服完再按前法配制。饭后,每次服10～30ml,服用量不超过40ml,日服2或3次。3个月为1个疗程,共服1～4个疗程。【附记】引自《浙江中医学院学报》。共治疗102例,结果为完全治愈36例,基本治愈47例,好转13例,无效6例。总有效率为94.12%。

·草乌风湿酒·

【配方】草乌、桂枝、当归、陈皮、枳壳、延胡索、川芎、川牛膝、千年健、甘草各30g,香附、木瓜、钻地风、豨莶草各75g,全蝎27g,50～60度白酒5000ml。【制法】将上药共置玻璃瓶中,加入白酒,密封,浸泡15日后,滤渣备用。【功用】舒筋活络,活血化瘀,通利关节,强筋健骨。【主治】类风湿关节炎。【用法】口服:每日起床后、晚睡前各服1次,每次服30ml,1个月为1个疗程,一般需服2～3个疗程。【附记】引自《集验中成药》。用于治疗74例,结果为治愈52例,好转18例,无效4例。

·通痹灵酒·

【配方】生川乌、生草乌、干姜、乳香、没药各12g,细辛、凤仙花、独活各8g,威灵仙、红花、寻骨风、松枝、三七、五加皮、全虫、土元、桑枝、当归、秦艽各6g,川芎、牛膝各4g,桂枝7g,樟脑15g,山茱萸10g,麻黄、枸杞子、狗脊各9g,55度白酒1200ml。【制法】将上述药物粉碎为粗末,置入容器内,加入白酒密封浸泡,夏季14日,春、秋季21日,冬季30日,过滤沉淀5日后而成,分装密封待

用。【功用】温经散寒，活血祛瘀，祛风除湿，通痹止痛。【主治】寒性关节炎、肌肉疼痛。【用法】外用：最好在晚上用棉签蘸药液适量(棉签蘸 1～3 次)于疼痛处，用聚乙烯超薄膜(薄软食品塑料袋)覆盖，外用衣被物覆盖，10 分钟左右有发热、温度升高、灼热感属正常，6 小时后去掉覆盖物，每日 1 次，扭伤者可 1 日 3 次。【附记】引自《中医外治杂志》。药物(酒)切勿接触黏膜部位；皮肤破损者、孕妇、酒精过敏者禁用。有毒，不可内服。

·化瘀通痹酒·

【配方】威灵仙 40g，制川乌、虎杖各 30g，乳香、没药、土鳖虫、片姜黄、青木香、骨碎补各 20g，川蜈蚣(大)3 条，白酒 1750～2000ml。【制法】将上药打碎装入瓶中，加入粮食白酒，密封浸泡，每日摇动 1 次，10 日后即可服用。【功用】行气，活血，通脉。【主治】风湿性关节炎、类风湿关节炎、肌炎、肌筋膜炎、骨质退行性变等。【用法】口服：每次服 20ml，每日服 3 次，饭后服。服 1 料为 1 个疗程，一般服 2～3 个疗程。【附记】引自《安徽中医临床杂志》。以本方治疗 255 例(包括腰臀肌筋膜炎、肩周炎、风湿性关节炎、腰肌纤维炎、颈椎增生、类风湿关节炎、腰椎间盘突出、腰椎增生、跟骨增生、梨状肌综合征、腰椎间盘突出手术后遗症、硬皮病、强直性脊柱炎)。结果治愈 183 例，显效 33 例，有效 22 例，无效 17 例，总有效率达 93.33%。

·风湿灵药酒·

【配方】羌活、木瓜、桑寄生各 20g，独活、牛膝、杜仲各 25g，人参、制川乌、西红花各 6g，黄芪 30g，白术 10g，高粱酒 3000ml。【制法】将上药置入酒坛内，加入高粱酒，密封，浸泡 7 日后即可服用。【功用】扶正散寒，化湿通络，强筋健骨。【主治】类风湿关节炎。【用法】口服：每次服 15ml，每日服 3 次。1 个月为 1 个疗程。【附记】引自《时珍国医国药》。以本方治疗 200 例，结果为治愈

108例,基本治愈72例,有效17例。总有效率为98.5%。

·类风湿药酒方·

【配方】1号方:黄芪、白芷、雷公藤、桃仁各20g,木瓜、红花各15g,当归、制附子、威灵仙、羌活、独活、豨莶草、片姜黄、生川乌、生草乌、狗脊、制乳香、制没药、干姜、防风、防己、秦艽各10g,白花蛇5条,蜈蚣10条,全蝎、土鳖虫各30g。

2号方:当归、威灵仙、豨莶草、片姜黄、狗脊、制乳香、制没药、防风、防己、秦艽各10g,木瓜、红花各15g,白花蛇5条,蜈蚣10条,全蝎、土鳖虫、桑枝、土茯苓各30g,黄芪、桃仁、雷公藤、黄柏、牡丹皮、钩藤各20g。【制法】将上两方分别置入容器中,加入曲酒2500ml,密封,浸泡1周后即可取用。【功用】逐痹通络,兼以扶正。【主治】类风湿关节炎(风寒湿痹型用1号方,风湿热痹型用2号方)。【用法】口服:随证选用,每次服20ml,每日服2次,15日为1个疗程。一般服2~4个疗程。服药期间如有口舌麻木,则停服1周后续用。【附记】引自《江苏中医》。

·藏医药酒方·

【配方】沉香、佛手、雪莲花、秦艽各10g,麝香3g,象皮、鹿茸血、藏红花各5g,蒺藜13g,梭子芹、天冬、黄精、紫茉莉、天麻、高山党参、冬虫夏草、瞎鼠骨各15g,海龙、海马各2个,青稞白酒3500ml。【制法】将以上药物清洗晾干后放在透明的大容器中,加入青稞白酒,密封,待药物浸泡之酒色变成黑黄色时即可服用。【功用】祛风,散寒,除湿,清热。【主治】关节炎。【用法】口服:到冬季逢九时服用效果更为明显。每日早、晚各服1次,每次服约20ml,服后可饮热开水1杯,每晚服药后入睡更佳(如能出汗尤佳)。服药时身体不能受凉,要保持暖和,如此,坚持服药9个疗程(一般9日为1个疗程)。【附记】引自《中国民族民间医药杂志》。屡用效佳。

·类风湿药酒·

【配方】羌活、独活、续断、草乌、细辛各 10g，川芎、红花、乳香、没药各 6g，鹿角胶 3g，55 度白酒 1000ml。【制法】将上药加入白酒，同时加入适量甜叶菊，轧为粗粉。密封，浸泡 2 周后即可服用。服完，续服第 2 料药酒。【功用】祛风除湿，活血止痛。【主治】类风湿关节炎。【用法】口服：每次服 10ml，每日服 3 次。1 个月为 1 个疗程。【附记】引自《中国中西医结合外科杂志》。用本方治疗 320 例，治疗 2 个疗程，治愈 156 例，显效 29 例，有效 109 例，无效 26 例，总有效率为 91.88%。

·痹必除药酒·

【配方】生川乌、生草乌各 30g，马钱子 15g，血竭 6g，白花蛇 1 条，乌梅、紫草各 18g，50 度以上白酒 1500ml。【制法】将上药去杂质，粉碎，装入纱布袋内，扎紧袋口，放入白酒中，浸泡 7 日后即可使用。【功用】祛风胜湿，温通经络，活血散瘀。【主治】风湿性关节炎及类风湿关节炎。【用法】外用：用棉签蘸药酒涂患部(关节处多涂几次)，每日早、晚各涂 1 次。7 日为 1 疗程，间歇 2 日，再进行下一个疗程。【附记】引自《中华养生药酒 600 款》。屡用效佳。本药酒毒性较大，只可外用，切忌内服。

·三乌酒(二)·

【配方】川乌、草乌、乌梅、红花、牛膝、双花、甘草各 15g，白糖 250g，白酒 750ml。【制法】先将白酒倒入密闭的广口容器中，加白糖搅拌使之溶解后，将上述诸药放入容器中，密封。浸泡 15 天，过滤装瓶备用。【功用】祛风除湿，温经散寒，活血通络。【主治】风湿性关节炎。【用法】口服：每次饮服 15～20ml，每日早、晚各服 1 次。【附记】引自《民间秘方治百病》。屡用效佳。

·五虫酒·

【配方】全蝎、乌梢蛇、蜈蚣、土元各10g，干地龙3g，白酒1000ml。【制法】将上药捣碎，与白酒一并置入容器中，密封，浸泡7天后即可取用。【功用】祛风通络。【主治】风湿性关节炎。【用法】口服：每次饮服15～20ml，每日早、晚各服1次。【附记】引自《民间秘方治百病》。屡用有效。

·祛风湿药酒·

【配方】鸡血藤20g，杜仲15g，生麻黄、当归、怀牛膝、桂枝、独活、马钱子各10g，制川乌、制草乌各6g，白酒500ml。【制法】先将马钱子泡入健康小儿尿中10日，然后放入铁锅内，和沙土一起炒至颜色深黄，鼓起为度，将表面的毛刮净，砸碎，和其他药物一同装入500ml的盐水瓶内，加入白酒浸泡7日即成。【功用】温经散寒，活血通络，祛风止痛。【主治】风湿性关节炎。【用法】口服。开始每次3ml，可渐增至到5～6ml。每日早、晚各服1次。【附记】屡用有效。

·祛风逐痹酒·

【配方】①黄芪20g，当归、制附子、威灵仙、羌活、独活、豨莶草、姜黄各10g，木瓜15g，生川乌、生草乌各10g，白芷20g，白花蛇5条，全蝎30g，蜈蚣10条，土鳖虫30g，桃仁20g，红花15g，狗脊、制乳香、制没药、干姜、防风、防己、秦艽各10g，雷公藤20g，曲酒2500ml。②黄芪20g，当归、威灵仙、豨莶草、姜黄各10g，木瓜15g，白花蛇5条，全蝎30g，蜈蚣10条，土鳖虫30g，桃仁20g，红花15g，狗脊、制没药、制乳香、防风、防己、秦艽各10g，雷公藤20g，桑枝、土茯苓各30g，黄柏、牡丹皮、钩藤各20g，曲酒2500ml。【制法】上药分别置入容器中，加入曲酒浸泡1周，即可饮用。【功用】①祛风除湿，温经散寒，逐痹通络。②祛风除湿，清热解毒，逐

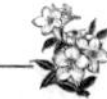

痹通络。【主治】类风湿关节炎。【用法】口服:风寒湿痹型用方①，风湿热痹型用方②。每次服 20ml,日服 2 次。15 日为 1 个疗程。一般服 2～4 个疗程。服药期间如有口舌麻木,则停服 1 周后续用。【附记】引自《江苏中医》。屡用效佳。凡孕妇及哺乳期禁用。有心、肝、肾器质性病变及白细胞减少者慎服。剂量不可任意加大。

·复方忍冬藤酒·

【配方】忍冬藤 200g,鸡血藤、路路通各 70g,川牛膝 90g,延胡索、木瓜、当归、红花各 50g,丹参 80g,桃仁 35g,黄芪 80g,白术 90g,枳壳 25g,白酒 1000ml。【制法】将上药共研为粗末,置入容器中,加入白酒,密闭浸泡 30 日,滤去上清液。药渣压榨后,合并滤液,加甜菊苷调味,静置 7 日,滤过即得。【功用】解毒化瘀,祛风除湿,舒筋通络。【主治】类风湿关节炎,风湿性关节炎,肩周炎,骨质增生,软组织损伤等。【附记】引自《中成药》。临床屡用屡收良效。

痹证二(坐骨神经痛)

·四八酒·

【配方】生马钱子 1000g,没药、川木瓜、黄芩、泽泻、川椒、丹参、五加皮、当归尾、大黄、白芷、石菖蒲、赤芍、苏木、桂枝、地榆、沉香、细辛、生苍术、生半夏、生川乌、宽筋藤、生姜、自然铜、川芎、郁金、防风、羌活、田三七、牡丹皮各 120g,麻黄、吴茱萸各 150g,乳香 240g,生南星、乌药、秦艽、大风子各 180g,山障子、细榕树叶、千斤拔各 300g,白酒 3000ml。【制法】先将生马钱子沙烫,生姜切片,余 38 味干燥后共研为粗粉,一起置缸中,加入白酒,每天搅拌 1 次,7 日后每周 1 次,密封,浸泡 21～30 日后,即可取用。【功用】清热镇痛,活血化瘀,祛风通络。【主治】风湿性关节炎,坐骨神经痛，骨质增生，陈旧外伤性关节炎，腰椎间盘突出症。【用法】外用：每取药酒少许揉搽患处，搽至患处有热感为止，日搽2或3次。【附记】引自《精选八百外用验方》。有毒，禁内服。

·三虫酒·

【配方】赤芍、蜈蚣各6g，全蝎、僵蚕各4.5g，穿山甲(代)、当归各9g，麻黄、大黄(川军)、芒硝各3g，黄酒500ml。【制法】用黄酒煎服。【功用】散风导滞，搜风通络。【主治】坐骨神经痛。【用法】口服：每日1剂，分2次服。【附记】引自《医学文选·祖传秘方验方集》。方名为编者拟加。临证应用，可随证加减：若腰痛甚者加杜仲、狗脊；膝软加牛膝；筋急加木瓜；髀胯痛加狗胫骨。在一般情况下，酌加乳香、没药。

·狗骨药酒·

【配方】狗胫骨500g，当归、千年健、威灵仙、百步舒、杜仲、延胡索、大枣(去核)、茜草各120g，制川乌、制草乌、细辛各15g，三棱、莪术各30g，红花50g，川牛膝100g，白酒4000ml。【制法】将狗胫骨洗净、捣碎，余药切碎，置容器中，加入白酒，密封，浸泡20～30日后，过滤去渣，即成。【功用】祛风除湿，活血化瘀，舒筋壮骨，通络止痛。【主治】坐骨神经痛。【用法】口服：每次空腹服15～30ml，日服3次。【附记】笔者家传秘方。笔者应用，方中狗胫骨另用水煎3次，取浓汁入酒中。凡孕妇及阴虚发热、消化性溃疡患者忌用。

·二乌麻蜜酒·

【配方】生川乌100g，生麻黄30g，乌梅50g，蜂蜜200g，白酒(高粱大曲)500ml。【制法】先将生川乌用冷水1000ml煎1小时，再入麻黄、乌梅，煎30分钟，滤取头汁，再加水500ml煎至250ml，然后将2次药汁混合，加入蜂蜜，再煎1小时，加入白酒速取下待

凉即成,备用。【功用】祛风除湿,散寒止痛。【主治】坐骨神经痛。【用法】口服:初服量宜小,如无不良反应,则日服3次,夜服1次,每次可根据个人的耐酒量,饮用10～30ml,10～15日为1个疗程。【附记】引自《民间百病良方》。临床验证多效。

·归健追风酒·

【配方】当归、川牛膝各15g,千年健、追地风、木瓜各10g,60度白酒1000ml。【制法】将上药与白酒一起置容器中浸泡1昼夜后,再隔水煎至沸3次。或浸泡10日后即可。备用。【功用】活血祛风,温经散寒,通络止痛。【主治】坐骨神经痛。【用法】口服:每次服20～30ml,依酒量可多可少,每日服3次。【附记】引自《民间秘方治百病》。一般此药酒服至3～4日时疼痛可能加剧,但以后会慢慢减轻,可使疼痛消失。

·二乌酒·

【配方】制川乌、制草乌、金银花、牛膝、紫草、乌梅各30g,白糖250g,白酒1000ml。【制法】将上药与白酒、白糖一起置入容器中,密封浸泡10日后,过滤后即可取用。【功用】祛风除湿,清热凉血,通络止痛。【主治】原发性坐骨神经痛,以腰部、下肢持续性钝痛、抽搐为主。【用法】口服:每次服10～20ml,每日服3次。【附记】引自《民间秘方治百病》。验之临床多效。

·复方鸡血藤酒·

【配方】鸡血藤120g,川牛膝、桑寄生各60g,白酒1500ml。【制法】将上药共研为粗末,用纱布袋装,扎口,入白酒浸泡,14日后取出药袋,压榨取液,并将药液与药酒混合,再静置,过滤,即得。【功用】养血活血,舒筋通络。【主治】筋骨不舒疼痛,腰膝冷痛,跌打损伤,风寒湿痹,手足麻木,坐骨神经痛。【用法】口服:每次服20ml,日服2次。【附记】引自《民间百病良方》。孕妇忌服。

·活络酒·

【配方】当归、天麻、何首乌、防风、独活、牛膝、牡蛎、石斛、金银花各 9g,川芎、秦艽、千年健各 15g,川续断、杜仲、泽泻、桑寄生、油松节各 12g,狗脊、川厚朴、桂枝、钻地风、甘草各 6g,白酒 1000ml。【制法】将上药与白酒一起置入容器中,密封,浸泡 15 日后即可取用。【功用】祛风除湿,通络止痛,补益肝肾。【主治】风湿性关节炎、坐骨神经痛、陈旧性损伤疼痛。【用法】口服:每次服 20～30ml,日服 1 或 2 次。【附记】引自《实用伤科中药与方剂》。屡用有效。

·加味地黄酒·

【配方】熟地黄 250g,红参 50g,黄芪 100g,当归 30g,地龙 30g,山甲珠 20g,田三七 20g,白酒 2000ml。【制法】将上药共捣细,加入白酒,密封,浸泡 7 日后即可服用。【功用】益气活血,通络止痛。【主治】坐骨神经痛。【用法】口服:每次服 25ml,每日服 3 次。1 个月为 1 个疗程。【附记】引自《四川中医》。

·乌蛇仙灵酒·

【配方】乌梢蛇 10g,威灵仙、独活、千年健、红花各 15g,土鳖虫 5g,川芎 10g,当归、鸡血藤、黄芪各 15g,细辛 5g,黄酒适量。【制法】将上药放入瓶内,然后加黄酒至瓶满,封闭瓶口,3 日后开始服用(随服用随加酒)。【功用】祛风除湿,通经活络,活血止痛。【主治】坐骨神经痛。【用法】口服:每次服 10ml,日服 2 次。累计饮 1000ml 酒为 1 个疗程。【附记】引自《辽宁中医杂志》。治疗 32 例,服药 1～2 个疗程后,痊愈 24 例,显效 7 例,无效 1 例。

·乌头地龙酒·

【配方】生川乌、生草乌、红花各 15g,地龙、寻骨风、伸筋草各

30g，生黄芪、全当归各 60g，白米酒 1000ml。【制法】将上药置瓶内，加入白米酒封闭，浸泡 1 周后即可服用。【功用】温经散寒，通络止痛。【主治】坐骨神经痛。【用法】口服：每次服 10～20ml，每日早、晚各服 1 次，服完为 1 个疗程。一般可连服 1～2 个疗程。【附记】引自《四川中医》。治疗期间注意避风防寒。

·复方闹羊花酒·

【配方】闹羊花 9g，羌活 9g，独活 9g，川牛膝 9g，黑杜仲 9g，灯心草 9g，小茴香 9g，白酒 500ml。【制法】将上药加水 800ml，文火煎至 500ml，加上桂心末 9g，再加白酒，混合即成。【功用】祛风除湿，散寒止痛，通行血脉。【主治】风寒湿型坐骨神经痛。【用法】口服：每次服 10ml，日服 3 次，饭后服。1 剂为 1 个疗程。【附记】引自《河南中医》。屡用效佳。

·蠲痹酒·

【配方】鹿筋 150g，鹿衔草 100g，地龙 60g，川牛膝 50g，杜仲 50g，枸杞子 50g，蜂蜜适量，饮用白酒（50～55 度）1000ml。【制法】将上药除蜂蜜和白酒外共研为粗粉，和匀，装入布袋扎紧，与蜂蜜、白酒（取适量蜂蜜溶于白酒中搅匀即成）共入密闭容器内，封闭严密，浸渍 20 日，取出压榨过滤，滤液低温（1～10℃）静置沉淀 5 日，取清汁，分装，密封，置阴凉处贮存备用。【功用】祛风除湿，强筋健骨，活血通络，散瘀止痛。【主治】坐骨神经痛。【用法】口服：每次服 10～20ml，温服，每日服 3 次。7 日为 1 个疗程。【附记】引自《实用中西医结合杂志》。共治疗 375 例，结果为痊愈 336 例，显效 13 例，好转 19 例，无效 7 例，总有效率为 98.1%。

·四虫雪莲酒·

【配方】白花蛇 1 条，全虫、雪莲花各 15g，地龙、黑蚂蚁、威灵仙各 20g，制乳香、制没药、当归各 12g，制川乌、制草乌、川牛膝、红参各10g,白酒1000ml。【制法】将上述药物装入盛白酒的陶瓷罐或玻璃瓶内浸泡,罐口密封,浸泡7日后即可启用。【功用】祛风通络,散寒止痛,补肝益肾。【主治】坐骨神经痛。【用法】口服:每次服15～20ml,每日服3次。2周为1个疗程。【附记】引自《四川中医》。用本方治疗16例,治愈13例,好转3例。对痊愈病例随访2年,只有4例复发,服药酒后症状又显著好转。

·海马千年健酒·

【配方】海马、千年健、地龙、当归、川芎、参三七、自然铜、桑螵蛸、紫草、骨碎补、伸筋草、海风藤各10g,鸡血藤30g,五加皮、生姜各90g,制川乌、制草乌各8g,60度白酒2500ml。【制法】将上药置容器中,加入白酒密封,浸泡7日后即可启用。【功用】疏风散寒,行气化湿,通经活络,止痛。【主治】坐骨神经痛。【用法】口服:每次服15ml,每日服2次,15日为1个疗程。【附记】引自《浙江中医杂志》。屡用效佳。

·马钱乳香酒·

【配方】制马钱子20g,制乳香30g,当归50g,制没药30g,杜仲炭30g,骨碎补40g,川牛膝40g,狗脊50g,枸杞子40g,金樱子40g,川芎30g,川续断40g,独活40g,红花30g,延胡索30g,广防己30g,木瓜50g,丹参40g,制川乌20g,威灵仙30g,鸡血藤50g,40度以上白酒8000ml。【制法】将上药粉碎,加红糖300g置玻璃或瓷质容器内,加入白酒,密封,浸泡10日后即可服用。【功用】活血化瘀,祛风除湿,散寒通络,软坚散结。【主治】坐骨神经痛。【用法】口服:每次服50～100ml,每日早、晚各服1次,饭后半小时服用,或每晚临睡前服1次。可连服3～4个月。并配合醋酸曲安奈德注射。【附记】引自《内蒙古中医药》。用本药酒治疗168例,结果疗效优者72例,良好86例,优良率为94%。

·坐骨神经痛酒·

【配方】小茴香 6g，木香 6g，陈皮 10g，延胡索 12g，穿山甲 5g，川牛膝 5g，独活 5g，甘草 3g，白酒 500ml。【制法】将上药共研为细末，加入白酒中，浸泡 7 日后开始服用。【功用】活血化瘀，通络柔筋，祛痹止痛。【主治】坐骨神经痛日久痛缓或巩固疗效之用。【用法】口服：每次服 10～20ml，每日服 2 或 3 次，以饭前服为宜。【附记】引自《国医论坛》。

·乌头黄芪酒·

【配方】制川乌、制草乌、寻骨风、伸筋草各 20g，广地龙 50g，红花 15g，全当归、五加皮、生黄芪各 60g，白米酒 1500ml。【制法】将上药加入白米酒中密封，浸泡 5 日后即可启用。【功用】温经通络，搜风利湿，扶正固表。【主治】急、慢性坐骨神经痛。【用法】口服：每次服 10～15ml，每日早、晚各服 1 次。【附记】引自《中医药研究》。

·舒心镇痛酒·

【配方】秦艽、羌活、当归、伸筋草、制南星、薏苡仁各 15g，桂枝、全蝎各 10g，木瓜、川牛膝各 20g，海马 2 只，蜈蚣 4 条，白酒 1500ml。【制法】将上药入盆中用冷水浸湿，滤干水分后置入瓦罐，加进谷酒（白酒），酒离罐面 3.5cm 许（约 1500ml），罐面口上用白纸覆盖，然后用细沙包压在纸上面，将药罐移至文火上煎熬，见纸边冒汗（蒸汽露珠），随即端去药罐，冷却后滤去药渣，取液装瓶备用。【功用】祛风通络，活血止痛。【主治】坐骨神经痛。【用法】口服：每次服 20～30ml，每日早、晚各服 1 次。15 日为 1 个疗程。【附记】引自《新中医》。屡用效佳。

·乌红酒·

【配方】炙川乌、炙草乌各10～20g，虎杖30～60g，红花10g，炙全蝎、土鳖虫各20g，川续断30g，加50度以上白酒1000ml。【制法】将上药与白酒一同置于容器中，密封隔水略加温，浸泡7日后，过滤得滤液约700ml。【功用】祛风除湿，活血通络。【主治】坐骨神经痛。【用法】口服：每次服20ml，每日3～5次，餐后服，1剂为1个疗程。停用其他治疗。【附记】引自《集验百病良方》。江苏省如东县人民医院方。用本方治疗126例，用2个疗程后，其中治愈107例，显效14例，有效3例，无效2例。总有效率为98.41%。

·乌蛇灵仙酒·

【配方】乌梢蛇10g，威灵仙15g，独活15g，千年健15g，红花15g，土鳖虫5g，川芎10g，当归15g，鸡血藤15g，黄芪15g，细辛5g，黄酒750ml。【制法】将上药与黄酒一起置入容器中浸泡，封口，7日后开始服用，随饮随添加酒。【功用】祛风险湿，通经活络，活血止痛。【主治】坐骨神经痛。【用法】口服：每次服10ml，每日2次。饮1L酒为1个疗程。【附记】引自《辽宁中医杂志》。有人用此方治疗32例，效果较好。孕妇慎用。

·三乌通络止痛酒·

【配方】制川乌9g，制草乌9g，乌梢蛇9g，蜈蚣2条，全蝎6g，地龙9g，炙麻黄9g，桂枝12g，细辛6g，当归15g，独活15g，炙黄芪20g，川牛膝10g，木瓜20g，白芍30g，甘草6g，白酒1500ml。【制法】将上药与白酒一起置入容器中浸泡，封口，2周后即可过滤去渣，药酒装瓶，密封备用。【功用】祛寒湿，通经络，止痛。【主治】坐骨神经痛。【用法】口服：每次服15～20ml，每日2次。【附记】引自《实用中医内科杂志》。方中川乌、草乌有毒，不可过量。临床屡用，效果较好。

痹证三(肩关节周围炎)

·消炎止痛液·

【配方】丁香、儿茶、红花、生地黄、赤芍、牡丹皮、白芷、川芎、樟脑各 10g,木香、防风、乳香、没药各 9g,大黄、当归各 12g,薄荷 6g,90%乙醇适量。【制法】除樟脑外,将前 15 味捣碎,加入 90%乙醇(适量)浸泡 24 小时(乙醇与药材之比为 1∶2),然后置水浴锅中,用蒸馏法收集蒸馏液 200ml,药渣中残留液抽滤尽,再把樟脑粉加入蒸馏液中搅匀,与抽滤液合并,添加乙醇至 350ml,贮瓶备用。【功用】温经散寒,通络止痛。【主治】肩周炎(肩凝症)。症见肩关节疼痛难忍,难以入眠,手不能抬举转后,吃饭、抬头困难,苔白,脉浮。【用法】外用:用时先在病灶部位,用特定电磁波谱治疗仪照射 10 分钟后,再取本液涂搽患处,每隔 5 分钟涂搽 1 次。每次照射 30 分钟,每日 2 次。【附记】引自《临床奇效新方》。临床验证效佳。

·漏肩风药酒·

【配方】当归、枸杞子、制首乌、杜仲、山茱萸各 15g,制草乌、地鳖虫各 9g,全蝎、自然铜、姜黄各 6g,蜈蚣 2 条,红花 5g,白酒 2000ml。【制法】将前 12 味用清水喷湿,放锅内隔水蒸 10 分钟,待药冷后装入大口瓶内,注入白酒,用绵纸封口,每 2 日摇动 1 次,浸泡 10 日后,过滤去渣,即成。【功用】温经散寒,活血通络。【主治】肩关节周围炎。【用法】口服:每次服 10～30ml,不以菜佐,日服 1 或 2 次。【附记】引自《药酒汇编》。验之临床,确有良效。

·秦艽元胡酒·

【配方】秦艽、延胡索(元胡)各 50g,制草乌 10g,桂枝、川芎、桑枝、鸡血藤各 30g,片姜黄、羌活各 25g,白酒 1000ml。【制法】将前

9味捣碎，置容器中，加入白酒，密封，浸泡7～10日后，过滤去渣，即成。【功用】祛风除湿，温经散寒，通络止痛。【主治】肩周炎（早期），并治上肢疼痛。【用法】口服：每次饭后温服15～30ml，日服3次。【附记】笔者经验方。效佳。

·五虫药酒·

【配方】蜈蚣3条，全蝎、蜣螂虫、穿山甲、䗪虫各6g，红花、海风藤、络石藤、桂枝、威灵仙各15g，制川乌、制草乌、川芎各10g，片姜黄、乳香、没药各9g，白酒1000ml。【制法】将前16味捣碎，置容器中，加入白酒、密封，浸泡7～10日后，过滤去渣，即成。【功用】祛风除湿，温经散寒，活血化瘀，搜风通络。【主治】肩周炎（后期）、坐骨神经痛及风湿性关节炎。【用法】口服：每次温服20～30ml，日服3次。【附记】笔者经验方。坐骨神经痛加杜仲、续断。多年使用，疗效颇佳。

·秦艽木瓜酒·

【配方】秦艽、川乌、草乌各6g，广郁金、羌活、川芎各10g，木瓜20g，全蝎2g，红花8g，透骨草、鸡血藤各30g，60度白酒1000ml。【制法】将前11味捣碎或切片，置容器中，加入白酒，密封，浸泡15日后，过滤去渣，即成。【功用】祛风散寒，舒筋通络。【主治】肩关节周围炎（偏寒、偏瘀型）及风湿性关节疼痛。【用法】口服：于每晚临卧前服15～30ml。本方内服，也可配合外用。外用：用棉签蘸药酒涂患处，然后局部按摩。【附记】引自《江苏中医》。验之临床，确有良效。一方除红花。凡糖尿病、冠心病、慢性心功能不全者忌服。服用不可过量。

·臂痛药酒·

【配方】生黄芪30g，枸杞子15g，海桐皮、淮牛膝各12g，秦艽、当归、片姜黄、威灵仙、赤芍、桑寄生、茯神、杜仲、桂枝、北沙参各

9g,炙甘草、独活、川芎、防风各6g,白酒1000ml。【制法】将上药共捣为粗末,用绢袋盛装,与白酒同置入容器中,密封浸泡10日后即可服用。【功用】祛风湿,通经络,补肝肾,壮筋骨。【主治】臂痛,中老年人肩痛(肩周炎)。【用法】口服:每日早、晚各服1次,每次服10～20ml。15～30日为1个疗程。【附记】引自《秦笛桥医案精华》。验之临床颇验。

·玉真散酒·

【配方】南星、天麻、防风、羌活、桑枝各30g,白附子、细辛各60g,60度白酒2000ml。【制法】将上药轧碎,置容器内,加入白酒密封,浸泡5日后即可服用。【功用】祛风散寒,通络镇痛。【主治】肩关节周围炎。【用法】外用:每日行手法治疗,同时涂搽本酒。每日行爬墙练习,同时涂搽本酒于患肩,边搽边揉。6日为1个疗程。【附记】引自《中医正骨》。用此酒治疗104例,并配合手法治疗(包括放松法、旋肩法和针刺法及患者自行爬墙法练习),结果有42例恢复正常,49例诸症基本消失。

·乳香没药酒·

【配方】乳香、没药、血竭、自然铜、红花、土鳖虫、防风、透骨草、栀子各100g,川椒50g,细辛、冰片各30g,75%乙醇(酒精)2500ml。【制法】先将乳香、没药、血竭碎为小块,将栀子捣碎,再混同其他药放入大口瓶中,加入乙醇,封口,浸泡1周后即可启用。【功用】温经活血,祛风止痛。【主治】肩痛弧综合征。【用法】外用:以周林频谱治疗仪对准压痛明显处,距皮肤30～40cm(以患者能忍受的热度为宜),然后将药酒摇匀,倒入弯盘内(注意随倒随用,以防挥发),用其浸透棉球,均匀地涂在肩峰及冈上窝外侧,10分钟涂1次,每日治疗1次,10日为1个疗程。【附记】引自《中医外治杂志》。屡用效佳,总有效率达100%。

·鸡蛇酒·

【配方】鸡血藤、桂枝、杜仲各30g,乌梢蛇20g,红花10g,白酒2500ml。【制法】将以上药材浸入酒中,5月初封坛埋入50cm深土中,9月中旬起坛开封。【功用】祛风散寒,行气活血。【主治】肩关节周围炎。【用法】口服:依患者酒量,每次服20～50ml,中、晚餐饮用。并可用药酒外敷按摩治疗。7日为1个疗程,一般2～3个疗程。【附记】引自《四川中医》。屡用效佳。

·调中解凝酒·

【配方】黄芪、炒白术、当归各10g,龙眼肉15g,川木瓜、陈皮、青皮、川芎、川牛膝各9g,广木香、丁香、白蔻仁、茯苓、白芍各6g,秦艽8g,白冰糖180g,白酒500ml。【制法】将上药共研为粗末,浸渍于白酒中,夏天5日,冬天10日,滤去渣,取上清液备用。【功用】调补脾胃,活血养血,散寒祛湿,化痰。【主治】肩凝症。【用法】口服:每次服10ml,每日服2次,饭后温服。15日为1个疗程,一般服2～3个疗程。【附记】引自《河南中医》。屡用效佳。

·肩痹药酒·

【配方】当归、防风各15g,杜仲20g,牛膝、秦艽、独活、川续断、川芎、地黄各18g,黄芪、人参、枸杞子、威灵仙、桂枝各12g,细辛6g,白酒2000ml。【制法】将上药置容器内,加入白酒,密封,浸泡20日,每日搅拌1次。20日后取上清液过滤,加适量白糖,分装备用。【功用】益气补肾,活血祛风。【主治】肩周炎。【用法】口服:每次服10ml,每日早、晚各服1次。连服10日为1个疗程。经络导平每日治疗1次,每次30分钟,10日为1个疗程。【附记】引自《中国农村医生》。用此酒治疗152例,治疗2～3个疗程后,结果痊愈31例,显效78例,好转34例。总有效率为94.08%。

·蠲痹解凝药酒·

【配方】黄芪 20g，葛根 20g，山茱萸 10g，伸筋草 10g，桂枝 10g，姜黄 10g，田三七 5g，当归 12g，防风 12g，秦艽 15g，甘草 6g，黄酒 500ml。【制法】上药捣碎，置净器中，用黄酒加热煮沸，移阴凉处静置片刻，密封容器，7 日后开启，过滤去渣，滤液中加适量黄酒至 500ml，装瓶备用。【功用】益气活血，祛风除湿。【主治】肩周炎。【用法】口服：每次服 30ml，每日 2 次。【附记】引自《陕西中医》。原方为水煎加黄酒少许温服，现改为酒剂，以助酒的温通之性，更利于药性的发挥。若痛甚，方中可加制川乌、制草乌各 10g，每次服用量为 20ml。

·五藤酒·

【配方】伸筋草、天仙藤各 30g，鸡血藤、石楠藤、络石藤各 15g。【制法】将上药切碎，用黄酒浸泡，7 日后即可饮用。【功用】祛风活血，清热利湿，舒筋通络。【主治】风湿夹热型肩痹，伴有口干、舌红、脉数。【附记】引自《当代名医精华·痹症专辑》。屡用效佳。

·桂枝活络酒·

【配方】桂枝、赤芍各 15g，白芍、丹参各 30g，当归 12g，制乳香、制没药、炮山甲(代)各 10g，蜈蚣 2 条，秦艽 20g。肿痛难眠者加川芎、白芷。白酒 1000ml。【制法】将上药研为粗末置入容器中，加入白酒浸泡 7 日，过滤取清液，装瓶备用。【功用】散寒通络，化瘀止痛。【主治】寒凝血瘀型肩痹。【附记】引自《临床方剂手册》。屡用有效。孕妇忌服。

·解凝酒·

【配方】葛根 30g，制川乌、制草乌各 10g，黄芪 15g，桂枝 20g，川芎 12g，海风散、地风皮各 15g，路路通 12g，何首乌 15g，三七

3g,炮甲珠 10g,蜈蚣 3 条,白酒 500ml。【制法】将上药研为粗末,置入容器中,加入白酒浸泡 7 日后过滤即得。【功用】祛风逐寒,通络止痛。【主治】肩周炎。【附记】引自《痹症论》。屡用有效。孕妇忌服。

痹证四(肢体麻木)

·补血壮骨酒(一)·

【配方】淫羊藿、巴戟天各 25g,鸡血藤 50g,白酒 500ml。【制法】将前 3 味切碎,置容器中,加入白酒,密封,浸泡 20 日后,过滤去渣,即成。【功用】补肾强筋,活血通络。【主治】肢体麻木、瘫痪、风湿痹痛及跌打损伤等。【用法】口服:每次服 10～15ml,日服 2 次。【附记】引自《药酒汇编》。验之临床,坚持服用,每收良效。

·舒筋活络酒(一)·

【配方】木瓜、当归、红花各 45g,桑寄生 75g,川续断、独活、甘草、羌活各 30g,川牛膝、白术各 90g,川芎、防风、蚕沙各 60g,玉竹 240g,红曲 180g,白酒 11.1L,红糖 550g。【制法】将前 15 味(除红曲外)研成粗粉。另将红糖溶解于白酒中,用红糖酒浸渍药末 48 小时后,按渗滤法以每分钟 1～3ml 的速度缓缓渗滤,收集滤液,榨出液,混匀,静置,滤过,即成。【功用】祛风除湿,舒筋活络。【主治】风寒湿痹,筋骨疼痛,四肢麻木等症。【用法】口服:每次服 20～30ml,日服 2 次。【附记】引自《药酒汇编》。验之临床,确有良效。

·络石藤酒·

【配方】骨碎补、络石藤各 60g,仙茅、川萆薢、白术、黄芪、玉竹、枸杞子、山茱萸、白芍、木瓜、红花、牛膝、川续断、杜仲各 15g,狗脊、大生地黄、当归身、薏苡仁各 30g,黄酒 2500ml。【制法】将

前 19 味切薄片，入布袋，置容器中，加入黄酒，密封，隔水加热半小时，浸泡数日，过滤去渣，即成。【功用】补肝肾，益气血，祛风湿，舒经络。【主治】肝肾不足，脾虚血弱，风湿性肢体麻木，疼痛，腰膝酸软，体倦身重等症。【用法】口服：每次服 10～15ml，不可过服，日服 1 或 2 次。【附记】引自《临床验方集》。验之临床多效。

·参茸追风酒·

【配方】制川乌、制草乌、红花、薄荷、当归、陈皮、淡竹叶、炮姜、甘草各 100g，生晒参 20g，鹿茸 5g，蔗糖 2000g，食醋 1200ml，白酒 10L。【制法】将前 11 味研为粗粉；再将食醋和白酒加水 4000ml 混合成溶液。先用少量的混合液湿润药物，6 小时后加入剩余混合液，放置 48 小时以后，按渗滤法以每分钟 3ml 的速度渗滤，收集滤液，残渣压榨，合并，加入蔗糖，搅拌，静置，滤过，即得。【功用】搜风散寒，舒筋活络，止痛。【主治】四肢麻木，屈伸困难，筋骨疼痛，风寒湿痹。【用法】口服：每次服 15ml，日服 1 或 2 次。【附记】引自《药酒汇编》。验之临床，坚持服用，每收良效。孕妇忌服。

·追风药酒·

【配方】制川乌、防风、炮姜、陈皮、甘草、当归、制草乌各 375g，白酒 38L，蔗糖 7500g。【制法】将前 7 味研成粗粉，入布袋，置容器中。加入白酒，密封，浸泡 30～40 日。每日搅拌 1 次。取出布袋压榨，榨出液澄清后与浸液合并，加入蔗糖，搅拌使完全溶解，密封，静置 15 日以上，滤过，即成。【功用】活血疏风，散寒和脾。【主治】风寒湿痹引起的筋骨疼痛，四肢麻木，腰膝疼痛，风湿性关节炎。【用法】口服：每次服 10～15ml，日服 2 次。【附记】引自《临床验方集》。验之临床，确有良效。孕妇忌用。

·养血愈风酒(一)·

【配方】防风、秦艽、川牛膝、蚕沙、萆薢、白术(炒)、苍耳子、当归各600g，杜仲（炒）900g，枸杞子、白茄根各1200g，红花、制鳖甲、羌活、陈皮各300g，白糖2400g，50％乙醇5倍量。【制法】①配料：按处方将上药炮制合格，称量配齐，白糖单放；②粉碎：将前15味轧成3号粗粉，白糖轧成细粉；③渗滤：取防风等药粗末，用5倍量50％乙醇，按渗滤法提取渗滤液，滤液回收乙醇并浓缩稠膏约2400g；④制粒：取上述浓缩膏与白糖粉搅拌均匀，过14～16目筛，制成颗粒，晾干或低温干燥，整粒时喷撒食用香精，密闭于桶内，2日后分装。上药一料，约50g装1袋。用时每袋用白酒500ml溶解之。【功用】祛风活血。【主治】风寒引起的四肢酸麻、筋骨疼痛、腰膝软弱等症。【用法】口服：不拘时，适量饮服，但每次不超过120ml。【附记】引自《中药制剂手册》。验之临床，确有良效。孕妇及高血压患者忌服。

·鹿筋壮骨酒·

【配方】鹿筋30g，鹿骨、玉竹各200g，当归、肉桂、秦艽各50g，木瓜、制川乌、制草乌各40g，党参、黄芪、桂枝、枸杞子各75g，重楼、红花、川续断各100g，白酒16L，蔗糖600g，虎杖96g。【制法】将前16味和虎杖酌予碎断，入布袋，置容器中，加入白酒，密封，每日搅拌1次，浸泡30～40日后取出布袋，榨出液澄清后与浸液合并，加蔗糖，搅拌使之溶解，密封，静置15日以上，滤过即成。【功用】祛风除湿，舒筋活血。【主治】四肢麻木、风湿性关节炎等。【用法】口服：每次服10ml，日服2次。忌多服。【附记】引自《药酒汇编》。验之临床，确有良效。孕妇及高血压患者忌服。

·血竭酊·

【配方】当归、红花各30g，血竭25g，70％乙醇1000ml。【制法】将前3味捣碎，置容器中，加入乙醇，密封，浸泡1周后，过滤去渣。用20ml玻璃瓶分装，备用。【功用】活血舒筋止痛。【主治】手足麻木、肢节酸痛、局部经络劳损等。【用法】外用：以棉球蘸药

酒涂搽患处。【附记】南京中医学院方。临床验证,多效。

·筋骨疼痛酒·

【配方】当归、肉桂、秦艽各 50g,木香、制川乌、制草乌各 40g,玉竹 200g,黄芪、党参、桂枝、枸杞子各 75g,重楼、川续断、红花各 100g,虎杖 96g,砂糖 260g,白酒 17.12L。【制法】将前 15 味研为粗末,加入白酒,浸渍 48 小时后,按渗滤法进行渗滤,收集滤液和压榨液,合并加入砂糖,搅拌溶化,静置 14 日,滤过,即成。【功用】祛风除湿,舒筋活血。【主治】筋骨酸痛、四肢麻木、风湿性关节炎等。【用法】口服:每次服 10～15ml,日服 2 次。忌多服。【附记】引自《临床验方集》。验之临床,确有良效。孕妇及高血压患者忌服。

·加味养生酒(一)·

【配方】牛膝、枸杞子、生地黄、杜仲、菊花、白芍、山茱萸各 60g,五加皮、桑寄生各 120g,木瓜、当归身各 30g,桂枝 9g,龙眼肉 240g,烧酒 15L。【制法】将前 13 味切碎,置容器中,加入烧酒。密封,浸泡 7 日后,过滤去渣,即成。【功用】补肝肾,祛风湿,舒筋活络。【主治】肝肾精血不足,兼感风湿引起的头晕、目暗、腰膝疼痛无力、四肢麻木作痛等症。【用法】口服:每次服 15～30ml,日服 2 次。【附记】引自《惠直堂经验方》。验之临床,确有良效。

·三蛇药酒·

【配方】乌梢蛇 1000g,银环蛇、眼镜蛇各 500g,大血藤 75g,杜仲、南沙参、寻骨风、独活、香陈皮、当归、石楠藤、桂枝、石菖蒲各 100g,山木通、制草乌、制川乌、陈皮、川木香、牛膝、乌药、白芷、川芎、桑寄生各 50g,威灵仙(制)、黄精(制)、南蛇藤、大枣各 200g,伸筋草 140g,锁阳 150g,甘草 80g,蔗糖、蜂蜜各 3500g,红糖 2000g,白酒 50L。【制法】三蛇均为鲜蛇,去头、内脏及皮后洗净。一并置容器中，加入白酒10L，密封，浸泡6个月以上，每月搅拌1次。将大血藤等27味切碎，置另一容器中，加入白酒10L，密封，浸泡30日以上。将上述两浸液分别滤过，合并滤液；将蔗糖、蜂蜜和红糖制成糖浆，待温，加入滤液中，搅匀，静置，滤过，再加白酒制成约50L即成。分装备用。【功用】祛风除湿，通经活络。【主治】风寒湿痹、手足麻木、筋骨疼痛、腰膝无力等症。【用法】口服：于每晚睡前服25～100ml。【附记】引自《药酒汇编》。验之临床，确有良效。

·风湿酒(三)·

【配方】桑皮、熟地黄、淫羊藿、鲜马尾松树根各80g，皮子药、鲜侧柏叶各48g，活血藤、石楠藤、麻黄、川续断、桂枝、茄根、白术(炒)、秤杆草各32g，苍术(炒)、制附子各24g，独活、川牛膝、秦艽、干姜、杜仲(盐水炒)、甘草、防风、地枫皮、细辛、木瓜各8g，枳壳(炒)、狗脊(去毛)各16g，蔗糖600g，白酒8000ml。【制法】将马尾松树根、侧柏叶切碎待用。将余药研为粗粉，混匀，用白酒浸渍15日后，按渗滤法收集滤液2次，再将蔗糖制成糖浆，待温，加入滤液中，又将马尾松树根、侧柏叶置容器中，加入白酒，密封，浸泡30日后，过滤去渣，与滤液合并，搅匀，静置，滤过，即成。【功用】祛风燥湿，通经活络。【主治】四肢麻木、腰膝酸软、风湿性关节痛等。【用法】口服：每次服15～20ml，日服2次。【附记】引自《临床验方集》。验之临床，确有良效。

·五加皮酒(二)·

【配方】五加皮50g，青风藤、川芎、海风藤、木瓜、威灵仙各13g，当归、菊花各23g，白芷、白术(炒)各19g，红花、牛膝各25g，党参、姜黄各75g，独活、制川乌、制草乌、丁香、砂仁、木香、陈皮、肉桂各6g，玉竹200g，豆蔻(去壳)、肉豆蔻(煨)各9g，檀香13g，蔗糖2000g，55度白酒20L。【制法】将前26味研为粗粉，加入白酒，浸渍，按渗滤法进行渗滤，收集渗滤液和压榨液，合并，再将蔗糖制

成糖浆，兑入滤液中，混匀、静置、滤过，即成。【功用】舒筋活络，祛风除湿。【主治】风湿痹痛、手足痉挛、四肢麻木、腰膝酸痛等症。【用法】口服：每次服 15～30ml，日服 3 次。【附记】引自《药酒汇编》。临床验证效佳。孕妇忌服。

·海蛇药酒·

【配方】海蛇（蜜炙）57.5g，过岗龙、鸡血藤、龙眼肉、枸杞子、黑老虎根、汉桃叶、菊花、两面针、当归、党参各 15g，何首乌、丁公藤、川牛膝、熟地黄、防风、巴戟天、桂枝、木瓜各 10g，半枫荷 25g，豆豉姜、川芎、陈皮各 5g，红花 7.5g，羌活、独活各 2.5g，杜仲 7g，蔗糖 50g，白酒 5000ml。【制法】将前 27 味捣碎，置容器中，加入白酒，密封，浸泡 60 日，每 14 日搅拌 1 次。过滤去渣，加入蔗糖，搅拌至完全溶解，静置、滤过，即成。【功用】祛风除湿，舒筋活络，强身壮骨。【主治】肢体麻木，腰膝酸痛，风寒湿痹。【用法】口服：每次服 10～25ml，日服 2 或 3 次。【附记】引自《临床验方集》。孕妇忌服。

·定风酒（二）·

【配方】当归、天冬各 30g，五加皮、麦冬、怀牛膝、川芎、熟地黄、生地黄、秦艽各 15g，桂枝 10g，蜂蜜、红糖、米醋各 250g，白酒 3750ml。【制法】将前 10 味捣为粗末，入布袋，置容器中，加入白酒、蜂蜜、红糖和米醋，密封，隔水蒸煮 2 小时，取出待温，埋入地下 7 日后，取出开封，去药袋滤过，即成。【功用】滋补肝肾，补阴血；息风通络，健筋骨。【主治】腰腿无力、肢体麻木、筋骨疼痛等症。【用法】口服：每次服 10～30ml，日服 2 次，忌过量。【附记】引自《药酒汇编》。验之临床多效。

·夜合枝酒·

【配方】夜合枝、桑枝、槐枝、柏枝、石榴枝各 500g，防风 180g，羌活 70g，黑豆 2500g，糯米 2500g，细曲 3500g。【制法】将前 5 味加水 25L 煎至减半，过滤去渣，取汁加入糯米、黑豆，浸泡 2 日，蒸熟，加入细曲，与防风、羌活（共研细末）拌和酿酒。21 日后去糟渣，即成。【功用】祛风胜湿，通经活络。【主治】手足不遂、挛缩屈伸不便、四肢麻木、行走艰难等症。【用法】口服：每次随量温服，勿醉为度，日服 2 次。【附记】引自《临床验方集》。验之临床，多效。

·芍瓜酒·

【配方】白芍 50g，炙甘草 10g，桂枝、木瓜、秦艽各 15g，白酒 500ml。【制法】将前 5 味切碎，置容器中，加入白酒，密封，浸泡 14 日后，过滤去渣，即成。【功用】除湿散寒，缓急止痛。【主治】四肢麻木、疼痛、痉挛等症。【用法】口服：每次服 15～30ml，日服 3 次。【附记】笔者经验方。本方用水煎服，兑白酒服。每日 1 剂，日服 2 或 3 次，效果亦佳。

·防风白术酒·

【配方】防风、肉桂、麻黄各 12g，白术、山茱萸、制附子、细辛（炒）、独活、秦艽、茵芋、山药、杏仁（炒）各 9g，磁石 50g，紫巴戟（去心）12g，炮姜 30g，薏苡仁 18g，生地黄 15g，白酒 1000ml。【制法】将前 17 味捣为粗末，放入布袋，置容器中，加入白酒，密封，浸泡 7 日后，过滤去渣，即成。【功用】调和气血，搜风祛邪，温经通络。【主治】关节疼痛、肌肉麻木等症。【用法】口服：每次空腹随量温服之，日服 2 次。【附记】引自《药酒汇编》。验之临床，确有良效。

·养血愈风酒（二）·

【配方】独活、杜仲（炒）、怀牛膝、玄参、天麻、川萆薢、羌活各 30g，生地黄、熟地黄各 45g，当归 25g，肉桂 15g，玉竹 75g，冰糖 1000g，白酒 8000ml。【制法】将上药捣碎，装入纱布袋，扎口，与白酒共置入容器中，密封浸泡 1 周，过滤取液；再压榨药渣，过滤取

液。将2次药液混合，加入冰糖溶解和匀即成，备用。【功用】养血祛风，舒筋活络。【主治】腰膝酸软，筋络牵强，骨节疼痛，手足麻木。【用法】口服：每日早、晚各服1次，每次服50ml。【附记】引自《临床验方集》。本药酒尤以阴液亏损较重者饮用最宜。验之临床，多可收到得心应手之效。孕妇忌服。

·豹骨酒(一)·

【配方】豹骨(代)、薏苡仁(麸炒)、粉萆薢、淫羊藿(羊油炙)、熟地黄、陈皮、玉竹、牛膝各80g，香加皮、当归、青皮(醋炒)、川芎、白芍、制草乌、木瓜、枸杞子、红花、紫草、羌活、川续断、制川乌、苍术(米泔水炒)、独活、白芷、补骨脂(盐炒)、白花蛇(酒制)、杜仲炭、乌药、防风、牡丹皮、佛手、人参、砂仁、鹿茸、檀香、肉桂、豆蔻、木香、丁香各50g，油松节40g，乳香(醋炒)、没药(醋炒)各20g，麝香0.2g，红曲200g，红糖960g，蜂蜜1600g，白酒17 600ml。【制法】将豹骨(代)分次加水，煎煮至胶尽，合并煎煮液，浓缩到黏稠状态。将乳香、没药研成细粉，麝香单研成细粉。再把薏苡仁等40味药加工成粗粉，与豹骨(代)煎液、乳香、没药、红糖、蜂蜜、白酒同置入容器中，密封，隔水煮至水沸，候冷后加入麝香粉混匀，密封静置3个月以上，过滤；药渣压榨，过滤。合并2次过滤液，静置2日，再过滤即成，备用。【功用】祛风除湿，舒筋活络。【主治】风寒湿痹，手足麻木，筋骨疼痛，腰膝无力。【用法】口服：每日早、晚各服1次，每次服15ml，温服。【附记】引自《山东省药品标准》。凡高血压患者、孕妇及阴虚火旺者忌服。

·木瓜酒·

【配方】木瓜、玉竹各40g，五加皮、羌活、当归、橘皮、独活各30g，桑寄生、秦艽、千年健、川牛膝、红花、川芎各20g，山栀子75g，砂糖800g，50度白酒10L。【制法】将上药和白酒9500ml置入容器中，密封，浸渍21日以上，滤取上清液，再压榨药渣，取榨出液与浸液合并。另将砂糖溶解在余下的500ml白酒中，加入合并液内，搅匀，静置14日以上，再过滤即得，备用。【功用】祛风活血，利湿清热。【主治】风湿痹痛、筋脉拘挛、四肢麻木、关节不利等。【用法】口服：每日早、晚各服1次，每次服20ml。【附记】引自《上海市药品标准》。孕妇忌服。

·活血药酒·

【配方】当归600g，老鹳草、续断各500g，川芎、地龙、赤芍、牛膝各300g，苍术（炒）、红花、陈皮、桂枝、狗脊（烫）各250g，独活、羌活、乌梢蛇、海风藤、松节各200g，川乌（制）、甘草、骨碎补（烫）、附子（制）、荆芥、桃仁（炒）、麻黄各150g，木香、马钱子（制）、杜仲（炒）各100g，白糖2.5kg，50度白酒100L。【制法】将上药置容器中，加入白酒，密封，浸泡15～20日后即可启用。在浸泡期应每日搅拌1次。【功用】活血止痛，祛寒散风。【主治】腰腿疼痛，肢体麻木，风寒湿痹。【用法】口服：每次服10～15ml，日服2或3次，温服。【附记】引自《新编中成药》。孕妇忌服。

·豹骨酒（二）·

【配方】豹骨（代）、桂枝各20g，杜仲、木瓜、五加皮、当归、威灵仙、红花、茜草、补骨脂各60g，鹿角80g，独活、苍术（米泔水制）、茯苓、羌活、川芎、制川乌、制草乌、肉桂、秦艽、萆薢、续断、何首乌、川牛膝、陈皮、白茄根各30g，麻黄、甘草各10g，白酒1600ml。【制法】将上药捣碎，置容器中，加入白酒，密封，浸泡15日，并每日摇动1次，备用。【功用】祛风活血，壮骨强筋。【主治】风寒湿痹，筋骨疼痛，四肢麻木，腰膝无力。【用法】口服：每次服15ml，日服2次。【附记】引自《新编中成药》。孕妇忌服。

·参茸虎骨药酒·

【配方】熟地黄1000g，当归、龙眼肉、麻黄各750g，千年健、甘

草、炒苍术、红花、制草乌、牛膝、栀子、茜草、续断、独活、陈皮、穿山龙、防己、杜仲炭、制川乌、木瓜、地枫皮、紫草、人参(去芦)、黄芩、枳壳、没药(醋制)、乳香(醋制)各500g,防风、羌活、川芎、乌梢蛇、砂仁、秦艽、钩藤各300g,制马钱子150g,桂枝、五加皮各250g,鹿茸(去毛)100g,虎骨胶(代)40g,白糖8kg,白酒适量。【制法】将上药与白糖置入容器中,加入白酒,密封,浸泡15日后,即可启用。【功用】祛风散寒,舒筋活血。【主治】肢体麻木、腰腿疼痛、胃脘疼痛、气血虚弱。【用法】口服:每次服10~15ml,日服2或3次,温服。【附记】引自《新编中成药》。孕妇忌服。

痹证五(筋骨疼痛)

·祛风调荣酒·

【配方】人参、细辛、茜草各30g,川椒、茵芋叶、金牙石、干地黄、防风、制附子、地肤子、蒴藋、升麻各60g,羌活250g,牛膝25g,白酒1500ml。【制法】将前14味捣为粗末,入布袋,置容器中,加入白酒,密封,浸泡14日后,过滤去渣,即成。【功用】调血养荣,散寒祛湿,舒筋活络。【主治】风寒湿痹,筋骨、关节酸痛,四肢挛急,口不能言等症。【用法】口服:每次温服30ml,日服3次。【附记】引自《药酒汇编》。验之临床,确有良效。

·丹参石斛酒(一)·

【配方】丹参、川芎、杜仲、白茯苓、防风、白术、党参、桂心、五味子、陈皮、黄芪、山药、当归各30g,石斛60g,干姜、牛膝各45g,炙甘草15g,白酒2000ml。【制法】将前17味捣为粗末,入布袋,置容器中,加入白酒,密封,浸泡7日后,过滤去渣,即成。【功用】补虚祛邪,活血通络,止痛。【主治】脚气痹弱、筋骨疼痛等。【用法】口服:每次饭前温服20ml,日服2次。【附记】引自《药酒汇编》。验之临床,多效。

·五加皮酒(三)·

【配方】五加皮、红花各7.5g，当归、玫瑰、栀子、白蔻仁各6g，佛手、黄柏、甘草、白芷、菊花、知母、木瓜、官桂、陈皮、丁香各3g，玉竹150g，木香2.4g，酒酿2000ml，蜂蜜300g，白糖500g，烧酒1坛(约10L)。【制法】将前18味捣碎，置酒坛中，加入烧酒、酒酿、蜂蜜和白糖，密封，浸泡10日后去渣即得。【功用】养阴清热，活血通络，散寒止痛，调和肝肾。【主治】慢性风湿、筋骨无力、肝胃不和、食少脘痞、两胁胀痛及小便不利等症。【用法】口服：每次服15～30ml或随量饮用，日服3次。【附记】引自《清太医院方》。验之临床，多效。

·定风酒(三)·

【配方】天冬50g，麦冬、生地黄、熟地黄、川芎、牛膝、秦艽、五加皮、川桂枝各25g，白蜂蜜、红糖各500g，陈米醋500ml，白酒10L。【制法】将前9味捣碎，入布袋，待用。先把白蜂蜜、红糖和陈米醋放入白酒内，搅匀，然后放入药袋，用豆腐皮封口，密闭，隔水蒸煮3小时后，取出，待温，埋入土中7日后取出即可。【功用】滋补肝肾，祛风除湿，温经通络。【主治】肝肾阴虚所致的肢体麻木、筋骨疼痛、上重下轻、下肢软弱无力等症。【用法】口服：每次服20～30ml，每日早、晚各服1次。【附记】引自《随息居饮食谱》。验之临床，多效。

·还童酒(一)·

【配方】生地黄、全当归、五加皮各120g，川萆薢、怀牛膝、苍术、广皮、川续断、枸杞子、牡丹皮、宣木瓜各60g，羌活、独活、小茴香、乌药各30g，熟地黄、秦艽、麦冬各90g，川桂枝15g，陈白酒(或黄酒)25L。【制法】将前19味切碎，入布袋，置容器中，加入陈白酒，密封，隔水加热1.5小时，取出待温，埋入地下，7日后取出过

滤去渣，即可服用。【功用】凉血滋阴，祛风除湿，舒筋活血，温经通络。【主治】风湿筋骨不利，兼面色不华等阴血不足表现者均可用之。【用法】口服：每次服20～30ml，每日早、晚各服1次。【附记】引自《回生集》。验之临床，坚持服用效佳。

·人参酒方·

【配方】人参、防风、茯苓、细辛、秦椒、黄芪、当归、牛膝、桔梗各45g，干地黄、丹参、山药、钟乳、矾石各90g，山茱萸、川芎各60g，白术、麻黄各75g，大枣30枚，五加皮1000g，生姜（炒）、乌麻（碎）各2000g，白酒18L。【制法】将前22味细锉（钟乳另以小袋盛），置容器中，加入白酒，密封，浸泡5～7日后，过滤去渣备用。【功用】补肝肾，益精血，舒筋脉，通经络。【主治】筋虚极，则不能转，十指爪皆痛，或交替过度，数转筋，或病未平复交接，伤气内筋绝，舌卷唇青，腹中绞痛，或便欲绝，不能饮食等症悉皆主之。【用法】口服：每次温服30ml，日服2次。随意增进。【附记】引自《备急千金要方》。一方无乌麻用杜仲75g。《医部全录》方中干地黄、丹参、山药、钟乳、矾石各用60g，余味同上。

·归花酒·

【配方】当归、红花各50g，白酒500ml。【制法】将当归切片，与红花置容器中，加入白酒，密封，浸泡7～10日后，过滤去渣，即成。【功用】和血脉，坚筋骨，止诸痛，调经水。【主治】筋骨疼痛，痛经，产后瘀血作痛，恶露不绝。【用法】口服：每次服15～30ml，日服2或3次。【附记】笔者家传秘方。凡血滞引起者用之皆效。

·杜仲酒(一)·

【配方】杜仲、丹参各30g，川芎15g，白酒1000ml。【制法】将前3味切碎，入布袋，置容器中，加入白酒，密封，浸泡14日，每日振摇1次，开封去药袋即成。【功用】补肝肾，强筋骨，活血通络。

【主治】筋骨疼痛、腰痛、足膝痿弱、小便余沥等。【用法】口服：每次服15～30ml，日服2次。【附记】引自《药酒汇编》。验之临床，多效。高血压患者服时可用黄酒代白酒浸药即可。

·海桐皮酒(一)·

【配方】海桐皮、川牛膝、枳壳、杜仲、川续断、防风、伸筋草、独活、五加皮各30g，生地黄35g，白术20g，薏苡仁15g，白酒1500ml。【制法】将前12味研为粗末，入布袋，置容器中，加入白酒，密封，浸泡10～14日后去药袋，即成。【功用】祛风湿，壮筋骨，通络止痛。【主治】脚膝软弱，筋骨、关节疼痛。【用法】口服：每次服10～15ml，日服3次。【附记】笔者师授秘方。验之临床，多效。

·三花药酒·

【配方】当归25g，台参、桑寄生、白芍、木瓜、茯苓、钩藤、大枣、龙眼肉各30g，防风、川芎、桂尖、炙甘草、秦艽各15g，川牛膝、焦白术、苍术各18g，熟地黄60g，三花酒1500ml。【制法】将前18味捣碎，置容器中，加入白酒(三花酒)，密封，浸泡30日后，去渣即成。【功用】调和气血，祛风除湿，舒筋通络。【主治】风湿筋骨痛及半身不遂。【用法】口服：每次服30～60ml，每日早、晚各服1次。【附记】引自《药酒汇编》。验之临床，每收良效。

·祛风活血酒·

【配方】红花、木瓜、川牛膝、桑枝、当归各250g，独活、油松节各125g，桑寄生、川芎、川续断、鸡血藤各62.5g，乳香、枸杞子、肉桂、没药各31.25g，玉竹1000g，红曲375g，黄酒5000ml，白酒50L。【制法】将上药粉碎，与黄酒、白酒一并置入容器中，密封，浸泡15～30日后，滤榨药液，再静置7日，复过滤1次即可饮用。【功用】祛风活血，强壮筋骨。【主治】气血不和，风寒湿痹，筋骨疼痛，手足拘挛。【用法】口服：每次服15～30ml，日服3次。【附记】

引自《江苏省药品标准》。孕妇忌服。

·祛风越痹酒·

【配方】白术、当归各 150g，杜仲、牛膝、防风各 90g，苍术、川芎、羌活、红花各 60g，威灵仙 30g，白酒 10L。【制法】将诸药切碎，装入绢袋或细纱布袋内，放进酒坛，加入白酒，密封浸泡 5～7 日，再隔水加热煮透即成，备用。【功用】补益肝肾，养血通络，强壮筋骨。【主治】肝肾不足，风寒湿邪痹阻脉络而致筋骨疼痛、肢体麻木、关节不利、腰膝酸软无力等症。【用法】口服：每次服 15～30ml，日服 2 次。【附记】引自《林氏活人录汇编》，验之临床多效。

·追风露药酒·

【配方】虎骨胶 6g(或狗骨胶 15g)，丁香、独活、乌药各 9g，肉桂、续断、桂枝、没药各 12g，陈皮、青皮、枸杞子、苍术、赤芍、杜仲、生地黄、木香、补骨脂各 15g，狗脊、海风藤、地枫、当归、油松节、千年健各 18g，红花、晚蚕沙、木瓜各 24g，白花蛇、牛膝各 30g，冰糖 2000g，白酒 15L。【制法】将诸药研碎，装入纱布袋里，放进酒坛，加入白酒浸泡，再以小火煮 15 分钟，过滤去渣，然后加冰糖溶化和匀即成，备用。【功用】补益肝肾，活血舒筋，祛寒止痛。【主治】肝肾不足，寒湿痹着而致筋骨、关节疼痛，不可屈伸等症。【用法】口服：每次服 15～30ml，日服 3 次。【附记】引自《药酒与膏滋》。孕妇忌服。

痹证六(腰腿痛)

·萆薢附子酒·

【配方】川萆薢、制附子、牛膝各 20g，桑寄生 16g，狗脊、杜仲(炒)、羌活、肉桂各 12g，白酒 600ml。【制法】将前 8 味切碎，置容器中，加入白酒，密封，浸泡 7～10 日后，过滤去渣，即成。【功用】

温阳壮肾，祛风除湿。【主治】腰膝疼痛、筋脉拘急等。【用法】口服：每次饭前温服 10～15ml，日服 3 次。【附记】引自《药酒汇编》。临床验证，效果甚佳。

·骨痛酒·

【配方】老鹳草、丁公藤、桑枝、豨莶草各 25g，白酒 500ml。【制法】将前 4 味切碎，置容器中，加入白酒，密封，浸泡 14 日后，过滤去渣，即成。【功用】祛风除湿，通络止痛。【主治】风湿骨痛、腰膝酸痛、四肢麻木、关节炎等。【用法】口服：每次服 10～15ml，日服 3 次。【附记】引自《药酒汇编》。验之临床，多效。

·风湿骨痛酒（二）·

【配方】老贯金 10kg，苍术、透骨草、威灵仙、穿山龙各 5kg，苍耳子叶、黄柏、防风各 2.5kg，草乌 250g，白糖 3kg，白酒 20L。【制法】先将黄柏加水煎煮 1 小时后，再入其他各药，加水超过药面 6cm(2 寸)，煎至水剩 1/3，滤取药液；药渣再加水煎 1 次。合并两次药液，浓缩成 3000～3500ml，加入白酒和白糖，搅匀，静置 3 日后，滤过即成。【功用】散风利湿，消炎止痛。【主治】风寒腰腿痛，筋骨麻木。【用法】口服：每次服 15～30ml，日服 2 或 3 次。【附记】引自《中药制剂汇编》。验之临床，确有良效。

·石斛酒（一）·

【配方】石斛 120g，黄芪、人参、防风各 45g，朱砂（水飞）、杜仲（炒）、牛膝、五味子、白茯苓、山茱萸、山药、萆薢各 60g，细辛 30g，天冬、生姜各 90g，薏苡仁、枸杞子各 500g，白酒 15L。【制法】将前 17 味细锉，入布袋，置容器中，加入白酒，密封，浸泡 7 日后即可开封取用。【功用】益气养阴，祛风利湿，温经通络。【主治】心脏中风，下注腰脚疼痛，除头面游风，补虚损。【用法】口服：不拘时，随量温饮之，不可断绝。【附记】引自《奇效良方》。验之临床，确有良效。

·参茸木瓜酒·

【配方】麻黄、当归、槲寄生、川续断、老鹳草各50g，人参、木瓜、狗脊(烫)、五加皮、独活、苍术(炒)、制川乌、羌活、威灵仙、红花、干地龙、桂枝、川牛膝各40g，桃仁(炒)、甘草、乌梢蛇、青风藤、秦艽、赤芍、海风藤、白芷、川芎各30g，细辛20g，鹿茸10g，白糖500g，白酒26L。【制法】将前29味各研粗末，和匀，置容器中，加入白酒，密封，浸泡30～40日，每日搅拌1次。过滤去渣，浸出液与榨出液合并，滤过，加入白糖，搅拌溶解后，密封，静置15日以上，滤过即成。【功用】祛风散寒，舒筋活络。【主治】腰腿疼痛、肢体麻木、风湿性关节炎等。【用法】口服：每次服10～15ml，日服2或3次。【附记】引自《药酒汇编》。验之临床，确有良效。孕妇忌服。

·独活杜仲酒·

【配方】独活、川芎、熟地黄各9g，炒杜仲、当归各18g，丹参20g，米酒2000ml。【制法】将前6味切碎，入布袋，置容器中，加入米酒，密封，浸泡7日后，去渣即成。【功用】祛风除湿，滋阴活血，温经止痛。【主治】腰脚冷痹、疼痛等症。【用法】口服：不拘时，每次温服20ml。【附记】引自《药酒汇编》。验之临床，多效。

·独活寄生酒(一)·

【配方】独活、川牛膝、秦艽、白芍、党参各12g，桑寄生、防风、川芎各8g，当归、杜仲、生地黄各20g，茯苓16g，甘草、肉桂、细辛各6g，白酒600ml。【制法】将前15味捣碎，置容器中，加入白酒，密封，浸泡14日后，过滤去渣，即成。【功用】益肝肾，补气血，祛风湿，止痹痛。【主治】腰膝酸痛，肢体麻木等。【用法】口服：不拘时，随量饮之。【附记】引自《药酒汇编》。验之临床，确有良效。

·舒筋活血酊·

【配方】透骨草 30g，追地风、红花、川椒、急性子、独活、乳香、骨碎补各 12g，川乌 6g，50%乙醇适量，30%乙醇 50L。【制法】将上药按处方配 100 服，研成粗末，置容器内，加入 50%乙醇约 100L，搅拌后放置浸泡 1 周，过滤去渣；残渣再加 30%乙醇 50L，混匀，浸泡 1 周，过滤。两次滤液合并并添加 50%乙醇至 100L，混匀，分装即得。【功用】驱风散寒，活血止痛。【主治】风寒湿所致的腰腿疼痛。【用法】外用：每取药酒少许涂搽患处，然后用热毛巾热敷 3 或 4 次。日搽 2 次。口服：每次服 5～10ml，日服 2 或 3 次。【附记】引自《中药制剂汇编》。凡由风寒湿三气杂至所致的关节疼痛，筋骨、肌肉疼痛等痛证，用此药酊按上法用之，效果亦佳。

·狗脊丹参酒·

【配方】狗脊、丹参、黄芪、萆薢、牛膝、川芎、独活、制附子各 18g，白酒 1000ml。【制法】将前 8 味捣碎，入布袋，置容器中，加入白酒，密封，隔水以文火煮沸，离火待冷，再浸泡 7 日后，过滤去渣即成。【功用】活血通络，补肝益肾，祛风利湿，强筋壮骨。【主治】腰脊强痛、腿软无力、小便不禁、白带增多、关节不利、肢体麻木等症。【用法】口服：不拘时，每次温服 15ml。【附记】引自《药酒汇编》。验之临床，确有良效。

·独活酒(一)·

【配方】独活、石斛、生姜、白茯苓(或赤茯苓)、白术各 90g，牛膝、丹参、附子(炮裂去皮脐)、萆薢各 60g，薏苡仁、防风、桂心、当归、山茱萸、人参、天雄(炮裂去皮脐)、秦艽、甘菊花、川芎各 45g，生地黄 120g，白酒 22L。【制法】将前 20 味细锉，入布袋，置瓷瓮中，加入白酒，密封，浸泡 5～7 日后，过滤去渣即成。【功用】补肾健脾，祛风除湿，舒筋壮腰，活血和络。【主治】腰脚软弱，兼头眩气

满。【用法】口服：每次服 15～30ml，每日服 3 次。【附记】引自《奇效良方》。如冷甚加蜀椒 30g；脚弱痛甚者做散，每服 9g，以酒调下。

·痛灵酒·

【配方】生川乌、生草乌各 30g，田三七、马钱子各 15g，白酒 500ml。【制法】将生川乌、生草乌洗净，切片，晒干，以蜂蜜 250g 煎煮；马钱子去毛，用植物油炸。田三七捣细，与前 3 味混合，加清水煎 2 次，第 1 次加水 1000ml，浓缩至 300ml；第 2 次加水 1000ml，浓缩至 200ml。二汁混合共取药液 500ml，再加入白酒，拌匀即成。【功用】散风活血，舒筋活络。【主治】慢性腰腿痛。【用法】口服：每次服 10ml，日服 3 次。【附记】引自《中药制剂汇编》。近期疗效满意，其远期疗效尚待进一步观察。无明显不良反应。

·葱子酒·

【配方】仙灵脾 15g，桂心、葱子、杜仲（炙）、石斛、制附子各 20g，乌梢蛇（炙）30g，川芎、川椒各 15g，白术、五加皮、炒枣仁各 20g，白酒 1500ml。【制法】将前 12 味捣碎，置容器中，加入白酒，密封，浸泡 7 日后，过滤去渣即成。【功用】健脾补肾，温经止痛。【主治】肾虚腰膝疼痛，延及腿足，腰脊拘急，俯仰不利。【用法】口服：每次饭前温服 10～15ml，日服 3 次。【附记】引自《百病中医药酒疗法》。验之临床，多效。

·杜仲石斛酒·

【配方】杜仲 120g，石斛 85g，牛膝 15g，熟地黄 150g，丹参 90g，肉桂 60g，白酒 4000ml。【制法】将前 6 味捣碎，入布袋，置容器中，加入白酒，密封，浸泡 14 日后，过滤去渣，即成。【功用】补肾阳，壮筋骨。【主治】腰脚酸困、行走无力、筋骨痿软等症。【用法】口服：每次服 15～25ml，日服 3 次。【附记】引自《药酒汇编》。验之临床，确有良效。

·健步酒·

【配方】生羊肠1具，龙眼肉、沙苑子、生薏苡仁、仙灵脾、仙茅各120g，白酒10L。【制法】先将羊肠洗净阴干，切成小段，余5味加工使碎，入布袋，置容器中，加入白酒，密封，浸泡21日后，过滤去渣，即成。【功用】补肾壮阳，理虚健脾，散寒除湿。【主治】脾肾虚损，偏于肾阳不振的腰膝无力，肚腹不温，性欲减退及风湿痹痛，关节拘挛，不思饮食，健忘失眠等症。【用法】口服：每次服10～15ml，日服2次。【附记】引自《药酒汇编》。验之临床，确有良效。

·伸筋草酒·

【配方】伸筋草、制川乌、牛膝、鸡屎藤各15g，制草乌10g，白酒500ml。【制法】将前5味切碎，置容器中，加入白酒，密封，浸泡3～5日后，过滤去渣，即成。【功用】祛风散寒，除湿消肿，舒筋活血。【主治】风湿腰腿痛，腰膝软弱，四肢麻木。【用法】口服：每次服10～15ml，日服1或2次。【附记】引自《陕甘宁青中草药选》。临床验证效佳。

·黑豆寄生续断酒·

【配方】黑豆、桑寄生各200g，川续断100g，黄酒1500ml。【制法】将黑豆炒香，与寄生、川续断(均切碎)一并置容器中，加入黄酒，密封，浸泡7日后，过滤去渣，即成。【功用】补肝肾，强筋骨，温固经脉。【主治】肝肾不足、复受风寒所致的腰腿痛及产后腰腿痛。【用法】口服：每次服10～15ml，日服3次。【附记】引自《补品补药与补益良方》。验之临床，坚持服用，每收良效。

·鹿角杜仲酒·

【配方】鹿角霜、杜仲各30g，补骨脂、薏苡仁、秦艽各20g，白酒

1500ml。【制法】将前 5 味研为粗末，入布袋，置容器中，加入白酒，密封，每日振摇数下，浸泡 15 日后，过滤去渣，即成。【功用】温阳补肾，祛风除湿。【主治】腰膝酸痛、行走无力等症。【用法】口服：每次服 15～30ml，日服 2 次。【附记】引自《药酒汇编》。验之临床，确有良效。

·独活当归酒(一)·

【配方】独活、杜仲、当归、川芎、熟地黄、丹参各 30g，白酒 1000ml。【制法】将前 6 味细锉，置容器中，加入白酒，密封，近火煨，1 日后候冷，即可饮用。【功用】祛风活血，壮腰通络。【主治】风湿性腰腿痛。【用法】口服：不拘时，随量温饮，常令有酒气。【附记】引自《圣济总录》。验之临床，确有良效。

·独活石斛酒·

【配方】独活、生地黄、薏苡仁各 40g，石斛、牛膝、丹参、萆薢、制附子、赤茯苓、山茱萸、秦艽各 30g，炮姜、防风、肉桂、川芎、当归、人参、甘菊花各 20g，白酒 2500ml。【制法】将前 18 味捣碎，置容器中，加入白酒，密封，浸泡 7 日后，过滤去渣，贮存备用。【功用】补肝益肾，祛风利湿，舒筋活络。【主治】肝肾不足、复感风湿引起的腰腿痛、腰膝酸软、行走艰难、头晕目眩等症。【用法】口服：每次饭前随量温服之，常令有酒气。【附记】引自《太平圣惠方》。验之临床，确有良效。

·地黄二仁酒·

【配方】熟地黄 250g，胡麻仁 100g，薏苡仁 30g，白酒 1500ml。【制法】先将胡麻仁蒸熟捣烂，与熟地黄、薏苡仁入布袋，置容器中，加入白酒，密封，隔日摇动数下，浸泡 15 日后，过滤去渣，即成。【功用】补肝肾，通血脉，祛风湿。【主治】精血亏损，肝肾不足引起的腰腿(膝)酸软、筋脉拘挛、屈伸不利等症。【用法】口服：每次服

10～20ml，日服2次。【附记】引自《药酒汇编》。验之临床，多效。

·人参固本酒·

【配方】人参、何首乌、熟地黄、生地黄、枸杞子、天冬、麦冬、当归各60g，白茯苓30g，白酒6000ml。【制法】将前9味捣碎，入布袋，置容器中，加入白酒，密封，置文火上煮约1小时后，离火待冷，置阴凉处，浸泡7日后，过滤去渣，即成。【功用】补肝肾，填精髓，益气血。【主治】腰膝酸软、体倦乏力、精神萎靡、失眠、食欲缺乏等症。【用法】口服：每次服10～20ml，日服2次。【附记】引自《药酒汇编》。验之临床，久服多效。

·金牙酒(一)·

【配方】金牙石、莽草各20g，细辛、防风、蛇床子、茵芋、炮姜、生地黄各35g，制附子30g，独活、牛膝、石斛各40g，白酒1500ml。【制法】将前12味捣碎，置容器中，加入白酒，密封，浸泡7日后，过滤去渣，即成。【功用】祛风逐寒，解痉止痛。【主治】风寒侵入机体，腰膝冷痛，筋骨挛急，腰脚不遂。【用法】口服：每于食前随量温饮，勿醉。【附记】引自《太平圣惠方》。验之临床，确有良效。

·五味沙苑酒·

【配方】菊花、枸杞子各60g，沙苑子、山茱萸、生地黄各30g，白酒1500ml。【制法】将前5味捣碎，入布袋，置容器中，加入白酒，密封，隔日摇动数下，浸泡7日后，去渣即成。【功用】滋补肝肾，清热明目。【主治】肝肾不足、腰膝酸软、头晕眼花、目暗不明等症。【用法】口服：每次服10～20ml，日服2次。【附记】引自《药酒汇编》。临床验证有效。

·钟乳归芪酒·

【配方】钟乳60g，当归、黄芪、石斛各30g，山茱萸、薏苡仁、天

冬、丹参、牛膝、杜仲、防风各 20g，川芎、制附子、肉桂各 15g，秦艽、干姜各 10g，白酒 5000ml。【制法】将钟乳用甘草汤浸 3 日，取出后浸入牛乳中 2 小时，再蒸约 2 小时，待牛乳完全倾出后，取出用温水淘洗干净，研碎备用。将余药加工使碎，与钟乳同入布袋，置容器中，加入白酒，密封，每日振摇数下，浸泡 14 日后，过滤去渣，贮瓶备用。【功用】补肾阳，益气血，祛风湿，通经络。【主治】腰膝（腿）冷痛、四肢不温、行走无力等症。【用法】口服：每次服 10～25ml，日服 2 次。【附记】引自《药酒汇编》。验之临床，确有良效。

·千金杜仲酒·

【配方】杜仲 60g，石楠叶 15g，羌活 30g，熟附子 5g，白酒 500ml。【制法】将前 4 味捣碎，置容器中，加入白酒，密封，浸泡 7 日后，过滤去渣，即成。【功用】补肾强腰，祛风散寒。【主治】腰膝疼痛、步履无力等。【用法】口服：每次服 20ml，日服 2 次。【附记】引自《药酒汇编》。验之临床，效果甚佳。

·海桐皮酒(二)·

【配方】海桐皮、五加皮、独活、防风、干全蝎（生用）、杜仲、酸枣仁（微炒）、桂心、附子（炮裂、去皮脐）、薏苡仁各 30g，生地黄 90g，白酒 15L。【制法】将前 11 味细锉，入布袋，置容器中，加入白酒，密封，浸泡 7～14 日后，过滤去渣，即成。【功用】祛风除湿，补肾壮腰，搜风通络。【主治】风毒流入腰脚膝而致疼痛、行立不得。【用法】口服：不拘时，每次温服 10～15ml，常令有酒气。【附记】引自《太平圣惠方》。验之临床，确有良效。

·附子酒(一)·

【配方】制附子、独活各 40g，石斛、紫苏、当归、白术、威灵仙、秦艽各 20g，仙灵脾、防风、赤茯苓、黄芩、防己、肉桂、丹参、川椒、川芎、薏苡仁各 10g，细辛 15g，黑豆（炒香）300g，白酒 1500ml。

【制法】将前20味捣碎，入布袋，置容器中，加入白酒，密封，浸泡7～14日后，过滤去渣，备用。【功用】温补肾阳，祛风利湿，温经散寒，活血通络。【主治】腰腿膝疼痛难忍、缓弱无力、四肢不遂、脐中冷痛等。【用法】口服：每于饭前随量温饮之，勿醉。【附记】引自《药酒汇编》。验之临床，确有良效。

·杜菊杞冬酒·

【配方】杜仲、菊花、天冬各30g，枸杞子、桑寄生各60g，白酒2000ml。【制法】将前5味捣碎，入布袋，置容器中，加入白酒，密封，隔日摇动数下，浸泡14日后，过滤去渣，即成。【功能】补肝肾，强筋骨，清热明目。【主治】腰膝酸软，头晕目眩，筋骨不舒，视物模糊。【用法】口服：每次服10～20ml，日服2或3次。【附记】引自《药酒汇编》。验之临床多效。

·六味杞地酒·

【配方】枸杞子、熟地黄、何首乌各60g，首乌藤30g，茯神20g，檀香2g，米酒2000ml。【制法】将前6味捣碎，入布袋，置容器中，加入白酒，密封，经常摇动，浸泡14日后，过滤去渣，即成。【功用】补肝肾，养精血，安心神。【主治】腰膝酸软、眩晕、失眠、心神不安、面容憔悴等。【用法】口服：每次服20ml，日服2次。【附记】引自《药酒汇编》。验之临床，效果甚佳。

·羊肾酒(一)·

【配方】羊肾1对，仙茅、薏苡仁、沙苑子、龙眼肉、仙灵脾各30g，白酒2000ml。【制法】将羊肾洗净，切碎，余5味捣碎，一并入布袋，置容器中，加入白酒，盖好，置文火上加热30分钟，离火待冷，密封，浸泡7日后，过滤去渣，即成。【功用】补肾温阳，安神调胃。【主治】腰酸膝冷、小腹不温、行走乏力、精神恍惚、食欲缺乏等症。【用法】口服：每次服10～25ml，日服2次。【附记】引自《药酒

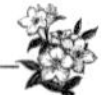

汇编》。验之临床多效。

·山萸地膝酒·

【配方】山茱萸、怀牛膝、熟地黄各 60g，五味子 40g，杜仲、麦冬各 30g，白酒 2500ml。【制法】将前 6 味捣碎，入布袋，置容器中，加入白酒，密封，隔日摇动数下，浸泡 14 日后，过滤去渣，即成。【功用】补肝肾，强筋骨。【主治】腰痛膝软、筋骨无力、头晕等症。【用法】口服：每次服 10～20ml，日服 2 次。【附记】引自《药酒汇编》。验之临床，确有良效。

·寄生地归酒·

【配方】桑寄生、秦艽、怀牛膝、熟地黄各 60g，全当归、杜仲各 30g，白酒 2500ml。【制法】将前 6 味捣碎，入布袋，置容器中，加入白酒，密封，浸泡 14 日后，过滤去渣，即成。【功用】补肝肾，强筋骨，祛风湿，活血通络。【主治】腰膝酸痛、筋骨无力、风湿痹痛等。【用法】口服：每次服 15～30ml，日服 2 次。【附记】引自《药酒汇编》。验之临床，确有良效。

·首乌地冬酒·

【配方】何首乌、熟地黄、生地黄、全当归、天冬、麦冬各 60g，川牛膝、杜仲各 40g，白酒 4000ml。【制法】将前 8 味加工使碎，入布袋，置容器中，加入白酒，密封，经常摇动，浸泡 7 日后，过滤去渣，即成。【功用】补肝肾，益精血，强筋骨，利关节。【主治】腰酸、膝关节肿痛、肌肉萎缩等。【用法】口服：每次服 20ml，日服 3 次。【附记】引自《临床验方集》。验之临床，确有良效。

·甘露酒·

【配方】熟地黄、枸杞子、龙眼肉、葡萄干、大枣肉、桃仁、当归、杜仲各 60g，白酒 5000ml。【制法】将前 8 味洗净，切碎，入布袋，置容器中，加入白酒，密封，经常摇动，浸泡14日后，过滤去渣，即成。【功用】补肝肾，养精血，安心神，活血脉。【主治】腰膝酸困、精神不振、体倦乏力、面容憔悴、失眠、心悸、健忘等症。【用法】口服：每次服10～15ml，日服3次。【附记】引自《临床验方集》。验之临床，每收良效。

·补益酒·

【配方】肉苁蓉90g，肉豆蔻15g，山茱萸45g，丹砂（细研为末，另包）10g，白酒1000ml。【制法】将前3味捣碎，与丹砂同入容器中，加入白酒，密封，浸泡7日后，过滤去渣，即成。【功用】补肝肾，和脾胃，安神志，止眩晕。【主治】肝肾虚损、腰膝软弱、眩晕、神志恍惚等。【用法】口服：每次空腹温服10～20ml，每日早、晚各服1次。【附记】引自《百病中医药酒疗法》。验之临床多效。

·鹿角霜酒·

【配方】鹿角霜、杜仲各30g，黄芪、玉竹、当归各20g，红花10g，冰糖90g，白酒2000ml。【制法】将前6味细锉，入布袋，置容器中，加入白酒，密封，每日振摇数下，浸泡21日后，过滤去渣，加入冰糖，溶化滤过，即成。【功用】补肝肾，益气血，壮筋骨，利关节。【主治】腰膝酸困、体倦无力等。【用法】口服：每次服15～20ml，日服2次。【附记】引自《药酒汇编》。验之临床，确有良效。

·鹿参酒·

【配方】鹿茸10g，人参15g，杜仲30g，石斛、牛膝各20g，白酒1500ml。【制法】将前5味药捣碎，置容器中，加入白酒，密封，每日振摇数下，浸泡15日后，过滤去渣，即成。【功用】补肾填精，益气壮腰。【主治】腰腿酸困、体倦乏力、精神萎靡等症。【用法】口服：每次服10～15ml，日服2次。【附记】引自《药酒汇编》。验之临床，确有良效。

·鸡肝苁蓉酒·

【配方】雄鸡肝、肉苁蓉各30g，巴戟天20g，白酒1000ml。【制法】将前3味切碎，置容器中，加入白酒，密封，经常摇动，浸泡14日后，过滤去渣，即成。【功用】温阳，补肾，壮腰。【主治】腰膝酸痛、精神不振、少气懒言、头晕目暗等。【用法】口服：每次服10～20ml，日服2次。【附记】引自《药酒汇编》。凡肾阳虚所致者，用之多效。

·石斛酒（二）·

【配方】生石斛90g，怀牛膝30g，生地黄60g，杜仲、丹参各20g，白酒1500ml。【制法】将前5味捣碎，入布袋，置容器中，加入白酒，密封，经常摇动，浸泡7日后，过滤去渣，即成。【功用】补肾强筋，活血除痹。【主治】腰腿疼痛、体倦乏力、风湿痹痛等。【用法】口服：每次服20ml，日服3次。【附记】引自《药酒汇编》。验之临床，确有良效。

·四物益寿酒·

【配方】熟地黄60g，枸杞子30g，何首乌40g，沉香（研细末）0.8g，白酒1500ml。【制法】将前3味捣碎，与沉香置容器中，加入白酒，密封，经常摇动，浸泡14日后，过滤去渣，即成。【功用】补肝肾，养精血。【主治】腰膝酸软、血虚萎黄、体倦无力、健忘、心悸及脱发等症。【用法】口服：每次服20ml，日服2次。【附记】引自《药酒汇编》。验之临床，用治上述各症，坚持服用，每收良效。

·祛风药酒·

【配方】生地黄、当归、枸杞子、丹参各30g，熟地黄45g，茯神、地骨皮、牡丹皮、白芍、女贞子各15g，薏苡仁、杜仲、秦艽、川续断各23g，牛膝12g，桂枝8g，龙眼肉120g，黄酒2000ml。【制法】将前17味切碎，入布袋，置容器中，加入黄酒，密封，隔水加热，浸泡7日后，过滤去渣，即成。【功用】补肝肾，壮筋骨，祛风除湿，凉血清热。【主治】腰膝酸软，筋骨、关节酸痛或刺痛，兼见头晕、心悸、睡眠不安、面色不华等症。【用法】口服：每次服10～20ml，亦可视酒量酌增，每日早、晚各服1次。【附记】引自《惠直堂经验方》。验之临床，确有良效。

·薏苡仁酒（一）·

【配方】薏苡仁、牛膝各90g，防风、独活、生地黄、桂心各60g，黑豆（炒熟）150g，当归、川芎、丹参各30g，酸枣仁（微炒）10g，制附子30～60g，白酒2500ml。【制法】将前12味细锉，入布袋，置容器中，加入白酒，密封，浸泡35日后，过滤去渣，即成。【功用】温肾祛湿，活血通络。【主治】肾脏风毒流注，腰膝拘急疼痛。【用法】口服：每次食前温服10～15ml，日服3次。【附记】引自《太平圣惠方》。验之临床，确有良效。

·牛膝白术酒·

【配方】牛膝、制附子、丹参、山茱萸、陆英、杜仲、川石斛、茵芋各15g，当归、白术、五加皮各20g，薏苡仁、川芎、防风、川椒、细辛、独活、秦艽、肉桂各12g，炮姜10g，白酒1500ml。【制法】将前20味捣碎，置容器中，加入白酒，密封，浸泡7～14日后，过滤去渣，贮瓶备用。【功用】补肝肾，壮筋骨，祛风湿，和血脉，利关节。【主治】腰膝酸痛、行走无力、关节不利、头昏目眩、四肢不温等症。【用法】口服：初服15ml，日服3次，渐加，有感觉为度。可长期服用。【附记】引自《圣济总录》。验之临床，多效。

·十味附子酒（一）·

【配方】制附子、丹参、川续断、牛膝各30g，五加皮（炙）20g，白术、生姜、桑白皮各50g，细辛、肉桂各25g，白酒1500ml。【制法】

将前 10 味细锉，入布袋，置容器中，加入白酒，密封，浸泡 7 日后，过滤去渣，即成。【功用】温肾壮腰，舒筋活血，祛风湿，止痹痛。【主治】腰膝酸痛，脚痛，冷痹。【用法】口服：每次空腹温服 10～15ml，日服 3 次。【附记】引自《圣济总录》。验之临床，确有良效。

·复方白花蛇酒·

【配方】白花蛇 16g，制川乌 10g，制草乌 10g，羌活 10g，独活 10g，秦艽 12g，川芎 10g，防风 10g，细辛 10g，麻黄 10g，香附 10g，延胡索 10g，制乳香 10g，制没药 10g，梧桐花 6g，鲜生姜 10g，薏苡仁 12g，45～70 度烧酒 1000～1500ml。【制法】将上药置入容器中，加入烧酒，密封，浸泡半月后即可启用。【功用】祛风除湿，温经散寒，活血止痛。【主治】慢性肩背腰腿疼痛。【用法】外用：将此酒蘸手掌上在局部拍打，第 1 周每日拍 1 次，每次 10 分钟，以后每日 2 次，每次 15 分钟，拍打轻重以舒适为度。每用 1 周，将瓶中烧酒加满，使酒保持一定浓度。【附记】引自《江苏中医杂志》。对于皮肤过敏、局部皮肤破损或有皮肤病者，均不宜使用。

·双龙红花酒·

【配方】吊筋草 5000g，穿山龙 240g，九龙根、天青地、白草、椿树根、椿树须、南天竹干、南天竹根、南天竹叶、红花、泽兰叶、当归尾、细辛、薄荷梗、木瓜、牛膝、制川乌、制草乌各 180g，醋 1000～2000ml，黄酒 10L。【制法】先将上药混合加醋及黄酒煮 5 分钟，冷却，再煮沸，再冷却，如此 3 次，过滤去渣，取液后再煮沸 1 次，贮存备用。【功用】祛风除湿，活血散瘀，散寒止痛。【主治】颈肩腰腿痛。【用法】外用：医者用头发团蘸药酒，在压痛最明显处进行旋转按摩，面积 10cm×10cm 到 20cm×20cm，以中心散向边缘，使患者皮肤逐渐潮红或浅二度烧伤，不使其出血而仅有组织液渗出。每 7 日施术 1 次。【附记】引自《上海中医药杂志》。

·健腰蠲痹酒·

【配方】肉苁蓉、乳香、没药、桂枝、桑枝、山甲片、泽兰叶、千年健各10g,杜仲、怀牛膝、川续断、骨碎补、桑寄生、当归、生地黄、熟地黄各30g,巴戟天、菟丝子、仙灵脾、落得打、生甘草、赤芍、党参各15g,黄芪、茯苓、鸡血藤各20g,土鳖虫5g,木瓜、枸杞子各25g,60度以上烧酒3000ml。【制法】将上药加入烧酒中浸泡20日后,滤出药酒置盛器密封备用。另药渣中再加60度以上白酒2500ml,继续浸泡,待头次药酒服完,再按第一次制法滤出服用。一般每剂药浸酒2次即可弃之。【功用】益肾填精,壮腰健腿,温经通痹。【主治】腰腿痛。【用法】口服:每次服15～25ml,日服2次。两剂为1个疗程。【附记】引自《浙江中医学院学报》。屡用效佳。

·祛风止痛酒·

【配方】生川乌10g,生草乌10g,生南星10g,虎杖10g,生半夏10g,马钱子10g,急性子10g,樟脑50g,雪上一枝蒿10g,三分三10g,小草乌10g,高粱白酒1000ml。【制法】将上药共研为粗末,投入白酒中,密封,浸泡1个月即可启用。【功用】温经散寒,通络止痛。【主治】腰腿痛及关节疾病。【用法】外用:用时先将药酒少许加温,再用棉签蘸药酒敷于痛点及四周,每日3次。【附记】引自《中国民间疗法》。屡用效佳。本药酒有毒,严禁内服。

·补肾蕲蛇酒·

【配方】活蕲蛇1条(约500g),熟地黄100g,酒白芍20g,当归、甜苁蓉、巴戟天、杜仲、三七、鸡血藤胶、炒白术各30g,枸杞子300g,党参100g,炙黄芪50g,白酒5000ml。并可随症加减。【制法】先将活蛇浸酒中醉死,加入上药及蜂蜜(或冰糖)适量,密封,浸泡1～2个月后即可服用。【功用】补肾活血,化瘀通络止痛。【主治】腰腿痛。【用法】口服:每次服50～100ml,每日服1或2次。连

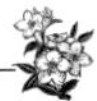

服2个月。【附记】引自《实用中医药杂志》。屡用效佳。

·内外药酒方·

【配方】内服药酒1号：丹参、防风、白术、当归、川芎、生地黄、威灵仙、马鞭草、独活、爬山虎、川牛膝各15g，黄芪、金荞麦根、制首乌各30g，红花、赤芍各12g，制川乌、制草乌、三七参各10g，杜仲、过江龙各25g，枸杞子20g，路路通10个。内服药酒2号：刚打死的土谷蛇1条。外搽药酒方：川乌、草乌各5g，制马钱子、红花各10g，当归、热黏泥、八角枫、细辛各15g，威灵仙20g。【制法】将上3方各兑入白酒2500ml，浸泡，夏7日、冬15日即可。外搽药酒方中可兑入适量冰片。【功用】①活血祛风，益气补肾，通络止痛；②祛风通络，止痛；③祛风除湿，活血止痛。【主治】风湿性颈肩腰腿痛。【用法】口服：内服药酒1号，每日早、晚各服5～10ml；内服药酒2号，每晚服5～10ml。外搽药酒方：先对患处做大面积搓揉，至皮肤有温热感时，把药酒搽在上面继续揉搓，直至药液搽干、反应温热，如此连续3遍，每日外搽4或5次。【附记】引自《国医论坛》。屡用效佳。

·二穿痹痛药酒方·

【配方】穿山龙50g，炮穿山甲10g，淡肉苁蓉20g，枸杞子30g，伸筋草30g，龙骨30g，甘草6g，巴戟天10g，防风15g，当归15g，制川乌10g，制草乌10g，桑寄生10g，鹿角片10g，全蝎10g，苍术30g，杜仲20g，威灵仙15g，鸡血藤30g，生地黄10g，独活30g，石菖蒲20g，白术20g，牡蛎30g，党参15g，35～55度白酒5000ml。【制法】将上药与白酒一同置入酒坛内，密封浸泡(夏季泡15天，冬季泡25天)，到时即可启封饮用。【功用】活血通络，温阳补肾，祛风除湿，益气止痛。【主治】慢性腰腿痛。无论是对风湿痹痛，还是骨性疼痛，只要是属于风寒湿或无明显实热者均可用之。【用法】口服：每次服1小盅(15～25ml)，每日早、晚各服1次。【附记】引自关松《杏林阐微三代中医临证心得家传》。本方是笔者从一民间药酒效验方中加减化裁而成。用治上述病症，疗效极佳。经十几年的临床应用，对于腰椎间盘突出症的治疗，症轻者单以本药酒服用，重者辨证配合汤药，疗效相当显著。

·双乌酒·

【配方】制川乌、制草乌、鸡冠花（或红花）各10g，川芎、当归、牛膝各15g，黄芪18g。兼肩臂痛者加羌活15g；颈项痛者加葛根30g；腰膝酸软者加杜仲10g。【制法】将上方加白酒2000ml，浸泡1周后即可服用。【功用】温经活血，益气止痛。【主治】各种腰腿痛而无关节红、肿、发热。【用法】口服：每次服50～100ml，每日早、晚各服1次。一般服用2～3剂。酒量大者可适当多饮，如感觉口舌发麻宜减量。【附记】引自《新中医》。屡用效佳。

痹证七(风寒湿痹)

·防风酒(一)·

【配方】防风、当归、秦艽、肉桂、葛根各20g，麻黄15g，羌活、川芎各10g，白酒250ml。【制法】将前8味切碎，入布袋，置容器中，加入白酒，密封，浸泡7日后，过滤去渣，即成。【功用】祛风通络，散寒除湿。【主治】风痹，肢体关节酸痛，游走不定，关节屈伸不利，或见恶风、发热、苔薄白、脉浮。【用法】口服：每次服10～20ml，每日早、晚各服1次。【附记】引自《药酒汇编》。验之临床多效。若见关节肿大、苔薄黄、邪有化热之象者慎用。

·三乌追健酒·

【配方】制川乌、制首乌各15g，制草乌6g，追地风、千年健各9g，白酒1000ml。【制法】将前5味切碎，置容器中，加入白酒，密封，浸泡3～7日后，过滤去渣，即成。【功用】祛风散寒，活血止痛。【主

治】风湿痹痛，风湿性关节炎，类风湿关节炎及腰腿痛。【用法】口服：每次服10ml，日服2或3次。【附记】引自《全国中草药汇编》。凡高血压、心脏病、风湿热及严重溃疡病患者忌服。

·石藤通络酒·

【配方】络石藤30g，秦艽、伸筋草、路路通各20g，高粱酒300ml。【制法】将前4味洗净，切碎，置容器中，加入白酒，密封，浸泡3～7日后，过滤去渣，即成。【功用】祛风，活血，通络。【主治】风痹（行痹），关节肿胀疼痛，游走不定，恶风，舌质淡红、苔薄白，脉浮紧。适用于风湿性关节炎早期。【用法】口服：每次服10～20ml，每日早、晚各服1次。【附记】引自《药酒汇编》。验之临床，确有良效。

·二藤鹳草酒·

【配方】海风藤、常春藤各15g，老鹳草20g，桑枝30g，五加皮10g，白酒500ml。【制法】将前5味切碎，置容器中，加入白酒，密封，浸泡3～7日后，过滤去渣，即成。【功用】祛风湿，通经络。【主治】风寒湿痹，关节疼痛，筋脉拘挛，手足麻木、沉重，活动不便。【用法】口服：于每晚服10～20ml。【附记】引自《药酒汇编》。验之临床，多效。

·史国公药酒·

【配方】玉竹48g，神曲36g，牛膝、白术各18g，桑寄生15g，蚕沙、防风、川芎各12g，木瓜、当归、红花各9g，羌活、独活、川续断、甘草各6g，鹿角胶、鳖甲胶各3g，白酒5625ml，冰糖1000g。【制法】将前15味研为粗末，与二胶稀释液混匀，置容器中，加入白酒和冰糖，密封，浸泡7日后，搅匀，过滤去渣，贮瓶备用。【功用】祛风除湿，活血通络。【主治】风寒湿痹，四肢麻木，骨节疼痛。【用法】口服：每次服9～15ml，日服3次。【附记】引自《简明中医辞典》。验之临床，确有良效。

·十七药酒·

【配方】牛膝、石斛、制附子各90g，白石英、磁石各120g，萆薢、丹参、防风、山茱萸、黄芪、羌活、羚羊角、酸枣仁各30g，生地黄、肉桂、云茯苓各60g，杜仲45g，白酒3500ml。【制法】将前17味共研为细末，入布袋，悬于瓷瓶中，加入白酒，密封，浸泡10日后即可取用。随饮随添，味薄为止。【功用】补肾清肝潜阳，祛风利湿安神。【主治】风湿痹痛、筋脉挛急、腰脚软弱无力、视听不明等症。【用法】口服：每日早、晚各空腹温服10ml。【附记】引自《柳森可用方》。验之临床，确有良效。

·大风引酒·

【配方】大豆（炒熟）100g，制附子16g，枳实、泽泻、陈皮、茯苓、防风各20g，米酒1000ml。【制法】将大豆用米酒加水1000ml煮煎至1500ml，置容器中，再将后6味捣碎入容器中，同煎（隔水煮）至沸。密封，浸泡3～5日后，过滤去渣，即成。【功用】补肾助阳，祛风利湿。【主治】风湿痹，遍身胀满。【用法】口服：每次服100～150ml，日服3次。【附记】引自《柳森可用方》。临床验证多效。

·三蛇酒·

【配方】乌梢蛇1500g，大白花蛇200g，蝮蛇100g，生地黄500g，冰糖5000g，白酒100L。【制法】将三蛇去头，用酒洗净，切成短段干燥；生地黄洗净，切碎备用；冰糖置锅中，加入适量的水置火上加热溶化，待糖汁至黄色时，趁热用一层纱布过滤去渣备用；将白酒装入坛内，再将三蛇、生地黄放入酒中，加盖密封，每日搅拌1次，浸泡10～15日后开坛过滤，加入冰糖汁，充分搅拌，再过滤1次，即可服用。【功用】搜风通络，凉血滋肾。【主治】风寒湿痹，筋骨疼痛，肢体麻木、屈伸不利及半身不遂，跌打损伤之瘀肿、疼痛；

风寒入络之抽搐、惊厥等症。亦适用于骨结核、中风后遗症。【用法】口服：每次服10～20ml，日服2或3次。【附记】引自《中国药膳学》。验之临床，坚持服用，每收良效。一般亦可按原方比例缩小10～20倍配制此药酒。

·白花蛇酒(一)·

【配方】白花蛇（去头骨、尾）1条，天麻、秦艽、羌活、当归、防风、五加皮各50g，白酒1500ml。【制法】将前7味捣碎，置容器中，加入白酒，密封，浸泡20日后，过滤去渣，即成。【功用】祛风湿，搜风通络，强筋健骨。【主治】风湿痹证，筋骨酸痛，半身不遂，口眼㖞斜。【用法】口服：每次服10～15ml，日服2次。【附记】引自《药酒汇编》。验之临床，确有良效。

·天麻酒(三)·

【配方】天麻、牛膝、制附子、杜仲各60g，白酒1500ml。【制法】将前4味切碎，入布袋，置容器中，加入白酒，密封，浸泡7日后，过滤去渣，备用。【功用】祛风通络，温肾壮腰。【主治】妇人风痹，半身不遂。【用法】口服：每次温服5～10ml，日服2或3次。【附记】引自《普济方》。验之临床多效。一方减附子，用黄酒2500ml，浸泡7日即成。余同上。用治肝肾亏虚腰痛、头晕、目眩、肢体麻木、手足屈伸不利等症。

·木瓜酒速溶剂·

【配方】木瓜1875g，桑枝25kg，川芎、天麻、甘松各6250g，桑寄生16.25kg，当归、川续断、红花各12.5kg，怀牛膝、制狗脊18.750kg，生玉竹31.25kg，50%乙醇、蔗糖各适量。【制法】将前12味(除红花外)均打成粗粉，过直径1mm筛，加入红花充分混匀，用适量乙醇湿润，按常规渗滤，收集渗滤液，减压回收乙醇，至乙醇全部蒸尽，得浸膏，加适量糖粉，充分搅拌，制成颗粒，干燥，包装，每袋 50g。每袋加入烧酒 500ml 溶解，即可饮用。【功用】祛风除湿，舒筋活络，活血止痛。【主治】风寒湿痹，筋骨、肌肉、关节疼痛，筋脉拘急者均可用之。【用法】口服：每次服 30～50ml，日服 3 次或适量饮用。【附记】引自《科技简报》。验之临床，确有良效。

·五加皮药酒(一)·

【配方】玉竹、党参、姜黄、五加皮、陈皮、菊花、红花、怀牛膝、白术、白芷、当归、青风藤、川芎、威灵仙、木瓜、海风藤、檀香、肉豆蔻、豆蔻仁各 30g，独活、制川乌、制草乌各 25g，砂仁、木香、丁香各 20g，肉桂 10g，栀子 50g，白酒 3000ml，冰糖 150g。【制法】制成药酒。【功用】祛风除湿，益气活血，温经散寒，通络止痛。【主治】风湿痿痹，手足拘挛，四肢麻木，腰膝疼痛，阴囊湿冷。【用法】口服：每次服 15ml，日服 3 次。【附记】引自《简明中医辞典》。

·鸡血藤酒(一)·

【配方】鸡血藤胶 250g(或鸡血藤片 400g)，白酒 1000ml。【制法】将鸡血藤胶置干净瓶中，注入白酒，密封，浸泡 7 日后，即可取用。【功用】活血通络。【主治】风寒湿痹，筋骨疼痛不舒，腰膝冷痛，转筋虚损，手足麻木及跌打损伤，妇人经血不调。【用法】口服：每次空腹温服 15～30ml，日服 2 次。【附记】引自《百病中医药酒疗法》。还可用于白细胞减少症。凡慢性症属血虚者，坚持服用，常收到较好的疗效。

·牛膝酒(二)·

【配方】牛膝、秦艽、川芎、白茯苓、防己、官桂、独活各 60g，五加皮 120g，丹参、薏苡仁、火麻仁(炒)、麦冬、石斛、杜仲(炒)各 30g，制附子、地骨皮、炮姜各 15g，白酒 1500ml。【制法】将前 17 味捣碎，入布袋，置容器中，加入白酒，密封，浸泡 5～10 日后，过滤去渣，即成。【功用】祛风除湿，温肾养阴，散寒止痛。【主治】肾痹

虚冷，复感寒湿为痹。【用法】口服：每次空腹服 5～10ml，日服 2 次。【附记】引自《医门法律》。验之临床，确有良效。

·黄芪酒（三）·

【配方】黄芪、防风、官桂、天麻、萆薢、白芍、当归、云母粉、白术、茵芋叶、木香、仙灵脾、甘草、川续断各 30g，白酒 1000ml。【制法】将前 14 味捣碎，入布袋，置容器中，加入白酒，密封，浸泡 5～10 日后，过滤去渣，即成。【功用】益气活血，补肾健身，祛风除湿。【主治】风湿痹痛，身体顽麻，皮肤瘙痒，筋脉挛急，言语謇涩，手足不遂，时觉不仁。【用法】口服：不拘时，每次温服 10ml，常令酒气相续为佳。【附记】引自《世医得效方》。验之临床，确有良效。

·百药长寿酒·

【配方】当归、白芍、白术、白茯苓、牛膝、杜仲、破故纸、茴香、五味子、陈皮、半夏、苍术、厚朴、枳壳、香附、官桂、羌活、独活、白芷、防风、乌药、秦艽、川萆薢、晚蚕沙、干姜各 30g，川芎 15g，怀地黄、枸杞子、干茄根各 120g，天冬、麦冬、何首乌各 60g，砂仁 1.5g，大枣 500g，烧酒 3000ml。【制法】将前 34 味捣为粗末，入布袋，悬于酒坛中，加入白烧酒，密封，浸泡 15 日后，即可开封饮用。【功用】补肝肾，和脾胃，祛风湿，活血通络。【主治】肝肾不足、脾胃不和、风湿痹阻经络等所引起的身体虚弱、腰膝无力、食少腹满、胸闷恶心、筋骨疼痛等症。【用法】口服：每次服 15～30ml，日服 3 次。【附记】引自《摄生秘剖》。验之临床，坚持服用，常收良效。浸酒后的药渣，可晒干研末制丸服用。

·钟乳酒（三）·

【配方】钟乳石 100g，丹参、石斛、杜仲、天冬、牛膝、防风各 60g，制附子、肉桂、秦艽、干姜各 30g，黄芪、川芎、当归各 60g，山茱萸、薏苡仁各 100g，白酒 2500ml。【制法】将前 16 味捣碎，入布袋，置容器中，加入白酒，密封，浸泡5～10日后，过滤去渣，即成。【功用】补肝肾，祛风湿，益气活血，温经散寒。【主治】风寒湿痹，腰膝酸软。【用法】口服：不拘时，每次温服10ml，渐加，以知唇麻为度。【附记】引自《柳森可用方》。验之临床多效。

·海桐皮酒(三)·

【配方】海桐皮、牛膝、枳壳、杜仲、防风、独活、五加皮各60g，生地黄75g，白术15g，薏苡仁30g，白酒1500ml。【制法】将前10味捣碎，和匀，入布袋，置容器中，加入白酒，密封，浸泡7日后，过滤去渣，即成。【功用】祛风利湿，补肾健脾。【主治】湿痹，手足弱，筋脉挛，肢节疼痛无力，不能行履并宜服之。【用法】口服：每次服10ml，日3夜2，常使酒力醺醺，百日履行如故。【附记】引自《永乐大典》。验之临床，确有良效。

·秦艽桂苓酒·

【配方】秦艽、牛膝、川芎、防风、肉桂、独活、茯苓各30g，杜仲、五加皮、丹参各60g，制附子、石斛、麦冬、地骨皮各35g，炮姜、薏苡仁各30g，大麻仁15g，白酒2000ml。【制法】将前17味捣碎，置容器中，加入白酒，密封，浸泡7～10日后，过滤去渣，即成。【功用】祛风除湿，舒筋活络。【主治】久坐湿地，风湿痹痛，腰膝虚冷。【用法】口服：每次空腹服10～20ml，日服3次。【附记】引自《百病中医药酒疗法》。验之临床多效。

·黄芪酒方·

【配方】黄芪、独活、防风、细辛、牛膝、川芎、杜仲、制附子、炙甘草、蜀椒各90g，制川乌、山茱萸、秦艽、葛根各60g，官桂、当归各75g，大黄30g，白术、炮姜各105g，白酒2500ml。【制法】将前19味捣碎，入布袋，置容器中，加入白酒，密封，浸泡7～10日后，过滤去渣，即成。【功用】补肾健脾，益气活血，祛风除湿，舒筋通络。

【主治】血痹及诸痹，甚者四肢不遂；风寒湿痹，举体肿满，疼痛不仁，兼治风虚痰癖，四肢偏枯；或软弱，手不能上头；或小腹缩痛，胁下挛急，心下有伏水，胁下有积饮，夜梦悲愁不乐，恍惚健忘，此由风虚五脏受邪所致；或久坐腰痛，耳聋卒起，目眩头重；或举体肿痛，饮食恶冷，胸中痰满，心下寒疝及妇人产后余疾，风虚积冷不除者。【用法】口服：日2夜1，每服10ml，渐加，以知为度。【附记】引自《药酒汇编》。①验之临床，坚持服用，常收良效。②随证加味：虚弱者加肉苁蓉60g；下利者加女萎（草药）90g；多忘加石斛、石菖蒲、紫石英各60g；心下有水气加茯苓、人参各60g，山药90g。③酒尽更以酒渍之，不尔，可取药渣晒干研细末，酒调服3～5g，不知稍增之。少壮人服勿熬炼，老弱人微熬之。

·蛮夷酒(一)·

【配方】矾石、桂心、白术、狼毒、半夏、石楠、白石脂、龙胆草、川续断、芫花、白石英、代赭石、茼蒿、石韦、玄参、天雄（制）、防风、山茱萸、桔梗、藜芦、卷柏、细辛、寒水石、乌头（制）、踯躅、蜀椒、白芷、秦艽、石菖蒲各30g，制附子、远志各60g，石膏75g，蜈蚣2条，白酒4000ml。【制法】将前33味捣碎，置容器中，加入白酒，密封，浸泡7～10日后，过滤去渣，即成。【功用】补虚祛邪，温经通络。【主治】八风十二痹，偏枯不遂，宿食积滞，久寒虚冷，五劳七伤及妇人产后余疾，月经不调。【用法】口服：每次服10～15ml，日服2次。10日后，将药渣晒干，捣细为散，每服6g，以酒送服，日再，以知为度。【附记】引自《备急千金要方》。验之临床，确有良效。

·鲁公酒·

【配方】山芋、踯躅花、乌头各15g，茵芋、生天雄、防己、石斛各12g，细辛、柏子仁、牛膝、山茱萸、甘草（炒）、通草、秦艽、黄芪、生附子、瞿麦、杜仲（炒）、天冬、泽泻、石楠叶、防风、远志、熟地黄、炮姜、桂心各90g，白酒4000ml。【制法】将前26味捣碎，置容器中，加入白酒，密封，浸泡 10～14 日后，过滤去渣，即成。【功用】补肝肾，祛风湿，温经通络。【主治】诸痹，诸风，风眩心乱，耳聋目暗，泪出，鼻不闻香臭，口烂生疮，风肿瘰疬，喉下生疮，烦热，厥逆口苦，胸胁肩膊痛，手酸不能带衣，腰脊不能俯仰，脚酸不仁难以久立，八风十二痹，五缓六急，半身不遂，四肢偏枯，筋挛不可屈伸，贼风咽喉闭塞，哽哽不利或如锥所刺，行皮肤中无有常处，久久不治，入人五脏中或在心下，或在膏肓，游走四肢，偏有冷处如风所吹，或觉肌肤不仁，尻以代瘈，脊以代头，名曰痹病，及一应久寒积聚，风湿，五劳七伤，虚损百疾，并皆治之。【用法】口服：每次服 10～14ml，日服 3 次。【附记】引自《永乐大典》。本方亦可为散、为丸，酒下之。

·冯了性风湿跌打药酒·

【配方】丁公藤 160g，白术、泽泻、牡丹皮、补骨脂、川芎、小茴香、五灵脂、羌活、杏仁、没药各 80g，麻黄、蚕沙、枳壳、香附、菟丝子、乳香、白芷、当归、川厚朴、木香、苍术、皂角刺、陈皮、黄精、桂枝各 30g，白酒 7500ml。【制法】将诸药捣碎与白酒一起置入容器中，密封浸泡。15 日后即取用。【功用】补肾健脾，活血化瘀，祛风利湿，理气止痛。【主治】风湿骨痛，手足麻木，腰腿痛及跌打损伤。【用法】口服：适量饮用。外用：日搽数次。【附记】引自《简明中医辞典》。孕妇忌服。

·固春酒·

【配方】鲜嫩桑枝、大豆黄卷、生薏苡仁、枢木子各 120g，金银花、五加皮、木瓜、蚕沙各 60g，川黄柏、松子仁各 30g，烧酒 5000ml，生白蜜 120g。【制法】将前 10 味捣碎，入布袋，置容器中，加入白烧酒和白蜜，密封，置水锅内蒸 3 炷香取起，埋入地下，浸泡 7 日后，过滤去渣，即成。【功用】祛风除湿，消炎通络。【主治】风寒湿侵入经络，四肢痹痛不舒，俗曰风气病，不论新久，历治辄效。【用法】口服：每次服 10～20ml，日服 2 次。【附记】引自《随息居饮

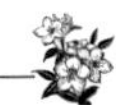

食谱》。枢木子即十大功劳红子也，黑者名极木子，亦可用，无则用叶或用南天烛子亦可。验之临床，确有良效。本药酒用治热痹，效果亦佳。

·山龙药酒·

【配方】秤杆草 171g，徐长卿、麻口皮子药、白芍、熟地黄各 64g，大血藤 107g，川芎 214g，当归 42.7g，蔗糖 926g，白酒 5000ml。【制法】将前 8 味捣碎(粗粉)，置容器中，加入白酒，密封，浸泡 10～15 日后，按渗滤法进行缓缓渗滤，收集滤液；另取蔗糖制成糖浆，加入滤液中，搅匀，静置，滤过，制成药酒 5000ml。【功用】追风祛湿，舒筋活血，滋补强身。【主治】风湿痹证、筋骨疼痛、四肢无力、腰膝酸软、活动不利等症。【用法】口服：每次服 20～40ml，日服 2 次。【附记】引自《药酒汇编》。孕妇忌服。

·丁公藤风湿药酒·

【配方】丁公藤 1000g，桂枝 30g，麻黄 37.5g，羌活、当归、川芎、白芷、补骨脂、乳香、猪牙皂、苍术、厚朴、香附、木香、白术、山药、菟丝子、小茴香、苦杏仁、泽泻、五灵脂各 3g，陈皮 13g，枳壳 20g，黄精 8g，蚕沙 6g，白酒 4250ml。【制法】先将丁公藤蒸 2 小时，然后与桂枝等 24 味药、白酒共置入容器中，密封浸泡 40 日后过滤即成。浸泡期间加温 2～5 次，每次使药酒温度达 35℃。【功用】祛风除湿，消瘀止痛。【主治】风湿痹痛，表现有筋骨、肌肉、关节疼痛，疼痛游走不定，肢体重着、麻木、屈伸不利。一般腰腿痛及跌打损伤亦可应用。【用法】口服：每次服 10～15ml，日服 2 或 3 次，也可外用搽涂患处。【附记】引自《中国药典》。孕妇忌内服，外用时亦忌用于腹部。方中丁公藤有一定的毒性，故要注意掌握服用量。若发现有中毒现象(常有汗出不止、四肢麻痹等表现)时，一般可用甘草 10～15g 水煎服，或用蜜糖 30～60g 冲入开水内服及用温水洗身，便可缓解症状。

·三蛇胆汁酒·

【配方】眼镜王蛇胆、银环蛇胆、金环蛇胆各3个，杜仲、当归、牛膝各60g，蜂蜜100g，白酒2000ml。【制法】将杜仲、当归、牛膝切成小块，将蛇胆囊切开口，与白酒、蜂蜜一起置入容器中，密封浸泡1个月即成。【功用】祛风湿，强筋骨。【主治】风湿痹痛，骨节不利，腰膝疼痛，下肢痿弱。【用法】口服：每日早、晚各服1次，每次服20ml。【附记】引自《药酒汇编》。孕妇忌服。

·五加皮药酒(二)·

【配方】木瓜、五加皮各30g，当归、秦艽、防风、茄根、肉桂、玫瑰花、栀子、羌活各9g，松节、姜黄、甘草各15g，玉竹60g，陈皮、丁香、砂仁、红花、檀香、木香、川芎各6g，冰糖1000g，白酒10L。【制法】将上药共研为粗末，装入绢袋中，与白酒同置入容器中，密封后置锅中隔水加热2小时，取出静置3日后过滤，加冰糖入滤液中溶化即成，备用。【功用】祛风湿，健筋骨，理脾胃。【主治】慢性风湿疼痛，筋骨无力，兼见两胁胀痛或食少脘痞者。【用法】口服：每日早、晚各服1次，每次服15～30ml。【附记】引自《临床验方集》。临床验证，效果良好。

·五加皮药酒(三)·

【配方】当归、五加皮、青风藤、海风藤、川芎、威灵仙、木瓜各20g，白术(麸炒)、白芷各30g，牛膝、红花、菊花各40g，陈皮80g，党参、姜黄各120g，独活、制川乌、制草乌、丁香、砂仁、木香、肉桂各10g，檀香20g，肉豆蔻(滑石粉煨)、豆蔻(去壳)各15g，玉竹320g，栀子240g，白酒22L。【制法】将上药除栀子外，其余药物加工成粗末，与6000ml白酒同入容器中，密封后隔水加热至水沸，放冷，开封将酒与药渣倾入坛中再密封浸泡，每10日搅拌1次，30日后取出上清液。将余下的16L白酒加入坛中，密封浸泡30日，

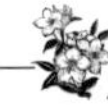

过滤。将滤液与前次上清液合并，将栀子捣碎，装入纱布袋中，置入坛里，密封静置 5 日后再过滤，即可服用。【功用】舒筋活血，除湿散风。【主治】风湿痹痛，出现腰膝不利、关节肿胀、手足拘挛、四肢麻木，兼有遇寒疼痛增剧，得热减轻及阴囊湿冷。【用法】口服：每日早、中、晚各服 1 次，每次服 30ml。【附记】引自《临床验方集》。临床屡用，疗效显著。孕妇忌服。

·除痹酒·

【配方】制草乌、干姜、鸡血藤、大血藤根各 15g，全蝎、水蛭各 3g，乌梢蛇、松苗（去松针）、络石藤、莪术、续断各 10g，白酒 1L。【制法】将上药置容器内，加入白酒，密封，浸泡（夏季 3 日，冬季 1 周）后即可服用。【功用】温经通络，祛风除湿。【主治】痹证。【用法】口服：每次服 5ml，每日服 3 或 4 次。轻者 1～2 剂，重者需连服数剂。【附记】引自《贵阳中医学院学报》。①加减：湿盛加木通、土茯苓；热甚减干姜、草乌，加金银花、土茯苓；恶寒而红肿加桂枝、木通、金银花；腰膝酸胀倍续断加杜仲；病在上肢加桑枝；病在下肢加牛膝；脾肾虚弱加熟地黄、当归、黄芪、锁阳；年老者及妇女加党参、当归、熟地黄、枸杞子。②疗效：屡用效佳。

·痹心蠲酒·

【配方】生川乌、生草乌各 30g，马钱子 15g，血竭 2g，白花蛇 1 条，乌梅、紫草各 18g，50 度以上白酒 500ml。【制法】将上药置容器内，加入白酒，密封，浸泡 7 日后即可启用。【功用】搜风胜湿，疏通经络，活血散瘀。【主治】痹证。【用法】外用：用棉签蘸药酒搽患部（关节处多搽几遍），每日早、晚各搽 1 次，7 日为 1 个疗程，每个疗程间休息 2 日。【附记】引自《湖北中医杂志》。屡用效佳。

·桃红酒·

【配方】红花20g，桃仁20g，赤芍20g，地龙20g，桂枝20g，川乌15g，草乌15g，白酒1500ml。【制法】将上药捣为粗末，用纱布包好，置容器中，加入白酒，密封，浸泡7～10后即可使用。【功用】活血通络，温通血脉，搜风胜湿。【主治】痹证。【用法】口服：服前先搅拌酒液，可用15ml酒盅做标志，每日早、晚各服一盅。【附记】引自《吉林中医药》。屡用效佳。

·风湿药酒（四）·

【配方】川乌、穿山甲、白芍、熟地黄、生黄芪、丹参、当归、威灵仙、木瓜、防风、防己、五加皮、牛膝、红花、秦艽、桂枝、蜂房、乌梢蛇、川续断、乳香、没药、狗脊、桂仲、60度白酒各适量。【制法】将上药与白酒一同置容器中，密封浸泡90天，滤出备用。【功用】祛风除湿散寒，活络通痹止痛。【主治】风寒湿痹证。【用法】口服：每次服10ml，日服2或3次。【附记】引自《实用中医诊疗手册》杨旸经验方。屡用有效。

痹证八（白虎历节风）

·蠲痛药酒·

【配方】生川乌30g，黑豆（炒熟）100g，全蝎10g，干地龙、寻骨风各15g，蜈蚣3条，麝香1.5g，白酒600ml。【制法】将川乌、寻骨风切碎，全蝎、地龙、蜈蚣、麝香研为细末，待用。再将黑豆炒香，置容器中，加入白酒，随后加入余药，密封，浸泡7日后，过滤去渣，即成。【功用】祛风除湿，搜风通络。【主治】诸风历节疼痛及手下侧痛。【用法】口服：每次服5～10ml，日服2或3次。【附记】笔者家传秘方。多年使用，确有卓效。本方用于慢性关节炎、腰腿痛、筋骨痛等痹痛证，效果亦佳。孕妇忌服。

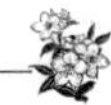

·松枝酒·

【配方】松节、桑枝、桑寄生、钩藤、川续断、天麻、金毛狗脊、秦艽、青木香、海风藤、五加皮、菊花各 30g，乌梢蛇 75g，蜈蚣 5 条，狗胫骨 100g，白酒 5000ml。【制法】将前 14 味捣碎，置容器中，加入白酒，密封，浸泡 7 日后，过滤去渣，取浸液；另将狗胫骨加水 1500ml，用文火煎至 500ml，入浸液中，混匀，密封，静置 3 日后，即可服用。【功用】祛风散寒，搜风通络。【主治】白虎历节风，走注疼痛，或如虫行，诸般风气。【用法】口服：每次服 15～30ml，日服 3 次。【附记】本方系笔者根据《医学心悟》中松枝酒去虎骨加狗胫骨、乌梢蛇、蜈蚣而成。

·摄风酒·

【配方】寻风藤、三角尖（石上生者佳）、青风藤根、威灵仙、石薜荔各 30g，五加皮、生姜各 45g，乌药、石楠叶、苍术、川续断、羌活、防风、苏木、甘草节各 15g，骨碎补、当归、乳香各 10g，青木香、北细辛、南木香各 7.5g，川牛膝 12g，大川乌 6g，乌梢蛇 50g，狗胫骨 100g，白酒 2500ml。【制法】将前 24 味捣碎，入布袋，置容器中，加入白酒，密封，以锅盛水，将容器置于锅内，用慢火自辰时煮至午时，取出候冷；另将狗胫骨加水 1500ml，用文火煎至 500ml，兑入容器中，密封，静置 3 日后，过滤去渣，即成。【功用】祛风除湿，理气活血，散寒止痛。【主治】白虎历节风及诸般风湿，流注四肢，大腿、鹤膝一切风疾，四肢拘挛，不能坐立，凡是骨节等处，皆尽浮肿，夜痛号哭。【用法】口服：不拘时，随意温服，常令酒气相续。【附记】本方系笔者根据《世医得效方》中摄风酒去虎骨加狗胫骨、乌梢蛇而成。夏日随制随用。

·枫寄生酒·

【配方】枫寄生 60g，白酒 500ml。【制法】将枫寄生切碎，置容器中，加入白酒，密封，浸泡7日即可取用。【功用】追风解挛。【主治】瘫痪拘急，白虎历节风，积年久治无效，痛不可耐者。【用法】口服：随时温饮，微醉为度。【附记】引自《民间百病良方》。验之临床，确有良效。枫寄生即枫树上之风木藤，年久结成连珠傀儡者即是。

·马钱乌蛇酒·

【配方】制马钱子60g，乌蛇、川牛膝、川木瓜各50g，白酒1500ml。【制法】将上药置容器内，加入白酒，密封，浸泡15日后即可服用。【功用】祛风通络，清热消肿止痛。【主治】历节风。【用法】口服：每次服5～10ml，每日服2次。【附记】引自《河南中医》。郭炎林经验方。屡用效佳。

·川芎止痛药酒·

【配方】川芎30g，荆芥、防风、全蝎各20g，荜茇12g，蜈蚣2条，天麻10g，细辛6g，白酒1000ml。【制法】将上药研为粗末，用纱布袋装，扎口，置入容器中，倒入白酒浸泡，密封，每隔2日振荡数次，2周后取出药袋，压榨取液，与药酒混合，过滤即得，储瓶备用。【功用】活血祛风，温经通络。【主治】三叉神经痛。【用法】口服：每次服15～20ml，日服2次。【附记】山西民间验方。屡用效佳。

·马氏止痛药酒·

【配方】蔓荆子、僵蚕、荆芥各18g，延胡索、钩藤各24g，石决明60g，白芷9g，陈皮9g，全蝎6g，白酒750ml。【制法】将上药共研为粗末，纱布袋装，扎口，置入容器中，加入白酒浸泡，每隔2日摇晃振荡数次，2周后取出药袋，压榨取液，与药酒混合，过滤即得，储瓶备用。【功用】解表散寒，祛风通络。【主治】三叉神经痛。【用法】口服：每次服15～20ml，日服2次。【附记】引自《中国中医秘

方大全》。屡用有效，病程短者效果尤佳。又用蔓荆子60g（研粗末），用白酒500ml浸泡3～7日即可。每次服30ml，兑入凉开水20ml，兑服，日服2次。用治三叉神经痛，效果亦佳。

·王氏止痛药酒·

【配方】黄芩10g，黄连、大黄各12g，夏枯草15g，青橘叶12g，连翘15g，板蓝根12g，大青叶15g，生石膏45g，白芷12g，蜈蚣5条，全蝎3g，高度白酒400ml。【制法】将上药加水适量浸泡20分钟后，煎煮两次，合并滤液，浓缩至100ml左右，加入白酒，混匀后静置8小时，过滤即得。【功用】清肝息风。【主治】三叉神经痛（属肝火化风型）。【用法】口服：每次服15～20ml，日服2次。【附记】引自《中国中医秘方大全》。这一类型的患者大多疼痛剧烈，伴有面部肌肉反射性抽搐。故用之效佳。

·邓氏止痛药酒·

【配方】川芎30g，当归、桃仁、赤芍、白芍、白芷各10g，钩藤12g，全蝎10g，蜈蚣3条，制乳香、制没药、地龙各10g，白酒1000ml。【制法】先将三虫药粉细，与其他药一起置容器中，加入白酒浸泡，2周后过滤即得，储瓶备用。【功用】祛风止痛，活血通络。【主治】三叉神经痛。【用法】口服：每次服15～20ml，日服2次，10天为1个疗程。【附记】安徽民间验方。临床屡用，多收良效。

·方氏止痛药酒·

【配方】川芎、桃仁、红花、蔓荆子各24g，菊花、地龙、白芍各36g，细辛18g，白酒1000ml。【制法】将上药置入容器中，加入白酒浸泡，密封，每隔2日将容器振荡数次，2周后启封，过滤即得，储瓶备用。【功用】活血通络，祛风止痛。【主治】三叉神经痛。【用法】口服：每次服15～20ml，日服2次。【附记】引自《中国中医秘方大全》。屡用有效。根据临床表现,可随证加减用药。

·地黄玄参酒·

【配方】生地黄、玄参、生石膏各30g,白芍24g,羌活6g,制没药15g,细辛、升麻各3g,高度白酒400ml。【制法】生石膏加水先煎半小时,然后再入其他药,水煎2次,合并滤液,浓缩至100ml左右,加入白酒混匀,静置12小时后过滤,即得。【功用】滋阴清热,通络止痛。【主治】三叉神经痛。【用法】口服:每次服15～20ml,每日2次。【附记】山东民间验方。屡用效佳。加减:偏上颌部痛甚者,加川芎30g,面部肌肉反射性抽搐者,加钩藤20g,蜈蚣3条。

腰　痛

·车前草酒(二)·

【配方】车前草(连根)7棵,葱白(连须)7棵,大枣7枚,白酒500ml。【制法】将前3味洗净,切碎,晾干,置容器中,加入白酒,密封,隔水煮至250ml,过滤去渣,即成。【功用】利水清热,通阳解毒。【土治】湿气腰痛。【用法】口服:每次服25～50ml,日服3次。【附记】引自《本草纲目》。验之临床,确有良效。

·徐长卿酒·

【配方】徐长卿、金果榄各30g,杜仲15g,黄酒500ml。【制法】将前3味切碎,置容器中,加入黄酒,密封,浸泡15日后,过滤去渣,即成。【功用】祛风湿,止痹痛。【主治】风湿腰痛,关节痛。【用法】口服:每次服30～50ml,日服3次。【附记】引自《陕甘宁青中草药选》。临床验证效佳。

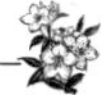

·腰痛酒(一)·

【配方】杜仲 15g，破故纸、苍术、鹿角霜各 9g，白酒 500ml。【制法】将前 4 味研成粗粉，置容器中，加入白酒，密封，浸泡 7 日后，过滤去渣，即成。【功用】温肾散寒，祛风利湿。【主治】风湿腰痛，延年腰痛。【用法】口服：每次服 30ml，每日早、晚各服 1 次。【附记】引自《中药制剂汇编》。验之临床，确有良效。

·核桃全蝎酒·

【配方】核桃仁 9g，全蝎 2 只，黄酒 150ml。【制法】将上药焙黄研末，加黄酒煎沸 10 分钟，去渣，待温，即成。【功用】补肾壮腰，通利水道。【主治】腰部困痛，小便淋沥不尽等。【用法】口服：每次服 75ml，日服 2 次。【附记】引自《民间百病良方》。验之临床多效。

·杜仲加皮酒·

【配方】杜仲、五加皮各 50g，白酒 1000ml。【制法】将前 2 味切碎，置容器中，加入白酒，密封，浸泡 10 日后，过滤去渣，即成。【功用】祛风湿，强筋骨。【主治】风湿腰痛，风寒湿痹，腰腿酸痛。【用法】口服：每次服 10～15ml，日服 2 次。【附记】引自《民间百病良方》。验之临床，确有良效。

·苡仁防风酒·

【配方】薏苡仁、杜仲各 45g，防风、牛膝、桂心、干生地黄、独活各 30g，黑豆(炒香)75g，当归、川芎、丹参、制附子各 15g，酸枣仁 5g，白酒 1800ml。【制法】将前 13 味捣碎，入布袋，置容器中，加入白酒，密封，浸泡 10 日后，过滤去渣，即成。【功用】补肝益肾，祛风除湿，活血通络。【主治】腰痛，或连及膝脚疼痛。【用法】口服：每次饭前温服 10～15ml，日服 3 次。【附记】引自《药酒汇编》。一方去杜仲，余同上。验之临床，坚持服用，常收良效。

·地黄羌活酒·

【配方】生地黄汁250ml，羌活60g，独活30g，五加皮45g，黑豆（炒香）250g，白酒1000ml。【制法】将二活、五加皮捣碎，与黑豆同置容器中，加入白酒，盖好；以文火煎沸，再兑入生地黄汁，煮沸后，待冷，过滤去渣，即成。【功用】散风祛湿，养血凉血。【主治】腰痛强直，难以俯仰。【用法】口服：不拘时，适量饮服，或每次服30～50ml，日服3次。【附记】引自《药酒汇编》。验之临床多效。

·牛蒡酒·

【配方】牛蒡子（微炒）75g，茵芋9g，白茯苓250g，牛膝25g，川椒、附子（炮裂、去皮脐）、干姜（炮）各50g，大豆（炒香）200g，大麻子100g，白酒2000ml。【制法】将前9味捣碎，入布袋，置瓷瓶中，加入白酒，密封，浸泡7日后，过滤去渣，即成。【功用】祛湿散寒，止痛除烦。【主治】风寒湿气、腰间疼痛、坐卧不安等。【用法】口服：每次服10～15ml，每日早、中、晚各服1次。【附记】引自《药酒汇编》。验之临床，确有良效。

·川乌杜仲酒·

【配方】杜仲、羌活、制附子、萆薢、五加皮、川续断、防风各40g，制川乌、地骨皮、肉桂、川芎、秦艽、石斛、桔梗各30g，炮姜、炙甘草、瓜蒌根各20g，川椒15g，细辛25g，白酒2000ml。【制法】将前19味捣碎，置容器中，加入白酒，密封，浸泡5～7日后，过滤去渣，即成。【功用】补肾壮阳，强腰止痛。【主治】肾虚腰痛，风寒腰痛，坠伤腰痛。【用法】口服：每次空腹温服10～15ml，日服3次。【附记】引自《药酒汇编》。验之临床，常收良效。

·熟地杜仲酒·

【配方】炙杜仲、炮姜、熟地黄、萆薢、羌活、川椒、制附子、肉桂、

川芎、制乌头、秦艽、细辛、川续断、瓜蒌根各 30g，五加皮、石斛各 50g，地骨皮、桔梗（炒）、炙甘草、防风各 25g，白酒 2000ml。【制法】将前 20 味细锉，入布袋，置容器中，加入白酒，密封，浸泡 5～7 日后，过滤去渣，即成。【功用】温肾阳，祛风湿，舒筋壮腰。【主治】腰部疼痛、沉重，不得俯仰。【用法】口服：不拘时，每次服 10ml，常令有酒气相续为妙。【附记】引自《临床验方集》。验之临床多效。

·黄芪杜仲酒（二）·

【配方】黄芪、桂心、制附子、山茱萸、石楠叶、白茯苓各 30g，杜仲、萆薢、防风各 45g，牛膝、石斛、肉苁蓉各 60g，白酒 750ml。【制法】将前 12 味切碎，入布袋，置容器中，加入白酒，密封，浸泡 5～7 日后，过滤去渣，即成。【功用】温补肾阳，强腰舒筋，祛风利湿。【主治】肾阳虚损腰痛或腰膝冷痛、气怯神疲、阳痿、滑精等。【用法】口服：每次空腹温服 10ml，日服 3 次。【附记】引自《药酒汇编》。验之临床，确有良效。

·腰痛酒（二）·

【配方】珍珠母 60g，杜仲 50g，红糖 30g，黄酒 750ml。【制法】将前 2 味加工使碎，置容器中，加水适量，置文火上煮约 30 分钟，取下待冷，加入黄酒和红糖，搅匀，密封，每日振摇数下，浸泡 14 日后，过滤去渣，即成。【功用】补肾养血，舒筋壮腰。【主治】腰部酸痛、体倦乏力、虚劳羸瘦等。【用法】口服：每次服 10～25ml，日服 2 或 3 次。【附记】笔者经验方。偏肾阳虚，加肉苁蓉 50g，改用白酒浸药。

·杜仲酒（二）·

【配方】杜仲 240g，丹参 240g，川芎 150g，白酒 3000ml。【制法】将前 3 味切碎，置容器中，加入白酒，密封，浸泡 5～7 日后，过滤去渣，即成。【功用】活血化瘀，补肾壮腰。【主治】血瘀为主，兼有肾虚腰痛，其特点是腰痛而酸，疼痛部位固定，夜间加重，或有外伤史，舌有瘀点等。【用法】口服：每次温服 10～30ml，日服 3 次。【附记】引自《经心录》。一方肾虚寒加桂心 120g，细辛 60g，治腰猝然痛。余同上。忌生姜、生菜。

·蛤蚧参茸酒·

【配方】蛤蚧（去头、足）1 对，人参 30g，鹿茸 6g，巴戟天、桑螵蛸各 20g，肉苁蓉 30g，白酒 2000ml。【制法】将前 6 味切碎，入布袋，置容器中，加入白酒，密封，每日振摇 1 次，浸泡 14 日后，过滤去渣，即成。【功用】补元气，壮肾阳，益精血，强腰膝。【主治】肾虚腰痛、腰腿痛、神疲食少、气短喘促、失眠健忘、心悸怔忡、梦遗滑精、下肢乏力、宫寒腹痛等症。【用法】口服：每次空腹温服 10ml，日服 2 次。【附记】引自《临床验方集》。本药酒主治范围广，凡肾虚所致的上述各病症，用之皆有良效。

·劳工酒方·

【配方】炮牙皂、肉桂、天雄、生牡蛎、砂仁、吴茱萸、紫菀、款冬花、胡椒、苏木、川续断、茯苓、制草乌、红花、细辛、炙龟甲、桑寄生各 6g，党参、厚朴、干姜、广木香、龙骨、公丁香、炒远志、藁本、炒杜仲、法半夏、生地黄、当归、白术、黄芪、樟脑、薄荷各 12g，生姜、大枣、白芍、桂枝各 30g，石菖蒲 9g，川芎、枸杞子各 15g，炙甘草 18g，制川乌 3g，白酒 5000ml。【制法】将前 42 味加工使碎，置容器中，加入白酒，密封，隔日振摇 1 次，浸泡 1 个月后，过滤去渣，贮瓶备用。【功用】补气血，祛风湿，温经散寒，通络止痛。【主治】凡因体力劳动过度，而致腰肌劳损、腰脊酸痛；或劳动后四肢酸痛；或劳动时冒雨受寒，头痛如裹，肢体骨节酸痛。亦治风寒咳嗽和风寒湿之邪所引起的慢性关节痛等症。【用法】口服：成人每晚服 15～30ml，分数十口缓缓饮下。【附记】引自《百病中医膏散疗法》。验之临床，确有良效。

·秦巴杜仲酒·

【配方】杜仲、枸杞子、杜仲叶各20g，牛膝、菟丝子、制何首乌、当归、茯苓、补骨脂(制)各15g，白酒1500ml。【制法】将上药共研为粗末，装入纱布袋，扎口，置容器中，白酒浸泡。7日后取出药袋，压榨取液。将榨得的药液与药酒混合，静置、过滤后即得，备用。【功用】补益肝肾，强健筋骨。【主治】肝肾不足，腰膝酸软无力，肾虚腰痛。【用法】口服：每次服10ml，日服2或3次。【附记】引自《民间百病良方》。验之临床，效果甚佳。

·枸杞巴戟酒·

【配方】枸杞子、巴戟天各30g，白酒500ml。【制法】将上药共研为粗末，用纱布袋装，扎口，置容器中，白酒浸泡，7日后取出药袋，压榨取液，将榨取液与药酒混合，静置，过滤，即得，备用。【功用】补益肝肾，养血明目。【主治】肾虚腰痛，头目眩晕，视物昏花，阳痿，遗精，身体虚弱。【用法】口服：每次服10～15ml，日服2次。【附记】引自《民间百病良方》。屡用有效，又生薏苡仁120g，制首乌180g，用白酒1000ml，浸泡15日即可取用。每次服30～50ml，日服2次，用治风寒湿腰痛，效佳。

·仙丹酒·

【配方】透骨草、威灵仙、木瓜、乌梢蛇、丹参各30g，苏木、秦艽、牛膝、乳香、没药、五加皮各15g，补骨脂、川椒各18g，羌活、冰片各10g，全蝎5g，川断12g，高粱白酒1500ml。【制法】将上药研为粉末，置容器内，加入白酒，密封，浸泡7日后即可启用。【功用】祛风除湿，温经通络，补肾止痛。【主治】慢性腰肌劳损性腰痛。【用法】外用：每次先将酒液涂搽于皮肤上，再拔火罐，留罐20分钟，每日1次，7日为1个疗程。【附记】引自《吉林中医药》。①加减：腰痛严重者加川续断15g，狗脊15g；兼见下肢痛者加地枫

15g,千年健 15g;兼见下肢挛痛者加伸筋草 30g,木瓜 30g;兼见上肢痛者加羌活 15g;遇寒痛甚者加草乌 10g,肉桂 6g;阴雨天痛甚者加防己 15g,薏苡仁 30g;兼见瘀血者加土元 10g,红花 12g。②疗效:屡用效佳。

·独活寄生酒(二)·

【配方】川芎、秦艽、独活各 15g,鸡血藤、桑寄生、茜草各 30g,杜仲 12g,炮附子 9g,当归 20g,穿山甲 60g,细辛、川乌、麻黄、桂枝各 10g,高度白酒 1000ml。【制法】将上药置容器内,加入白酒,封口浸泡,每日摇动 1 次,7 日后即可启封服用。【功用】祛风散寒除湿,活血通络止痛。【主治】腰痛。【用法】口服:每次服 30ml,每日服 2 次。【附记】引自《中国民间疗法》。屡用效佳。凡对乙醇(酒精)过敏者及肝病患者不能服用。

·独活川芎酒·

【配方】独活、杜仲、川芎、秦艽、当归各 15g,桑寄生、穿山甲、鸡血藤、茜草各 30g,炮附子 9g,北细辛、制川乌各 6g,高度白酒 1500ml。【制法】将上药置容器内,加入高度白酒,密封浸泡,每日摇动 1 次,10 日后即可启封服用。【功用】补益肝肾,祛风除湿,温经散寒,活血通络止痛。【主治】腰痛。【用法】口服:每次服 15～20ml,每日服 2 次。20 日为 1 个疗程。一般服 2 个疗程,配合在肌肉僵硬的痛点处拔火罐。【附记】引自《浙江中医杂志》。本方还可用于治疗腰腿痛、腰椎间盘突出症、腰肌劳损、腰背韧带损伤、腰背肌筋膜炎等所引起的腰痛,效果亦佳。凡对乙醇过敏者及肝病患者忌服。

·牛膝强腰酒·

【配方】牛膝、秦艽、丹参、天冬各 30g,独活 36g,肉桂、五加皮各 24g,细辛、石楠叶、薏苡仁、千年健、透骨草、制附子、巴戟天、杜仲各 12g,白酒 2600ml。【制法】将上药共研为粗末,装入纱布袋

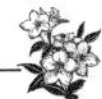

中，置入容器内加入白酒，密封浸泡 10～15 日后，滤去药渣，澄清，装瓶备用。【功用】祛风湿，强筋骨，壮腰膝，止痹痛。【主治】因阳气不足，风湿阻络所致之腰膝酸痛，关节疼痛，遇寒加重，兼见肢节屈伸挛急，麻木不仁，步履无力等。【用法】口服：每次服 10～20ml，日服 2 次。【附记】引自《临床验方集》。经临床验证有效。附子有毒，宜用制附子，且不宜过量饮用。

·补肾壮骨酒(一)·

【配方】熟地黄、秦艽、麦冬各 45g，生地黄、五加皮、全当归各 60g，羌活、独活、小茴香、乌药各 15g，川萆薢、怀牛膝、苍术、广陈皮、川续断、枸杞子、牡丹皮、木瓜各 30g，桂皮 8g，白酒 4000ml。【制法】将上药切成小片，装入纱布袋，与白酒一并置入酒坛中，密封，隔水煮 4 小时，埋入土中 7 日退火气，取出启封即可饮用。【功用】补益肝肾，强壮筋骨。【主治】中老年人肝肾不足，兼有风湿阻络所致之腰膝酸痛，肢体麻木，关节不灵活，下肢酸软等。【用法】口服：每次服 10～20ml，日服 2 次。【附记】引自《程氏医学笔记》。屡用屡验，效佳。

胁　痛

·佛手露酒·

【配方】佛手 120g，五加皮 30g，青皮、木瓜各 12g，小山栀、广陈皮各 15g，高良姜、砂仁、肉桂各 9g，当归 18g，木香、公丁香各 6g，白酒 10L，冰糖 1500g。【制法】将前 12 味捣碎，入布袋，置容器中，加入白酒，密封，用文火加热 30 分钟，过滤去渣，加入冰糖，待溶化后，贮瓶备用。【功用】疏肝理气，和脾温胃。【主治】肝郁气滞，脾胃不和，胸胁满闷心烦，气逆欲呕，食欲缺乏，胁肋、胃脘胀痛等症。【用法】口服：每次服 20～30ml，每日早、中各服 1 次。【附记】引自《全国中药成药处方集》。验之临床，坚持服用，确有良效。

孕妇忌服。

·香附归芍酒·

【配方】制香附30g，当归15g，赤芍、川红花各9g，川芎、柴胡、炙甘草各6g，低度白酒250ml（或黄酒500ml）。【制法】将前7味切碎，置容器中，加入白酒，密封，浸泡7日后，过滤去渣，即成。或隔水煮沸后，静置1宿后即可。【功用】活血化瘀，理气止痛。【主治】胁痛，兼治胸胁痛。【用法】口服：每次服15～30ml（黄酒倍量），日服2次。【附记】笔者经验方。胸胁痛加枳壳9g。

·良附酒·

【配方】高良姜（寒凝者倍量）、制香附（气滞者倍量）各50g，延胡索20g，白酒500ml。【制法】将前3味切碎，置容器中，加入白酒，密封，浸泡7日后，过滤去渣，即成。【功用】散寒，理气，止痛。【主治】胁痛，兼治胃脘痛。【用法】口服：每次服10～20ml，日服2次。【附记】笔者家传秘方。

·吴萸桃仁酒·

【配方】吴茱萸、桃仁各9g，葱白3根，白酒80ml。【制法】将吴茱萸炒焦，桃仁去皮尖，共研细末，葱白煨热，入白酒煎5～10分钟，去渣，即成。【功用】温通血脉。【主治】肝脾不和、胁肋疼痛难忍等。【用法】口服：每日1剂，分2次温服。【附记】引自《药酒汇编》。验之临床，常收良效。

痿　证

·海桐皮酒（四）·

【配方】海桐皮、牛膝、五加皮、独活、防风、杜仲（炒）、枳壳各60g，生地黄75g，白术、薏苡仁各30g，白酒1500ml。【制法】将前

10 味细锉，入布袋，置容器中，加入白酒，密封，浸泡 7～14 日后，过滤去渣，即成。【功用】祛风除湿，补肾壮骨。【主治】湿痹。手足痿软，筋脉挛急，肢节痛无力，不能行走。【用法】口服：每次服 10ml，日 3 夜 1，常令酒气醺醺，百日步履如故。【附记】引自《普济方》。验之临床，确有良效。

·杜仲独活酒·

【配方】杜仲 50g，仙灵脾 20g，独活、怀牛膝、制附子各 25g，白酒 1000ml。【制法】将前 5 味捣成粗末，入布袋，置容器中，加入白酒，密封，每日振摇数下，浸泡 14 日后，过滤去渣，即成。【功用】温补肝肾，强壮筋骨，祛风除湿。【主治】足膝无力，筋骨痿软，脘腹冷痛，以及周身骨节疼痛。【用法】口服：每次服 10～20ml，日服 3 次。【附记】引自《药酒汇编》。验之临床，确有良效。

·秦艽酒(三)·

【配方】秦艽、牛膝、制附子、桂心、五加皮、天冬各 90g，巴戟天、杜仲、石楠、细辛各 60g，独活 150g，薏苡仁 30g，白酒 2000ml。【制法】将前 12 味捣碎，置容器中，加入白酒，密封，浸泡 7 日后，过滤去渣，即成。【功用】祛风除湿，温补肝肾，强壮筋骨。【主治】四肢风，手臂不收，髀脚痛弱，或有拘急挛缩，屈指偏枯，痿躄不仁，顽痹者悉主之。【用法】口服：每次温服 30ml，渐加至 50～60ml，日 3 夜 1 服，常令酒气相续，勿醉。【附记】引自《备急千金要方》。验之临床，常收良效。

·枸杞根酒·

【配方】枸杞根 250g，白酒 1000ml。【制法】将枸杞根切碎，入布袋，置容器中，加入白酒，密封，浸泡 7 日后，过滤去渣，即成。【功用】舒筋柔肝。【主治】脚膝痿弱，体内久积风毒，肩膊胸背疼痛，妇女产后头晕目眩。【用法】口服：不拘时，每次温服 15ml，渐加至20ml。酒尽后再添酒，味薄即止。【附记】引自《百病中医药酒疗法》。验之临床，坚持服用，常收良效。

·当归酒（二）·

【配方】当归100g，鸡血藤50g，川红花5g，白酒1500ml。【制法】将前2味切碎，与红花同置容器中，加入白酒，密封，浸泡10～14日后，过滤去渣，即成。【功用】活血通络。【主治】筋骨痿弱、疼痛及妇女月经不调。【用法】口服：每次服15～25ml，日服2次。【附记】笔者经验方。效佳。

·黄芪酒（四）·

【配方】黄芪、乌头、附子、干姜、秦艽、蜀椒、川芎、独活、白术、牛膝、肉苁蓉、细辛、甘草各90g，葛根、当归、石菖蒲各75g，山茱萸、桂心、钟乳、柏子仁、天雄、石斛、防风各60g，大黄、石楠各30g，白酒4000ml。【制法】将前25味细锉，置容器中，加入白酒，密封，浸泡7～10日后，过滤去渣，即成。【功用】祛风湿，补肝肾，和血脉，壮筋骨。【主治】风虚脚痛，痿弱气闷，不能收摄。【用法】口服：每次初服10ml，不知可渐加至50ml，日服3次。【附记】引自《备急千金要方》。验之临床，坚持服用，效果甚佳。用治痹证，效果亦佳。

·菖蒲酒（一）·

【配方】石菖蒲100g，杜仲30g，牛膝20g，白酒1500ml。【制法】将前3味切碎，置容器中，加入白酒，密封，浸泡7日后，过滤去渣，即成。【功用】通血脉，调荣卫，壮筋骨。【主治】三十六风十二痹，骨痿。【用法】口服：每次温服10～20ml，日服3次。其药渣，晒干研细末，每用酒送服3g尤妙。【附记】笔者家传秘方。《本草纲目》中治此症用一味菖蒲浸酒服之。后世据此化裁使用，录供参考：①石菖蒲50g，白酒500ml。浸泡7日后即可服用。每服20～30ml，日服2或3次。余同上。②菖蒲1000g，酒曲适量。将菖蒲

入锅内加水 5000ml 煎至 3500ml，出锅待冷，投酒曲(压细)入汁内搅匀，入坛内密封，保温，令发酵，10 日后可服用。每服 20～30ml，日服 2 或 3 次。亦可视酒量酌饮，余同上。

癫　痫　狂

·芫青酒·

【配方】芫青、巴豆、斑蝥(去翅、足)各 10g，附子、踯躅、细辛、乌头、干姜、桂心、蜀椒、天雄、黄芩各 30g，低度白酒 1000ml。【制法】将前 12 味捣碎，置容器中，加入白酒，密封，浸泡 10 日后，过滤去渣，即成。【功用】温肾散寒，搜风通络，通便泻火。【主治】百病风邪狂走，小腹肿，癥瘕霍乱，中恶飞尸遁注，暴症伤寒，中风湿冷，头痛身重诸病，寒热风虚及头风等症。【用法】口服：每次服 5～15ml，以知为度，日服 2 次。若服后口苦烦闷，可饮水 1000ml 解之。【附记】引自《千金翼方》。验之临床，奏效颇捷。但以知为度，切忌过量。

·丹参酒(二)·

【配方】丹参 200g，菖蒲、酸枣仁(炒)各 50g，法半夏 15g，50 度白酒 1500ml。【制法】将前 4 味切碎，置容器中，加入白酒，密封，浸泡 14 日后，过滤去渣，压榨药渣取汁，合并浸液，再滤过澄清，即成。【功用】活血通络，安神通窍。【主治】癫痫、神经衰弱、脑震荡后遗症、头痛、失眠等多种神经系统疾病。【用法】口服：每次服 20ml，日服 2 次。【附记】笔者师授秘方。

·豁痰定狂酒·

【配方】生龙骨、生牡蛎、生石决明、珍珠母、礞石各 30g，代赭石 20g，龙胆草、天竺黄、石菖蒲、旋覆花、黄芩、生大黄、远志、枸子仁各 9g，矾郁金、清半夏、广陈皮各 10g，茯神 15g，黄酒 1500ml。

【制法】将前6味加水适量煎2次，每次煎2小时，两次煎液合并浓缩成300ml，余12味捣碎，置容器中，加入黄酒，密封，隔水用文火煮1～2小时。取出待冷，加入水煎液，密封，浸泡48小时后，过滤去渣，即成。【功用】镇肝宁心，豁痰泻火。【主治】狂证。【用法】口服：每次空腹服15～30ml，日服3次。【附记】笔者经验方。本方亦可用水煎，兑酒服。

·菖蒲芩夏酒·

【配方】黄芩15g，半夏12g，柴胡、青皮、枳壳、竹茹、龙胆草、栀子、菖蒲、天竺黄各9g，远志、制南星各6g，珍珠母、磁石各30g，黄酒500ml。【制法】将前12味切碎，置容器中，加入黄酒，密封，隔水煮沸，再浸渍二宿，过滤去渣，加入水煎液(将珍珠母、磁石加水煎2次，每次煎1～2小时。两次煎液合并浓缩至150ml)拌匀即成。【功用】除痰降火。【主治】癫狂(痰火狂乱型)。【用法】口服：每次空腹服40～60ml，日服3次。【附记】本方系笔者根据《中医内科新论》除痰降火方，用水煎、酒煮加渍法而成。验之临床，效果尤佳。服酒时，若能上午1次加礞石滚痰丸10g以酒送服，尤效。

·除痫酒·

【配方】天麻72g，淡全虫、炙甘草、石菖蒲各60g，当归150g，胆南星21g，白酒1500ml。【制法】将前6味捣为粗末，置容器中，加入白酒，密封，浸泡7日后，过滤去渣，即成。【功用】祛风活血，化痰止痉，清心开窍。【主治】癫痫。【用法】口服：每次空腹服20～40ml，日服3次。【附记】笔者家传秘方。

·丹砂酒·

【配方】丹砂(成块者)15g，麝香(另研后入)6g，白酒300ml。【制法】将丹砂研成细末，与麝香同研和匀，置瓷瓶内，加入白酒，以慢火煨之，时用银针搅令热，备用。【功用】清心泻火，芳香通窍。

【主治】心神不定，如登高临险，言语不避亲疏，时时自笑，高声叫呼，举止无常，大便秘，小便赤，解衣露体，不能安处。【用法】口服：每服随患者平时饮酒多少，令全醉。候患者睡着，再用厚衣被盖之，令汗出。【附记】引自《圣济总录》。若患者不能多饮，只用丹砂0.3g，麝香 1.5g，白酒 100ml，制如前法，时时饮之。

·乌鸦酒·

【配方】乌鸦 1 只，米酒 1500ml。【制法】先取出乌鸦胆留用。将乌鸦去毛及内脏，与米酒共置入容器中，密封浸泡 20 日后可滤出酒服用。药渣可再加米酒继续浸泡。【功用】祛风定痫，滋养补虚。【主治】癫痫。【用法】口服：乌鸦胆可另用 100ml 米酒冲服。每日服乌鸦酒 2 次，每次服 100ml。不会饮酒者，可减量。【附记】引自《动物药验方集成》。儿童不会饮酒，可将乌鸦胆浸入酒中一会儿，取出用开水冲服；乌鸦酒亦可蒸出酒味后服用。

·一味丹参酒·

【配方】丹参 1500g，烧酒 3000ml。【制法】将丹参与烧酒置入容器中，密封浸泡 14 日后即可。【功用】温经活血，通络止痫。【主治】癫痫，外伤性癫痫尤宜。【用法】口服：每次服 1 匙，日服 3 次。分 3 个月服完 1 料。【附记】引自《民间百病良方》。屡用有效。

·镇痫酒·

【配方】川牛膝、地龙各 20g，丹参 30g，穿山甲、防风、荆芥、大茴各 12g，50 度以上白酒 500ml。【制法】将上药加清水 1500ml，文火煎 30 分钟，去火，加入白酒待凉后，放瓷罐内密封半个月（冬季 20 日），然后滤去药渣，取液装瓶备用。【功用】滋补肝肾，活血通络。【主治】顽固性癫痫。【用法】口服：每次服 15～20ml，每日服 3 次。2 周为 1 个疗程，间隔 3～5 日，可进行第 2 个疗程。【附记】引自《四川中医》。屡用效佳。

·复方大黄酒·

【配方】大黄 1000g，防风 500g，白酒 1500ml。【制法】将上药研成粗粉，置入容器中，加入白酒，密封，浸泡 14 日后，过滤分装备用。【功用】通便泻火，祛风解痉。【主治】癫痫。【用法】口服：成人每次服 10ml，每日服 3 次；10－14 岁者每次服 5ml，每日服 3 次；10 岁以下者每次服 5ml，每日服 1 或 2 次。【附记】引自《集验中成药》。屡用效佳。服药后仅有轻微之腹痛、腹泻一般无须停药。

·复方紫石英酒·

【配方】紫石英 24g，炮附子、黄精、茯神、独活各 15g，桂心、远志（去心）18g，炙蜂房、牛黄各 3g，干姜、炙甘草、人参各 9g，白酒 1000ml。【制法】将上药共装入纱布袋中扎紧口，置入容器中，加入白酒，密封浸泡 5～7 日后，即可饮用。【功用】益气温阳，化痰，镇静。【主治】小儿癫痫发作，言语错乱。【用法】口服：每次服 10～20ml，日服 2 次。【附记】引自《集验中成药》。屡用有效。

痛　　证

·三宝回阳酒·

【配方】油条桂 30g，樟脑 30g，公丁香 30g，三花酒 500ml。【制法】将上药锉碎，置容器内，加入三花酒密封，浸泡 1 个月后，过滤去渣，盛置于鼻眼净瓶中备用。【功用】补火消寒，通关利窍，化浊辟秽。【主治】各种痛证。【用法】口服：采用药酒直接点舌面 5～10 滴，先含后咽。【附记】引自《上海中医药杂志》。用本方治疗胸痛、腹痛、泄泻、胃脘痛、痛经、牙痛及其他疼痛等，均取得满意疗效。

·全息止痛酒·

【配方】川乌、草乌各 500g，羌活、白芷各 400g，麻黄、肉桂各

300g，干姜 360g，细辛 180g，60 度白酒 1200ml。【制法】将诸药酌予碎断，置适宜容器内，加入白酒浸泡，密闭避光，每日搅拌 1 次，浸泡 15 日后过滤，取滤液分装即得。【功用】温经散寒，通络除痹。【主治】顽痹痛、顽固性头痛、脘腹冷痛、骨质增生、全身关节拘挛疼痛、腰腿痛、痛经、疝痛、扭伤、阴疽、瘫痪、痿证等一切寒邪所致之痛证。【用法】外用：用钳子夹药棉蘸药酒适量，用火柴点燃，将燃烧之药酒快速涂于患部（阿是穴），立即用手拍熄，并揉搓患部，以皮肤潮红为度。中病即止。【附记】引自《中医外科杂志》。临床屡用，止痛甚好。本药酒有毒，严禁口服。

·紫金酒·

【配方】血竭 100g，红花 100g，樟脑 50g，高良姜 200g，荜茇 250g，细辛 100g，白芥子 100g，冰片 50g，生地黄 100g，生乳香 50g，没药 50g，鹅不食草 150g，50 度以上白酒 5000ml。【制法】将上药混匀，置容器内，加入白酒密封，浸泡 10 日后即可启用。【功用】祛风散寒，化瘀通络。【主治】尾骨痛。【用法】外用：取与压痛范围大小相同的纱布块，用紫金酒浸透后，贴敷于尾骨部，纱布块四周用衣服覆盖。用红外线灯对准纱布块照射治疗，每日 1 次，每次 30 分钟。10 次为 1 个疗程。【附记】引自《中医正骨》。李同生经验方。屡用效佳。

·冰蟾酒·

【配方】冰片、蟾蜍、血竭、红花、乳香、没药、田七各 30g，高度白酒 500ml。【制法】将上药酌予碎断，置容器内，加入白酒密封，浸泡 7～15 日后，取上清液分装备用。【功用】解毒辟浊，活血止痛。【主治】一切痛证。【用法】外用：每次用棉签蘸药酒外涂痛处，每日外涂 4～5 次，必要时可 3～4 小时涂 1 次。【附记】引自《江苏中医》。多年应用，止痛效果良好。

癔　症

·复方缬草酊(一)·

【配方】缬草根200g,全蝎、蜈蚣各15g,60%乙醇适量。【制法】将前3味捣碎,用60%乙醇作溶媒,按渗滤法,以每分钟1～3ml的速度缓缓渗滤,至滤液渗出量达900ml时即停止渗滤,压榨药渣,与滤液合并,滤过,并添加60%乙醇至1000ml,贮瓶备用。【功用】镇静,息风,止痉。【主治】癔症、神经衰弱、癫痫及舞蹈病等。【用法】口服:每次服5～10ml,日服2或3次。【附记】笔者经验方。多年使用,屡收良效。

·复方缬草酊(二)·

【配方】缬草根200g,五味子50g,40%乙醇适量。【制法】将前2味捣为粗粉,置有盖容器内,加入40%乙醇适量,加盖,时时振摇,浸渍3日,倾出上清液,用布袋过滤,压榨残渣,合并滤液与压榨液,放置24小时,添加40%乙醇至1000ml,即得。【功用】镇静,安神。【主治】癔症,神经衰弱。【用法】口服:每次服10ml,日服3次。【附记】引自《中药制剂汇编》。验之临床,坚持服用,确有一定效果。

第六节　代谢疾病

糖尿病

·二地菊花酒·

【配方】地骨皮、生地黄、甘菊花各50g,糯米1500g,酒曲适量。【制法】将前3味加水煎煮,取浓汁。糯米浸泡,沥干,蒸熟,待冷,

加入药汁、酒曲(压细)拌匀,置容器中,密封,保温,令发酵酿酒。去渣,即成。【功用】滋阴补血,清热明目,延年益寿。【主治】消渴、身体虚弱、视物模糊等。【用法】口服:每次适量饮服。日服 3 次。【附记】引自《药酒汇编》。验之临床,坚持服用,确有一定效果。畏寒肢冷、下利水肿者忌服。

· 石斛参地酒 ·

【配方】川石斛、天花粉各 30g,麦冬 24g,生地黄、元参各 50g,生山药、黄芪各 60g,苍术、葛根各 20g,盐知母、盐黄柏各 15g,低度白酒 1500ml。【制法】将前 11 味捣碎,置容器中,加入白酒,密封,浸泡 5～7 日后,过滤去渣,即成。【功用】滋阴清热,生津润燥。【主治】糖尿病(燥热伤阴型)。【用法】口服:用时按 1∶1掺入蜂蜜糖水混匀。每次服 30～60ml,日服 2 或 3 次。【附记】笔者经验方。用治气阴两虚型糖尿病,亦有一定效果。

· 春寿酒(一) ·

【配方】天冬、麦冬、熟地黄、生地黄、怀山药、莲子(去心)、大枣各 10g,白酒 500ml。【制法】将前 7 味捣碎,置容器中,加入白酒,密封,浸泡 15 日后,过滤去渣,即成。【功用】滋肾养心,健脾和胃,安神志,乌须发。【主治】精神萎靡、消渴、便秘、头昏目眩、健忘失眠、食欲缺乏、潮热盗汗、须发早白等。【用法】口服:每次服 30ml,日服 2 次。【附记】引自《药酒汇编》。凡阳虚内寒者忌服。

· 枸杞子酒 ·

【配方】枸杞子 125g,甘菊花 10g,麦冬 25g,糯米 2000g,酒曲适量。【制法】将前 3 味同煮至烂,加入糯米和酒曲,按常法酿酒。酒熟去糟即成。【功用】补肾益精,养肝明目。【主治】肾虚消渴、视物模糊、阳痿遗精、腰背疼痛、足膝酸软、肺燥咳嗽等症。【用法】口服:每次饭前服 20ml,日服 2 次。【附记】引自《药酒汇编》。验之临床，坚持服用，确有一定效果。若作辅助治疗之用尤宜。

·二参酒·

【配方】生黄芪、生地黄、元参、丹参各30g，葛根、苍术各15g，天花粉、山茱萸各20g，低度白酒600ml。【制法】将前8味捣碎，置容器中，加入白酒，密封，浸泡7日后，过滤去渣，即成。【功用】益气，养阴，活血。【主治】糖尿病(气阴两虚型)。【用法】口服：每次服15～30ml，日服3次。【附记】笔者经验方。临床应用，可随症加减。本方若作汤剂辅助治疗之用，效果尤佳。

·乌芎酒·

【配方】草乌、川芎、紫草各30g，60%乙醇(酒精)500ml。【制法】将上药置容器内，加入60%乙醇密封，浸泡20日后过滤。每100ml滤液加10ml甘油。装入喷雾瓶内备用。【功用】温经活血止痛，解毒消肿。【主治】糖尿病足坏疽者。【用法】外用：将酒装入喷雾瓶，每日数次喷涂疮面，或把药液浸透无菌纱布外敷疮面。【附记】引自《长春中医学院学报》。屡用有效。

·地黄三蛇酒·

【配方】乌梢蛇、大白花蛇各50g，脆蛇(或蝮蛇)10g，生地黄50g，冰糖250g，白酒2000ml。【制法】将3种蛇剁去头，用酒洗润，切成粗节，干燥；生地黄洗净泥沙，切成碎粒。冰糖置于锅中，加适量水，置火上加热溶化，待糖液变成黄色时，停止加热，趁热用一层纱布过滤去渣。将白酒装入酒坛中，将炮制好的3种蛇和生地黄倒入酒中，加盖封严，浸泡10日。每日搅拌1次，到期后开坛。过滤澄清，加入冰糖汁，充分拌匀，再滤一遍即成。【功用】祛风湿，舒经络，活血祛瘀。【主治】糖尿病合并中风者，证属风湿阻络，气滞血瘀(痹)。症见口舌干燥，口眼㖞斜，半身不遂，骨节疼痛。【用法】口服：每次饮服10～20ml，日服2次。【附记】引自《中华养生

药酒 600 款》。笔者认为方中冰糖应减去不用或以 1/10 元贞糖代之为宜。

·灵芝丹参酒(二)·

【配方】灵芝 30g，丹参、三七(田七)、枳壳各 5g，麦冬 10g，白酒 500ml。【制法】将上药洗净，沥干后放入酒坛内，加入白酒，盖上坛盖，每日搅拌 1 次，浸泡 30 日后即成。【功用】养血活血，健脾安神。【主治】糖尿病合并冠心病，证属阴血不足，瘀血内阻型。症见口舌干燥，胸闷憋气，头晕失眠，舌淡青紫，脉结代。【用法】口服：每次服 10～20ml，日服 2 次。【附记】引自《集验百病良方》。屡用有效。

·枸杞菊花酒·

【配方】菊花 30g，干地黄、当归各 10g，枸杞子 20g，白酒 500ml。【制法】将菊花去蒂，洗净，干地黄、当归洗净沥干，与枸杞子一齐装入纱布袋内，扎紧口，置入酒坛内，加入白酒，盖好盖，每日摇动 1 次，浸泡 10 日后即成。【功用】清肝润肺，养肝明目。【主治】糖尿病合并眩晕，证属肝血不足者。症见头晕目眩，口舌干燥，夜寐不宁，心悸多梦。【用法】口服：每次服 10～20ml，日服 2 次。【附记】引自《程氏医学笔记》。屡用有效。

·降糖益胰酒·

【配方】炒苍术 40g，炒白术 30g，山药 50g，生地黄 40g，熟地黄 40g，玄参 30g，沙参 40g，玉竹 40g，五味子 25g，桑螵蛸 15g，白酒 1500ml。【制法】将上药粉碎成粗末与白酒一起置入容器中，浸泡，封口，每隔 2 日振荡数次。2 周后过滤即得。贮瓶备用。【功用】健脾实胃，养阴止渴。【主治】2 型糖尿病(证属脾气虚弱、胃腑有热者)。【用法】口服：每次服 15ml，每日 2 次。【附记】引自《程氏医学笔记·药酒》安徽民间方，屡用有效。

·斛乌降糖酒·

【配方】石斛 15g,制何首乌 15g,制黄精 15g,生地黄 15g,生黄芪 30g,怀山药 30g,大乌梅 10g,枸杞子 10g,紫丹参 10g,桃仁泥 10g,淫羊藿 10g,金樱子 10g,低度白酒 1000ml。【制法】将上药与白酒一起置入容器中浸泡,封口,2 周后即可饮用。【功用】补气活血,益阴助阳。【主治】2 型糖尿病。【用法】口服:每次服 15～20ml,每日 2 次。15 日为 1 个疗程。【附记】引自《临床验方集》,朱良春方。原方为水煎剂,现改为酒剂应用,便于服用。验之临床,本方不仅对非胰岛素依赖型(2 型)糖尿病效佳,对腺岛素依赖型(1 型)糖尿病症状之改善亦收桴鼓相应之效。

·消渴酒·

【配方】沙参 20g,山药 20g,玄参 30g,熟地黄 30g,枸杞子 30g,石斛 30g,玉竹 30g,丹参 30g,天花粉 30g,麦冬 15g,益智仁 15g,乌梅 10g,芡实 10g,知母 10g,白酒 1500ml。【制法】将上药粉碎成粗末,与白酒一起置入容器中浸泡,封口,每隔 2 日振荡数次。2 周后过滤即得。【功用】清热养阴,化瘀降糖。【主治】2 型糖尿病(阴虚内热型)。【用法】口服:每次服 15ml,每日 2 次。【附记】引自《浙江中医杂志》。屡用效佳。

·益气养阴酒·

【配方】黄芪 50g,红参 25g,生地黄、熟地黄各 50g,泽泻、枸杞子、丹参、地骨皮、山茱萸、天花粉各 25g,白酒 1500ml。【制法】将上药共研为粗末,置入容器中,加入白酒,浸泡,密封,每隔 2 日将容器振荡数次,2 周后启封过滤即得。【功用】益气活血,补肾养阴。【主治】2 型糖尿病(属气阴两虚型)。【用法】口服:每次服 15～20ml,每日 2 次。【附记】引自《北京中医》。屡用有效。

·活血降糖酒·

【配方】丹参、黄芪、山药各 60g，赤芍、苍术、玄参各 20g，三七 10g，白酒 1500ml。【制法】将上药共研为粗末，置入容器中，加入白酒浸泡，密封，每隔 2 日将容器振荡数次，2 周后过滤即得。【功用】益气健脾，活血化瘀。【主治】2 型糖尿病(血瘀型)。【用法】口服：每次服 15～20ml，日服 2 次。【附记】引自《云南中医学院学报》。屡用有效。

·健脾降糖酒·

【配方】黄芪 30g，黄精、白术各 18g，山药、薏苡仁各 60g，葛根 40g，玉竹、天花粉各 24g，枸杞子 18g，丹参 24g，白酒 1500ml。【制法】将上药置入容器中，加入白酒浸泡，每隔 2 日振荡数次，2 周后过滤即得。【功用】益气健脾，养阴生津。【主治】2 型糖尿病(脾气亏虚型)。【用法】口服：每次服 15～20ml，日服 2 次。【附记】引自《中医杂志》。屡用有效。

痛　　风

·九藤酒·

【配方】青藤、钩藤、红藤(即理省藤)、丁公藤(即风藤)、桑络藤、菟丝藤(即无根藤)、天仙藤(即青木香)、阴地蕨(名地菜、取根)各 120g，五味子藤(俗名红内消)、忍冬藤各 60g，白酒 3000ml。【制法】将前 10 味切碎，入布袋，置容器中，加入白酒，密封，不可泄气，浸泡 5～7 日后即可取用。酒至半添酒，味薄即止。【功用】疏风通络。【主治】多年痛风及中风左瘫右痪、筋脉拘急、日夜作痛、叫呼不已等症，其功甚速。【用法】口服：每次服 10～20ml，日服 3 次。病在上食后及卧后服，病在下空腹食前服之。【附记】引自《医学正传》。验之临床，坚持服用，每收良效。一方去阴地蕨，余同上。

·痛风酒·

【配方】苍术、黄柏、丹参、延胡索、路路通、云茯苓各30g，蚕沙、白芍、桑枝各24g，木瓜、槟榔各20g，川牛膝12g，五灵脂18g，升麻、甘草各6g，松节50g，白酒1500ml。【制法】将前16味捣为粗粉，入布袋，置容器中，加入白酒，密封，浸泡7～10日后，过滤去渣，即成。【功用】清利湿热，行气活血。【主治】痛风。【用法】口服：每次服15～30ml，日服3次。【附记】引自《临床验方集》。临床应用，可随症加味：热甚者加忍冬藤、蒲公英、牡丹皮；肿甚者加泽泻、防己、薏苡仁；后期补肝肾，加熟地黄、枸杞子、淫羊藿、锁阳；体虚加党参、黄芪；豁痰散结，南星、半夏、浙贝母等可随症加入。

·松节苓仙酒·

【配方】松节50g，土茯苓45g，川萆薢15g，桃仁、泽兰、全当归、车前子、泽泻各10g，生薏苡仁、威灵仙各30g，白酒1000ml。【制法】将前10味捣碎，置容器中，加入白酒，密封，浸泡7～14日后，过滤去渣，即成。【功用】降浊泄毒，活血化瘀。【主治】急、慢性痛风性关节炎。【用法】口服：每次服30～50ml，日服3次。常令有酒气相续为妙。勿醉。【附记】笔者经验方。凡孕妇及虚寒证者忌服。

·附子酒(二)·

【配方】生附子30g，皂角刺5g，白酒1000ml。【制法】将前2味切碎，分作2份，用白酒2瓶，各入上拌药1份，慢火煨候干至半瓶，合并1处，密封，浸泡2宿，过滤去渣，即成。【功用】温肾散寒，祛风通络。【主治】痛风及妇人血风瘙痒。【用法】口服：每次温服3～5ml，不拘时，未效再服。【附记】引自《普济方》。验之临床多效。

·痛风药酒方·

【配方】三角枫、八角枫、九节风、鸡血藤、白通草、黑马草、花椒根(或用花椒 3g)各 6g,好白酒 250ml。【制法】将前 7 味切碎,置容器中,加入白酒,密封,浸泡 7 日后即可饮用。酒尽后再加白酒 250ml,浸泡,备用。【功用】祛风活血,通络止痛。【主治】痛风性关节疼痛。【用法】口服:每次服 10～15ml(善饮酒者可服 30ml),日服 2 或 3 次。【附记】引自《蒲辅周医疗经验集》。蒲氏云:"本方系张东友老中医得之本地一位中医的经验方,后口传于我。治疗关节痛,屡用有效。"

·桑椹桑枝酒·

【配方】鲜桑椹、红糖各 500g,鲜桑枝 1000g,白酒 1000ml。【制法】先将桑椹用冷开水冲洗,滤干,桑枝切断约 17cm,然后将前 3 味放入酒坛内,加入白酒浸泡,加盖密封,用力摇动 5 分钟后,静置阴凉处 30 日,每隔几日摇动 1 次,直至红糖全部溶化即成,备用。【功用】补肝肾,利关节,通血脉,祛风湿。【主治】神经性痛风、关节麻木胀痛、皮肤有虫蚁行走感觉等症。【用法】口服:每次服 5～10ml,日服 2 次,第 2 次宜在临睡前饮服,饮后漱口,2 个月为 1 个疗程。【附记】引自《常用慢性病食物疗法》。验之临床多效。

第七节　传染性疾病

霍　乱

·理中酒·

【配方】人参、炙甘草、炮姜、白术各 15g,白酒 300ml。吐多加生姜 15g,利多倍白术。【制法】将前 4 味切碎,置容器中,加入白酒,密封,浸泡 7 日后,过滤去渣,即成。【功用】温中逐寒。【主治】寒霍乱,吐下,胀满,食不消,心腹痛。【用法】口服:每次服 15～30ml,日服 3 次。常令酒气相续为妙。【附记】本方系《伤寒论》理中汤。今改用酒剂，效果尤佳。

·姜附酒（二）·

【配方】高良姜90g，制附子40g，白酒500ml。【制法】将前2味捣碎，入砂锅中，加入白酒，煎至三四沸即可。去渣即成。【功用】温中逐寒。【主治】霍乱吐泻不止，亦治腹痛气恶。【用法】口服：不拘时，每次服10～20ml，常令酒气相续为妙。【附记】笔者经验方。《外台秘要》《普济方》中均用一味高良姜浸酒，余同上。今加附子，药力尤宏，用之效捷。

·回阳救急酒·

【配方】公丁香、肉桂、樟脑各30g，三花酒（南昌酒厂出品的为良）500ml。【制法】将前3味压碎，入布袋，置瓷坛内，加入三花酒，密封，浸泡1个月。瓶贮备用。【功用】回阳救急。【主治】阴寒霍乱。【用法】口服：每次用10～20滴，滴舌面，先含后咽，或以冷白开水冲服。因吐泻不止而转筋者，可用此药酒外搽患处。【附记】引自《中医杂志》。如患者身热、泻下物臭秽难闻、口渴、心烦、腹中绞痛、舌苔黄腻，则属热霍乱，此酒即不适用；有里急后重者，也不可服此药酒。

痢　疾（滞下）

·生姜芍药酒·

【配方】生姜30g，炒白芍15g，黄酒300ml。【制法】将前2味切碎，入砂锅，用黄酒煮沸1分钟，去渣，候温取用。【功用】温通气血。【主治】下痢不止、腹痛转筋难忍者等。【用法】口服：每日1剂，1次顿服。【附记】引自《民间百病良方》。验之临床多效。

·楂糖酒·

【配方】山楂、红糖各 60g，黄连 15g，木香 20g，白酒 500ml。【制法】将山楂捣碎，用文火炒至略焦，离火，加入白酒搅拌，再加水 200ml，煎 15 分钟，过滤去渣，加红糖，拌和即可。【功用】消滞，散寒，止痢。【主治】急性细菌性痢疾。【用法】口服：每日 1 剂，分 2 次温服。【附记】引自《民间百病良方》。临床验证皆效。

·姜附酒(三)·

【配方】干姜 60g，制附子 40g，吴茱萸 30g，白酒 400ml。【制法】将前 3 味捣碎，置容器中，加入白酒，密封，浸泡 5～7 日后，过滤去渣，即成。或隔水煮沸，浸泡 1 宿即可。【功用】温中散寒，回阳通脉，温肺化饮。【主治】心腹冷痛、呃逆、呕吐、痢疾、寒饮喘咳、肢冷汗出等症。【用法】口服：每次食前温服 10～20ml，日服 3 次。【附记】笔者家传秘方。多年使用，凡寒邪所致上述各症，用之均有良效。凡阴虚内热、火热腹痛者及孕妇忌服。

·鸡冠花酒·

【配方】鸡冠花 50g，黄酒 300ml。【制法】将鸡冠花用黄酒煎服。赤痢加红糖，白痢加白糖。【功用】清热，利湿，止痢。【主治】赤白痢，久痢。【用法】口服：每日 1 剂，分 2 次服。【附记】引自《民间百病良方》。验之临床多效。

·猪胰酒·

【配方】猪胰 1 具，青蒿叶 50g，肉桂末 30g，白酒 1000ml。【制法】将猪胰洗净、切细，与青蒿叶相合，微炒，待用；再将白酒置容器中，煨温，趁热加入前 3 味药，密封，浸泡 1～2 宿，过滤去渣，即成。【功用】补脾，温中，散寒，止痢。【主治】冷痢久不瘥，此是脾气不足，暴寒(冷)入脾，故舌上生疮，饮食无味，食入还吐，小腹雷鸣，时时心闷，皮下粟起，膝胫酸痛，两耳绝声，四肢沉重，日渐瘦劣，或成气块，及妇人气血不通，冲逆扰烦，行履无力，四肢不举；丈夫痃癖、两肋虚胀变为水气，服之皆效。【用法】口服：每日早晨、午时、夜间空腹各服10ml。【附记】引自《奇效良方》。忌食辛热物、油腻食物等。

·复方香连酒·

【配方】黄连15g，木香20g，莱菔子18g，焦山楂24g，金银花60g，焦曲10g，黄酒500ml。【制法】将前6味捣碎，置容器中，加入黄酒，加盖，用文火煮沸，离火待冷，密封，浸泡1～3日，过滤去渣，备用。或煎至减半即可。【功用】清热，导滞，止痢。【主治】细菌性痢疾（赤白痢）。【用法】口服：每日1剂，分2或3次服。小儿分3日服。【附记】引自《药酒汇编》。验之临床。确有良效。

·双炭酒·

【配方】熟大黄炭、陈皮各6g，板蓝根30g，赤芍、鸡内金（研冲）各18g，白术、黄芩、连翘、金银花炭各12g，黄酒100ml。【制法】将前9味（除鸡内金外）捣碎，加水煎2次，共取汁600ml，再浓缩至半，加入黄酒和鸡内金粉，混匀，备用。【功用】清热解毒，化湿导滞。【主治】噤口疫痢。【用法】口服：每次服60～80ml，日服3次。【附记】引自《临床验方集》。验之临床，确有良效。

·马齿苋酒（二）·

【配方】干马齿苋50g，黄酒250ml。【制法】将马齿苋用黄酒煎服，去渣即成。【功用】清热解毒，化瘀止痢。【主治】久痢，久泻。【用法】口服：每次服50ml，日服3次。【附记】引自《民间百病良方》。验之临床多效。

·活血导滞酒·

【配方】土炒杭白芍 30g，土炒当归、大腹皮各 18g，三棱、莪术、川厚朴、黄连各 10g，焦山楂、焦曲、桃仁各 20g，红花 12g，木香 5g，白酒 500ml。【制法】将前 12 味捣碎，置容器中，加入白酒，密封，浸泡 7 日后，过滤去渣，即成。【功用】活血化瘀，宣导积滞。【主治】休息痢。【用法】口服：每次服 15～30ml，日服 2 次。【附记】引自《临床验方集》。验之临床，坚持服用，每收良效。本方剂量减半，水煎服，每日 1 剂，效果亦佳。

疟　疾

·截疟酒(一)·

【配方】常山 90g，柴胡 20g，黄芩 10g，黄酒 100～150ml。【制法】将前 3 味捣碎，入黄酒煎至减半，去渣，即成。【功用】截疟。【主治】寒热往来，疟疾始发。【用法】口服：早晨服 25ml，欲呕之临发作时服尽剩余药酒。【附记】引自《药酒汇编》。验之临床，多二三料即愈。

·常山鳖甲酒·

【配方】常山 90g，鳖甲、炙升麻、附子、乌贼骨各 30g，白酒 1500ml。【制法】将前 5 味捣碎，入布袋，置容器中，加入白酒，密封，置近火处浸泡 1 宿，过滤去渣，即成。【功用】截疟。【主治】疟疾反复发作，久治不愈者。【用法】口服：每次服 20ml，平时日服 2 次，发时可日数服之。【附记】引自《肘后备急方》。方名为编者拟加。《外台秘要》谓本方疗乍寒乍热，乍有乍无，山瘴疟。忌食猪肉、生葱、生菜、苋菜。余同上。

·常山三甲酒·

【配方】常山 90g，炙鳖甲 60g，炙鲮鲤甲、炙乌贼骨各 30g，乌梅肉 6g，桃仁 40g，竹叶、葱白各 100g，豆豉（熬令香）10g，白酒 3000ml。【制法】将前 9 味捣碎，入布袋，置容器中，加入白酒，密封，浸泡 3～7 日后，过滤去渣，即成。【功用】截疟。【主治】疟疾反复发作，久治不愈者。【用法】口服：早晨空腹温服 10ml，良久取吐，如不吐，至中午以服之；四服如不瘥，隔日再依前服必瘥。【附记】引自《外台秘要》。方名为编者拟加。验之临床，确有良效。

·截疟酒（二）·

【配方】常山 5g，槟榔、丁香各 3g，乌梅 2g，白酒 60ml。【制法】将前 4 味捣为细末，炒热，将白酒冲入热药中，滚 3 沸取起，露 1 宿即成。【功用】截疟。【主治】疟疾久治不愈者。【用法】口服：早晨温服，1 次顿服。【附记】引自《药酒汇编》。验之临床，多 1 次或 2 次即愈。

·秦艽酒（四）·

【配方】秦艽、鳖甲（醋炙）、柴胡各 30g，常山、炙甘草各 20g，葱白 35g，淡豆豉 10g，白酒 1000ml。【制法】将前 7 味捣碎，置容器中，加入白酒，密封，置近火处常令微温，浸泡 1 宿。过滤去渣，即成。【功用】截疟。【主治】劳疟，寒热互作，肌肤羸瘦，身体乏力。【用法】口服：每次服 10ml，日服 3 次，或未发时不拘时服之。服后即添酒，至味薄即止。【附记】引自《圣济总录》。验之临床，确有良效。

·黄连酒·

【配方】常山、黄连各 45g，白酒 2500ml。【制法】将前 2 味细锉，置容器中，加入白酒，密封，浸泡 1～3 日后，过滤去渣，即成。

【功用】解毒截疟。【主治】疟疾反复发作，久治不愈者。【用法】口服：每次服 30～60ml，日服 3 次；或发作前服 1 次，临发更 1 服。有热当吐，有冷当下。【附记】引自《圣济总录》。验之临床多效。

·常山酒(一)·

【配方】常山 90g，大蒜 7 瓣，白酒 500ml。【制法】将前 2 味细切，置容器中，加入白酒，密封，浸泡 1 宿，旦去渣，即成。【功用】截疟，解毒。【主治】瘴疟，瘴气。【用法】口服：温服。须臾时当吐为妙，若早发者，半夜服。要令吐。【附记】引自《普济方》。过时食，一日不得漱口及洗手面，三七日慎食生葱、生菜、肉面及油腻。

·常山酒(二)·

【配方】常山、炙鳖甲各 90g，独颗蒜 7 颗，淡竹叶 30g，淡豆豉 10g，苦酒 3000ml。【制法】将前 5 味细切，用苦酒煎至 1000ml，去渣，备用。【功用】截疟，解毒，散结。【主治】疟疾。【用法】口服：临发随性多少，服尽之，服讫当大吐为妙。【附记】引自《普济方》。验之临床，多 1 次或 2 次即愈。忌食苋、生葱、生菜。

·鳖甲酒(一)·

【配方】炙鳖甲 15g，乌贼骨、制附子、炙甘草、常山各 30g，白酒 400ml。【制法】将前 5 味共研细末，一法为置容器中，加入白酒，密封，置近火处令微温，浸泡 2 宿；一法为每取散 15g，白酒 20ml，煎十数沸，露 1 宿。上 2 法均过滤去渣，即成。【功用】截疟。【主治】寒疟。【用法】外用：次日以酒先涂手、足及背上，如不发即止；如发即饮此酒 10～20ml。【附记】引自《圣济总录》。验之临床，确有良效。

·鲮鲤甲酒·

【配方】鲮鲤甲(炙)5 枚，炙鳖甲、乌贼骨、制附子各 3g，常山

15g，白酒250ml。【制法】将前5味细锉，置容器中，加入白酒，密封，浸泡1～3日后，过滤去渣，即成。【功用】截疟。【主治】瘴疟，南方山岭瘴气，寒热发作无时，萎黄肿满，四肢痹弱。【用法】口服：疟发前，稍稍服之，勿绝药味也。兼以此酒涂身及手、足。服药良久，方可进饮食。【附记】引自《圣济总录》。验之临床，确有良效。

·截疟酒(三)·

【配方】生姜、细茶、山楂、柴胡各60g，黄酒300ml。【制法】将上药用黄酒和水600ml煎至减半，露1宿，过滤去渣，即成。【功用】截疟。【主治】疟疾。【用法】口服：次日早晨1次温服之。【附记】引自《药酒汇编》。又方用独头蒜1颗，生姜3g，以白酒20ml浸渍，捣烂，绞取汁去渣，于未发时徐徐服之。治胃疟、饥不能食。本方有醒胃截疟之功，故服之立效。

·截疟酒(四)·

【配方】常山8g，草果4g，黄酒300ml。【制法】将常山、草果切碎，与黄酒置入陶器中煎沸30分钟后静置1夜，即可服用。【功用】除痰截疟。【主治】疟疾。【用法】口服：于发作日早起1次服用。【附记】刘长春经验方。常山为截疟妙品，配草果可减轻常山的不良反应，提高截疟疗效。久病体弱者忌服。

麻　　风

·苦参猬皮酒·

【配方】苦参128g，露蜂房15g，刺猬皮1具，糯米1000～2000g，酒曲适量。【制法】将上药加水煎2次，取汁1000ml，待用。糯米浸泡，沥干，蒸饭，待冷，入药汁、酒曲(压细)拌匀，置容器内，盖好，保温，如常法酿酒。待酒熟，过滤去渣即成。【功用】燥湿解毒，凉血消肿。【主治】遍身白点，搔之屑落，或痒或痛，色白渐展，

其状似麻风之象。【用法】口服：每次服15～30ml，日服3次。【附记】引自《圣济总录》。验之临床，确有一定效果。《太平圣惠方》中蜂房苦参酒，即本方去刺猬皮，余同上。用治大麻风(白癞)。酒后避风。

·疗白癞酒·

【配方】苦参2500g，白酒5000ml。【制法】将苦参切碎，置容器中，加入白酒，密封，浸泡5～7日，过滤去渣，即成。【功用】清热利湿，杀虫止痒。【主治】白癞。【用法】口服：徐徐饮之，常令酒气相续。【附记】引自《肘后备急方》。药渣添酒再浸，或晒干研细末，每服5g，随酒送服。

·麻风药酒·

【配方】防风、当归、秦艽、羌活、苦参、牛膝、僵蚕、鳖甲、苍术、枸杞子、白茅根各90g，豹胫骨(代)180g，松节100g，蓖麻子仁30g，白酒7500ml。【制法】将前14味捣细，入布袋，置容器中，加入白酒，密封，隔水煮2炷香取起，再入水内浸10日。过滤去渣，即成。【功用】祛风胜湿，凉血解毒。【主治】麻风。【用法】口服：每次服30～60ml，日服3次。【附记】引自《外科正宗》。笔者临床应用：本方去豹胫骨加蝮蛇1条，另用白酒1000ml，密封，浸泡1～2个月，取药酒兑入上药酒中，拌匀，效果尤佳。

·桂枝浸酒方·

【配方】桂枝、川芎、独活、炙甘草、川牛膝、怀山药、制附子、炮姜、踯躅花(醋拌炒)各30g，防风、制天雄、茵芋、杜仲、白术各45g，白茯苓、蒴藋根、猪椒根皮各60g，白酒3000ml。【制法】将前17味捣碎，入布袋，置容器中，加入白酒，密封，浸泡7～14日后，过滤去渣，即成。【功用】温补脾肾，祛风利湿，解毒杀虫，温阳通络。【主治】大风疾。【用法】口服：每次空腹温服10ml，日3夜1。【附记】引自《太平圣惠方》。屡用有效。

·蛮夷酒(二)·

【配方】独活、丹参、矾石、干地黄各30g,制附子、甘遂、麦冬各60g,白芷、乌啄(笔者用乌药)、乌头、人参、狼毒、蜀椒、防风、细辛、寒水石、牛膝、麻黄、川芎、当归、柴胡、芍药、牡蛎、桔梗、狗脊(千金翼方作枸杞)、天雄各15g,肉苁蓉、茯神(千金翼方作茯苓)、金牙、山药、白术、杜仲、石楠、款冬花、山茱萸、牡荆子各18g,干姜、芫荑、芫花、柏子仁各10g,石斛、桂心各6g,苏子100g,赤石脂75g,白酒3000ml。【制法】将前44味捣为粗末,入布袋,置容器中,加入白酒,密封,浸泡5～10日后,过滤去渣,即成。药渣晒干研细末,备用。【功用】补脾肾,祛风湿,和血脉,解毒杀虫。【主治】久风枯挛及诸恶风眉毛坠落。【用法】口服:每次空腹服5～10ml,渐渐加饮。日饮3次。每次以酒送服散15g。【附记】引自《备急千金要方》。屡用有效。

·神应酒·

【配方】炙茵芋、生附子、生天雄(均去皮脐)、丹参、蜀椒、踯躅花、炙甘草、石菖蒲、桂心、干姜、生乌头(去皮脐)、独活、地骨皮、秦艽、防风、川芎、人参、当归、白芷、藁本、干地黄、白鲜皮、炙栾荆(笔者用蔓荆子)各60g,白酒3000ml。【制法】将前23味捣碎,入布袋,置容器中,加入白酒,密封,浸泡7日后,过滤去渣,即成。【功用】扶正祛邪,解毒杀虫,祛风止痒。【主治】大风疾及诸风疾。【用法】口服:每日空腹服5～10ml,渐渐加饮。【附记】引自《圣济总录》。屡用有效。将药渣再添酒浸,味薄即止。忌食热肉面、鸡、鱼、牛肉、油腻物、果汁等物。

·何首乌酒(一)·

【配方】何首乌120g,当归身、当归尾、穿山甲(炙)、生地黄、熟

地黄、蛤蟆各 30g，侧柏叶、松针、五加皮、生川乌、生草乌各 12g，黄酒 10L。【制法】将前 12 味捣碎，入布袋，置容器中，加入黄酒，密封，隔水煮 3 炷香，取出待冷，埋入地下 7 日。取出过滤去渣，即成。【功用】滋阴活血，祛风湿，解毒。【主治】大麻风。【用法】口服：时时饮之，常令酒气相续。作汗。避风。【附记】引自《医宗金鉴》。屡用有效。

·蝮蛇酒·

【配方】活蝮蛇 1 条，高粱烧酒适量。【制法】常用制法有五：一是以 40 度高粱烧酒 1000ml，放入大的活蝮蛇 1 条，醉死，浸泡，再加人参 15g，封塞后，置于冷藏处，3 个月后取酒应用。每次口服 5～6ml，日服 1 或 2 次。二是以 60 度高粱烧酒 1000ml，用滤离器引取蝮蛇毒液入酒中，1 个月后取酒应用。每次口服 2～3ml，日服 1 或 2 次。三是以 60 度高粱烧酒 5000ml，放入大的蝮蛇 1 条，醉死，浸泡，封塞后，置藏于马溺处，经 1 年后取出使用。每次口服 10～15ml，日服 1～2 次。四是以本地产之黄酒（12 度）2000ml，泡鲜活蝮蛇 1 条，加入人参 15g，使活蛇于酒中多次分泌毒液。浸泡 3 个月后，取酒使用。于每日睡前口服 5ml，即就寝发汗。五是将蝮蛇 1 条杀死，置于干燥箱中，干燥 12 小时后，研成粉末，浸泡于 60 度高粱烧酒 500ml 内。浸泡 1～3 个月后取酒应用。每次口服 5～10ml，日服 2 次。或服蛇粉 5g，用黄酒 100ml 1 次送下。【功用】祛风化湿，解毒定痉。【主治】麻风，肌肉麻痹不仁，筋脉拘急，皮肤燥痒或破溃者。【用法】口服：按上述各法服之，若兼见血虚生风之证，宜配用补益之剂服之。【附记】引自《中医外科临床手册》。本药酒历经验证，坚持服用，确有良效。

·丹参酒（三）·

【配方】丹参、前胡、细辛、卷柏、天雄、秦艽、茵芋、干姜、牛膝、芫花、白术、附子、代赭石、川续断、防风、桔梗、蔺茹、矾石（烧汁尽)、白石脂、石楠、狼毒、桂心、菟丝子、芍药、龙胆草、石韦、常山、黄芩、黄连、玄参、远志、紫菀、山茱萸、干地黄、苏子、炙甘草、白芷、半夏各30g,石膏60g,杏仁20g,麻黄、大黄各1.5g,石菖蒲45g,蜈蚣(炙)2条,白酒6000ml。【制法】将前44味捣碎,入布袋,置容器中,加入白酒,密封,浸泡5～7日后,过滤去渣,即成。【功用】祛风湿,泻火毒,化痰浊,补肾虚,和血脉,降逆气。【主治】恶风疼痹不仁,恶疮不瘥,无痴,眉须秃落。【用法】口服:初服5ml,渐增至10～20ml,日服3次,以瘥为度。【附记】引自《千金翼方》。临床验证有效。

瘴气瘟疫

·华佗辟疫酒·

【配方】大黄、白术、桔梗、蜀椒各15g,桂心18g,川乌6g,菝葜12g,白酒400ml。【制法】将前7味用夏白布袋盛贮,悬于井底,10日后取出,置白酒中,煎数沸,去渣即成。【功用】扶正泻毒,辟疫祛邪。【主治】南方山瘴岚毒侵入人体,合家同病。【用法】口服:每日早晨服5～10ml。【附记】引自《华佗神方》。本药酒有较好的防治作用,已病能治,未病可防,实为一药酒良方。

·大金牙酒·

【配方】金牙500g,侧子、附子、天雄、人参、肉苁蓉、茯苓、当归、防风、黄芪、山药、细辛、桂心、萆薢、葳蕤、白芷、桔梗、黄芩、远志、牡荆子、川芎、地骨皮、五加皮、杜仲、川厚朴、枳实、白术、牛膝、丹参各90g,独活250g,茵芋、石楠、狗脊各60g,磁石300g,薏苡仁、麦冬各100g,生石斛240g,蒴藋120g,生地黄200g,白酒15L。【制法】将前39味细锉(其中,石类药研细末,另袋盛),一并置容器中,加入白酒,密封,浸泡7日后,过滤去渣,即成。【功用】扶正逐毒,理气和中,功用甚广,不可尽述。【主治】瘴疠毒气中人,风冷湿

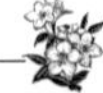

痹，口㖞面戾，半身不遂，手足拘挛，历节肿痛，甚者小腹不仁，名曰脚气。药力和善，主治极多，凡是风虚、四肢小觉有风疴者，皆须将服之，无所不治也。【用法】口服：每次温服 10ml，日服 4 或 5 次，夜 1 次。【附记】引自《备急千金要方》。效佳。

·景岳屠苏酒·

【配方】麻黄、川椒、细辛、防风、苍术、干姜、肉桂、桔梗各 10g，白酒 1000ml。【制法】将前 8 味捣碎，为粗末，入布袋，置容器中，加入白酒，密封，浸泡 5～7 日后，过滤去渣，即成。【功用】祛风散寒，辟瘟解毒。【主治】山岚瘴气，瘟疫时气。【用法】口服：每日空腹服 10ml。【附记】引自《景岳全书》。

·岁旦屠苏酒·

【配方】大黄、桔梗、蜀椒各 15g，白术、桂心各 18g，乌头 6g，菝葜 12g，白酒 400ml。一方有防风 30g。【制法】将前 7 味捣碎，入布袋，以十二月晦日日中悬沉井中，令至泥，正月朔日平晓出药，置酒中煎数沸，过滤去渣，即成。【功用】扶正辟疫。【主治】令人不染温病及伤寒。【用法】口服：于东向户中饮之，屠苏之饮，先从小起，多少自在。【附记】引自《备急千金要方》。

·椒柏酒·

【配方】川椒 37 粒，侧柏叶 7 枝，白酒 500ml。【制法】将前 2 味捣碎，置容器中，加入白酒，密封，浸泡 7 日后，过滤去渣，即成。【功用】解毒，辟瘴气。【主治】瘴气、瘟疫等时气。【用法】口服：每日早晨空腹温服 10ml。【附记】引自《中国医学大辞典》。

·生牛蒡根酒·

【配方】生地黄、海桐皮各 30g，生牛蒡根、黑豆(炒香)、火麻仁各 100g，独活、肉桂各 15g，白酒 1500ml。【制法】将前 7 味捣碎，置容器中，加入白酒，密封，浸泡 3～7 日后，过滤去渣，即成。【功用】祛风凉血，补肾逐毒。【主治】南方瘴气侵入人体形成的风盛热毒，心神烦闷，足膝酸痛。【用法】口服：每次饭前温服 15～30ml，日服 2 或 3 次。【附记】引自《太平圣惠方》。

·鸡硝酒·

【配方】鸡蛋 3 枚，芒硝 9g，黄酒 60ml。【制法】将鸡蛋打破取蛋清去黄，入芒硝，黄酒搅匀，即成。【功用】辟瘟解毒。【主治】流行性时令瘟毒等。【用法】口服：1 次顿服之。【附记】引自《民间百病良方》。

·屠苏酒（二）·

【配方】肉桂 22g，防风 30g，菝葜 15g，蜀椒、桔梗、大黄各 17g，制乌头 6g，赤小豆 14 粒，白酒 500ml。【制法】将前 8 味捣碎，入布袋，正月前一日，将盛物布袋沉入井底，第 2 日（正月初一）早晨取出，浸入酒中，并煮数沸后，去渣饮用。【功用】扶正，逐毒，辟瘟。【主治】预防瘟疫等传染病。【用法】口服：随量饮用，不可过剂，以策安全。【附记】引自《小品方》。

·屠苏酒（三）·

【配方】白术 54g，大黄、桔梗、川椒、肉桂各 45g，虎杖根 36g，川乌 18g，白酒 500ml。【制法】将前 7 味捣为粗末。入布袋，于正月前一日将药袋沉入井底，第 2 日（正月初一）早晨取出，浸入白酒中，煮数沸后，去渣即成。【功用】扶正，逐毒，辟瘟。【主治】预防瘟疫等传染病。【用法】口服：适量饮用。【附记】引自《杂病源流犀烛》。

·甘草酒·

【配方】炙甘草、升麻、沉香、麝香（另研兑入）各 15g，豆豉 45g，白酒 500ml。【制法】将前 5 味（除麝香外）捣碎，入麝香拌匀，用白

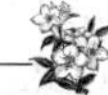

酒煎数沸，去渣，即成。或研细末，备用。【功用】解毒，消肿，通窍。【主治】毒气肿，头上如刺痛。【用法】口服：每次服15～20ml，或取散15g，白酒20ml，煎至八分服之。每日早、晚食前各服1次。同时将药渣热敷肿处。甚者取豆豉50g，栀子14枚，葵菜60g，水煎服，日服3次，服尽为度。【附记】引自《圣济总录》。

·石榴浸酒·

【配方】酸石榴7枚，甜石榴7枚，人参、苦参、沙参、丹参、苍耳子、羌活各60g，白酒1000ml。【制法】将二石榴捣烂，余药切碎，共入布袋，置容器中，加入白酒，密封，浸泡7～14日后，过滤去渣，即成。【功用】益气活血，祛风利湿，解毒辟瘟。【主治】大风，头面热毒，皮肤生疮，颜面生结，须眉落者。【用法】口服：每于食前温服20ml。【附记】引自《普济方》。本方还有辟疫预防之功。

第八节　血　液　病

缺铁性贫血

·黄芪乌梅酒·

【配方】黄芪60g，乌梅24g，党参30g，白芍24g，桂枝12g，制何首乌30g，五味子12g，甘草12g，醋煅赭石60g，白酒1500ml。【制法】赭石研成细末，其他药研为粗末，一并置入容器中，加入白酒、密封，浸泡2周后，过滤即得。【功用】益气生血，甘酸养胃。【主治】缺铁性贫血。【用法】口服：每次服20ml，每日2次。【附记】引自《浙江中医学院学报》。屡用有效，久服效佳。服药期间忌服浓茶，咖啡，以免降低铁的吸收。

·养血酒枣·

【配方】大枣500g，熟地黄50g，当归50g，白芍50g，制何首乌50g，鸡血藤50g，白酒1500ml。【制法】先将熟地黄、当归、白芍、制何首乌、鸡血藤、用白酒浸泡2周后，去渣过滤后，用此药酒浸泡大枣，1周后即可食用。【功用】养血补血。【主治】血虚证、心悸怔忡、面色萎黄。【用法】口服：取酒枣食。每次3颗，每日2次。【附记】引自《集验民间良方》。屡用屡验，效佳。

·健脾生血酒·

【配方】①绿矾（煅）90g，大枣120g，麦粉、食醋各适量。②潞党参45g，茅苍术36g，陈皮36g，厚朴30g，六神曲30g，白酒1000ml。【制法】绿矾煅过、研细末，大枣煮烂去皮核。将绿矾末、食醋适量倒入砂锅内溶化，放入枣肉，煮烂、浓缩、加入麦粉适量，捣和制成绿豆大小丸剂，晾干备用。再将2组药，用白酒浸泡2周，过滤即得。【功用】健脾燥湿，补血和胃。【主治】缺铁性贫血。【用法】口服：每次取绿矾丸1～1.5g，用15ml药酒送服，每日3次，8周为1个疗程。【附记】引自《实用中医血液病学》。屡用有效。服药期间忌服浓茶、咖啡，以免降低铁的吸收。

再生障碍性贫血

·长春百岁酒·

【配方】黄芪、党参、白术、茯苓、大枣、当归、川芎、生地黄、熟地黄、山茱萸、麦冬、枸杞子、五味子、蜂王浆、防风、羌活、陈皮、肉桂、白糖、白酒。【制法】制成酒剂，每瓶300ml，备用。【功用】补益元气，滋养阴血，补心强神。【主治】贫血，面色㿠白，精神萎靡，少气懒言，声低气怯，眩晕耳鸣，记忆力减退，不耐思索，脉沉无力。【用法】口服：每次服10～20ml，日服2次。【附记】引自《浙江省出口产品》。

凡阴虚内热及外感邪实者忌服。颇适宜于养老益智者常服。

·寿尔康酒·

【配方】人参、黄芪(蜜炙)、茯苓、白术(炒)、灵芝、黄精(制)、制首乌、佛手、五味子、白酒。【制法】制成酒剂。每瓶 450ml 分装，待用。【功用】大补气血，健脾益肾，养心安神，抗老延寿。【主治】贫血、眩晕、健忘诸症。【用法】口服：每次温服 10～15ml，日服 2 次。凡年老体弱、气血不足而见眩晕不寐、健忘惊悸、贫血者，服之有很好的治疗作用。常服此酒，能使精血充实，脾土健旺，须发不白，耳聪目明，容颜不衰，健康长寿。【附记】引自《中国基本中成药》。验之临床，本药酒有较好的治疗和养生保健作用。凡外感发热及温热病患者忌服。

·健身药酒(一)·

【配方】女贞子、菟丝子、金樱子、肉苁蓉、黄精(制)各 29.4g，熟地黄 73.5g，当归 147g，锁阳、淫羊藿、远志各 58.8g，炙甘草 14.7g，制附子 44.1g，黄芪 88.2g，蚕蛾 5.9g，鸡睾丸 23.5g，白酒 4300ml。【制法】先将鸡睾丸和蚕蛾置容器中，加入白酒 3300ml，密封，浸泡 70 日后取上清液；其余 13 味捣碎，置容器中，加入白酒 1000ml，密封浸泡 45～50 日后，取上清液。再将两种酒液合并，混匀，滤过即得。【功用】提神补气，壮腰固肾。【主治】贫血萎黄，身体虚弱，头晕目眩，健忘疲倦，夜多小便，食欲缺乏等。【用法】口服：每次服 30ml，日服 2 次。【附记】引自《药酒汇编》。验之临床，其效不凡。

·参茸多鞭酒·

【配方】鹿茸片 1850g，红参 1500g，砂仁、杜仲炭、淫羊藿(制)、海马(制)各 150g，巴戟天 30g，补骨脂(盐炒)250g，韭菜子、麻雀、锁阳各 225g，菟丝子(炒)1210g，石燕(煅)、枸杞子、熟地黄各750g,大青盐600g,阳起石(煅)、肉桂、制附子各1350g,硫黄(制)25g,驴鞭(烫制)13.3g,狗鞭(烫制)83.5g,貂鞭(烫制)6.3g,牛鞭(烫制)26.6g,刺猬皮(烫制)、川牛膝、天冬、地骨皮、肉苁蓉(制)各300g,甘草75g,丁香200g,60度高粱酒适量,白糖5000g。【制法】先将麻雀去毛及内脏,用硫黄蒸熟,烘干,其余药材酌予碎断,与麻雀共投入加热罐中,加入高粱酒以全淹浸药材为度,密封,于80℃加热回流12小时,待自然降温后,取上清液;再加入适量白酒,按上述方法连续操作,至白酒无色,取白糖溶解后加入上述溶液中,再加高粱酒至总量为5000L,充分搅拌均匀,静置,于零下8～12℃冷却,滤过,即成。【功用】补血生精,健脑增髓,滋阴壮阳。【主治】身体虚弱、贫血头晕、神经衰弱、腰酸背痛、阳虚气弱、阳痿早泄、女子不孕、肾亏等症,或精神疲惫、头晕耳鸣、失眠健忘、食欲缺乏等症。【用法】口服:每次服10～15ml,日服3次。【附记】引自《药酒汇编》。对贫血头晕、男子虚损、阳痿遗精、女子不孕症兼见健忘者,颇为适宜。凡阴虚火旺者忌服。

·人参枸杞酒·

【配方】人参200g,枸杞子3500g,熟地黄1000g,冰糖4000g,白酒100L(或按剂量缩小10～20倍配制)。【制法】将人参烘软切片,枸杞子去杂质,与熟地黄一同入布袋,备用。冰糖入锅中,加水适量,加热至溶化煮沸,炼至黄色时,趁热用纱布过滤去渣,备用。白酒置酒坛内,将药袋投入坛内,加盖密封,浸泡10～15日,每日搅拌1次,浸泡至药味尽淡;去药袋,再过滤,加入冰糖浆搅匀,再静置,过滤,澄明即可服用。【功用】滋阴补血,乌须发,壮腰筋,明目,活血通络,清热生津。【主治】各种虚证劳损(贫血)、营养不良、神经衰弱、糖尿病、头晕目眩、失眠乏力、食少盗汗、腰膝酸痛等症。【用法】口服:每次服10～20ml,日服2或3次。【附记】引自《中国药膳学》。验之临床,坚持服用,每收良效。无病常饮,亦有强身延寿之功。糖尿病去冰糖,改用元贞糖适量。

·桑椹杞圆酒·

【配方】桑椹、大枣、枸杞子、龙眼(桂圆)肉各 15g,白酒 500ml。【制法】将前 4 味捣碎,置容器中,加入白酒,密封,每日振摇 1 次,浸泡 14 日后,过滤去渣,备用。【功用】滋阴补血。【主治】贫血、头晕目眩、心悸气短、四肢乏力、腰膝酸软、神经衰弱等。【用法】口服:每次服 20～30ml,日服 2 次。【附记】引自《药酒汇编》。验之临床,确有良效。

·桂圆补血酒(二)·

【配方】龙眼(桂圆)肉、何首乌、鸡血藤各 125g,白酒 1500ml。【制法】先将龙眼肉捣碎,其余 2 味切成小块,同置容器中,加入白酒,密封,浸泡 10 日后,过滤去渣,即成。【功用】补髓填精,养心宁神。【主治】贫血、神经衰弱及须发早白、容颜憔悴、闭经、健忘等症。【用法】口服:每次服 20～30ml,日服 2 次。【附记】引自《药酒汇编》。验之临床,常服效佳。

·虫草黑枣酒·

【配方】冬虫夏草、黑枣各 30g,白酒 500ml。【制法】将前 2 味捣(切)碎,置容器中,加入白酒,密封,浸泡 60 日后,过滤去渣即成。【功用】补虚益精,强身健体。【主治】贫血,身体虚弱,虚喘,吐血,食欲缺乏。【用法】口服:每次服 20ml,日服 2 次。【附记】引自《药酒汇编》。验之临床,又常服效佳。感冒发热者忌服。

·壮血药酒·

【配方】鸡血藤、当归各 248g,黑老虎、制何首乌各 116g,五指毛桃 330g,骨碎补 165g,炒白术 33g,炙甘草 17g,50 度白酒 4300ml。【制法】先将鸡血藤、黑老虎、骨碎补、五指毛桃蒸 2 小时候冷,与其余 4 味混匀,置容器中,加入白酒,密封,浸泡 35～45 日后，过滤去渣，即成。【功用】补气血，通经络，壮筋骨，健脾胃。【主治】贫血、病后体质虚弱、腰膝酸痛、妇女带下、月经不调等。【用法】口服：每次服15～20ml，日服2次。【附记】引自《药酒汇编》。验之临床，用治上述各症，均有较好疗效。

·金芍玉液酒·

【配方】人参8g，熟地黄、玉竹、桑椹、麦冬、白芍、枸杞子各24g，白术、黄芪、茯苓、丹参各18g，陈皮、红花、川芎、甘草各12g，党参20g，玫瑰花4g，白酒5000ml，蔗糖1800g。【制法】将前17味加工成细粉，混匀，按渗滤法，用白酒作溶剂，浸渍48小时，渗滤取汁。蔗糖加水适量，煮沸溶解与渗滤液合并，混匀，加冷开水至10L，静置，滤过，分装备用。【功用】补益气血，柔肝通络。【主治】凡因气血不足而致心悸气短、自汗、健忘、少寐、头晕眼花、耳鸣、筋肉酸痛、爪甲不荣、倦怠乏力、食欲缺乏、懒言声低、四肢麻木、遗精早泄、舌质淡、苔薄白、脉虚大无力等症。可用于虚损贫血。【用法】口服：每次服15～30ml，日服3次。【附记】引自《湖北省药品标准》。凡有气血亏虚、虚损贫血、眩晕健忘，兼见四肢麻木、疼痛或痿废不用者，选用本药酒，较为恰当。但阴虚火旺者忌服；孕妇慎饮；感冒时应停饮。

·枸杞药酒（二）·

【配方】枸杞子250g，熟地黄、黄精各50g，百合、远志各25g，白酒5000ml，白糖500g。【制法】将前5味捣碎，置容器中，加入白酒和白糖，密封浸泡，15日后药性析出，过滤去渣即成。【功用】滋补肝肾，养血益精，宁心安神，健脾益肺。【主治】精血不足，肝肾阴虚之失眠多梦、心悸、眩晕、健忘、体倦神疲、头昏耳鸣、口干津少、面色不华、舌质偏红、脉细数者。可用于贫血、失眠、健忘、眩晕等症。【用法】口服：每次空腹服10～15ml，日服2次。【附记】引自《吉林省药品标准》。验之临床，多有效验。无病坚持服用，还确

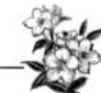

有强壮延寿之效。凡痰湿内盛者忌服。

·广西首乌酒·

【配方】何首乌、大枣、黄精各40g，金樱子肉、黑豆（炒）各100g，白酒6000ml。【制法】将上药与白酒一起置入容器内，密封浸泡30日以上，滤过即成。【功用】补肝肾，行气活血。【主治】心力衰弱、贫血、身体羸弱、须发早白。【用法】口服：每日早、晚各服1次，每次服20ml。【附记】引自《临床验方集》。屡用效佳。本方药性平和而无不良反应，可长期服用。

·益气温阳补血酒·

【配方】黄芪60 g，仙茅24g，淫羊藿24g，胡芦巴24g，肉苁蓉30g，补骨脂30g，菟丝子40g，女贞子30g，当归24g，桑椹30g，白酒1500ml。【制法】将上药与白酒一起置入容器中浸泡、密封。期间每隔2日将药酒容器振荡数次。3周后过滤即得。分装瓶备用。【功用】补阳温肾，益气养血。【主治】慢性再生障碍性贫血，阳虚型。【用法】口服：每次服15～20ml，每日2次。【附记】引自《中医杂志》。屡用有效。感染发热、出血者慎用。

·血复生酒·

【配方】菟丝子40g，女贞子40g，熟地黄20g，制何首乌20g，肉苁蓉20g，补骨脂20g，黄芪60g，当归20g，巴戟天40g，淫羊藿20g，紫河车粉20g，鹿角片20g，白酒2500ml。【制法】将上药置容器中，倒入白酒浸泡、封口。期间每隔2日振荡数次。3周后过滤即得，备用。【功用】补肾填精，益气生血。【主治】慢性再生障碍性贫血。【用法】口服：每次服15～20ml，每日2次。3个月为1个疗程。连服2个疗程以上。【附记】坚持服用、均获良效。感染发热、出血者慎用。

·温肾益髓酒·

【配方】鹿角胶15g，龟甲胶15g，阿胶15g，仙茅30g，淫羊藿30g，仙鹤草30g，黄芪30g，人参20g，补骨脂20g，肉苁蓉20g，天冬25g，枸杞子30g，紫河车15g，生地黄45g，熟地黄45g，虎杖30g，鸡血藤45g，当归30g，白酒2500ml。【制法】先将鹿角胶、龟甲胶、阿胶、紫河车粉碎成细粉，备用。其他药物用白酒浸泡，2周后过滤去渣，再将备用的鹿角胶等粉末纳入，并加冰糖或蜂蜜50～100g，混匀，10日后即可饮用。【功用】温肾益髓，补气生血。【主治】慢性再生障碍性贫血、偏肾阳亏虚者。【用法】口服：服前摇匀药酒。每次服20ml，每日2次。【附记】引自《陕西中医学院学报》。原方为水煎剂，现改为酒剂应用。验之临床，效果尤佳。感染发热，出血者慎用。

·鹿角生血酒·

【配方】鹿角45g，补骨脂、陈皮、虎杖各15g，黄芪、巴戟天、山茱萸各25g，当归、太子参、丹参、枸杞子、鸡血藤各20g，白花蛇舌草、肉桂各10g，白酒2000ml。【制法】将上药置入容器中，加入白酒浸泡，密封，每隔2日将容器振荡数次，3周后过滤即得。【功用】温补肾阳，益气养血。【主治】慢性再生障碍性贫血，偏肾阳虚衰者。【用法】口服：每次服15～20ml，每日2次。【附记】引自《天津中医》。屡用有效。阴虚内热较著及感染发热、出血者慎用。

·填精补血酒·

【配方】紫河车20g，熟地黄24g，龟甲胶18g，鹿角胶12g，党参、黄芪各24g，桑椹40g，制何首乌、制黄精各30g，当归20g，砂仁12g，仙鹤草60g，白酒2000ml。【制法】先将龟甲胶、鹿角胶、紫河车单独粉成细粉，备用。将其他药物置入容器中，加入白酒浸泡2周后，过滤去渣，纳入龟甲胶等粉末，搅拌均匀，10天后即成。【功

用】填精补髓，益气养血。【主治】慢性再生障碍性贫血，精血亏虚者。【用法】口服：服前摇匀药酒，每次服 15～20ml，日服 2 次。【附记】引自《全国名老中医验方选案》。临床验证有效。方中可加去核大枣 50g 以调味。若伴感染发热、出血者慎用。

白细胞减少症

·生白扶正酒·

【配方】木香、红参各 6g，生黄芪 30g，鸡血藤 45g，制首乌 15g，白酒 1000ml。【制法】将上药粉碎成粗粉，纱布袋装，扎口，置容器中，白酒浸泡 14 日后取出药袋，压榨取液，将榨得的药液与药酒混合，静置，过滤后即得，备用。【功用】补气血，扶正；升高白细胞。【主治】放疗中出现的白细胞减少症。也可作为接触放射性物质的医师、科研人员等的保健品。【用法】口服：每次服 20ml，日服 2 次。【附记】引自《民间百病良方》。用本药酒治疗上述白细胞减少症 31 例，27 例有效。

·复方龙枣酒·

【配方】仙鹤草 90g，大枣 50g，赤小豆 50g，黄精 30g，山楂 30g，鸡血藤 30～50g，甘草 20g，补骨脂 20g，当归 20g，白酒 2000ml。【制法】先将大枣去核，赤小豆粉碎与诸药共置容器中，倒入白酒浸泡，容器密封，每隔 2 日摇动振荡数次，2 周后启封过滤即得。【功用】温补气血。【主治】白细胞减少症。【用法】口服：每次服 20ml，每日 2 次。1 个月为 1 个疗程。每次饮服，可加适量红糖，溶化后服。【附记】引自《浙江中医学院学报》。仙鹤草又名脱力草。临床屡用，常收良效。阴虚阳亢者慎用。

·升白酒·

【配方】补骨脂 30g，淫羊藿 15g，紫河车粉 15g，女贞子 60g，山茱萸15g，黄芪30g，大枣（去核）30g，当归15g，丹参15g，鸡血藤60g，三七粉9g，虎杖30g，白酒2000ml。【制法】将上药与白酒一起置入容器中浸泡，容器密封，每隔2日摇动振荡数次，2周后启封，过滤即得。【功用】补肾填精，益气活血。【主治】各种原因所致白细胞减少症。【用法】口服：每次服20ml，每日2次。【附记】引自《中医杂志》。屡用有效。感冒发热时停服。

·卢氏升白酒·

【配方】生白芍25g，生黄芪50g，当归25g，生何首乌25g，鸡血藤50g，淫羊藿15g，补骨脂25g，虎杖25g，鹿角片25g，地骨皮25g，白酒2000ml。【制法】将上药与白酒一起置容器中浸泡、封口，每隔2日摇动振荡数次，2周后启封，过滤即得。【功用】养血活血，补肾温阳。【主治】抗甲状腺药物所致白细胞减少症。【用法】口服：每次服20ml，每日2次。2周为1个疗程。【附记】引自《黑龙江中医药》。屡用有效。感冒发热时停服。

·十全大补酒（二）·

【配方】黄芪、党参、茯苓、枸杞子、丹参、制何首乌各20g，川芎、白术、当归、熟地黄、甘草、阿胶各15g，鸡血藤45g，白酒1500ml。【制法】将阿胶制成细粉，备用。将其他药置入容器中，加入白酒浸泡2周，过滤去渣，纳入阿胶粉，混匀，10天后即成。【功用】补益气血。【主治】白细胞减少症。【用法】口服：使用前先摇匀药酒。每次服20ml，每日2次，7天为1个疗程。【附记】引自《中医疑难病方药手册》。屡用有效。有出血倾向者慎用。

·复方鸡血藤升白酒·

【配方】鸡血藤、太子参、大枣各60g，黄芪、枸杞子各30g，淫羊藿、巴戟天各20g，红花10g，白酒2000ml。【制法】将上药置入容器中，加入白酒浸泡，密封，每隔2日将容器振荡数次，2周后启

封，过滤即得。【功用】益气活血，温阳补肾。【主治】白细胞减少症，而不伴有红细胞、血小板变化者。【附记】引自《浙江中医学院学报》。屡用有效。服药期间忌食醋、蟹、虾、干咸鱼。

过敏性紫癜

·紫草消癜酒·

【配方】紫草 20g，柴胡 20g，赤芍 20g，牡丹皮 20g，丹参 20g，生地黄 20g，蝉蜕 20g，地骨皮 30g，白酒 300ml。【制法】将上药加水煎 2 次，两汁合并，浓缩至 150ml，兑入白酒，混匀，静置 24 小时，过滤即得。【功用】凉血化瘀。【主治】过敏性紫癜。【用法】口服：每次服 15～20ml，每日 2 次。【附记】引自《陕西中医》。屡用有效。血小板减少性紫癜忌用。

·葛根芩连蝉蜕酒·

【配方】葛根 30g，黄芩 15g，黄连 15g，甘草 15g，蝉蜕 20g，水牛角 24g，赤芍 15g，白酒 500ml。【制法】将上药与白酒一起置入容器中浸泡 7 日过滤即得。【功用】清热凉血。【主治】过敏性紫癜。【用法】口服：每次 20ml，药酒兑入凉开水 20ml 服用。每日 2 次。【附记】引自《实用中西医结合杂志》。屡用有效。血小板减少性紫癜忌用。

第九节　其他疾病

湿　温

·三仁酒·

【配方】杏仁、生薏苡仁、滑石（另包）各 50g，白通草、竹叶、川厚朴、半夏各 30g，白蔻仁 20g，江米酒 1500ml。【制法】将前 8 味捣细，置容器中，加入江米酒，密封，浸泡 7 日后，过滤去渣，即成。【功用】清热利湿，宣化和中。【主治】湿温初起，暑热挟湿，头痛身重，胸闷，食欲缺乏。【用法】口服：每次服 20ml，日服 3 次。【附记】引自《温病条辨》。本方原为汤剂，今改用酒剂，验之临床，常收良效。避风，孕妇忌服。

·藿朴夏苓酒·

【配方】藿香、泽泻、半夏各 6g，赤茯苓、猪苓、淡豆豉、杏仁各 9g，蔻仁、川厚朴各 3g，生薏苡仁 12g，黄酒 400ml。【制法】将前 10 味捣碎，用黄酒加水 400ml 煎至减半，过滤去渣，即成。【功用】芳香淡渗，宣化湿热。【主治】湿温初起，身热倦怠，胸闷口腻不渴，苔白滑。【用法】口服：每日 1 剂，日服 2 或 3 次。【附记】引自《药酒汇编》。临床验证多效。

·藿朴二术酒·

【配方】藿香 9g，川厚朴 5g，白术 50g，苍术、生薏苡仁各 15g，黄酒 500ml。【制法】将前 5 味捣碎，置容器中，加入黄酒，密封，隔水煮沸后，浸泡 1～2 宿后，过滤去渣，即成。【功用】健脾燥湿，宣化表湿。【主治】脾虚湿停，兼感外邪之证。兼治中湿。【用法】口服：每次服 50～80ml，日服 3 次。【附记】引自《药酒汇编》。验之临床，确有良效。

中　暑

·十滴水·

【配方】大黄 20g，小茴香、桂皮各 10g，辣椒 5g，干姜、樟脑各 25g，薄荷油 25ml(或桉叶油 12.5ml)，70％乙醇适量。【制法】将前 5 味捣为粗粉，混匀，用乙醇(70％)作溶解媒，按渗滤法渗滤，至

渗出的滤液达800ml左右，即停止渗滤，药渣压榨出余液，与渗滤液合并，加樟脑（应先置研钵中加95%乙醇湿润后研细）与薄荷油，振摇或搅拌使之溶解，置阴凉处静置过夜，如有沉淀，则用棉花滤去再添加70%乙醇至1000ml。分装备用。【功用】导浊，清暑，开窍，止痛。【主治】中暑引起的头晕、恶心、腹痛、肠胃不适等症。【用法】口服：每次服2.5～5ml，小儿酌减。【附记】引自《中药制剂汇编》。孕妇忌服。本方加甘油（2∶1）混匀，涂搽红、肿、痒处，日搽数次，可预防冻疮。验之效佳。

·杨梅酒·

【配方】杨梅500g，白糖80g。【制法】将杨梅洗净加白糖（或酒成后加入），共装入瓷罐中捣烂，加盖（不密封，稍留空隙），7～10日，自然发酵成酒。再用纱布绞汁，即成约12度的杨梅露酒，然后倒入锅中煮沸，待冷装瓶，密闭保存。时间越久越好。【功用】防暑止泻。【主治】预防中暑，并有止泻之功。【用法】口服：每次服50ml，日服3次。【附记】引自《偏方大全》。夏季饮用最宜。

·苹果酒·

【配方】苹果250g，白酒500ml。【制法】将苹果去皮核，切碎，置容器中，加入白酒，密封，每日振摇1次，浸泡7日后即可。【功用】生津润肺，除烦解暑。【主治】中暑、脾虚火盛、中焦诸气不足、烦热中暑、醉酒等。【用法】口服：不拘时，随量饮之。【附记】引自《民间百病良方》。本方解酒有效。

·胡麻酒·

【配方】胡麻子200g，生姜60g，生龙脑叶20g，黄酒500ml。【制法】渍麻子，煎熟，略炒，加生姜、龙脑叶，同入炒，细研，置容器中，加入黄酒，密封，浸渍7日后，过滤去渣，即成。【功用】解暑热。【主治】预防中暑。【用法】口服：盛夏正午每服50～100ml。【附记】引自《民间百病良方》。服后清风飒然，绝无暑气，确有预防中暑之效。

·痧药水·

【配方】苦竹瘤、樟脑各60g，60%乙醇适量。【制法】将苦竹瘤切成薄片后，与樟脑同置密闭容器内，按浸渍法浸渍10～15日，制成酊剂1000ml，即得。【功用】清暑化湿浊。【主治】中暑引起的头晕、恶心、腹痛、肠胃不适等。【用法】口服：每次服5ml，用冷开水送服。【附记】引自《中药制剂汇编》。验之临床多效。

中　恶

·盐　酒·

【配方】食用盐30g，白酒50ml。【制法】将盐用青布裹，烧赤后，纳入酒中，调和即得。【功用】引吐解毒。【主治】中恶心痛，或连腰脐。【用法】口服：1次顿服，令吐恶物。【附记】引自《本草纲目》。方名为编者拟加。

·吴茱萸酒(一)·

【配方】吴茱萸50g，生甘草15g，白酒250ml。【制法】将前2味切碎，置容器中，加入白酒，密封，隔水煮沸，取出待冷，浸泡1宿，去渣即成。【功用】温中解毒。【主治】中恶心痛。【用法】口服：每次服30ml，日服3次。【附记】引自《民间百病良方》。一方去甘草。

·二石酒·

【配方】磁石60g，石菖蒲30g，黄酒300ml。【制法】将磁石加水400ml，煎至100～150ml，再入石菖蒲、黄酒同煎至300ml，去渣即成。【功用】镇惊安神，清心开窍。【主治】猝见怪异而受惊恐所致手足逆冷、精神恍惚，甚则口噤等症。【用法】口服：每次服

100ml，日服 3 次。【附记】笔者经验方。屡用有效。

·豆黄酒·

【配方】大豆(炒香)50g，鸡子黄 1 枚，白酒 200ml。【制法】将大豆趁热投入酒中，再加入蛋黄，搅匀即得。【功用】解毒和中。【主治】猝然中恶。【用法】口服：1 次顿服，探喉引吐。【附记】引自《本草纲目》。方名为编者拟加。

脱阳证

·桂枝酒(一)·

【配方】桂枝 60g，白酒 200ml。【制法】将桂枝切碎，用白酒煎至减半，去渣即得。【功用】温经，助阳，固表。【主治】脱阳证。【用法】口服：每日 1 剂，分 2 次灌服。【附记】引自《普济方》。验之临床多效。

·葱白酒·

【配方】葱白(连须)7 茎，白酒 150ml。【制法】将葱白洗净切细，入白酒，煎至减半，去渣即得。【功用】发表，通阳，解毒。【主治】脱阳证。【用法】口服：分 3 次灌服。饮尽阳气即回。【附记】引自《普济方》。本药酒用于吐泻后四肢虚冷、元气不足、不省人事等症，如上法用之，效果亦佳。

昏厥

·桂豉酒·

【配方】桂枝 6g，淡豆豉 30g，生姜 18g，栀子 14g，黄酒 70ml。【制法】将前 4 味捣碎，入黄酒混匀，煎至味出，去渣，待温，即成。【功用】温阳救逆。【主治】突然昏厥、四肢逆冷不温等症。【用法】口服:1 次灌服之。【附记】引自《药酒汇编》。验之临床,确有良效。

·苏合香酒·

【配方】苏合香丸 1 粒,白酒 10ml。【制法】将此丸用白酒化服(磨研即得)。【功用】解郁辟秽,开窍醒神。【主治】凡因寒邪或痰湿闭塞气机所引起的突然昏迷、不省人事者。【用法】口服:1 次灌服之。【附记】引自《药酒汇编》。《永乐大典》用苏合香丸 5 粒(有脑子者,炙去脑子),用白酒 100ml 浸泡 1 宿,次早温服 10ml。能除百病,辟四时寒邪不正之气。效佳。

奔　豚　气

·枣子酒·

【配方】斑蝥(去头、足、翅)1 个,大枣 1 枚,白酒适量。【制法】把肥大枣 1 枚劈开去核,塞在斑蝥内,用湿纸包裹,入文武灰中煨热,去斑蝥不用,留枣待用。【功用】健脾,散寒,降逆。【主治】奔豚气。【用法】口服:取枣子细嚼,热白酒送服,空腹服。【附记】引自《类编朱氏集验医方》。验之临床多效。

·一捻金酒·

【配方】全蝎(炒)、延胡索、川楝子、舶上茴香各 30g,生附子 15g,白酒 500ml。【制法】制法有二:一为上药共研细末,备用;一为研为粗末,置容器中,加入白酒,密封,浸泡 7 日后,过滤去渣,即成。【功用】散寒,理气,止痛。【主治】奔豚小肠诸气,痛不可忍。【用法】口服:散剂,每取散 6g,痛作时用热酒调下,甚者不应再服;酒剂,每次服 15～30ml,痛作时服下,2 小时再服 1 次。【附记】引自《本事方》。笔者改为酒浸,用之临床,效果亦佳。

癥　瘕

·蒴藋根酒·

【配方】蒴藋根 100g，白酒 300ml。【制法】将蒴藋洗净，切细，置容器中，加入白酒，密封，浸泡 3～5 日后即可取用；若欲速得服，可置于热灰中令微温，令药味速出，浸 1 宿即可服之。用时过滤去渣，即成。【功用】化癥消积。【主治】猝暴癥，腹中有物，坚如石，痛欲死。【用法】口服：每次温服 50～100ml，日服 3 次。药酒尽复作服之。【附记】引自《普济方》。此方无毒，已愈 16 人。

·牛膝元胡酒·

【配方】川牛膝 500g，延胡索（元胡）100g，白酒 1500ml。【制法】将前 2 味切碎，置容器中，加入白酒，密封，浸泡 7 日后，或置热灰中令温，令药味出，即可取用。用时过滤去渣，即成。【功用】活血导浊，理气止痛。【主治】猝暴腹中刺痛，昼夜啼。【用法】口服：每次服 50～100ml，或随量服之，日服 2 次。【附记】引自《药酒汇编》。验之临床，确有良效。

·桂心酒（一）·

【配方】桂心、牡丹皮、赤芍、牛膝、干漆、土瓜根、牡蒙各 120g，吴茱萸 100g，大黄 90g，黄芩、干姜各 60g，虻虫 200 枚，䗪虫、蛴螬、水蛭各 70 枚，乱发灰（血余炭）、细辛各 30g，僵蚕 50 枚，大麻仁、灶突墨各 300g，干地黄 180g，虎杖根、鳖甲各 150g，菴蕳子 200g，白酒 8000ml。【制法】将前 24 味共为粗末，入布袋，置容器中，加入白酒，密封，浸泡 7～10 日后，过滤去渣，即成。【功用】活血化瘀，温经燥湿，通经化结。【主治】月经不通，形成癥瘕。【用法】口服：每次服 20～40ml，日服 2 次。【附记】引自《备急千金要方》。临床验证有效。

·大黄䗪虫酒·

【配方】大黄30g,䗪虫、虻虫、水蛭各6g,三棱、莪术、杏仁各9g,清半夏15g,白酒500ml。【制法】将前8味捣碎,入布袋,置容器中,加入白酒。密封,浸泡7日后,开封取用。服后添酒,味薄即止。【功用】活血化瘀,消癥化积。【主治】癥证,腹中有块,坚硬不移,痛有定处者。【用法】口服:每次服15～30ml,日服3次。【附记】笔者经验方。效佳。孕妇忌服,年老体弱者慎用。

·二香酒·

【配方】制香附60g,延胡索、炒白术各30g,焦三仙90g,青皮、槟榔、青木香各15g,白酒1500ml。【制法】将前7味共研为粗末,入布袋,置容器中,加入白酒,密封,浸泡7日后,过滤去渣,即成。【功用】行气化积。【主治】瘕证,按之有形,聚散无常,痛无定处。【用法】口服:每次服10～20ml,日服3次。【附记】笔者家传秘方。临床验证有效。

痃　　癖

·痃癖酒·

【配方】紫苏、牛膝、丹参、紫菀、橘皮各90g,生姜180g,生地黄、防风各120g,香豉300g,大麻仁150g,白酒2500ml。【制法】将前10味捣碎,入布袋,置容器中,加入白酒,密封,浸泡3日后,过滤去渣即成。药渣再添酒浸。【功用】散寒,理气,和血,涤痰。【主治】痃癖,不能食。【用法】口服:每次温服10～15ml,日服2次。【附记】引自《普济方》。临床验证有效。忌芜荑。

·化癥回生酒·

【配方】化癥回生丸1粒,白酒30ml。【制法】取上药用白酒化

开(磨研)调匀,备用。【功用】化瘀消癥。【主治】疟母(脾大),癥块,妇女瘀滞痛经,经闭,产后瘀滞腹痛及跌打损伤瘀滞作痛。【用法】口服:每日 1 剂,分 2 次服之。【附记】笔者家传秘方。临床验证有效。孕妇忌服。

·传尸酒·

【配方】猪胰 1 具(洗净、切细),青蒿叶(不拘多少),桂心末 20g,白酒 250ml。【制法】将白酒微火温之,趁热纳猪胰中,和青蒿叶相共暖,使消尽,又取桂心末内酒中,和匀,去渣,即成。【功用】补虚消胀。【主治】痃癖两胁虚胀,变为水气。【用法】口服:每日早晨、午时、夜间空腹各服 10ml。【附记】引自《普济方》。忌食热面、油腻物等。

汗 证

·益气补虚酒·

【配方】党参、黄芪各 35g,白酒 600ml。【制法】将前 2 味切碎,置容器中,加入白酒,密封,浸泡 15 日后,即可取用。【功用】益气健脾,益肺固表。【主治】气短乏力、自汗畏风等。【用法】口服:每次服 15ml,日服 2 次。【附记】引自《药酒汇编》。验之临床多效。

·四味当归酒·

【配方】当归、熟地黄、黄芪各 50g,五味子 30g,黄酒 500ml。【制法】将前 4 味捣碎,置容器中,加入黄酒,密封,置温灰中令温取出,浸泡 5 日后,去渣,即成。【功用】活血滋阴,益气固表。【主治】盗汗。【用法】口服:每次服 30~60ml,日服 3 次。【附记】笔者家传秘方。

·黄芪苦酒方·

【配方】黄芪150g，芍药(醋炒)、桂心各90g，苦酒适量。【制法】将前3味共研细末，备用。【功用】助阳，固表，止汗。【主治】黄汗，身体肿，发热汗出而不渴，状如风水，汗水沾衣，色黄如药汁，脉自沉，此由汗出水中浴，水入汗孔，从外而得之。【用法】口服：每取散15g，用苦酒15ml，煎至七分；一方用苦酒、水各15ml，同煎。煎成去渣，温服之，日服2次。服之当心烦，苦酒阻故也。【附记】引自《普济方》。

食物中毒

·苦参解毒酒·

【配方】苦参45g，生甘草15g，白酒500ml。【制法】将上药用白酒煎至减半，过滤去渣，即成。【功用】引吐解毒。【主治】食物中毒。【用法】口服：任意随量饮之，得吐则愈，不吐再饮或探喉引吐之。【附记】引自《药酒汇编》。

·芦苇根酒·

【配方】芦苇根250g，黄酒180ml。【制法】将上药洗净，切细，用黄酒加水100ml，煎至160ml，去渣，即成。【功用】解毒杀虫，利小便。【主治】食鱼、蟹中毒等。【用法】口服：每次服50ml，日服2次，或1次服100ml。【附记】引自《民间百病良方》。

神经官能症

·古汉养生酒·

【配方】生晒参20g，黄芪、枸杞子、女贞子(制)、黄精(制)各30g，白酒1000ml。【制法】将生晒参、黄芪、黄精切薄片，女贞子打

碎，并将诸药装入纱布袋里，扎口，置入容器中，以白酒浸泡，密封容器。14 日后启封，取出药袋，压榨取液。将压榨液与药酒合并和匀，过滤装瓶，密封备用。【功用】补气滋阴。【主治】头晕耳鸣，精神萎靡，失眠健忘，腰酸耳鸣，气短乏力，面色萎黄。可用于神经官能症、低血压及各种贫血病人，凡具有上述症状者均可服用。【用法】口服：每日早、晚各饮 10～20ml。【附记】引自《药酒汇编》。属实热证者忌服。

甲状腺功能减退症

·助阳益气酒·

【配方】党参 60g，黄芪 60g，熟附片 24g，仙茅 18g，肉桂 24g，淫羊藿 24g，生薏苡仁 60g，枸杞子 24g，白酒 2400ml。【制法】将上药用白酒浸泡 3 周后，过滤去渣即得。【功用】温肾、助阳、益气。【主治】甲状腺功能减退症，肾阳虚衰型。【用法】口服：每次服 20ml，每日 2 次，2 个月为 1 个疗程。【附记】引自《中西医结合杂志》。邝安堃方。原方为水煎剂，现改为酒剂应用，屡用效佳。

·补益脾肾酒·

【配方】制附子 30g，干姜 15g，肉桂 10g，党参 75g，白术 45g，茯苓 45g，炙甘草 24g，白酒 1000ml。【制法】将上药用白酒浸泡 2 周后，过滤即得。【功用】健脾温肾。【主治】甲状腺功能减退症。脾肾阳虚型。【用法】口服：每次服 15～20ml，每日 2 次。1 个月为 1 个疗程。【附记】引自《中医杂志》。本病以中老年妇女为多见。屡用有效，久治效佳。

·苁蓉生精酒·

【配方】肉苁蓉 30g，肉桂 18g，菟丝子 30g，生地黄、黄精各 60g，白酒 1500ml。【制法】将上药置入容器中，加入白酒浸泡 2 周后，过滤去渣即得。【功用】温肾助阳，益精。【主治】甲状腺功能减退症，属阳虚或阴阳两虚型。【附记】引自《中医研究》。屡用有效，久用效佳。

骨质疏松症

·青娥补酒·

【配方】续断肉、杜仲、淫羊藿、核桃肉各30g，补骨脂、怀牛膝各20g，白酒1500ml。【制法】将上药共研为粗末，纱布袋装，扎口，置容器中，白酒浸泡。14日后取出药袋，压榨取液，将榨得的药液与药酒混合，静置过滤后即得，备用。【功用】补肝肾，强筋骨。【主治】老年骨质疏松症之腰腿酸痛、不耐负重。【用法】口服：每次服20ml，日服2次。【附记】引自《民间百病良方》。本方系从《和剂局方》中青娥丸去蒜泥，加淫羊藿、怀牛膝、续断肉而成。治疗52例老年骨质疏松症，结果46例好转，骨密度值提高。本药酒长期服用，对老年骨质疏松症的治疗和调理有益。

·护骨补酒·

【配方】杜仲、巴戟天、淫羊藿、覆盆子、紫河车、熟地黄各20g，山茱萸、制首乌、枸杞子、炙龟甲各15g，白酒1000ml，黄酒500ml。【制法】上药共研为粗末，纱布袋装，扎口，置容器中，用白酒和黄酒混合后浸泡上药。14日后取出药袋，压榨取液，将榨得的药液和药酒混合，静置，过滤，即得。【功用】补肝肾，填精髓，强筋骨。【主治】妇女绝经后骨质疏松症。【用法】口服：每次服20ml，日服2次。【附记】引自《民间百病良方》。临床验证效佳。

·补肾壮骨酒（二）·

【配方】人参40g，桑椹、女贞子、黄精、当归、熟地黄、杜仲、续断、枸杞子各60g，制首乌、丹参、桑寄生各80g，鸡血藤、野猪骨各

100g，山茱萸、龟胶、鹿胶、仙茅、补骨脂、金狗脊、五加皮、独活、红花、怀牛膝各 50g，乌梢蛇、白花蛇、蛤蚧、海马各 10g，冰糖 1.5kg，50 度白酒 15L。【制法】将上药轧为粗粉，置容器内，加入白酒，密封，浸泡 15～20 日，即可启用。或用渗滤法制备。【功用】补肾壮阳，祛风除湿，活血行气。【主治】骨质疏松症。【用法】口服：每次服 30～50ml，每日服 2 次，可在进膳时饮用。2 个月为 1 个疗程，久服更佳。【附记】引自《湖南中医药导报》。

性交后不适症

·女儿茶酒·

【配方】广三七 9g，女儿茶、小茴香根各 12g，大救架、木通各 15g，白酒 300ml。【制法】将上药与白酒一起置入容器中，密封浸泡 7 日后即可服用。【功用】活血祛瘀，利水散寒。【主治】饭色痨（饭后行房所致），症见面青、消瘦、手足潮热、肚痛，按之有块状物。【用法】口服：每日早、晚各服 15～30ml。【附记】引自《民间秘方治百病》。屡用有效。

梅　　毒

·梅毒药酒·

【配方】黄柏、黄芩、车前子、独活、丁香、红娘子、山甲球、萹蓄、皂角刺、川黄连、龙衣、鹤虱各 6g，土茯苓、白花蛇、地骨皮各 30g，牛蒡子、木通、白芷、大黄、天花粉各 9g，黑、白丑各 18g，大枫子肉、生地黄各 12g，斑蝥（去头、足）2.1g，蜈蚣（去头、足）2 条，白酒 1000ml。【制法】先将斑蝥、红娘子以糯米少许同炒至米黄为度，去米不用。将白花蛇去鳞，合上药共研为粗末，浸入酒中，密封，浸泡 15 日后即可服用。【功用】发汗透邪，活血通络。【主治】梅毒（花柳病）未根治，毒侵筋骨，周身骨节疼痛，如遇天气变化则痛剧，坐卧不安等症。【用法】口服:每日早、晚各服 1 次,每次服 30～45ml。【附记】引自《民间秘方治百病》。若用本方兼之外搽患处,日搽数次。内外并治,效果尤佳。

猪囊尾蚴病(囊虫病)

·囊虫灵酒·

【配方】斑蝥、红娘子、全蝎各 7 个,大黄 60g,白酒 1500ml。【制法】将上药加入白酒为 1 剂,装入汤罐内,放入沸水蒸煮,将酒耗至 1000ml 为止。【功用】解毒杀虫。【主治】囊虫病。【用法】口服:每次服 10ml,每日早、晚各服 1 次,饭后服用。1 剂为 1 个疗程,一般服 3 或 4 个疗程。【附记】引自《中西医结合杂志》。屡用效佳,治愈率达 100%。

肥　胖　症

·地黄麻仁酒·

【配方】鲜地黄汁 500ml,火麻仁、杏仁各 500g,糯米 2500g,红曲 750g。【制法】火麻仁去杂质,捣碎,杏仁以清水浸泡 24 小时,去皮、尖,晒干,以文火炒黄,捣烂如泥;糯米以清水淘洗干净,取米泔水,与火麻仁末、杏仁末和成泥。糯米加水煮成稀米饭,待温度降至 32℃左右时,与火麻仁和杏仁的泥末及细曲混合,拌匀,置坛内,密封贮存。20 日后加入地黄汁(无须搅拌),仍密封贮存,过 60 日后压去酒糟,滤取酒液,分装备用。【功用】清热凉血,润肠通便,轻身减肥。【主治】肥胖,贫血,须发早白,肺虚久咳,体虚早衰等。【用法】口服:每次饮服 10～20ml,日服 2 次。【附记】引自《中华养生药酒 600 款》。屡用有效。

·减肥酒(一)·

【配方】莲子、莲藕、荷花、白术各 200g,白酒 1000ml。【制法】将诸药洗净置容器中,加入白酒,密封浸泡 7 日即成。【功用】健脾,降脂,减肥。【主治】肥胖症。【用法】口服:每次饮服 10～20ml,日服 2 次。【附记】施旭光方。多年使用,效果甚佳。

·减肥酒(二)·

【配方】茯苓、白术、党参、泽泻、荷叶、山药各 150g,白酒 2500ml。【制法】将诸药洗净,捣碎置容器中,倒入白酒,密封浸泡 10 日后即可服用。【功用】健脾益气,降脂减肥。【主治】肥胖症。【用法】口服:每次饮服 15～30ml,日服 2 次。【附记】笔者经验方。多年使用,治验甚多,效果甚佳。

·山药酒·

【配方】山药 500g,莲肉 150g,冰片 0.2g,白酒 2000ml。【制法】将上药置入容器中,加入白酒,密封浸泡 7 日后即成。【功用】平补中焦,降脂减肥。【主治】肥胖症。【用法】口服:每次服 15～30ml,日服 2 次。【附记】引自《集验百病良方》。屡用有效,久服效佳。笔者应用常依本方加荷叶 100g,白术 30g,验之临床,效果尤佳。

自主神经功能紊乱、健忘、肠粘连

·三黄归红酒·

【配方】黄精 180g,枸杞子、生地黄、白芍、首乌藤各 90g,黄芪、党参、当归、炒枣仁各 60g,麦冬、红花、菊花、佩兰、石菖蒲、远志各 30g,白酒 6000ml。【制法】将上药置入酒坛内,加入白酒,密封浸泡 2～4 周后,过滤澄清,装瓶备用。【功用】补益肝肾,益气活血,养阴安神。【主治】自主神经功能紊乱。【用法】口服:每次服 5～

10ml，日服3次；或每晚口服1次，每次服10～20ml，连续服用4～8周，观察疗效。【附记】引自《当代妙方》。用本方治疗175例，其中显效78例，进步88例，无效9例，总有效率为94.9%。

·健忘酒·

【配方】远志、熟地黄、菟丝子、五味子各18g，石菖蒲、川芎各12g，地骨皮24g，白酒600ml。【制法】将上药置入容器中，加入白酒，密封浸泡1周后，过滤，澄清，装入瓶内备用。勿泄气。【功用】滋阴活血，通窍醒脑。【主治】青年健忘症。【用法】口服：每次服10ml（酒量大的酌加），每日早、晚各服1次。不能饮酒者，可改用水煎服，每日1剂。【附记】引自《当代妙方》。用本方治疗37例，一般服药2～3周后即有所好转，学习2小时无头重、头晕及头痛等感觉，睡眠、精神有所改善。连服1个月以上，记忆力明显增加。

·膝瓜酒（二）·

【配方】牛膝、木瓜各50g，白酒500ml。【制法】将上药浸泡于白酒中，7天后便可饮用。上述药量，可连续浸泡3次，即为1500ml白酒。【功用】利湿解粘。【主治】肠粘连。【用法】口服：每晚睡前饮1次，每次饮量可根据个人酒量而定，以能耐受为度。【附记】引自《当代妙方》。用本方治疗术后肠粘连13例，用药最短者1个月，最长者半年，自觉症状明显改善，收到满意效果。

第 6 章　儿科疾病的药酒治疗

小儿感冒

·葱姜酒·

【配方】生姜、葱白各 30g，食盐 6g，白酒 15ml。【制法】将前 3 味捣烂如糊状，入白酒调和均匀，用纱布包好。备用。【功用】疏散风寒。【主治】小儿风寒感冒。【用法】外用：取上药酒包涂搽小儿前胸、后背、手心、脚心、腋下、肘窝等处，各涂搽 1 遍后让小儿静卧。【附记】引自《民间百病良方》。验之临床，确有良效。

·荸荠酒·

【配方】鲜荸荠 10 个，米酒（酒酿）100ml。【制法】先将荸荠洗净、去皮、切片，与酒酿一同入锅，加水适量，煮熟即可食用。【功用】清热解毒。【主治】小儿风热感冒、水痘、麻疹等。【用法】口服：顿服，日服 1～2 剂。亦可连渣食用。【附记】引自《民间百病良方》。临床验证有效。

·明矾酒（二）·

【配方】明矾 12g，面粉少许，烧酒适量。【制法】将明矾用烧酒浸化，然后与面粉拌匀，制一药酒饼，备用。【功用】燥湿祛痰，杀虫解毒。【主治】小儿感冒，风痰壅塞。【用法】外用：取药酒饼敷于患者脚心处，每日换药 1 次或 2 次，连用 2～3 日。【附记】引自《民间百病良方》。验之临床，确有良效。

·星黄酒·

【配方】生南星、雄黄各15g，米醋适量。【制法】将前2味共研细末，入米醋调和均匀，制成2个药酒饼，备用。【功用】退热解毒。【主治】小儿风热感冒及流行性感冒。【用法】外用：取药酒饼敷患儿两足心（涌泉穴），外用纱布包扎固定。一般24小时内有退热作用。【附记】引自《百病中医民间疗法》。

·吴茱萸酒（二）·

【配方】吴茱萸、明矾各15g，白酒适量。【制法】将前2味共研细末，入白酒调和成泥膏状，制成药酒饼2个，备用。【功用】散寒，消炎，退热。【主治】小儿各型感冒。【用法】外用：取药酒饼敷患儿两足心或手心，外用纱布包扎固定。【附记】引自《药酒汇编》。临床验证均效。

小儿低热

·红枣酒·

【配方】大枣250g，羊脂25g，黄酒250ml。【制法】先将大枣用水煮软后倒去水，再加入羊脂和黄酒，煮1～3沸后，倒入罐内密闭贮存7日后，即成。【功用】补中益气，养血安神，清热解毒。【主治】小儿低热（气血两虚型）。【用法】口服：每次食枣3～5枚，日服2次。连用7～8日。【附记】引自《民间百病良方》。验之临床多效。

·三味葱白酒·

【配方】吴茱萸15g，桂枝10g，葱白（连须）14个，白酒适量。【制法】将前2味共研细末，葱白捣烂，混合，入白酒调和成泥状，制

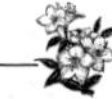

成药酒饼2个，备用。【功用】温经，通阳，退热。【主治】小儿低热（气虚或阳虚型）。【用法】外用：取药酒饼敷患儿两足心，外用纱布包扎、固定。6小时后取下，不应，隔4小时再敷。【附记】引自《药酒汇编》。验之临床多效。

小儿高热神昏

·外搽药酒方·

【配方】四季葱白30g，大曲酒250ml。【制法】先将葱白放在粗瓷大碗中捣烂，再将大曲酒倒入大碗内，点火将酒燃烧，待火苗烧到碗边时，即将火苗吹熄备用。【功用】温经，通阳，退热。【主治】高热神昏。【用法】外用：医者用手蘸着带有热气葱液，在患者头额、胸背及四肢摩擦，以擦至患者周身皮肤嫩红为止。【附记】引自《百病中医熏洗熨擦疗法》。本方用于成人患者，效果亦佳。本方通过温经通阳作用使阳气郁遏得解，汗腺得松，使之热毒外泄，从而能收到较好的退热效果。

·外用退热药酒·

【配方】麻黄40g，紫苏、薄荷、石膏、生地黄、山楂、仙鹤草、葛根、柴胡、青黛各60g，金银花，连翘、蒲公英、鱼腥草、板蓝根各50g，大黄30g，52度白酒2000ml。【制法】将上药置入容器，加入白酒，密封浸泡1周，1周后即成。【功用】清热解毒，表里双解。【主治】各种原因引起的高热。【用法】外用：儿童、成人分别取药酒10～60ml、30～100ml，擦浴患者头部、背部、腰部、腹部、上肢、手心、足部、足背、足底部位，每1～4小时1次，体温复常后，减量再用1次。【附记】引自《程氏医学笔记》。用本方外治因各种原因引起的高热100例，用24小时后。结果：均体温复常。

百日咳(顿咳)

·葱肠酒·

【配方】葱头50g,猪小肠1节,黄酒300ml。【制法】将猪小肠洗净、切细,与葱头炒香后,加入黄酒和淘米水(米泔)300ml,煮熟取汁备用。【功用】补虚润燥,化痰祛痰。【主治】百日咳,日久不愈、痰稀面白、遗尿气喘等。【用法】口服:每日1剂,分数次服。【附记】引自《民间百病良方》。验之临床多效。

·牛膝兰草酒·

【配方】土牛膝根、鹅不食草、马兰各50g,酒酿汁200ml。【制法】将上药与酒同煮,加糖适量,取汁备用。【功用】清热解毒,利尿。【主治】百日咳。【用法】口服:每日1剂,分3次服完。【附记】引自《药酒汇编》。验之临床多效。

麻 疹

·芫荽酒·

【配方】芫荽120g,烧酒250ml。【制法】将芫荽入酒内煎5沸,倒入盆内,备用。【功用】透发麻疹。【主治】麻疹见形后,收没太快。【用法】外用:药盆上盖上竹席或薄板,并固定药盆,趁热熏洗患处(先熏后洗)。熏时室内必须保持适宜温度。患儿除头面露出外,周身用被子包严(药盆也一并包在内),不使外溢。熏至10分钟后,另换热汤熏洗,熏洗后速用热毛巾将汗水和水汽擦干,并注意保暖,免受风寒。【附记】引自《百病中医熏洗熨擦疗法》。用时将患儿不时转动坐势,勿固定一处。同时药酒温度要适度,不宜太烫,免伤皮肤。若配用《医宗金鉴》荆防解毒汤加减内服。内外并治,效果尤佳。

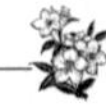

·柑树叶酒·

【配方】柑树叶 30g,米酒适量。【制法】将上药炒焦,研末,用米酒调和如泥状,备用。【功用】平喘。【主治】麻疹后气喘。【用法】外用:取药酒泥敷患儿肚脐上,外用纱布胶布固定。每日换药 1 次。【附记】引自《民间百病良方》。验之临床多效。

·地龙酒(二)·

【配方】地龙(去泥洗净)5 条,乌芋(即荸荠)20g,米酒适量。【制法】将前 2 味拌和,绞取汁,入米酒适量混合煎数沸,去渣候温,备用。【功用】凉血解毒,透疹。【主治】出疹后血热毒盛,黑陷不起。【用法】口服:1 次顿服。【附记】引自《百病中医药酒疗法》。

·牛蒡蝉蜕酒(一)·

【配方】牛蒡根 500g,蝉蜕 30g,黄酒 1500ml。【制法】将牛蒡根切片,与蝉蜕同置容器中,加入黄酒,密封,浸泡 5 日后,过滤去渣,备用。【功用】散风宣肺,清热解毒,利咽散结,透疹。【主治】咽喉肿痛,咳嗽,喉痒,吐痰不利,麻疹,风疹,疮疖肿痛。【用法】口服:每次服 10～20ml,日服 2 次。【附记】引自《药酒汇编》。凡脾胃寒湿腹泻者忌服。

小儿呕吐

·姜醋酒方·

【配方】生姜 10g,面粉 30g,陈醋 30ml,白酒 20ml。【制法】将生姜捣烂后,入面粉、醋和酒,调和成稠糊状,做成药饼 2 个,备用。【功用】温中止呕。【主治】呕吐,腹部喜暖畏寒者。【用法】外用:取药饼敷患儿两足心,外用纱布包扎固定。每日换药 1 次。【附记】引自《民间百病良方》。验之临床多效。

·二姜酒·

【配方】干姜、生姜各 15g，白酒（或黄酒）50ml。【制法】将前 2 味捣碎，置容器中，加入白酒，密封，浸泡 7 日后，去渣即成。或加红糖矫味。【功用】温中止呕。【主治】呕吐，无论年龄大小均可用之。【用法】口服：每次服 5～10ml，日服 2 次。不能饮酒者（如幼儿等）可取此药酒外搽肚脐、中脘穴，日搽数次。【附记】笔者经验方。

小儿痫证

·独活酒（二）·

【配方】独活、甘草、木防己各 1.2g，干姜、细辛各 1.5g，鸱头 1 枚，桂心 60g，铁精 30g，人参 9g，白酒 400ml。【制法】将前 9 味捣碎，入布袋，置容器中，加入白酒，密封，浸泡 5 日后，过滤去渣，即成。【功用】补肝肾，止风痫。【主治】小儿风痫，屡经发动。【用法】口服：每次服 5ml，日服 2 次。【附记】引自《普济方》。验之临床多效。

·紫石酒·

【配方】紫石英 2.4g，制附子 1g，铁精、茯神、独活各 1.5g，远志、桂心各 1.8g，炙蜂房、牛黄各 0.6g，干姜、炙甘草、人参各 1g，白酒 500ml。【制法】将前 12 味捣碎，入布袋，置容器中，加入白酒，密封，浸泡 5～7 日后，过滤去渣，即成。【功用】益气壮阳，清心安神。【主治】小儿风痫发作，言语谬错。【用法】口服：每次服 5～10ml，日服 2 次。【附记】引自《普济方》。验之临床多效。

·牛黄酒·

【配方】牛黄、钟乳（研）、麻黄、秦艽、人参各 2.4g，桂心 2g，龙骨、白术、甘草、细辛、当归各 1.5g，杏仁 1.2g，蜀椒、蜣螂虫各 9g，白酒 500ml。【制法】将前 14 味捣碎，入布袋，置容器中，加入白

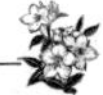

酒，密封，浸泡 7 日后，过滤去渣，即成。【功用】益气助阳，活血祛风，清心镇惊。【主治】小儿惊痫，经年小劳辄发。【用法】口服：每次服 5ml，日服 3 次。【附记】引自《普济方》。验之临床多效。

·木防己酒·

【配方】木防己 4.2g，铅丹、防风、桂心、龙齿各 2.4g，丹砂、炙甘草各 1.8g，独活 0.6g，细辛、当归、干姜各 1.5g，莽草 0.3g，白酒 500ml。【制法】将前 12 味捣碎，入布袋，置容器中，加入白酒，密封，浸泡 5 日后，过滤去渣，即成。【功用】祛风凉血，息风通络。【主治】小儿风痫发动，手足不仁。【用法】口服：每次服 5ml，日服 3 次。【附记】引自《普济方》。验之临床多效。

小儿惊风

·清肝息风酒·

【配方】天竺黄 15g，栀子 10g，蝉蜕 6g，羚羊角粉 1 支（约 0.9g），米酒 150ml。【制法】将前 3 味加水 300ml 煎至 100ml，入米酒、羚羊角粉拌匀，即成。【功用】清热化瘀，息风止痉。【主治】急惊风。【用法】口服：每次服 5～10ml，日服 3 次。【附记】笔者经验方。效佳。

·二仁酒·

【配方】杏仁、桃仁各 7 粒，栀子 7 枚，面粉 15g，烧酒适量。【制法】将前 3 味共捣烂如泥，入面粉和烧酒调和成糊状，备用。【功用】清心泻火，下气行瘀，安神息风。【主治】急、慢惊风。【用法】外用：每取药酒膏适量，涂搽患儿两足心、手心。每日涂搽数次。或外用纱布包扎。【附记】引自《百病中医熏洗熨擦疗法》。治疗 40 例（其中慢惊风 15 例），10 例配用内治汤剂，连用数日，均获痊愈。

小儿虫症

·青梅煮酒·

【配方】青梅30g，黄酒100ml。【制法】将青梅和黄酒放入瓷杯中，置有水的蒸锅中加热蒸炖20分钟，去渣即成。【功用】醒胃，杀虫，止痛。【主治】食欲缺乏，蛔虫性腹痛及慢性消化不良性泄泻者，均可用之。【用法】口服：每次温服10～30ml。【附记】引自《百病中医药酒疗法》。验之临床多效。

·百部酊(一)·

【配方】百部30g，55%乙醇150ml。【制法】将百部置容器中，加入乙醇(酒精)，密封，浸泡3日后，即可取用。【功用】解毒，杀虫，止痒。【主治】蛲虫病。【用法】外用：先用温开水将患儿肛门洗净，在临睡前用药棉蘸药酒涂搽肛门及其周围。【附记】引自《百病中医熏洗熨擦疗法》。验之临床多效。

新生儿硬皮症

·艾韭酒·

【配方】艾叶、韭菜各30g，白酒30ml。【制法】将前2味捣烂，入白酒调匀成糊状，备用。【功用】温经散寒，活血消肿。【主治】新生儿硬皮症。【用法】外用：先用艾条温灸患部，然后取此酒糊涂搽患部。日灸、搽2次或3次。【附记】引自《民间百病良方》。验之临床多效。

小儿下肢麻痹症

·七味药酒·

【配方】白芷、当归、赤芍、红花、生地黄、石胡荽各30g，樟脑粉

15g，大曲酒 500ml。【制法】将前 7 味研为粗末，置有盖瓷缸内，再将大曲酒烫热冲入，密封，每日振摇 1 次，浸泡 10 日后，即可使用。【功用】活血祛风，温经通络。【主治】小儿下肢麻痹症（中后期）。【用法】外用：每日早、中、晚各以小瓷杯取药酒适量，隔开水烫热，用脱脂药棉蘸药酒揉搽患处，以搽至皮肤微红为度。【附记】引自《百病中医熏洗熨擦疗法》。个人认为：治疗小儿麻痹后遗症，最好配合内治、针灸、按摩等综合疗法，可望提高疗效，以达到根治的目的。

痄腮（流行性腮腺炎）

·外搽药酒（一）·

【配方】七叶一枝花（药用根茎）、白酒、食醋各适量。【制法】将七叶一枝花研成细末，用白酒、食醋各半调和成软膏状，备用。【功用】清热解毒，消肿散结，止痛。【主治】流行性腮腺炎。【用法】外用：每取药酒膏涂搽患处，日涂搽数次。【附记】引自《中国当代中医名人志》。验之临床，坚持用药，每收良效。

小儿阴茎包皮水肿

·栀子酒·

【配方】黄栀子 30g，白酒 30～60ml。【制法】将黄栀子打碎，置容器内，加入白酒（以浸过药面为度），浸泡半小时后即可取用。【功用】清热解毒利湿。【主治】小儿过敏性阴茎包皮水肿。【用法】外用：用煮沸消毒过的鸭毛浸制备好的栀子酒涂搽患处，反复多次涂搽。【附记】引自《新医学》。屡用效佳。

·栀地酒·

【配方】栀子 50g，黄柏 15g，地肤子 15g，苍术 15g，白酒

250ml。【制法】将前4味药研成粗末，浸泡在白酒内，1小时后即可取用。【功用】清热解毒，利湿通络。【主治】小儿阴茎包皮水肿。【用法】外用：用脱脂棉签蘸药酒涂抹患处，每日涂4次或5次。【附记】引自《大众中医药》。屡用效佳。

·硝矾酒·

【配方】芒硝50g，白矾5g，白酒100ml。【制法】将上药置容器内，先用400ml开水冲化，再加白酒和匀，半小时后即可服用。【功用】消炎散结，利水消肿。【主治】阴茎水肿。【用法】外用：用干净纱布浸吸药液后，趁热敷阴茎部，凉后再绞干纱布，重新浸吸药液敷之。每次10分钟，每日3～5次。【附记】引自《单方验方治百病》。临床屡用，疗效满意。

第7章　妇科疾病的药酒治疗

月经不调

·调经酒·

【配方】当归、吴茱萸、川芎各24g，炒白芍、白茯苓、陈皮、延胡索、牡丹皮各18g，香附（醋炒）、熟地黄各36g，小茴香、砂仁各12g，白酒2500ml。【制法】将前12味捣碎，入布袋，置容器中，加入白酒，密封，隔水蒸煮2小时，静置24小时后，过滤去渣即成。【功用】活血调经，开郁行气。【主治】月经不调，腹内疼痛或小腹内有结块，伴有胀、满、痛等症。【用法】口服：每次服20ml，日服2次。【附记】引自《药酒汇编》。验之临床，确有良效。

·八珍酒（一）·

【配方】当归5g，五加皮12g，白芍4g，甘草2.4g，川芎2g，核桃仁、大枣各6g，糯米酒1000ml。【制法】将前7味药切片，入布袋，置容器中，加入糯米酒，密封，隔水蒸煮1小时，取出待冷，埋入地下5日后，取出静置21日，过滤去渣，即成。【功用】补益气血，活血化瘀。【主治】月经不调、食少乏力、面黄肌瘦、劳累倦怠、头眩气短、腰膝酸软等症。【用法】口服：每次温服15ml，日服3次。【附记】引自《药酒汇编》。验之临床，确有良效。

·屈花酒·

【配方】黄屈花 3～6g，白酒 500ml。【制法】将黄屈花置容器中，加入白酒，密封，浸泡 10 日后，过滤去渣，即成。【功用】活血调经。【主治】月经不调。【用法】口服：每次服 10～15ml，日服 2 次。【附记】引自《民间百病良方》。验之临床多效。

·花蝴蝶酒·

【配方】花蝴蝶根 30g，白酒 500ml。【制法】将花蝴蝶根洗净、切碎，置容器中，加入白酒，密封，浸泡 7 日后，过滤去渣即成。【功用】活血调经。【主治】月经不调、腰痛等症。【用法】口服：每次服 10ml，日服 2 次。【附记】引自《民间百病良方》。验之临床多效。

·大驳骨酒·

【配方】大驳骨 30g，白酒 500ml。【制法】将大驳骨洗净、切碎，入布袋，置容器中，加入白酒，密封，浸泡 15 日后，过滤去渣，即成。【功用】通经活血，祛瘀生新。【主治】月经不调、风湿痹痛、跌打损伤、血瘀肿痛等。【用法】口服：每次服 10ml，日服 2 次。【附记】引自《民间百病良方》。验之临床多效。

·当归肉桂酒·

【配方】当归 30g，肉桂 6g，甜酒 500ml。【制法】将前 2 味捣碎，置容器中，加入甜酒，浸泡 7 日后，过滤去渣，即成。【功用】温经活血。【主治】月经错后。【用法】口服：每次服 15～30ml，日服 1～3 次。【附记】引自《陕甘宁青中草药选》。验之临床效佳。

·大佛酒·

【配方】大砂仁、大佛手、大山楂各 30g，黄酒（或米酒）500ml。【制法】将前 3 味捣碎，置容器中，加入黄酒，密封，浸泡 7 日后，过

滤去渣，即成。【功用】理气，活血，调经。【主治】经期延后，月经量少色暗有块，小腹及胸胁、乳房胀闷不舒，时有叹息，精神忧虑，舌苔正常，脉弦涩。【用法】口服：每次服 15～30ml，每日早、晚各服 1 次。【附记】引自《百病饮食自疗》。不善饮酒者，可以醋代酒浸泡，服时加冰糖适量减酸。

·茴桂酒·

【配方】小茴香 30g，桂枝 15g，白酒 250ml。【制法】将前 2 味捣碎，置容器中，加入白酒，密封，浸泡 5～7 日后，过滤去渣，即成。【功用】温经散寒。【主治】经期延后、色暗红、量少，小腹冷痛，得热稍减，恶寒，面色青白，苔薄白，脉沉迟而紧。【用法】口服：每次服 15～20ml，日服 2 次。【附记】引自《百病饮食自疗》。验之临床多效。

·茴香酒(二)·

【配方】小茴香、青皮各 15g，黄酒 250ml。【制法】将前 2 味洗净，切碎，置容器中，加入黄酒，密封，浸泡 3～5 日后，过滤去渣即成。【功用】疏肝理气。【主治】经期或前或后，无块，色质正常，行而不畅，乳房及小腹胀痛，连及两胁，精神闷苦不乐，常以长叹一声为快，舌脉正常。或经色深红有块，过期不止。【用法】口服：每次服 15～30ml，日服 2 次。【附记】引自《百病饮食自疗》。如不耐酒者，可以食醋代酒浸泡。

·宁杞杜仲酒·

【配方】宁夏枸杞、杜仲各 60g，白酒 500ml。【制法】将前 2 味捣碎，置容器中，加入白酒，密封，浸泡 5 日后，过滤去渣，即成。【功用】补肾调经。【主治】月经忽前忽后、量少色淡、清稀，面色晦暗，头晕目眩耳鸣，腰膝酸软，小腹空痛，夜则尿多，大便不实，舌淡，脉沉而迟。【用法】口服：每次服 15～30ml，日服 2 次。【附记】

引自《百病饮食自疗》。验之临床多效。

·茅莓酒·

【配方】茅莓根500g，红泽兰、刘寄奴根各120g，白酒1000ml。【制法】将前3味切碎，入布袋，置容器中，加入白酒，密封，浸泡15日后，过滤去渣，即成。【功用】清热解毒，活血调经。【主治】月经不调。【用法】口服：每次服10ml，日服2次。【附记】引自《药酒汇编》。验之临床，确有良效。

·大巢菜酒·

【配方】大巢菜种子、小血藤各15g，白酒500ml。【制法】将前2味捣碎，置容器中，加入白酒，密封，浸泡20日后，过滤去渣，即成。【功用】清热利湿，活血祛瘀。【主治】月经不调。【用法】口服：每次服10ml，日服2次。【附记】引自《药酒汇编》。验之临床，确有良效。

·水杨梅酒·

【配方】水杨梅、龙牙草、对月莲、泽兰各9g，血当归12g，月季花7朵，白酒500ml。【制法】将前6味捣碎，置容器中，加入白酒，密封，浸泡7日后，过滤去渣，即成。【功用】活血调经。【主治】月经不调。【用法】口服：每次服10ml，日服2次。【附记】引自《药酒汇编》。

·鸡血藤酒(二)·

【配方】鸡血藤60g，当归、丹参各30g，白酒500ml，冰糖60g。【制法】将前3味切碎，置容器中，加入白酒，密封，置文火上煮鱼眼沸，待冷后，置阴凉处浸泡5日，过滤去渣，加入冰糖，溶化即成。药渣再添酒浸，味薄即止。【功用】补血行血，通经活络。【主治】月经不调，闭经及肢体麻木，跌打损伤。【用法】口服：每次服15～

30ml,日服 3 次。【附记】笔者经验方。效佳。

·红花山楂酒·

【配方】红花 15g,山楂 30g,白酒 250ml。【制法】将前 2 味切碎,置容器中,加入白酒,密封,浸泡 7 日后,过滤去渣,即成。【功用】活血散瘀,消胀止痛。【主治】经来量少,紫黑有块,小腹胀痛,拒按,血块排出后疼痛减轻,舌边可见紫暗瘀点,脉沉涩。【用法】口服:每次服 15～30ml,日服 2 次。或视酒量大小,适量服用,以不醉为度。【附记】引自《百病饮食自疗》。验之临床多效。

·月季花酒(一)·

【配方】月季花 12 朵,黄酒适量。【制法】将月季花烧灰存性,备用。【功用】活血调经,消肿解毒。【主治】经来量少,紫黑有块,小腹胀痛,拒按,血瘀排出后疼痛减轻,舌边可见紫暗瘀点,脉沉涩。【用法】口服:上剂 1 次用黄酒送服。【附记】引自中医研究院《常见病验方研究参考资料》。验之临床多效。

·丹参酒(四)·

【配方】丹参、延胡索各 30g,牛膝、红花、郁金各 15g,白酒 300ml。【制法】将前 5 味捣为粗末,置容器中,加入白酒,密封,浸泡 15 日后,过滤去渣,即成。【功用】活血散瘀,行气止痛,益肾去痹,解郁止痛。【主治】血瘀气阻,经水不畅,对 5 日以上月经仍不干净者尤宜。【用法】口服:行经前 2 日即开始服用。每次服 15ml,日服 3 次。至月经干净时停饮。连用 4 个月经周期为 1 个疗程。【附记】引自《药酒汇编》。验之临床,确有良效。

·地榆酒(二)·

【配方】生地榆 60g,甜酒适量。【制法】将生地榆研成细末,备用。【功用】清热,凉血,止血。【主治】月经过多或过期不止,经色深红，质稠有块，腰腹胀痛，心烦口渴，面红唇干，小便短赤，舌红苔黄，脉滑数。【用法】口服：每次取药末 5～10g，用甜酒 10～30ml 送服，日服 2 次。【附记】引自重庆《祖国医学采风录》（第 1 集）。验之临床多效。

·芍药黄芪酒·

【配方】白芍药、黄芪、生地黄各 100g，炒艾叶 30g，白酒 1000ml。【制法】将前 4 味捣为粗末，入布袋，置容器中，加入白酒，密封，浸泡 3～7 日后，过滤去渣，即成。【功用】益气温经，滋阴凉血。【主治】妇女月经过多，兼赤白带下。【用法】口服：每于食前适量温饮，日服 3 次。【附记】引自《百病中医药酒疗法》。验之临床多效。

·桑椹红花酒·

【配方】桑椹子 50g，红花 10g，鸡血藤 24g，白酒 250ml，黄酒 400ml。【制法】将鸡血藤研成粗末后，与其他药材一同置纱布袋内，扎口，先以白酒浸泡，7 日后加黄酒，再密闭浸泡 7 日。取出药袋后，压榨取液与药酒合并，过滤后装瓶备用。【功用】养血活血，调经通络，祛风除痹。【主治】妇女月经不调，痛经，闭经；老人血不养筋，风湿痹痛，手足痿弱。【用法】口服：每次服 20～25ml，日服 2 次。【附记】引自《药酒汇编》。临床屡用，效果均佳。

痛　经

·毛鸡药酒·

【配方】干毛鸡（或鲜毛鸡 320g，均除去毛和内脏）、千年健、当归、川芎、白芷、红花各 160g，赤芍、桃仁各 15g，茯苓 20g，白酒 17L。【制法】将干毛鸡用蒸汽蒸 15 分钟，待冷，用白酒适量浸泡 25 日。将其余 8 味捣碎，再置入容器中，加入白酒，密封，浸泡 45～55 日后，过滤去渣，即成。【功用】温经祛风，活血化瘀。【主

治】产后眩晕、产后血晕、痛经、闭经、四肢酸痛无力等。【用法】口服：每次服 15～30ml，日服 3 次。【附记】引自《药酒汇编》。验之临床，确有良效。凡感冒发热、喉痛、眼赤及产后血晕脱症等患者忌服。

·当归元胡酒·

【配方】当归、延胡索（元胡）、制没药、红花各 15g，白酒 1000ml。【制法】将前 4 味捣碎，入布袋，置容器中，加入白酒，密封，浸泡 7 日后，过滤去渣，即成。【功用】活血行瘀，调经止痛。【主治】痛经（经前型）。【用法】口服：每次空腹服 10～15ml，日服 2 次。【附记】引自《儒门事亲》。验之临床，确有良效。一方加制乳香 15g，当归改用 25g，白酒减半量。余同上。用治月经不调，痛经（瘀阻）及跌打损伤，肢体疼痛，效佳。痛症可加外用（搽患处），但皮破者不宜外用。痛经应从经前 1 周开始服用。

·山楂止痛酒·

【配方】山楂（切片晒干去核）100g，60 度白酒 300ml。【制法】将山楂置容器中，加入白酒，密封，浸泡 7 日后，备用。取用前再加白酒 200ml。【功用】健脾，活血，消除疲劳。【主治】妇人痛经，身体疼痛。【用法】口服：每次服 10～20ml，日服 2 次。【附记】引自《民间百病良方》。验之临床多效。

·归芪酒（一）·

【配方】当归、黄芪各 150g，白酒 500ml。【制法】将前 2 味切碎，置容器中，加入白酒，密封，浸泡 7 日后即可取用。【功用】补中益气，补血活血，调经止痛。【主治】痛经，月经不调，崩漏。【用法】口服：于行经前 5 日开始服用，每次服 10ml，日服 2 次，7 日为 1 个疗程。【附记】引自《药酒汇编》。验之临床，每收良效。阴虚阳盛者忌服。

·红花酒(二)·

【配方】川红花120g,60度白酒400ml。【制法】将川红花洗净,置容器中,加入白酒,密封,每日振摇1次,浸泡7日后,过滤去渣,即成。【功用】活血化瘀。【主治】妇女冲任虚寒,血瘀性痛经,兼治跌打损伤,风湿性关节炎。【用法】口服:每次服10ml,亦可兑凉开水等量服或加红糖适量服之,日服2次。【附记】引自《大众药膳》。本方即《金匮要略》中红蓝花酒,方用红蓝花30g,白酒100ml,煎至减半。每次顿服一半,未止再服。用于治疗一切风邪,如妇人经后或产后风邪易于侵入腹中,扰乱腹内气血,使气滞血瘀,发生腹中刺痛。效佳。服药酒期间,应暂停哺乳。

·凤仙酒·

【配方】白凤仙花120g,黑豆60g,白酒500ml。【制法】将黑豆炒香,与凤仙花一同置容器中,加入白酒,密封,浸泡7日后,过滤去渣,即成。【功用】和血调经。【主治】痛经,月经不调。【用法】口服:于月经来潮前7日开始服。每次服20ml,每日早、晚各服1次。【附记】引自《药酒汇编》。验之临床,常收良效。

·丹参红花酒·

【配方】丹参、红花各50g,白酒500ml。【制法】将丹参切片,与红花一同置容器中,加入白酒,密封,浸泡7日后,过滤去渣,即成。【功用】活血通经。【主治】痛经(经前或经期型)。【用法】口服:于月经来潮前2日开始服。每次服15ml,日服2次。【附记】笔者家传秘方。效佳。一方去红花,余同上。

·丹参祛痛酒·

【配方】丹参、延胡索各30g,川牛膝、红花、郁金各15g,白酒500ml。【制法】将上药置入容器中,加入白酒,密封浸泡7～10日

后即成。【功用】行气活血，化瘀止痛。【主治】气滞血瘀型痛经。【用法】口服：每次服 15～20ml，日服 3 次。【附记】引自《集验百病良方》。屡用效佳。

·月季花酒(二)·

【配方】月季花 20g，红花、益母草、水菖蒲、紫苏梗各 12g，茜草 6g，白酒 1000ml。【制法】将上药去除杂质，用凉开水洗净，晒干捣碎，装入纱布袋内，置入酒坛内，加入白酒，密封浸泡，每日摇动 3～5 次，30 日后启封，过滤去渣，澄清，装瓶备用。【功用】活血止痛。【主治】由气滞血瘀引起的痛经，月经不调等。【用法】口服：每次服 10～15ml，日服 2 或 3 次。于月经来潮前 5～7 日开始服用，一般服至本次月经结束。下次月经来潮前仍按此法服用，连续服用 3 个月经周期。【附记】引自《程氏医学笔记》。屡用有效。

·益母草酒·

【配方】益母草 100g，丹参 30g，延胡索、小茴香各 50g，白酒 700ml。寒凝痛经倍小茴香，气血虚损倍丹参，加黄芪 30～50g。【制法】将前 4 味研为粗末，置容器中，加入白酒，密封，浸泡 7～14 日后，过滤去渣，即成。【功用】活血化瘀，行气止痛。【主治】各型痛经。【用法】口服：于月经来潮前 5 日开始服。每次服 15～30ml，或兑白开水等量服，或加红糖适量矫味服之，日服 2 次。【附记】笔者经验方。效佳。

·菖麻酒·

【配方】石菖蒲根 30g，活麻根、金鸡尾(凤尾草)各 60g，八爪龙 30g，黄酒适量。【制法】将上药共研细末，备用。【功用】活血，调经，止痛。【主治】痛经。【用法】口服：每次兑黄酒吞服 3g，或用 6g 加黄酒 30ml 煎服。日服 3 次。【附记】引自《重庆市老中医经验交流会资料选编》(第 4 集·内部资料)。验之临床，确有良效。

·归红酒·

【配方】红花 10g，益母草 60g，当归 10g，川芎 5g，黑胡椒 7 粒，白酒 500ml。【制法】将上药置入容器内，加入白酒，密封，浸泡 48 小时后即可服用。【功用】活血祛瘀，通经止痛。【主治】痛经。【用法】口服：每次服 20ml，每日早、晚各服 1 次，连服 1 个月经周期为 1 个疗程。【附记】引自《成都中医学院学报》。用本方治疗 284 例，其中，服药 1 个疗程痛经消失者 221 例；服用 2 个疗程痛经基本消失者 56 例；服用 3 个疗程症状无改善者 7 例。总有效率为 97.54％。

·当归红花酒(一)·

【配方】当归 15g，红花 10g，55 度白酒 250ml。【制法】将当归、红花两药粉碎成粗粉，用白酒少许润湿 48 小时，然后装渗滤桶，用 250ml 白酒进行渗滤，滤液用砂滤棒抽液分装即得。【功用】活血止痛，补血调经。【主治】痛经。【用法】口服：月经来潮前 4 日开始服用。每日服 3 次，每次服 10ml，重症患者可服 15～20ml。月经来潮后再继续服用 3 日。7 日为 1 个疗程，连服 3 个月经周期。【附记】引自《黑龙江中医药》。用本方治疗 200 例，治愈 133 例，好转 39 例。

·宣郁通经酒·

【配方】柴胡、郁金、栀子、牡丹皮、黄芩、延胡索、白芍各 10g，制香附 15g，白芥子、甘草各 6g，白酒 750ml。【制法】将上药置入容器内，加入白酒浸泡 2 周后，过滤即得。【功用】疏肝理气，宣郁通经。【主治】痛经(属肝郁型)。【用法】口服：每次服 15ml，每日 2 次。于经前 5 天开始服用，连服 7 天。见效后继续服用 3 个月经周期。【附记】引自《陕西中医》。屡用效佳。

闭　　经

·参茸补血露·

【配方】丹参 30g,川芎、何首乌、甘草、茯神各 12g,枸杞子、白豆蔻、五味子各 9g,鹿茸 6g,白术(焦)、莲子肉、远志、当归、生地黄、石菖蒲各 15g,白糖 250g,白酒 2500ml。【制法】将前 15 味捣碎,入布袋,置容器中,加入白酒和白糖,密封,隔水蒸煮 3 小时,离火待冷,埋土中 3 日出火毒,浸泡 5 日后,过滤去渣,即成。【功用】补血益精,活血通络。【主治】肾阳虚,精血不足,瘀血停滞所致的经闭、崩漏、月经不调、赤白带下、腰腿酸痛、干血痨症等;阳虚精血不足的不孕、不育症。【用法】口服:每次服 15～30ml,日服 3 次。【附记】引自《全国中成药处方集》。验之临床,确有良效。

·妇女调经酒·

【配方】月季花 30g,当归、丹参各 20g,米酒 1500ml。【制法】将前 3 味切碎,置容器中,加入米酒,密封,浸泡 10 日后,过滤去渣,即成。【功用】理气活血,调经止痛。【主治】月经稀少或经闭、经来小腹痛、心烦易怒、大便干燥等症。【用法】口服:每次服 30ml,日服 2 次。【附记】引自《药酒汇编》。验之临床,确有良效。

·牛膝参归酒·

【配方】牛膝、党参各 60g,当归、香附各 30g,红花、肉桂各 18g,白酒 1000ml。【制法】将前 6 味切碎,置容器中,加入白酒,密封,浸泡 7 日后,过滤去渣,即成。【功用】疏肝理气,温经活血。【主治】闭经、小腹胀痛或冷痛、面色晦、腰酸痛等。【用法】口服:每日早、晚各服 1 次,每次早上服 5～10ml,晚上服 10～20ml,服至月经来潮为止。如果体壮善饮,每次增服 20～30ml,有利于缩短疗程。【附记】引自《四川中草药通讯》。一方党参用量减半。先天性生殖器官器质性疾病，如无子宫、无卵巢、阴道闭锁等用此酒难以奏效。凡孕妇及心脏病、支气管哮喘、白带过多患者不宜服用此酒。

·二子桃仁酒·

【配方】大麻子300g，菴蕳子200g，桃仁100g，灶屋炱煤、桂心各120g，土瓜根、射干各180g，牛膝240g，白酒4500ml。【制法】将前8味捣碎，入布袋，置容器中，加入白酒，密封，浸泡5～7日后，过滤去渣，即成。【功用】温经散寒，活血化瘀。【主治】月经不通，百疗不瘥，脏腑宿冷，恶血凝结。【用法】口服：每次服10～15ml，日服2次。【附记】引自《普济方》。方名为编者拟加。验之临床多效。

·二藤酒·

【配方】大血藤12g，小血藤9g，水伤药15g，月季花根6g，白酒600ml。【制法】将前4味洗净，切碎，入布袋，置容器中，加入白酒，密封，浸泡7～10日后，过滤去渣，即成。【功用】行气破血，消肿解毒。【主治】闭经。【用法】口服：每次服10～15ml，日服2次。【附记】引自《药酒汇编》。血枯经闭忌服。如缺水伤药，可加青皮、川红花各9g，效果甚佳。

·益母当归酒·

【配方】益母草200g，当归100g，白酒1000ml。【制法】将前2味切碎，置容器中，加入白酒，密封，浸泡7日后，过滤去渣，即成。【功用】养血调经。【主治】血虚闭经。【用法】口服：每次服20ml，日服1次或2次。【附记】引自《药酒汇编》。验之临床，多效。

·当归桃仁酒·

【配方】当归、桃仁各100g，黄酒1000ml。【制法】将前2味捣

碎，置容器中，加入黄酒，密封，浸泡 7 日后，过滤去渣，即成。【功用】破血行瘀，润燥滑肠。【主治】经闭、癥瘕、瘀血作痛、血燥便秘、跌打损伤等症。【用法】口服：每次服 30ml，日服 2 次。【附记】引自《药酒汇编》。验之临床，确有良效。

·牛膝红花酒·

【配方】川牛膝 50g，红花 20g，米酒 1000ml。【制法】将前 2 味切碎，置容器中，加入米酒，密封，浸泡 7 日后，过滤去渣，即成。【功用】活血化瘀。【主治】血瘀之闭经、痛经，胞衣不下，兼治腰膝关节疼痛等症。【用法】口服：每次服 15～30ml，日服 2 次。【附记】引自《药酒汇编》。一方去红花，余同上。

崩　漏

·丹参酒(五)·

【配方】丹参、生地黄、忍冬藤、生地榆、艾叶各 100g，糯米 7500g，酒曲适量。【制法】将前 5 味捣碎，以水渍 3 日，煎 2 次，共取汁 3000ml，一半浸糯米，沥干，蒸饭，待冷，入药汁、酒曲(压细)拌匀，如常法酿酒。酒熟即成。【功用】活血，凉血，清热，止血。【主治】妇人崩中下血及产后余沥。【用法】口服：每次服 40～60ml，日服 2 次或 3 次。【附记】引自《千金翼方》。验之临床，确有良效。

·川芎酒(三)·

【配方】川芎 24g，红花 6g，白酒 150ml。【制法】将前 2 味切碎，置容器中，加入白酒，密封，浸泡 7 日后，或煎至 100ml。过滤去渣，即成。【功用】活血化瘀止崩。【主治】妇女血崩(血瘀型)。【用法】口服：每次服 30～50ml，日服 3 次。【附记】引自《民间百病良方》。验之临床多效。

·蓟根酒·

【配方】大蓟根、小蓟根各200g，白酒600ml。【制法】将前2味切碎，置容器中，加入白酒，密封，浸泡7日后，过滤去渣，即成。【功用】凉血止血。【主治】妇人崩中下血不止（血热型）。【用法】口服：每次服15～30ml，日服2次或3次，或随意多少饮之，勿醉。【附记】引自《千金翼方》。验之临床，确有良效。

·葵花酒·

【配方】向日葵蒂盘1个，黄酒500ml。【制法】将上药焙成炭，研细末，备用。【功用】止血。【主治】妇女血崩，产后血晕等。【用法】口服：每次取药末5～6g，用黄酒50ml送服，日服3次。【附记】引自《民间百病良方》。验之临床，每收良效。

·白鹤藤酒·

【配方】白鹤藤根60g，白酒500ml。【制法】将白鹤藤根洗净，切碎，入布袋，置容器中，加入白酒，密封，浸泡10日后，过滤去渣，即成。【功用】调经止血。【主治】妇女血崩、带下等症。【用法】口服：每次服10～15ml，日服2次。【附记】引自《民间百病良方》。验之临床多效。

·石豇豆酒·

【配方】石豇豆60g，白酒500ml。【制法】将石豇豆捣碎，入布袋，置容器中，加入白酒，密封，浸泡10日后，过滤去渣，即成。【功用】调经，镇痛，健脾，祛风湿。【主治】崩漏、带下、头痛、劳伤腰痛、风湿性疼痛等。【用法】口服：每次服10～15ml，日服2次。【附记】引自《民间百病良方》。验之临床多效。

·槐花酒·

【配方】槐花、生地榆各15g,黄酒250ml。【制法】将前2味捣碎,置容器中,加入黄酒,煮至150ml,待温,备用。【功用】清热凉血,止血调经。【主治】崩漏下血不止(血热型)。【用法】口服:每次服50ml,日服3次。【附记】引自《药酒汇编》。一方去地榆,焙焦研末,每取15g,用黄酒送服,余同上。

·乌鸡参归酒(一)·

【配方】嫩乌鸡(去毛及内脏)1只,党参、当归各60g,黄酒1000ml。【制法】将党参、当归切碎,纳入鸡腔内,加入黄酒1000ml和水适量,煮至减半,取出鸡,去渣,备用。【功用】补虚养身。【主治】虚劳体弱羸瘦、脾肺俱虚、面色无华、精神倦怠、气短乏力、崩漏、带下等。【用法】口服:每次服50ml,食鸡肉,日服2次。【附记】引自《药酒汇编》。验之临床,确有良效。

经前乳胀

·调经消胀酒·

【配方】制香附、红花、小茴香各12g,当归、炒茜草、鸡血藤各18g,月月红、益母草各36g,米酒1500ml。【制法】将前8味捣为粗末,置容器中,加入米酒,密封,浸泡10日后,过滤去渣,即成。【功用】活血调经,理气消胀。【主治】气滞血瘀所致的经前乳胀、月经不调、痛经等症。【用法】口服:每次服30ml,日服3次。【附记】引自《药酒汇编》。验之临床,屡收良效。

·九味消胀酒·

【配方】制香附50g,郁金、合欢皮各20g,娑罗子、路路通各30g,青橘叶、川楝子、乌药各15g,白酒600ml。【制法】将前8味捣碎，置容器中，加入白酒，密封，浸泡7日后，即可取用。【功用】舒肝开郁，疏通经络，调经止痛。【主治】经前乳胀。【用法】口服：每次服15～30ml，日服2或3次。【附记】笔者经验方。效佳。临床应用，可随症加味，脾虚加白术、陈皮、枳壳；血虚加当归、黄芪；冲任虚寒加肉桂、仙灵脾。

·红藤酒·

【配方】红藤、白头翁各12g，黄酒200ml。【制法】将前2味切碎，置容器中，加入黄酒，煎至减半，去渣，待温，备用。【功用】清利湿热，活血通络。【主治】经前乳胀，小腹两侧牵痛，兼止带下。【用法】口服：每日1剂，分2次或3次服。【附记】引自《药酒汇编》。验之临床效佳。

带　下

·四叶细辛酒·

【配方】四叶细辛60g，白酒500ml。【制法】将四叶细辛洗净，切碎，置容器中。加入白酒，密封，浸泡7日后，过滤去渣，即成。【功用】理气活血，祛湿散寒，祛瘀解毒。【主治】带下、劳伤、腰腿痛、跌打损伤、疖肿等。【用法】口服：每次服10～15ml，日服2次。【附记】引自《民间百病良方》。验之临床多效。

·冬瓜子酒·

【配方】冬瓜子200g，黄酒500ml。【制法】将冬瓜子炒黄，压碎，置容器中，加入黄酒，密封，浸泡10日后，过滤去渣，即成。【功用】祛湿利尿，解毒消炎，滋阴补肾。【主治】带下、肾虚尿浊等。【用法】口服：每次服15～30ml，日服2次。【附记】引自《民间百病良方》。临床验证效佳。

·蜈蚣七酒·

【配方】蜈蚣七 15g，白酒 500ml。【制法】将蜈蚣七洗净，切碎，置容器中，加入白酒，密封，浸泡 7 日后，过滤去渣，即成。【功用】祛风除湿，活血祛瘀，利尿消肿。【主治】妇女带下、淋证、风湿疼痛、跌打损伤等。【用法】口服：每次服 10～15ml，日服 2 次。【附记】引自《民间百病良方》。

·二仙酒·

【配方】金樱子、芡实肉各 120g，米酒 1000ml，食盐 0.1g。【制法】将前 2 味捣碎，置容器中，加入米酒，密封，经常振摇，浸泡 7 日后，开封，加入食盐，隔水蒸煮，过滤去渣，即成。【功用】益气补元，收敛止带。【主治】白浊、带下等。【用法】口服：每次服 30～50ml，日服 2 次。【附记】引自《药酒汇编》。验之临床，确有良效。

·地骨皮酒(一)·

【配方】地骨皮 90g，炙萆薢、炙杜仲各 50g，白酒 1000ml。【制法】将前 3 味捣碎，置容器中，加入白酒，密封，隔水煮 1 小时，取出候冷，去渣即成。【功用】利湿祛风，补肝益肾。【主治】带下、风湿腰痛、小便频数、浑浊等。【用法】口服：不拘时饮，常令微醉。【附记】引自《药酒汇编》。验之临床，确有良效。

·鳖甲酒(二)·

【配方】鳖甲 9g，白酒适量。【制法】将鳖甲焙黄，研末，备用。【功用】滋阴补肾。【主治】肾虚带下。多因分娩次数过多，或早婚而损伤肾气，带下量多，淋漓不断，腰胀。【用法】口服：每取药末 9g，用白酒(适量)送服，日服 1 次。【附记】引自《民间百病良方》。验之临床，确有良效。

·星宿菜酒·

【配方】星宿菜根30g,甜酒100ml。【制法】将星宿菜根洗净,切碎,加水煎取浓汁,兑入甜酒,调匀,即成。【功用】活血化瘀,通经活络。【主治】带下、月经不调、小便不利等。【用法】口服:每日1剂,分3次温服。【附记】引自《民间百病良方》。验之临床多效。

·参术酒(二)·

【配方】党参、生薏苡仁各30g,白术35g,茯苓25g,白酒500ml。【制法】将前4味捣碎,置容器中,加入白酒,密封,浸泡7日后,过滤去渣,即成。【功用】益气健脾,利湿止带。【主治】带下(脾虚型)。【用法】口服:每次服15～30ml,日服3次。【附记】笔者经验方。多年使用,效果甚佳。

·龟胶酒·

【配方】龟甲胶10g,黄酒50ml。【制法】将龟甲胶用黄酒煮化即成。【功用】滋阴补血,止血止带。【主治】妇女赤白带下、淋漓不止者。【用法】口服:早晨1次顿服。连服5～7日为1个疗程。【附记】引自《民间百病良方》。凡脾胃虚寒、腹胀便溏者忌服。

·木槿皮酒·

【配方】木槿皮60g,白酒750ml。【制法】将木槿皮洗净,切碎,置容器中,加入白酒,盖好,用文火煮取250ml。或用白酒浸泡7日后,过滤去渣,即成。【功用】清热,利湿,止带。【主治】赤白带下等。【用法】口服:每次服15～30ml,日服2次。【附记】引自《民间百病良方》。验之临床多效。

·芹菜籽酒·

【配方】芹菜籽50g,黄酒500ml。【制法】将芹菜籽捣碎,置容

器中，加入黄酒，密封，浸泡 5～7 日后，过滤去渣，即成。【功用】健脾暖胃，固肾止带。【主治】带下、产后脘腹冷痛等。【用法】口服：每次服 20ml，日服 2 次。【附记】引自《民间百病良方》。验之临床多效。

·马鬃散酒·

【配方】白马鬃 60g，龟甲 120g，鳖甲 22g，牡蛎 52g，黄酒适量。【制法】将前 4 味共研细末，备用。【功用】调经，补肾，止带。【主治】带下。【用法】口服：每服药末 1～1.5g，放入酒杯中，冲入黄酒 20～30ml，调匀，空腹服之，日服 3 次。【附记】引自《药酒汇编》。验之临床，确有良效。

·槐枝酒(一)·

【配方】槐树嫩枝 60g，白酒 500ml。【制法】将槐树枝洗净，切碎，置容器中，加入白酒，密封，浸泡 10～15 日后，过滤去渣，即成。【功用】清热，凉血，止血。【主治】崩漏，赤白带下。【用法】口服：每次服 10～15ml，日服 2 次。【附记】引自《民间百病良方》。验之临床，确有良效。

·刺梨根酒·

【配方】刺梨根 250g，金毛狗脊 120g，白酒 500ml。【制法】将前 2 味洗净，切碎，置容器中，加入白酒，密封，浸泡 7 日后，过滤去渣，即成。【功用】止带。【主治】赤白带下。【用法】口服：每次服 15～30ml，日服 2 次。【附记】引自《药酒汇编》。验之临床多效。

·南木香酒·

【配方】南木香 30g，白酒 500ml。【制法】将南木香切碎，置容器中。加入白酒，密封，浸泡 7 日后，过滤去渣，即成。【功用】解毒杀虫。【主治】带下(阴道炎、阴道滴虫等)。【用法】口服：每次服

15～30ml，日服2次或3次。【附记】引自《民间百病良方》。笔者应用，常加入百部、苦参各15g同浸。用之临床，效果尤佳。

妊娠腰痛

·紫　酒·

【配方】大黑豆30g，川续断20g，黄酒100ml。【制法】将黑豆炒至香熟，川续断切碎，入砂锅内，加入黄酒煎至70ml，去渣，待温，备用。【功用】补肾壮腰，通络止痛。【主治】妊娠腰痛。【用法】口服：空腹1次顿服，不愈如法再制再服。【附记】引自《本草纲目》。验之临床多效。

·丹参酒(六)·

【配方】丹参、益母草各50g，杜仲30g，黄酒300ml。【制法】将前3味切碎，置容器中，加入黄酒300ml和水适量，煎至减半，去渣，待温，备用。【功用】活血通络。【主治】妊娠腰痛(瘀血阻络型)。【用法】口服：每日1剂，分3次温服。【附记】笔者家传秘方。效佳。

·益肾安胎酒·

【配方】人参、白术、杜仲、川续断、桑寄生、益智仁、阿胶、菟丝子、补骨脂各9g，艾叶6g，黄酒250ml。【制法】将前10味加水煎2次，取浓汁250ml，兑入黄酒，和匀，备用。【功用】扶阳，益肾，安胎。【主治】妊娠腰酸腿软、小腹冷痛、白带下注、四肢不温、头眩健忘、面色晦暗等。【用法】口服：每日1剂，分3次温服。【附记】引自《药酒汇编》。验之临床，确有良效。

·破故纸酒·

【配方】破故纸(炒香)60g，核桃(去油)5个，黄酒适量。【制

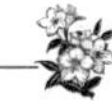

法】将前2味共研细末，备用。【功用】温肾通气。【主治】妊娠腰痛不可忍。【用法】口服：每次取药末6g，加入黄酒50ml，煎煮沸1分钟后，候温，空腹服之，日服2次。【附记】引自《药酒汇编》。

·枣盐酒·

【配方】大枣（烧令黑）14枚，食盐（煅）3g，黄酒80ml。【制法】将前2味共研细末，入酒共煮1分钟，候温，待用。【功用】温中和胃。【主治】妊娠4～5个月时心腹绞痛不止。【用法】口服：每日1剂，分2次温服。【附记】引自《药酒汇编》。验之临床多效。

妊娠出血

·安胎当归酒·

【配方】当归、炙阿胶、川芎、人参各30g，大枣12枚，艾叶1把，黄酒2000ml。【制法】将上药用黄酒和水2000ml煮至减半，去渣，兑入阿胶，溶化即成。【功用】益气血，安胎元。【主治】妊娠5个月，因活动不慎或受惊吓，胎动不安，小腹痛引腰背，小便痛，下血。【用法】口服：每次服50ml，日服2次。【附记】引自《外台秘要》。验之临床，确有良效。

·胶艾酒·

【配方】阿胶、当归各30g，艾叶10g，川芎、甘草、生地黄各10g，白芍20g，黄酒250ml。【制法】上药除阿胶外，将其余各药捣碎，置砂锅内，冲入黄酒，置文火上煮沸，取下待温，过滤去渣，倒入砂锅内，放入阿胶，置文火上煮，待阿胶化尽后即成。【功用】补血活血，止血安胎。【主治】妊娠顿仆失踞，胎动不安，下血。【用法】口服：每日1剂，分早、中、晚空腹各服1次。【附记】引自《药酒汇编》。验之临床，确有良效。

·鸡子阿胶酒(一)·

【配方】鸡子黄4枚，阿胶40g，青盐适量，米酒500ml。【制法】将米酒倒入坛中，置文火上煮沸，入阿胶，化尽后再入鸡子黄、青盐。待冷后备用。【功用】补虚养血，滋阴润燥，止血，息风。【主治】体虚乏力、妊娠胎动不安、胎漏下血、崩漏、子宫出血等。【用法】口服：每次随量服之，每日早、晚各服1次。【附记】引自《永乐大典》。验之临床，确有良效。

·红旱莲酒·

【配方】红旱莲30～60g，白酒500ml。【制法】将红旱莲洗净，切碎，置容器中，加入白酒，密封，浸泡7日后，过滤去渣，即成。【功用】凉血止血，清热解毒。【主治】子宫出血，外伤出血，疮疖痈肿，吐血咯血等症。【用法】口服：每次服10ml，日服2次。【附记】引自《民间百病良方》。验之临床多效。

子　痫

·藜芦酒·

【配方】藜芦6g，60度白酒300ml。【制法】将藜芦切碎，置容器中，加入白酒，密封，浸泡6日后，过滤去渣，即成。【功用】祛风痰，止痫。【主治】先兆子痫。【用法】口服：每次取酒0.6ml，兑温开水10ml服之，日服2次或3次。【附记】引自《陕甘宁青中草药选》。本品有毒，不得过量。

·白术酒(一)·

【配方】白术45g，黑豆(炒香)10g，独活30g，黄酒300ml。【制法】将前3味捣碎，置砂锅内，加入黄酒，煎至减半，去渣，备用。【功用】补虚，祛风，止痉。【主治】妊娠中风痉，遍身强直，口噤不

开，言语不得等。【用法】口服：分 4 次温服，得汗即愈。口噤者，掰口灌之。每日 1 剂。【附记】引自《妇人大全良方》。一方无黑豆，一方有防风，余同上。

·羌活酒·

【配方】羌活 45g，防风 30g，黑豆（炒香）10g，白酒 500ml。【制法】将前 2 味捣碎，与黑豆一并置容器中，加入白酒，密封，候沸，浸泡 1 宿后，过滤去渣，即成。【功用】祛风止痉。【主治】妊娠中风痉，口噤，四肢强直、反张。【用法】口服：取 30ml，掰开口，分两度灌服之。【附记】引自《太平圣惠方》。验之临床多效。

·育阴酒·

【配方】钩藤、生地黄、沙参、麦冬、当归、白芍、茯神、生龙骨、阿胶、桑寄生各 9g，生龟甲、生牡蛎、生鳖甲各 12g，羚羊角粉（研末冲入）3g，黄酒 300ml。【制法】先将生龟甲、牡蛎、鳖甲、龙骨加水煎 1 小时，然后将余药和黄酒加入同煎，取汁 400ml，备用。【功用】育阴潜阳，镇肝息风。【主治】子痫（肝风内动型）。【用法】口服：每日 1 剂，分 3 次服，各冲入羚羊角粉 1g。【附记】引自《临床验方集》。笔者家传秘方。

流　　产

·翻白草根酒·

【配方】翻白草根 15～30g，白酒 500ml。【制法】将翻白草根洗净，切碎，置容器中，加入白酒，密封，浸泡 10 日后，过滤去渣，即成。【功用】清热解毒，止血消肿。【主治】流产、下血、崩漏、产后腿软等。【用法】口服：每次服 10ml，日服 2 次。【附记】引自《民间百病良方》。验之临床多效。

·竹茹酒·

【配方】青竹茹(碎断)60g,阿胶 20g,黄酒 400ml。【制法】将上药用黄酒煮至数十沸,待阿胶烊化,过滤去渣,候冷,备用。【功用】镇痛,舒经,止血,安胎。【主治】妊娠失堕、胎损腹痛、下血等。【用法】口服:每日 1 剂,分早、中、晚各服 1 次。【附记】引自《太平圣惠方》。一方去阿胶,余同上。

·蒲黄酒·

【配方】炒蒲黄、槐子各 10g,黄酒 80ml。【制法】将前 2 味捣碎,用黄酒煎至 60ml。去渣,候温,备用。【功用】活血祛瘀。【主治】妊娠堕胎。【用法】口服:每日 1 剂。分 2 次温服。未下更服。【附记】引自《圣济总录》。用治胞衣不下,效果亦佳。

·当归酒(四)·

【配方】炙当归、芍药各 60g,生地黄 10g,白酒适量。【制法】将前 2 味共研细末,备用。【功用】清热凉血,活血止血。【主治】妊娠堕胎后出血不止。【用法】口服:每取药末 9g,以白酒 20ml,生地黄 10g,于银器内,慢火煎至七分,去渣。温服,以恶血下为度。【附记】引自《普济方》。芍药用赤芍为宜。

·银苧酒·

【配方】苧根 60g,金银花 150g,白酒 10ml。【制法】将上药加水 500ml 煎至 300ml,兑入白酒,和匀即成。【功用】清热解毒,凉血安胎。【主治】妊娠胎动欲堕,腹痛不可忍。【用法】口服:每日 1 剂,分 2 次温服。【附记】引自《妇人大全良方》。

·地黄酒方·

【配方】生地黄(炒)15g,蒲黄(炒)、生姜各 3g,白酒 50ml。

【制法】将前 3 味切碎，置银器内，加入白酒，以文火煎至 30ml，去渣，备用。【功用】清热凉血，活血祛瘀。【主治】妊娠堕胎，胞衣不下。【用法】口服：每日 1 剂，分 3 次温服。未下更服。【附记】引自《圣济总录》。

产后缺乳

·涌泉酒·

【配方】甘草、王不留行各 10g，天花粉 9g，当归 7g，穿山甲（炙黄）5g，黄酒适量。【制法】将上药共研为细末，备用。【功用】活血通经。【主治】产后乳汁不通。【用法】口服：每次取药末 7g，以黄酒 30ml 煎至 15ml，候温服之。日服 2 次。【附记】引自《药酒汇编》。验之临床，确有良效。

·催乳酒·

【配方】猪蹄（熟炙切细）2 个，通草 30g，米酒 500ml。【制法】将上药用米酒浸渍即可。【功用】催乳。【主治】乳汁全无。【用法】口服：每日 1 剂，慢慢饮服。不愈再饮。【附记】引自《药酒汇编》。

·猪七星酒·

【配方】猪七星 7 个，黑芝麻 30g，黄酒 500ml。【制法】将猪七星洗净，用黄酒煎至 300ml，去渣，加入黑芝麻（先炒香、捣细），搅匀，即成。【功用】滋养生乳。【主治】产后乳汁不下。【用法】口服：每次服 30～50ml，日服 2 次。【附记】引自《药酒汇编》。验之临床多效。

·通草酒（一）·

【配方】通草 30g，石钟乳 60g，米酒 400ml。【制法】将前 2 味捣碎，入布袋，置容器中，加入米酒，密封，置近火处煨 3 日后，过滤去渣，即成。【功用】通乳。【主治】产后乳汁不下等。【用法】口服：每次服30ml，夏冷服，冬温服，日服2次。【附记】引自《普济方》。方名为编者拟加。

·鱼灰酒·

【配方】鲤鱼头（瓦上烧灰）5枚，黄酒500ml。【制法】将上药研细末，用黄酒煎数沸，去渣，即成。【功用】通乳。【主治】乳汁不下。【用法】口服：每次温服15～20ml，每日早、中、晚各服1次。【附记】引自《百病中医药酒疗法》。

·奶浆参酒·

【配方】奶浆参100g，白酒1000ml。【制法】将奶浆参洗净，切片，置容器中，加入白酒，密封，每日振摇3次，浸泡15日后，过滤去渣，即成。【功用】益脾增乳，补肝益肾。【主治】产后缺乳及跌仆损伤等。【用法】口服：每次服10～15ml，日服2次。【附记】引自《民间百病良方》。验之临床，确有良效。

·海虾酒·

【配方】海虾米、菟丝子各6g，核桃仁、棉籽仁、杜仲、巴戟天、朱砂、骨碎补、枸杞子、川续断、牛膝各3g，白酒500ml。【制法】将朱砂研细末，其余研为粗末，入布袋，置容器中，加入白酒，密封，浸泡15日后，过滤去渣，即成。【功用】补肾壮阳。【主治】产后缺乳及阳痿，腰酸等。【用法】口服：每次服10～15ml，日服2次。【附记】引自《药酒汇编》。验之临床，确有良效。

·复方催乳酒·

【配方】黄芪、当归、川芎、穿山甲（代，沙炒）、王不留行、漏芦、路路通各10g，柴胡、通草各6g，米酒1000ml。【制法】将上药捣碎，置入容器中，加入米酒浸泡2周后，过滤即得。【功用】补益气

血，疏肝通乳。【主治】产后缺乳症。【用法】口服。每次服 20ml，每日 3 次。【附记】引自《北京中医杂志》。屡用有效。可同时配合局部热敷、按摩。

·下乳酒·

【配方】党参 15g，当归 12g，白术、茯苓、桔梗、穿山甲（代，沙炒）、王不留行、路路通各 10g，木通、通草各 6g，米酒 1000ml。【制法】将上药置入容器内，加入米酒浸泡 2 周后，过滤即得。【功用】益气养血，通乳。【主治】产后缺乳症。【用法】口服：每次服 20ml，每日 3 次。【附记】引自《中医杂志》。屡用屡验，效佳。

产后中风、风痉

·黄芪防风酒·

【配方】黄芪、防风、川椒、白术、牛膝、葛根、炙甘草各 60g，山茱萸、秦艽、地黄、当归、制乌头、人参各 30g，独活 10g，肉桂 3g，制附子 30g，白酒 1500ml。【制法】将前 16 味共研为粗末，入布袋，置容器中，加入白酒，密封，浸泡 5～7 日后，过滤去渣即成。【功用】祛风止痛，活血通络。【主治】产后中风、半身不遂、言语不利、腰腿疼痛等症。【用法】口服：不拘时，每次温服 10ml。【附记】引自《普济方》。验之临床，确有良效。

·鸡乌酒·

【配方】鸡粪（炒令黄）、乌豆（炒令声绝勿焦）各 100g，白酒 350ml。【制法】先以白酒淋鸡粪，次淋豆取汁，备用。【功用】祛风止痉。【主治】产后中风及百病，并男中一切风。【用法】口服：每服 100ml，温服取汗，病重者日服 4 次或 5 次。【附记】引自《备急千金要方》。验之临床多效。

·独活酒(三)·

【配方】独活 500g,桂心 90g,秦艽 150g,白酒 1500ml。【制法】将前 3 味捣碎,置容器中,加入白酒,密封,浸泡 3～7 日后,过滤去渣,即成。【功用】祛风,温经,通络。【主治】产后中风。【用法】口服:初服 30～50ml,渐加至 100ml,不能多服,日服 2 次或 3 次,或随时饮之。【附记】引自《备急千金要方》。

·防风酒(二)·

【配方】防风、独活各 500g,女萎、桂心各 60g,茵芋 30g,石斛 150g,白酒 2000ml 。【制法】将前 6 味捣为粗末,入布袋,置容器中,加入白酒,密封,浸泡 3～7 日后,过滤去渣,即成。【功用】祛风养阴,温经通络。【主治】产后中风。【用法】口服:初服 10ml,渐加至 30～40ml,日服 3 次。【附记】引自《备急千金要方》。

·石斛酒(三)·

【配方】石斛 60g,制附子、牛膝、茵芋、桂心、川芎、羌活、当归、熟地黄各 30g,白酒 1000ml。【制法】将前 9 味捣碎,入布袋,置容器中,加入白酒,密封,浸泡 5～7 日后,过滤去渣,即成。【功用】滋阴益肾,活血祛风。【主治】产后中风,四肢痿弱,举体不仁者。【用法】口服:不拘时候,多次温服 10ml。【附记】引自《太平圣惠方》。

·黄芪酒(五)·

【配方】黄芪、蜀椒、白术、牛膝、葛根各 90g,防风 120g,川芎、炙甘草、细辛、山茱萸、秦艽、制附子、干姜、制乌头、当归、人参各 60g,独活、桂心各 10g,醇酒 4000ml。【制法】将前 18 味细锉如麻豆,入布袋,置容器中,加入白酒(醇酒),密封,浸泡 5～7 日后,过滤去渣,即成。【功用】补脾肾,益气血,祛风通络。【主治】产后中风偏枯,半身不遂,言语不利,疼痛无力。【用法】口服:不拘时候,

每次温服 10～15ml。【附记】引自《圣济总录》。凡产后中风，多因产后体虚、外风乘虚侵袭所致。此为产后中风重症，须久治缓图，其效始著。

·僵蚕豆淋酒·

【配方】黑豆、僵蚕各 250g，白酒 1000ml。【制法】将黑豆炒焦，用白酒淋之，绞汁去渣，储净瓶内，加入僵蚕，密封，浸泡 5 日后，过滤去渣，即成。【功用】补虚祛风。【主治】产后中风诸病。【用法】口服：每次温服 50ml，日 2 夜 1 服。【附记】引自《百病中医药酒疗法》。

·寄生黑豆酒·

【配方】黑豆 250g，桑寄生 200g，白酒 1500ml。【制法】将桑寄生捣碎，置容器中，加入白酒；再将黑豆炒香，投入酒中，密封，浸泡 5 日后，过滤去渣，即成。【功用】养阴柔肝，祛风通络。【主治】产后中风，口噤，腰背疼痛。【用法】口服：不拘时候，每次温服 10ml。【附记】引自《百病中医药酒疗法》。

·加味四物酒(一)·

【配方】当归、熟地黄、白芍各 50g，川芎 20g，黄芪 30g，防风、葛根各 100g，白酒 1000ml。【制法】将前 7 味捣碎，置容器中，加入白酒，密封，浸泡 7 日后，过滤去渣，即成。【功用】益气血，祛风通络。【主治】产后中风之轻症。【用法】口服：每次温服 10～15ml，日服 3 次。【附记】笔者经验方。

·独活当归酒(二)·

【配方】独活 30g，当归 15g，大乌豆 250g，白酒 500ml。【制法】将前 2 味捣碎，置容器中，加入白酒；再将大乌豆炒香，令青烟出，速投入酒中，密封，浸泡 5 日后，过滤去渣，即成。【功用】益气血，祛风湿。【主治】产后中风，口噤。【用法】口服：每次温服 10ml，口噤灌之，日服 3 次。【附记】引自《药酒汇编》。

·归芪酒（二）·

【配方】当归、黄芪各 30g，僵蚕、葛根、防风各 50g，黄酒 500ml。【制法】将前 5 味捣碎，入黄酒煎至减半，去渣，备用。【功用】益气血，祛风止痉。【主治】产后风痉。【用法】口服：每日 1 剂，分 3 次温服。【附记】笔者家传秘方。产后风痉，多因产后体虚、外风引动内风所致，其症较产后中风为重。一般用本药酒疗之，多收良效，抽搐甚者，加钩藤。

·白术酒（二）·

【配方】白术 150g，葛根 15g，桂枝 10g，钩藤 30g，白酒 500ml。【制法】将上药共研细末，备用。或为粗末，入白酒，煎至减半，去渣，备用。【功用】健脾，祛风，止痉。【主治】产后风痉，偏身冷直，口噤，不识人，兼治产后中风。【用法】口服：散剂，每次用温酒调服 6g；酒剂，每次温服 10～15ml。日服 3 次，未效再服。【附记】引自《药酒汇编》。验之临床多效。

产后恶露不绝

·山楂酒（三）·

【配方】山楂、龙眼肉各 250g，红糖 30g，大枣 30g，米酒 1000ml。【制法】将前 2 味捣碎，与红糖、大枣一同置容器中，加入米酒，密封，浸泡 10～15 日后，过滤去渣，即成。【功用】健脾消食，活血散瘀。【主治】肉食积滞、脘腹痞胀；产后恶露不尽、小腹疼痛等症。【用法】口服：每次温服 10～15ml，日服 2 次。【附记】引自《药酒汇编》。验之临床，确有良效。

·延胡索酒·

【配方】延胡索、黄酒各适量。【制法】将延胡索研细末，备用。【功用】活血散瘀，理气止痛。【主治】产后恶露不尽，腹内疼痛等。【用法】口服：每次随量取黄酒若干烫热，然后用热酒冲调药末 5g 服之，日服 2 次或 3 次。【附记】引自《民间百病良方》。本方还可用于因气血阻滞引起的胃脘痛、心绞痛、宿伤痛等症，效果亦佳。

·吴茱萸酒(三)·

【配方】吴茱萸(汤浸 7 遍，焙干微炒)5g，白酒 20ml。【制法】将吴茱萸加入酒煎至 12ml，去渣，备用。【功用】温中散寒，祛瘀止痛。【主治】产后恶血疼痛极甚。兼治产后虚羸，盗汗，腹痛。【用法】口服：每日 1 剂，分 2 次温服。【附记】引自《普济方》。

·丹参元胡酒·

【配方】丹参、益母草各 30g，延胡索 60g，白酒 400ml。【制法】将前 3 味捣碎，置容器中，加入白酒，密封，浸泡 7 日后，过滤去渣，即成。【功用】活血散瘀，理气止痛。【主治】产后恶露不尽，腹痛。【用法】口服：每次温服 10～15ml，日服 2 次或 3 次。【附记】笔者经验方。

·地黄元胡酒·

【配方】生地黄 50g，赤芍、延胡索各 10g，黄酒 300ml。【制法】将前 3 味捣碎，用黄酒煎至减半，去渣，备用。【功用】清热凉血，理气散瘀，止痛。【主治】产后恶露不绝(血热型)。【用法】口服：每日 1 剂，分 2 次服。【附记】引自《药酒汇编》。

产后血晕

·没药酒·

【配方】制没药 15g，白酒 30ml。【制法】将制没药与白酒同置瓷钵中，研磨至末，备用。【功用】活血化瘀。【主治】产后血晕及腹痛。【用法】口服：每日 1 剂，分 2 次温服。【附记】引自《圣济总录》。

·红花酒(三)·

【配方】红花、蒲黄、当归、牡丹皮、干荷叶各 9g，川芎 6g，大黄 3g，黄酒 200ml。【制法】将前 7 味捣碎，用黄酒煎至减半，去渣，备用。【功用】破血逐瘀。【主治】产后血晕。【用法】口服：每次温服 50ml，日服 2 次。【附记】笔者家传秘方。

·参附酒(二)·

【配方】人参、龙骨、牡蛎各 12g，制附子 6g，生姜 1.5g，大枣 5 枚，黄酒 300ml。【制法】将前 6 味捣碎，用黄酒煎至减半，去渣，备用。【功用】回阳固脱，滋阴潜阳。【主治】产后血晕(血脱气散型)。【用法】口服：每次温服 50ml，日服 3 次。【附记】笔者家传秘方。

·逐血调中酒·

【配方】生地黄 100g，生姜汁 10ml，白酒 200ml。【制法】先将生地黄取汁煎三五沸，次入生姜汁并白酒煎一二沸，备用。【功用】清热凉血，逐瘀调中。【主治】产后血晕及辟风除血，服紫汤后，便宜服。【用法】口服：每次先服紫汤(黑豆 30g，炒令烟绝，以清水 300ml 煎沸，取汁热服之)，再服药酒 10ml，日服 3 次。【附记】引自《普济方》。验之临床多效。

产后血崩

·地黄煮酒·

【配方】生地黄 6g，益母草 10g，黄酒 200ml。【制法】将前 2 味捣碎，置容器中，加入黄酒，密封，隔水蒸煮 20 分钟后，即可取用。【功用】滋阴养血，调经化瘀。【主治】瘀血，产后出血。【用法】口服：每次服 50ml，日服 2 次。【附记】引自《太平圣惠方》。

·当归地黄酒·

【配方】生地黄、当归尾各 50g，黄酒 500ml。【制法】将前 2 味捣碎，置容器中，加入黄酒同煎数百沸，去渣，备用。【功用】凉血，活血，止血。【主治】产后血崩，腹痛。【用法】口服：每次温服 20ml，日服 3 次。【附记】引自《百病中医药酒疗法》。

·地榆菖蒲酒·

【配方】地榆 50g，菖蒲 20g，当归 40g，黄酒 500ml。【制法】将前 3 味切碎，置容器中，加入黄酒同煎数百沸，去渣，备用。【功用】凉血，活血，止血。【主治】产后血崩。【用法】口服：每次食前温服 50ml，日服 3 次。【附记】引自《百病中医药酒疗法》。

·二骨酒·

【配方】煅狗头骨（用炭火煅成炭，存性）1 个，煅龙骨、棉花籽（炒）、百草霜各 18g，黄酒适量。【制法】将前 4 味共研细末，备用。【功用】活血，散瘀，止血。【主治】产后出血及老年血崩。【用法】口服：每取药末 24g，用黄酒 20～30ml 送服。微见汗佳。日服 1 次或 2 次，中病即止。【附记】引自《医学文选·祖传秘方验方集》。方名为编者拟加。验之临床，确有卓效。

产后血滞

·驱风药酒·

【配方】当归、川芎、川续断、防风、陈皮各37g，独活、羌活各28g，虎杖99g，葡萄干19g，木香、甘草各28g，50度白酒10L。【制法】将前11味捣碎，置容器中，分2次加入白酒，密封加热，浸泡，保持在70～75℃。合并2次提取液，加蔗糖适量，搅拌，澄清后滤过，滤液静置半个月以上，取清液，即成。【功用】舒筋活络，祛瘀生新。【主治】筋骨疼痛，寒结肚痛，产后瘀血不净。【用法】口服：每次服30～50ml，日服1次或2次。【附记】引自《药酒汇编》。验之临床，确有良效。

·归羽酒·

【配方】当归40g，鬼箭羽30g，白酒600ml。【制法】将前2味捣碎，置容器中，加入白酒，以文火煮数百沸，候冷，密封，浸泡3日后，过滤去渣，即成。【功用】补血和血，祛瘀止痛。【主治】产后血运欲绝、败血不散、脐腹疼痛等症。【用法】口服：每次空腹温服15～20ml，每日早、晚各服1次。【附记】引自《圣济总录》。验之临床多效。

·刘寄奴酒(一)·

【配方】刘寄奴、甘草各10g，黄酒30ml。【制法】将前2味捣碎，置砂锅内，加水60ml，煎至减半，再加入黄酒，煎至30ml，去渣，备用。【功用】破血通经，散瘀止痛。【主治】妇女产后瘀血阻滞。【用法】口服：1次顿服。未愈如法再制再服之。【附记】引自《百病中医药酒疗法》。

·黑桂酒·

【配方】当归、肉桂、芍药、炮姜、生地黄、蒲黄、黑豆(炒熟去皮)各 30g,炙甘草 20g,白酒 1500ml。【制法】将前 8 味捣碎,入布袋,置容器中,加入白酒,密封,浸泡 7 日后,即可开封饮用。【功用】调血活络,温中利水,清热除烦。【主治】产后气血瘀滞、身体肿胀或泻痢寒热等症。【用法】口服:每次服 15～20ml,日服 3 次。【附记】引自《圣济总录》。

产后腹痛

·当归茱地酒·

【配方】当归、肉桂、川续断、干姜、川芎、黄芪、麦冬各 40g,吴茱萸、干地黄各 100g,芍药 60g,白芷、甘草各 30g,大枣 20g,白酒 2000ml。【制法】将前 13 味捣碎,入布袋,置容器中,加入白酒,密封,浸泡 24 小时后加水 1000ml,煎取 1500ml,过滤去渣,即成。【功用】补虚损,止腹痛。【主治】产后虚损,小腹疼痛。【用法】口服:每次食前温服 15～20ml,日服 3 次。【附记】引自《药酒汇编》。验之临床,确有良效。

·翅卫矛酒·

【配方】翅卫矛 15～30g,白酒 500ml。【制法】将翅卫矛切碎,置容器中,加入白酒,密封,浸泡 7 日后,过滤去渣,即成。【功用】活血散瘀,调经镇痛。【主治】产后腹痛,崩中下血,风湿疼痛等。【用法】口服:每次服 10ml,日服 2 次。【附记】引自《民间百病良方》。

·坤草酒·

【配方】坤草 60g,黄酒 200ml。【制法】将坤草切碎,置容器中，加入黄酒，煮至100ml，去渣，备用。【功用】调经，活血，止痛。【主治】产后腹痛，兼治痛经。【用法】口服：每日1剂，分2次服之。【附记】引自《民间百病良方》。

·蟹壳酒（一）·

【配方】生蟹壳数十枚，白酒适量。【制法】先将生蟹壳煅烧存性，研成细末，备用。【功用】散血瘀，消积聚。【主治】妇女产后败血不散，结聚成块，产后子宫复旧不全，血崩腹痛，乳中生硬块等症。【用法】口服：每次取药末6g，加白酒60ml，微煎候温服之，日服2次。【附记】引自《民间百病良方》。本药酒用治上述各症，坚持服用，均有良效。中病即止，不可过剂。

·当归芍药酒·

【配方】当归90g，白芍药120g，白茯苓、泽兰各30g，川芎、炙甘草各60g，白酒1000ml。【制法】将前6味捣碎，入布袋，置容器中，加入白酒，隔水煮45分钟，去渣，备用。【功用】活血止痛。【主治】产后腹痛及孕妇腹中绞痛、心下急痛等。【用法】口服：每次空腹服30ml，日服2次。【附记】引自《药酒汇编》。验之临床多效。

产后胁痛

·芎归泻肝酒·

【配方】当归尾、川芎、青皮、枳壳、制香附、红花、桃仁各6g，黄酒80ml。【制法】将前7味共研细末，置砂锅内，加入黄酒80ml，煎至40ml，去渣，备用。【功用】理气舒肝，祛瘀止痛。【主治】产后胁痛、胀满、拒按者。【用法】口服：1次趁温顿服。未愈再服。【附记】引自《万氏妇人科》。验之临床，确有良效。

·柴术酒·

【配方】柴胡 3g，制香附 12g，木香、青皮、党参各 6g，牡丹皮 10g，白术 15g，茯苓 9g，黄酒 150ml。【制法】将前 8 味捣碎，置砂锅内，加入黄酒和水 200ml，煎至 150ml，去渣，备用。【功用】疏肝解郁，健脾利湿。【主治】产后胁痛（肝郁脾虚型）。【用法】口服：每日 1 剂，分 3 次温服。【附记】笔者经验方。多年使用，屡收良效。

产后便秘

·加味四物酒（二）·

【配方】当归、白芍、肉苁蓉、松仁各 9g，熟地黄、黑芝麻各 15g，川芎 3g，黄酒 150ml。【制法】将前 7 味捣碎，置砂锅内，加入黄酒和水 300ml，煎至 150ml，去渣，备用。【功用】滋阴补血，润肠通便。【主治】产后便秘。【用法】口服：每次服 50ml，日服 3 次。【附记】笔者经验方。多年使用，效佳。

·桃仁酒（一）·

【配方】核桃仁 600g，米酒 1000ml。【制法】将核桃仁捣烂，置容器中，加入米酒，密封，浸泡 10 日后，过滤去渣，即成。【功用】活血，润肠，通便。【主治】产后血虚，肠燥便秘。【用法】口服：每次服 30ml，日服 2 次或 3 次。【附记】引自《民间百病良方》。

·双仁酒·

【配方】火麻仁、郁李仁各 250g，米酒 1000ml。【制法】将前 2 味捣碎，置容器中，加入米酒，密封，浸泡 7 日后，过滤去渣，即成。【功用】润肠通便。【主治】产后津伤，血虚大便干结及老年性便秘。【用法】口服：每次温服 30ml，日服 2 次。【附记】引自《药酒汇编》。任选一味浸酒，效果亦佳。

·鲜核桃酒·

【配方】鲜核桃(带青壳)5枚,黄酒1000ml,红糖500g。【制法】将鲜核桃捣碎,置容器中,加入黄酒,密封,浸泡30日后,去渣,再加入红糖煮沸,过滤去渣,候温凉,即成。【功用】补益肝肾,润肠通便。【主治】产后虚喘、便干及妇人崩中、带下。【用法】口服:每次服10ml,日服2次。【附记】引自《食物疗法》。

产后虚损

·灵芝桂圆酒·

【配方】灵芝、何首乌、制黄精各100g,龙眼肉、党参、枸杞子、炙黄芪、当归、熟地黄各50g,山药、茯苓、陈皮、大枣各25g,白酒7000ml,冰糖700g。【制法】将前13味研为细粉,用白酒作溶剂,按渗滤法进行渗滤,收集滤液,加入冰糖,使之溶解,再加白酒至总量为7000ml,静置,滤过,即成。【功用】滋补强壮,温补气血,健脾益肺,保肝护肾。【主治】身体虚弱、产后虚、贫血、须发早白等症。【用法】口服:每次服15～30ml,日服2次。【附记】引自《药酒汇编》。凡感冒发热、喉痛、眼赤及阴虚火旺者忌服。邪实体壮者慎用。

·五加皮酒方(一)·

【配方】五加皮、枸杞子各200g,干地黄、丹参各60g,杜仲500g,干姜90g,天冬120g,蛇床子100g,乳香(去油)250g,白酒4500ml。【制法】将前9味捣碎,入布袋,置容器中,加入白酒,密封,浸泡5～7日后,过滤去渣,即成。【功用】益肾壮腰,祛风除湿,舒筋活络,温经散寒。【主治】产后癖瘦,玉门冷。【用法】口服:每次服50ml,渐加至100ml,日服2次。不善饮酒者可兑冷开水冲服。【附记】引自《备急千金要方》。

·杜仲酒(三)·

【配方】杜仲(炙微黄)60g,桂心、丹参、当归、菴蕳子、川芎、牛膝、桑寄生、制附子、熟地黄各30g,川椒15g,白酒1500ml。【制法】将前11味捣碎,入布袋,置容器中,加入白酒,密封,浸泡7日后,过滤去渣,即成。【功用】益肾壮腰,活血通络。【主治】产后脏虚,腰部疼痛,肢节不利。【用法】口服:每次空腹温服10ml,日服2次或3次。【附记】引自《普济方》。验之临床,确有良效。

·糯米酒·

【配方】糯米4000g,冰糖500g,米酒2000ml,甜酒粉(酒曲)适量。【制法】先将糯米淘洗后,置盆中加水适量,在锅中蒸熟。刚熟时取出摊开降温,当降至手触糯米饭感到温手时即可均匀地撒上甜酒粉,然后装入容器中,密封,保温24～48小时,开封加入米酒和冰糖,再次密封,次日便成。【功用】温中益气,补气养颜。【主治】产后虚弱,面色不华,自汗;或平素体质虚弱、头晕目眩、面色萎黄、少气乏力、中虚胃痛、便溏等症。【用法】口服:每次服50～100ml,日服1次或2次。【附记】引自《药酒汇编》。阴虚火旺者忌服。

·独活肉桂酒·

【配方】独活120g,肉桂18g,秦艽28g,白酒800ml。【制法】将前3味捣碎,入布袋,置容器中,加入白酒,密封,浸泡10日后,过滤去渣,即成。【功用】祛风胜湿,通络止痛。【主治】产后体虚,复感风湿之邪所致的自汗、关节疼痛、下肢酸重等症。【用法】口服:每次服15～30ml,日服3次。【附记】引自《药酒汇编》。

·五加皮浸酒方·

【配方】五加皮、干姜、丹参、蛇床子、熟地黄、制杜仲各90g,钟乳粉120g，天冬30g，地骨皮60g，白酒1500ml。【制法】将前9味捣碎，入布袋，置容器中，加入白酒，密封，浸泡5～7日后，过滤去渣，即成。【功用】滋阴凉血，祛风胜湿，温经散寒。【主治】妇人癖瘦，阴冷。【用法】口服：每次空腹温服30ml，日服2次。【附记】引自《妇人大全良方》。

·山莲藕酒·

【配方】山莲藕60～100g，白酒500～1000ml。【制法】将山莲藕切碎，入布袋，置容器中，加入白酒，密封，浸泡10日后，过滤去渣，即成。【功用】润肺滋肾，舒筋活络。【主治】妇女产后血虚及跌仆损伤、腰腿痛。【用法】口服：每次服10ml，日服2次。【附记】引自《民间百病良方》。

·忍冬酒(一)·

【配方】忍冬藤适量，木槌子60g，甘草30g，白酒250ml。【制法】先将忍冬藤(生取1把)以叶入砂盆中研烂，入酒少许，调和得所，涂布肚脐四周，中心留一口。又取木槌子捣碎(不犯铁器)，生甘草切碎，共入砂锅内，加水500ml，以文武火煎至减半，再入白酒，煎十数沸，过滤去渣，即成。【功用】清热解毒，益气通络。【主治】病后或产后体虚，气短乏力，老年人用之亦宜。【用法】口服：每日1剂(病势重2剂)，连夜分3～6次进尽。【附记】引自《医部全录》。

·毛鸡酒·

【配方】干毛鸡(除去毛及内脏)300g，当归150g，制益母草100g，钩藤50g，川芎90g，防风、炮姜、羌活、红花各25g，白酒10L。【制法】将干毛鸡用蒸汽蒸15分钟，放冷，与其他药共置容器内，加入白酒，密封浸泡45日以上，滤过即得。【功用】祛风活血，去瘀生新。【主治】妇女产后虚弱，手足麻痹。【用法】口服：每日早、晚各

服1次，每次服10～15ml。【附记】引自《临床验方集》。本药酒为广西妇女习用之良方，屡用皆验。凡外感发热、喉痛、目赤者忌服。

女性不孕症

·种玉酒·

【配方】全当归、远志各150g，甜酒1500ml。【制法】先将全当归切碎，同远志和匀，入布袋，置容器中，加入甜酒，密封，浸泡7日后，过滤去渣，即成。【功用】活血通经，调和气血。【主治】妇人经血不调，或气血不足，不能受孕。【用法】口服：每晚随量温服之，不可间断。用完依法再制再服之。【附记】引自《民间百病良方》。验之临床多效。

·宜男酒·

【配方】全当归、茯神、枸杞子、川牛膝、杜仲、桂圆肉、核桃肉、葡萄干各30g，白酒2500ml。【制法】将前8味捣碎，置容器中，加入白酒，密封，隔水加热30分钟后，埋入地下7日后取出，过滤去渣，即成。【功用】补肝肾，益精血。【主治】肝肾亏虚，精血不足的月经不调，婚后不孕之症。【用法】口服：每次服10ml，日服2次。【附记】引自《同寿录》。饮酒期间宜忌房事或避孕。《药酒汇编》方中无茯神、葡萄干，有茯苓30g，余同上。

·排卵酒·

【配方】柴胡6g，赤芍、白芍、鸡血藤、坤草、泽兰、苏木、刘寄奴、怀牛膝、生蒲黄、女贞子、覆盆子、菟丝子、枸杞子各10g，黄酒1000ml。【制法】将前14味捣碎，入布袋，置容器中，加入黄酒，密封，经常摇动，浸泡14日后，过滤去渣，即成。【功用】补益肝肾，活血调经，促排卵。【主治】肝肾失养，气滞血瘀引起的卵巢功能不足，不孕等症。【用法】口服：每次服30ml，日服2次。【附记】引自《药酒汇编》。验之临床，坚持服用，确有良效。凡胃肠道有溃疡出血者忌服。

·延寿获嗣酒(二)·

【配方】生地黄45g，覆盆子、炒山药、炒芡实、茯神、柏子仁、沙苑子、山茱萸、肉苁蓉、麦冬、牛膝各15g，鹿茸25g，龙眼肉10g，白酒3000ml。【制法】将前13味切成小片，置容器中，加入白酒，密封，隔水煮7小时，取出埋入土中3日后，过滤去渣，即成。【功用】补精填髓，健身益寿。【主治】身体虚弱，不耐风寒、劳役，或思虑过度，致气血两亏；或半身不遂，手足痿痹；或精元虚冷，久而不孕；或频数流产等症。【用法】口服：每晚睡前服15～30ml。【附记】引自《药酒汇编》。验之临床，常服其效始著。

·巴戟天酒(一)·

【配方】巴戟天100g，当归、黄芪、熟地黄、鹿角、益母草各30g，白酒1000ml。【制法】将前6味捣碎，入布袋，置容器中，加入白酒，密封，经常振摇，浸泡7日后，过滤去渣，即成。【功用】温肾调经。【主治】肾元虚寒所致的不孕症。【用法】口服：每次服20ml，日服2次。【附记】引自《药酒汇编》。验之临床，确有良效。

·养精种玉酒·

【配方】白芍、核桃仁各60g，熟地黄、全当归、山茱萸、远志肉、紫河车各50g，枸杞子、菟丝子各30g，五味子、香附各20g，丹参15g，酸石榴子、炙甘草、炒枣仁、炒麦芽、炒谷芽各10g，白酒500ml，蜂蜜300g。【制法】将前17味共为细末，置容器中，加入白酒和蜂蜜，密封，浸泡15日后，过滤去渣，即成。【功用】养血滋阴，调补肝肾。【主治】妇人身瘦，血虚不孕。【用法】口服：每次服20ml，日服2次。【附记】引自《药酒汇编》。验之临床，确有良效。

·桃红丹芎酒·

【配方】桃仁 50g，红花、牡丹皮、赤芍、乌药各 30g，川芎 20g，炮姜 15g，醇酒 1500ml。【制法】将上药共研为粗末，装入纱布袋内，扎紧口，置入容器中，加入醇酒，密封，勿泄气，浸泡（春夏 3 日，秋冬 5 日），日满后即可饮用。【功用】活血祛瘀，温经止痛。【主治】女子不孕，证属瘀阻胞宫者，症见经来腹痛，红色紫黯，舌质紫黯或舌边有瘀点者。【用法】口服：每日随量温饮，常令有酒力相续，但不得太醉。若药酒将尽，应再如上法炮制。【附记】引自《集验百病良方》。屡用有效。

·苍术半夏酒·

【配方】苍术 50g，半夏、陈皮各 20g，茯苓 30g，砂仁、枳壳各 15g，米酒 1500ml。【制法】将上药共研为粗末，装入纱布袋内，置入一容器中，加入米酒，密封，勿泄气，浸泡（春夏 3 日，秋冬 5 日），日满后即可服用。【功用】燥湿化痰，行气调经。【主治】女子不孕，证属痰湿内阻者，症见带下量多，色白质黏无臭，头晕心悸，胸闷泛恶等。【用法】口服：每次服 15～20ml，日服 2 次。【附记】引自《集验中成药》。屡用有效。

·二根茴香酒·

【配方】茶树根、凌霄花根、小茴香各 15g，老母鸡 1 只（去毛及内脏），黄酒、米酒、红糖、食盐各适量。【制法】于月经来时，将茶树根和凌霄花根切碎，置容器中，加入黄酒适量，密封，隔水同炖 2～3 小时，待冷，去渣，加入红糖和服；于月经净后第 2 日，将小茴香与老母鸡同炖烂，加少许米酒和食盐服用。【功用】健脾补肾，温经散寒，调经助孕。【主治】痛经、不孕症等。【用法】口服：每个月 1 剂，连服 3 个月。【附记】引自《民间百病良方》。验之临床多效。

·仙苁酒·

【配方】仙灵脾、肉苁蓉各 100g，白酒 1500ml。【制法】将前 2 味切碎，置容器中，加入白酒，密封，浸泡 10～14 日后，过滤去渣，即成。【功用】补肾壮阳，滋阴润燥。【主治】肾阳亏虚所致的阳痿精冷、宫寒不孕、腰膝酸痛、畏寒肢冷等症。【用法】口服：每次空腹服 10ml，日服 3 次。【附记】引自《药酒汇编》。验之临床，确有良效。

子宫脱垂

·小金樱酒·

【配方】小金樱 100g，白酒 500ml。【制法】将小金樱捣碎，入布袋，置容器中，加入白酒，密封，浸泡 5～7 日后，过滤去渣，即成。【功用】散瘀活血。【主治】子宫脱垂、月经不调、妇女血虚等。【用法】口服：每次服 10ml，日服 2 次。【附记】引自《民间百病良方》。

·归芪酒(三)·

【配方】当归 10g，黄芪 50g，升麻 6g，白酒 300ml。【制法】将前 3 味切碎，置容器中，加入白酒，密封，浸泡 7～10 日后，过滤去渣，即成。【功用】益气活血，升提固脱。【主治】子宫脱垂。【用法】口服：每次服 15～30ml，日服 2 次。【附记】笔者经验方。多年使用，多收良效。

·八月札酒·

【配方】八月札 50g，白酒 500ml。【制法】将八月札洗净，切碎，稍浸，闷润至透，入布袋，置容器中，加入白酒，密封，浸泡 20 日后，即成。【功用】舒肝理气，健脾和胃，活血止痛，除烦利尿。【主治】妇女子宫下坠、脱垂、痛经、肝胃气痛、腰痛、胁痛等症。【用法】

口服：每次服 10ml，日服 2 次。【附记】引自《民间百病良方》。验之临床多效。

·益气补肾固脱酒·

【配方】党参、炒白术、生黄芪、黄精、炙龟甲、大枣各 15g，枳壳、巴戟天各 200g，当归、升麻各 10g，益母草 30g，白酒 1500ml。【制法】将上药捣碎，置入容器内，加入白酒浸泡 2 周后，过滤即成。【功用】益气补肾，外提固脱。【主治】子宫脱垂。【用法】口服：每次服 15～20ml，每日 2 次。【附记】引自《中国中医秘方大全》。屡用效佳。治疗期间不宜劳累，注意休息。

·提宫酒·

【配方】人参 9g，熟地黄、金樱子、山药各 12g，白芍 9g，牡蛎 15g，白芷、五味子、柴胡各 5g，白术 9g，升麻 6g，山茱萸、大枣各 9g，海螵蛸 12g，白酒 1000ml。【制法】将上药捣碎，置入容器内，加入白酒浸泡 2 周后，过滤即得。【功用】补脾益肾，固脱外提。【主治】子宫脱垂。【用法】口服：每次服 15ml，日服 2 次。【附记】上海民间验方。屡用效佳。治疗期间不宜劳累、久站，注意休息。

子宫肌瘤

·杜仲当归酒·

【配方】杜仲、巴戟天、当归、白芍药、熟地黄各 80g，黄药子 50g，水蛭 30g，白酒 2000ml。【制法】将上药洗净置容器中，倒入白酒，密封浸泡 2 日后，再将容器置放在水中，加热至 70℃时停火，待冷后再入冷水中浸泡 7 日即成。【功用】补肾活血，消癥散结。【主治】子宫肌瘤（肾虚血瘀型）。【附记】施旭光方。屡用有效，久服效佳。

·花棱酒·

【配方】红花、三棱各30g，青皮、郁金各25g，小茴香15g，半夏20g，米酒2500ml。【制法】将上药切碎，装入纱布袋，与白酒同置于容器中，密封浸泡10日以上，即可饮用。【功用】理气活血，消肿散结。【主治】子宫肌瘤(气滞血瘀型)。症见经血色紫黯有块，胸闷不舒、舌质紫黯等。【用法】口服：每次饮服15～30ml，日服数次。【附记】施旭光方。屡用皆效。

·苍术红花酒·

【配方】苍术50g，红花、川芎、陈皮、茯苓、半夏各30g，莪术、厚朴、枳实各20g，白酒2000ml。【制法】将上药切碎，装入纱布袋，与白酒同置于容器中，密封浸泡10日以上，即可饮用。【功用】化痰降湿，活血消癥。【主治】子宫肌瘤(痰湿瘀结型)。症见带下增多，胸脘痞闷，舌体胖大，有瘀斑、瘀点，苔白厚腻等。【用法】口服：每次服30～50ml。【附记】引自《中华养生药酒600款》。屡用有效。

·化瘀破癥酒·

【配方】海藻45g，丹参、瓜蒌各30g，橘核、牛膝、山楂各20g，赤芍、蒲黄、五灵脂各15g，三棱、莪术、延胡索、血竭、连翘、穿山甲珠(代)、桂枝、半夏、浙贝母、香附、青皮各10g，白酒2000ml。【制法】将上药共研为粗末，置入容器中，加入白酒浸泡2个月后过滤，即得。【功用】活血化瘀，软坚散结。【主治】子宫肌瘤。【用法】口服：每次服15～20ml，日服2次。20天为1个疗程。【附记】引自《贵阳中医学院学报》。屡用有效，久用效佳。病程在3年以上者，方中三棱、莪术剂量加大至20g。

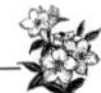

·桂苓消瘤酒·

【配方】桂枝 24g，茯苓 30g，牡丹皮、桃仁、赤芍、鳖甲（炙）各 24g，穿山甲（代）（沙炒）20g，白酒 1000ml。【制法】将上药共研为粗末，置入容器内，加入白酒浸泡，每隔 2 日，将容器振荡数次。2 周后过滤即得。【功用】化瘀软坚，缓消癥块。【主治】子宫肌瘤。【用法】口服：每次服 15～20ml，每日 2 次。【附记】引自《北京中医杂志》。屡用有效，久用效佳。本方为桂苓茯苓丸加鳖甲、穿山甲而成，故用之效佳。

更年期综合征

·更年乐药酒·

【配方】淫羊藿 15g，制首乌、熟地黄、首乌藤、核桃仁、川续断、桑椹子、补骨脂、当归、白芍、人参、菟丝子、牛膝、车前子、黄柏、知母各 10g，生牡蛎 20g，鹿茸 5g，白酒 1500ml。【制法】将以上诸药共研为粗末，用纱布袋装，扎口，置入干净容器内，加白酒浸泡，密封容器。14 日后开封，取出药袋，压榨取液，合并榨取液与药酒后即可过滤，装瓶备用。【功用】补益肝肾，宁心安神。【主治】更年期肝肾亏虚、阴阳失调所致耳鸣健忘、腰膝酸软、自汗盗汗、失眠多梦、五心烦热、情绪不稳定等。可用于更年期综合征。【用法】口服：每日早、晚各服 1 次，每次服 10～15ml。【附记】引自《临床验方集》。本药酒对妇女更年期的此类病症具有一定的保健和辅助治疗作用。痰热内盛者忌服。

·调理冲任酒·

【配方】仙茅、淫羊藿、当归、巴戟天各 15g，知母、黄柏各 10g，白酒 750ml。【制法】诸药研成粗末，纱布袋装，扎口，白酒浸泡。密封 14 日后，取出药袋，压榨取液。将榨得的药液和药酒混合，静置，过滤，装瓶备用。【功用】温肾阳，补肾精，泻肾火，调冲任。【主治】妇女更年期综合征，月经不调，头晕耳鸣，腰膝酸软，肢体乏力。也可用于更年期高血压，更年期精神病属阴阳俱虚、精血不足而虚火上炎者。【用法】口服：每次服 15～20ml，日服 2 次。【附记】引自《妇产科学》。此为现代经验方，从“二仙汤”化裁而成。临床屡用，效果良好。

第8章　骨伤科疾病的药酒治疗

扭闪挫伤

·闪挫止痛酒·

【配方】当归6g，川芎3g，红花1.8g，茜草、威灵仙各1.5g，白酒50ml。【制法】将前5味捣碎，置容器中，加入白酒，密封，浸泡7日后，过滤去渣，即成。【功用】祛瘀消肿。【主治】闪挫伤，包括皮下组织、肌肉、肌腱、筋膜、关节囊、韧带(腱鞘、滑液囊、椎间盘纤维环、关节软骨盘)、血管、周围神经等组织，受伤后发生肿胀疼痛、功能活动障碍等现象。【用法】口服：随时随量饮之，不醉为度。取药渣外敷伤处。【附记】引自《疑难急症简方》。验之临床，确有良效。有明显出血现象者不宜服用本药酒。

·地鳖红花酒·

【配方】土鳖虫、红花各10g，白酒200ml。【制法】将上药入白酒，以文火煎约30分钟，过滤去渣，备用。【功用】活血通络，祛瘀止痛，续筋骨。【主治】急性腰扭伤。【用法】口服：上剂药分3份。每日1次，每次服1份。【附记】引自《陕西中医》。验之临床，确有良效。

·泽兰酒·

【配方】泽兰、白薇、穿山甲各30g，烧酒1000ml。【制法】将前

3味捣碎，置容器中，加入烧酒，密封，浸泡1周后，过滤去渣，即成。【功用】活血通络。【主治】闪腰岔气。【用法】口服：每次服30ml，每晚服1次，症重者，每日早、晚各服1次。【附记】引自《正骨经验汇萃》。孕妇忌服。

·跌打酒（一）·

【配方】血竭、乳香、没药、川续断、骨碎补、苏木、自然铜（醋煅）、猴骨（酒炙）各30g，琥珀、牛膝、赤芍、三棱、莪术、桃仁、三七各24g，桂枝18g，川芎、独活、羌活、细辛、制半夏、儿茶各15g，防风、白芷、当归尾各45g，片姜黄、泽兰、刘寄奴各60g，降香21g，红花75g，川军、山栀、土鳖虫、川破石各90g，了刁竹、两面针（去内衣）、鸡骨香各60g，一包针、金耳环各30g（川破石及以下6味为地方药），双酒2.5L，三花酒10L。【制法】将前39味捣碎，置于酒坛（或大玻璃瓶）内，入双酒2.5L，浸润3日后，再加入三花酒10L，密封，浸泡3个月后，过滤去渣，即成。【功用】行郁活血，消肿定痛。【主治】跌仆扭闪伤筋肿痛。【用法】口服：每次服15～25ml，日服2或3次，全日量不超过60ml。外用：取药酒加温后，涂搽伤部，日搽3次或4次。【附记】引自《正骨经验汇萃》。孕妇、老人、小儿及气血衰弱者忌服。

·参胡杜仲酒·

【配方】党参、延胡索、木香、肉桂、杜仲、丑牛、小茴香各60g，白酒和75%乙醇各适量。【制法】将前7味共研细末，备用。【功用】益气温经，理气止痛。【主治】挫、扭伤筋不能屈伸。【用法】口服：每次取药末1g用白酒适量送服。日服3次。外用：每取药末1g用75%乙醇50ml调匀，揉搽患处半小时，日揉搽2次。【附记】引自《医学文选·祖传秘方验方集》。方名为编者拟加。验之临床，确有良效。

·跌打风湿药酒(一)·

【配方】勒党根、小棵蔷薇根各45g,山花椒根24g,三花酒(50度白酒)500ml。【制法】将前3味切碎,置容器中,加入三花酒,密封,浸泡15日后,过滤去渣,即成。【功用】散风祛湿,活血止痛。【主治】急性扭挫伤及风湿性关节炎,腰肌劳损。【用法】口服:急性扭挫伤,首次服100ml,以后为每次服50ml,日服2次。同时取适量药酒外搽患处,日搽3次。余为每晚临睡时服100ml,或每服50ml,日服2次。20日为1个疗程。【附记】引自《中药制剂汇编》。病重者可连续服用1个或2个疗程。若服酒过程中,出现咽喉燥热,停药数日后,可继续服用。

·外用扭伤药酒·

【配方】肉桂、红花各2.4g,川乌、草乌、防风、木香、乳香、没药、台乌、木通、荆芥各36g,苏梗、麻黄、白附子、伸筋草、舒筋草、海风藤、威灵仙、蔓荆子、土牛膝各60g,当归、川芎各48g,五加皮96g,白酒7000ml。【制法】将前23味捣为粗末,置容器中,用白酒,分2次浸泡,第1次以淹过药面少许为度,7日后过滤;所剩白酒全部加入药渣内浸泡3日以上过滤,合并2次滤液混匀即成。在浸泡过程中,应密封,并随时振动,以加速药性释出。【功用】活血散瘀,行气止痛。【主治】闪挫扭伤及跌打损伤。【用法】外用:每取药酒适量外搽患处,日搽3次。【附记】引自《中药制剂汇编》。忌内服。

·舒筋药酒·

【配方】生草乌、生半夏、生南星、生川乌、大黄、独活、川椒、栀子、木瓜、羌活、路路通、樟脑各40g,蒲黄、苏木、樟木各30g,红花、赤芍各20g,60%乙醇20.48kg(留少量溶解樟脑)。【制法】将前17味,除樟脑外,粉碎成粗粉,混匀,用60%乙醇浸泡,密封,浸渍

40 小时后，按渗滤法进行渗滤（每分钟 3ml），收集滤液；再将樟脑用少量 60％乙醇溶解，与渗滤液混匀，滤过即得。以 20ml 瓶分装。【功用】舒筋活络，祛风镇痛。【主治】扭伤、劳累损伤、筋骨酸痛等症。【用法】外用：取此药酒涂搽伤处，或先热敷后再搽，每日 3 次。【附记】引自《山东省药品标准》（中成药部分）。外用药切勿入口。避光保存。

·舒筋活血酒·

【配方】透骨草、制川乌各 90g，乳香、没药各 20g，红花、秦艽、钩藤、川椒各 60g，防风、补骨脂各 45g，60％乙醇（酒精）3000ml。【制法】将前 10 味研为粗末，置容器中，加入 60％乙醇浸泡 72 小时，每天搅拌 2 或 3 次，滤出浸液，药渣再加 60％乙醇浸泡，如此 3 次。再将 3 次药液混合，静置 24 小时，过滤，分装瓶备用。【功用】舒筋活血，温经通络，消肿止痛。【主治】四肢关节扭挫伤、骨折，脱位后期关节疼痛、活动不利；各种劳损、筋膜炎引起的局部肿痛及软组织损伤、风湿痹痛等症。【用法】外用：每次用此药酒反复涂搽患处，每日 2 次或 3 次。慢性先用热敷，再搽药酒，可提高疗效。【附记】引自《百病中医熏洗熨擦疗法》。本方适用范围广，临床用于上述各症，确有较好的疗效，而且配制使用方便，是为伤科一首外治良方。

·桂枝当归酒·

【配方】桂枝 15g，当归 10g，川芎 10g，红花 10g，透骨草 30g，75％乙醇 300ml。【制法】将以上诸药浸入 75％乙醇（酒精）中，浸泡 24 小时后即可取用。【功用】活血温经，消瘀止痛。【主治】急性扭挫伤。【用法】外用：用棉签蘸药酒搓洗患处，每日 4～6 次。【附记】引自《河南中医》。屡用效佳。

·无敌药酒·

【配方】黄芪、人参、菟丝子、熟地黄、杜仲、续断各50g，血竭、炙乳香、炙没药各35g，桂枝50g，白酒500ml。【制法】将以上诸药置容器中，加入白酒，密封，浸泡15日后即可服用。【功用】补气养血，强筋健骨，祛风除湿，消肿止痛。【主治】急性扭挫伤、风湿性关节炎、骨质增生。【用法】口服：每次服10～20ml，每日服2次或3次。【附记】引自《中国民族民间医药杂志》。王子荣经验方。本方剂量及制用法系笔者临证时拟定。临床验证效佳。

·白芷大黄酒·

【配方】白芷、大黄、天花粉、金银花、蒲黄各12g，乳香、没药各9g。炮穿山甲、广木香各6g，50%乙醇适量。【制法】上药共研细末，过筛，所剩粗末，用50%乙醇浸泡(按1∶5比例配制)24小时，过滤去渣备用。【功用】活血消炎，消肿止痛。【主治】急性关节挫伤，急性软组织挫伤。【用法】外用：使用时取药粉1份(15～30g)，用乙醇浸泡液调和成糊状，外敷于患处，再加塑料薄膜覆盖，纱布包扎，每日换药1次。【附记】引自《集验百病良方》。治疗上述挫伤19例，除2例陈旧性损伤无效外，其余均在3～7日获治愈。

软组织损伤

·伤一灵搽剂·

【配方】三七、当归尾、三棱各70g，红花、樟脑各120g，生川乌、生草乌、五加皮、木瓜、牛膝各50g，六轴子20g，70%乙醇6000ml。【制法】将前11味捣为粗末，置容器中，加入70%乙醇，密封，浸泡7日后即可取用。【功用】祛风除湿，活血化瘀，理气止痛。【主治】急性软组织损伤，慢性损伤急性发作。【用法】外用：用消毒药棉球蘸此药酒涂搽伤处，每日涂搽2次或3次。【附记】

引自《百病中医熏洗熨擦疗法》。经治300例(其中慢性损伤急性发作73例),总有效率为97.7%,其中,痊愈和基本痊愈率为76.7%。

·骨科搽剂·

【配方】闹羊花、五加皮、生川乌、生南星、南红花、北细辛、樟脑各500g,辣椒酊1000ml,50%乙醇27L。【制法】将前7味捣为粗粉,置容器中,加入50%乙醇和辣椒酊,密封,浸泡2周后,过滤去渣,即成。【功用】祛风散寒,活血止痛。【主治】软组织损伤。【用法】外用:用脱脂棉或布蘸药酒揉搽伤处,搽至皮肤发热。每日涂搽1次或2次。【附记】引自《北京中医学院东直门医院协定处方》。忌内服。凡有皮肤破损者禁用。

·骨科渗透液·

【配方】南红花、川椒、生草乌、生川乌、当归尾、五加皮、鲜生姜、嫩桂枝各1500g,自然铜、苍术各2000g,马钱子、北细辛、生麻黄各1000g,炙乌蛇、淡全蝎各500g,75%乙醇适量。【制法】将前15味共为粗末,置容器中,加入75%乙醇,密封,浸泡2周,过滤取汁(药:酒=1:5),备用。【功用】活血软坚,祛寒止痛。【主治】陈旧性软组织损伤,髌骨软化、骨质增生。【用法】外用:先将患处做湿热敷20分钟后,再将纱布用渗透液浸湿敷患处,上盖塑料布,用棉垫包好保温,待凉后取下。日敷1或2次。【附记】引自《北京中医学院东直门医院协定处方》。孕妇及患有皮肤过敏性病者慎用。

·伤痛灵搽剂·

【配方】三棱、莪术、三七、红花、制草乌、透骨草各15g,血竭、生大黄(急性用9g)、栀子(急性用9g)各6g,白芷12g,冰片3g,白酒适量。【制法】将前11味烘干,共研细末,备用。【功用】活血化瘀,消肿止痛。【主治】急慢性软组织损伤,网球肘,纤维组织炎及

陈旧性踝、腕关节扭挫伤。【用法】外用：每取药末适量，用白酒调成稀糊膏状，外涂搽患部，每日涂搽3次。药层干后洒白酒，保持湿润，促使药力透入。【附记】引自《百病中医熏洗熨擦疗法》。本方系笔者祖传四代秘方。验之临床，用于上述各症，皆有良效，尤以软组织损伤、扭挫伤效果最佳。通常用药急性3～7日、慢性7～10日均获痊愈或显效。

·大黄酒·

【配方】生大黄、川红花、延胡索各30g，白酒500ml。【制法】将前3味共为粗末，置容器中，加入白酒，密封，浸泡14日后，过滤去渣，即成。【功用】活血化瘀，理气止痛。【主治】软组织损伤，扭挫伤及跌打损伤。【用法】口服：每次服30～50ml，日服2次。再以药渣炒热，外敷患处，外以纱布包扎固定。【附记】笔者经验方。临床应用，一般常配用伤痛灵搽剂（方药如上）外治。内外并治，效果尤著。

·寄奴酒·

【配方】刘寄奴、骨碎补、延胡索各60g，白酒1000ml。【制法】将上药切成小块，与白酒同置入容器中，密封浸泡10日以上即成。【功用】消肿定痛，止血续筋。【主治】跌打挫伤，瘀血肿痛。【用法】口服：每日早、晚各服1次，每次服10～15ml。【附记】引自《民间秘方治百病》。孕妇忌服。

·樟脑麝香酒·

【配方】樟脑、红花、生地黄、血竭各10g，三七、薄荷各3g，冰片、麝香各0.2g，60度白酒500ml。【制法】先将红花、生地黄、三七、薄荷、血竭共研为粗末，用纱布袋装，用白酒浸泡。7日后取出药袋，压榨取液，将榨取液与药酒混合，再过滤。滤液中再加入樟脑、冰片、麝香，搅拌均匀，密封容器，每日振荡1次，3日后启封使用。【功用】活血化瘀，消肿止痛。【主治】骨关节扭伤，软组织损伤。【用法】外用：反复以手指蘸少许药酒涂搽患处及其周围，并选用抚摩、推搓、揉搽、按压、弹拨、拍打、扳牵等手法。每日1次，每次15～20分钟，10次为1个疗程。【附记】引自《药酒汇编》。屡用效佳。

·闪挫止痛药酒·

【配方】延胡索15g，当归6g，制乳香、制没药各5g，三七、川芎各3g，红花1.8g，茜草、威灵仙各1.5g，白酒500ml。【制法】将诸药研为粗末，放入瓷器中，加入白酒200ml煎至100ml，去渣备用。【功用】活血化瘀，通络止痛。【主治】因动作过猛或受外力直接作用而致软组织损伤、局部肿胀、瘀血疼痛、功能活动受限等症均可用之。【用法】口服：每次服30～50ml或随量而饮；药酒渣外用敷患处。【附记】引自《临床验方集》。屡用屡验。有明显出血者忌服。

·栀黄酒·

【配方】栀子60g，大黄30g，乳香30g，没药30g，一枝蒿30g，樟脑饼1个（约7g），白酒适量。【制法】将上药装入瓶内，加白酒适量（以淹没药物为度），密封，浸泡2周后即可启用。【功用】活血散瘀，消肿止痛。【主治】各种闭合性软组织损伤、挫伤、撞伤、无名肿毒、肋间神经痛。【用法】外用：以软组织损伤的范围、疼痛面积的大小，剪相应大小的敷料块浸入药液，拧成半干，敷于患处，再盖以敷料，用胶布固定，24小时换药1次。轻者1、2帖愈，重者2～4次即愈。用4次以上无效者则停用。【附记】引自《四川中医》。禁内服，孕妇慎用。本方亦可外治急性乳腺炎。

·舒筋活络酒（二）·

【配方】生大黄100g，生半夏60g，当归90g，川芎50g，白芷

60g，红花 50g，姜黄 50g，山栀 100g，三七 30～60g，陈皮 30g，樟脑 30g，白酒 1500ml。【制法】将上药置容器内，加入白酒，密封，浸泡 1 个月后，即可启用。【功用】消肿止痛。【主治】急性软组织损伤。【用法】外用：用时以药棉蘸药酒涂搽患处，每日涂 3 次，8 日为 1 个疗程。【附记】引自《广西中医药》。屡用效佳，总有效率为 96%以上。

·赤芍当归酒·

【配方】赤芍 40g，当归、生地黄、泽泻、泽兰、川芎、桃仁、刘寄奴、三棱各 25g，莪术、红花、苏木各 20g，土鳖虫 12g，三七 3g，50 度白酒 3000ml。【制法】将上药置于酒坛中，加入白酒，密封，浸泡 2 周后，过滤去渣，取出澄清液，备用。【功用】活血化瘀，消肿止痛，舒经活络。【主治】软组织损伤。【用法】外用：将配好的药酒蘸少许涂于按摩之部位，根据伤情及患者体质，循经取穴，灵活选用不同手法，反复推拿按摩。每日 1 次，5 次为 1 个疗程。【附记】引自《按摩与导引》。用本法治疗 447 例，痊愈 247 例，显效 104 例，好转 90 例，无效 6 例。总有效率达 98.7%。

·当归牛膝酒·

【配方】当归、何首乌、鸡血藤、延胡索各 30g，伸筋草、乳香、血竭、枸杞子、没药、红花、牛膝、独活、川续断各 20g，蜈蚣 6 条，五加皮、海风藤各 40g，白酒 1500ml。【制法】将上药置入容器中，加入白酒，密封浸泡 1 个月后即成。【功用】祛风除湿，活血化瘀，通痹止痛。【主治】凡肌体四肢肩项腰腿各部软组织疼痛，坐骨神经痛，肩周炎，腰肌劳损，以及因风寒引起的腰腿痛，风湿性关节炎等。【用法】口服：每次服 10～20ml，日服 3 次。外用：将药酒外搽于疼痛部位，轻柔按揉 10～15 分钟，勿重按以免损伤组织，每日 3 次，每搽 1 次按摩 1 次。【附记】引自《程氏医学笔记》。屡试屡验，效佳。

·肿痛灵药酒·

【配方】透骨草 30g，乳香、没药、泽兰、艾叶各 15g，60 度白酒 500ml。【制法】将上药浸于 60 度白酒中，浸泡 2、3 日，贮药液备用。【功用】行血消肿，温经通络。【主治】软组织损伤。【用法】外用：用时取大小适宜的敷料浸透药液，贴敷于患处，外用绷带包扎，并用热水袋热敷受伤局部，每日更换 1 次。7 日为 1 个疗程。【附记】引自《新中医》。屡用效佳。皮肤破损者待伤口愈合后再行此法治疗。

跌打损伤

·止痛液·

【配方】细辛 600g，荜茇、黑胡椒、生草乌、生川乌、生半夏、生南星、蟾酥各 300g，樟脑、薄荷脑各 100g，95％乙醇（酒精）10L。【制法】先将前 7 味药分别切碎或粉碎成粗末，备用。蟾酥以适量水煮沸 5 分钟（主要为减轻毒性，不影响疗效），与上述药材置于同一容器内，加入 95％乙醇密封，浸泡 1 个月后，滤取上层清液，加入樟脑、薄荷脑搅拌溶解，必要时过滤，贮瓶备用。【功用】消肿止痛。【主治】跌打损伤，疼痛不已。【用法】外用：用脱脂棉球蘸药液涂搽患部，每日涂搽 1～3 次。【附记】引自《百病中医熏洗熨擦疗法》。治疗 4000 多例，普遍取得了较好的疗效。一般用药 3～5 次即效。

·风伤搽剂·

【配方】生川乌、生草乌、泽兰、生南星、生半夏、川红花、川芎、当归尾各 15g，桃仁、白芷、木瓜、乳香、没药、威灵仙各 20g，川椒 12g，肉桂 10g，樟脑粉 20g，冬青油适量，75％乙醇 1500ml。【制法】将前 16 味共研为粗末，置容器中，加入 75％乙醇，密封，浸泡 1

个月后开封，再加入樟脑粉、冬青油搅拌溶化，贮瓶备用。【功用】活血散瘀，消肿止痛。【主治】跌打损伤，筋肉肿痛。【用法】外用：每取此药酒适量涂搽患处，日涂搽 3 或 4 次。【附记】引自《中国当代中医名人志》。验之临床多效。

·活血酒(一)·

【配方】当归、川芎各 15g，白芷、桃仁、红花、牡丹皮、乳香、没药各 9g，泽泻、苏木各 12g，白酒 1500～2000ml。【制法】将前 10 味捣为粗末，置容器中，加入白酒，密封，浸泡 7 日后，过滤去渣，即成。【功用】活血止痛，逐瘀消肿。【主治】跌打损伤。【用法】口服：每次服 10～15ml，日服 3 次。【附记】引自《中国当代中医名人志》。①本药酒适用于以疼痛为主、红肿不甚的跌打损伤症。②加减用药，头部加升麻、藁本、天麻；上肢加桑枝、桂枝；下肢加牛膝、木瓜；腹部加小茴香、大腹皮；背部加独活、麻黄根；左肋膜加桂枝、木香；右肋膜加青皮、香附；外敷加生姜、葱白各适量。亦可用药渣加生姜、葱白捣烂外敷。③服药期间忌食生冷(冷食、冷水)。孕妇忌服。④本方亦可水煎服，每日 1 剂。

·跌打酒(二)·

【配方】制川乌、制草乌各 10g，白芷、四块瓦、防己各 20g，见血飞、伸筋草、八爪金龙、透骨草、大血藤、徐长卿各 30g，水冬瓜根皮 40g，四两藤、竹叶、三七各 15g，55 度白酒 2500ml。【制法】将前 15 味共捣为粗末，置容器中，加入白酒，密封，浸泡 7～10 日后，过滤去渣，即成。【功用】舒筋活血，化瘀止痛。【主治】跌打损伤，筋骨疼痛，肢体麻木，腰腿酸痛。【用法】口服：每次服 15～20ml，日服 3 次。【附记】引自《中国当代中医名人志》。

·蕲蛇风湿酒·

【配方】蕲蛇(去头)100g，桑枝、熟地黄、淫羊藿、鲜侧柏叶、秤钩风、鲜马尾松根(去粗皮)各80g,白芍、当归、麻口皮子药各50g,大血藤、石楠藤、桂枝各32g,杜仲(盐水炒)、木瓜、川牛膝、甘草、狗脊(去毛)各16g,川续断32g,白酒8000ml,蔗糖425g。【制法】先将蕲蛇加白酒1000ml浸泡6个月以上,过滤。将桂枝提取挥发油,余桑枝等17味捣碎,置容器中,分2次加白酒浸泡,第1次密封,浸泡30日,第2次浸泡15日,合并浸液,过滤,加入上述滤液及挥发油,混匀。取蔗糖制成糖浆,待温,加入混合液中搅匀,静置,过滤,贮瓶备用。【功用】祛风除湿,通经活络。【主治】风湿痹痛、骨节疼痛、四肢麻木、屈伸不利、腰膝酸软、风湿性关节炎、腰肌劳损、跌打损伤后期等症。【用法】口服:每次服15～30ml,日服2次。【附记】引自《药酒汇编》。本药酒适用范围广,疗效显著。坚持服用,中病即止。孕妇忌服。

·追风活络酒·

【配方】红曲、紫草、独活、红花、天麻、补骨脂(盐制)、血竭、川芎、乳香、没药、秦艽各20g,当归、麻黄、防风各30g,木瓜、杜仲(盐制)、牛膝、北刘寄奴、制草乌、土鳖虫、白芷各10g,白糖800g,白酒1500ml。【制法】将前21味,除红曲、紫草外,血竭、乳香、没药共研成细末,过筛混匀,余16味酌予碎断。将以上各药与白酒、白糖同置罐内,于水浴中加热煮沸后,再入缸中,密封,浸泡30日后,滤取酒液,残渣压榨后回收残液中的酒液,合并滤过,贮瓶备用。【功用】追风散寒,舒筋活络。【主治】受风受寒、四肢麻木、关节疼痛、风湿麻痹、伤筋动骨等症。【用法】口服:每次服10～15ml,日服2次。【附记】引自《药酒汇编》。孕妇忌服。

·跌打风湿药酒(二)·

【配方】五加皮50g,红花、生地黄、当归、怀牛膝、栀子、泽兰各40g,骨碎补、宽筋藤、千斤拔、枫荷桂、羊耳菊、海风藤各80g,细辛、桂枝、陈皮、苍术、木香各30g,莪术、甘草各50g,九里香、过江

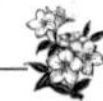

龙各 160g，麻黄 20g，白酒 16L。【制法】将前 23 味捣为粗末，置容器中，加入白酒，密封，浸泡 30 日后，过滤去渣，即得。【功用】祛风除湿，活血散瘀。【主治】跌打损伤、风湿骨痛、风寒湿痹、积瘀肿痛等。【用法】口服：每次服 15ml，日服 2 次。亦可外用，涂搽患处。【附记】引自《药酒汇编》。

·三七酒·

【配方】三七、海桐皮、薏苡仁、生地黄、牛膝、川芎、羌活、地骨皮、五加皮各 15g，白酒 2500ml。【制法】将前 9 味研成粗末，置容器中，加入白酒，密封，浸泡 10～15 日后，过滤去渣，即成。【功用】活血止痛，祛瘀通络。【主治】跌打损伤，瘀血肿痛。【用法】口服：每次服 15ml，日服 2 次。【附记】引自《药酒汇编》。验之临床，确有良效。

·少林八仙酒·

【配方】丁香、当归各 30g，川芎、红花各 90g，三七 15g，凤仙花、苏木各 45g，乌梢蛇 1 条，白酒 1700ml。【制法】将前 8 味洗净，切碎，置容器中，加入白酒，密封，浸泡 60 日以上，经常摇动。过滤去渣，即成。【功用】活血祛瘀，通络止痛。【主治】跌打损伤、瘀血疼痛、红肿不消等症。【用法】口服：每次服 15ml，日服 2 次。【附记】引自《药酒汇编》。

·复方红花酊·

【配方】乳香、没药各 27g，五加皮、川乌、草乌、川红花、木通、伸筋草、桃仁、威灵仙、当归、川续断各 63g，40％乙醇 4000ml。【制法】将前 12 味捣碎，置容器中，分 2 次加入 40％乙醇，密封，浸泡，第 1 次用乙醇 2000ml 浸泡 4 日，过滤；第 2 次药渣用乙醇 2000ml 浸泡 3 日，过滤。合并两次滤液，静置即得。浓度为 20％。【功用】散瘀消肿。【主治】跌打损伤。【用法】外用：取此药酒揉搽患处，日搽1或2次。【附记】引自《中药制剂汇编》。切勿内服。

·续筋接骨酒·

【配方】透骨草、大黄、当归、赤芍、红花各10g，牡丹皮6g，生地黄15g，土狗(槌碎)10个，土虱30个，自然铜末3g，白酒350ml。【制法】将前10味除自然铜末外全部粗碎，用白酒煎至减半，去渣，分作3份，备用。【功用】接骨续筋，止痛。【主治】跌打损伤及骨折。【用法】口服：每日服用1份，并送服自然铜末1g。【附记】引自《百病中医药酒疗法》。孕妇忌服。

·复方消炎止痛搽剂·

【配方】草乌(或乌头)、红根(或生南海芋)各1000g，姜黄、天文草(或血满草)、土三七(或七叶一枝花)、山栀、荜茇、黄柏、韭菜根、乳香、没药各500g，紫菀、八角枫、苏木、茜草、扁竹兰(或射干)各200g，百灵草、毛茛、雷公藤、青骨藤、四块瓦各300g，五香藤、商陆各100g，冰片50g，75％乙醇45L。【制法】将前24味研成粗末，置容器中，加入75％乙醇一半浸泡10日后，过滤；余渣再加75％乙醇一半浸泡5日后，过滤。两次滤液合并，静置，滤过，贮瓶备用。【功用】消炎止痛。【主治】跌打损伤，风湿麻木，无名肿毒，毒虫咬蜇及虫牙痛。【用法】外用：用纱布或棉球蘸药酒，揉搽患处，每次揉搽10～20分钟，每日1或2次。无名肿毒、毒虫咬蜇，只涂搽患处，不揉按；虫牙痛，用一小棉球蘸药酒填塞虫牙处，片刻吐出。【附记】引自《新医学》。验之临床，确有良效。

·药酒方·

【配方】三七、红花、生地黄、川芎、当归身、乌药、落得打、乳香、五加皮、防风、川牛膝、干姜、牡丹皮、肉桂、延胡索、姜黄、海桐皮各15g，白酒2500ml。【制法】将前17味捣碎，入布袋，置容器中，加

入白酒，密封，隔水加热 1.5 小时，取出放凉，再浸泡数日，过滤去渣，即成。【功用】凉血活血，散瘀消肿，理气止痛。【主治】跌打损伤、气滞血瘀、筋骨疼痛、活动受限等症。【用法】口服：日服 2 次，适量饮用(15～30ml)。【附记】引自《伤科补要》。验之临床，确有良效。

·补血壮骨酒(二)·

【配方】淫羊藿、巴戟天、鸡血藤各 25g，白酒 500ml。【制法】将前 3 味切碎，置容器中，加入白酒，密封，浸泡 20 日后，过滤去渣，即成。【功用】补肾强骨，活血通络。【主治】跌打损伤、风湿痹痛、肢体麻木及瘫痪等症。【用法】口服：每次服 10～15ml，日服 2 次。【附记】引自《药酒汇编》。

·止痛精·

【配方】细辛 14g，豆豉姜、广藿香、香附各 150g，两面针、黄芩、栀子、降香各 25g，花椒、石菖蒲、香加皮、鸡骨香、九里香各 100g，小叶双眼龙 14g，荆三棱、高良姜、莪术各 50g，黑老虎 250g，樟脑 23g，薄荷脑 1.8g，30%白酒和乙醇各适量。【制法】将细辛至两面针、降香至黑老虎等 16 味捣碎，以 30%白酒密封浸泡 7 日，全部取出置蒸馏器中进行蒸馏，收集含醇量 20%以上的蒸馏液。黄芩、栀子各以 3 倍量的 70%乙醇浸渍 1 日，取出过滤取用。再将蒸馏液与浸渍液合并，混匀，以乙醇调节含醇量为 63%～65%，加入樟脑、薄荷脑搅拌溶解，过滤即得。每瓶 5ml，分装 1000 瓶。【功用】行气止痛。【主治】跌打肿痛，吐泻腹痛，风湿骨痛及风火牙痛。【用法】口服：每次服 5ml，日服 1 或 2 次。亦可外用，涂搽患部。【附记】引自《中药制剂汇编》。

·止痛灵·

【配方】生川乌、生草乌、生南星各 15g，洋金花 10g，白酒

500ml，红花油10ml。【制法】将前4味切碎，置容器中，加入白酒（或75%乙醇），密封，浸泡10～15日后，过滤去渣，加入红花油10ml。备用。【功用】活血消肿，止痛解毒。【主治】跌打损伤、痈疽初起及表浅肿物切除、拔牙等。【用法】外用：涂搽局部或纱布湿敷。日1或2次。【附记】长春中医学院王家忠方。本方有毒，切勿内服。

·祛风酒（二）·

【配方】独活、羌活、白芍、桑寄生、秦艽各60g，木瓜、牛膝、川续断、五加皮、破故纸各90g，党参150g，冰糖500g，高粱酒5000ml。【制法】将前11味捣碎，置容器中，加入高粱酒，密封，浸泡2周后，过滤去渣，加入冰糖，至完全溶解后，即可取用。【功用】祛风胜湿，舒筋活络，益气血，强筋骨。【主治】损伤后期骨节酸痛、筋脉拘挛及外伤性关节炎。【用法】口服：每次服30ml，每日中、晚各服1次。【附记】引自《林如高骨伤验方歌诀方解》。

·三七跌打酒·

【配方】大田七、血竭、琥珀各120g，大黄、桃仁、泽兰、红花、当归尾、乳香、没药、秦艽、川续断、杜仲、骨碎补、土鳖虫、苏木、无名异、制自然铜、马钱子（炸黄去毛）各150g，七叶一枝花90g，三花酒（白酒）15L。【制法】将前20味切片，置容器中，加入三花酒，密封，浸泡2个月以上，过滤去渣，即成。【功用】口服：每次服15～30ml，日服1或2次。外用：若肿痛者，搽患处，每日搽2或3次。创伤破口者，用消毒纱布或棉垫浸透敷之，绷带包扎，每日换药1次。【附记】引自《正骨经验汇萃》。孕妇忌口服。

·跌打损伤酒（一）·

【配方】柴胡、当归、川芎各12g，川续断、马钱子（制）、骨碎补（去毛）、黄芩、桃仁、五灵脂、赤芍、苏木各6g，红花、三棱各4g，乳

香(醋制)3g,65 度白酒 1000ml。【制法】将前 14 味研为粗末,混匀,入布袋,置罐内,加入白酒,密封。浸泡 30 日,压榨过滤去渣,静置沉淀,取上清液分装瓶,备用。【功用】舒筋活血,消肿止痛。【主治】跌打损伤,瘀血凝滞,肿痛不已,筋络不舒。【用法】口服:每次服 30～60ml,日服 2 次。亦可外用,涂搽患处。【附记】引自《中药制剂汇编》。

·丢了棒药酒·

【配方】丢了棒皮、鹅不食草各 60g,山大颜、麻骨风、十八症、宽筋藤、水泽兰、枫香寄生、胡荽、鸡血藤、钩藤、短瓣石竹、毛老虎各 30g,白酒(50 或 60 度)适量。【制法】将前 13 味切碎,置容器中,加入白酒(以酒浸过药面为准),密封,浸泡 7 日以上(热浸法为 2 日)即可取用。【功用】舒筋活血,散风缓痛。【主治】各种跌打损伤,骨折,扭伤,关节僵硬,急、慢性风湿性关节炎,风湿性心脏病,坐骨神经痛等。对类风湿、肌肉风湿、骨结核、骨质增生、鹤膝风、腰腿痛、小儿麻痹后遗症、瘫痪等病亦有一定疗效。【用法】口服:每次服 15～30ml,日服 2 或 3 次。严重者可加至每次 50ml。亦可外用:局部外搽或湿敷,如加热湿敷,效果较快较好。【附记】引自《中药制剂汇编》。孕妇忌服。

·红花浸酒·

【配方】辽宁红花、凤仙花各 50g,白矾少许,60 度白酒 1000ml。【制法】将前 3 味置容器中,加入白酒,密封。浸泡 24～48 小时,过滤去渣,即成。【功用】消肿止痛。【主治】跌打损伤。【用法】外用:用纱布浸于药酒中 20 分钟取出,敷于肿胀部位。若纱布浸液干时,可随时再往纱布敷料上洒红花酒以保持湿润。隔日或每日换药 1 次。【附记】引自《辽宁中医杂志》(试刊号)。

·刘寄奴酒(二)·

【配方】刘寄奴、骨碎补、延胡索各60g,白酒500ml。【制法】将前3味切碎,置容器中,加入白酒,密封,浸泡10日以上,过滤去渣,即成。【功用】消肿定痛,止血续筋。【主治】跌打损伤,瘀血肿痛。【用法】口服:每次服10～15ml,日服2次。【附记】引自《药酒汇编》。

·三皮药酒·

【配方】紫荆皮、牡丹皮、五加皮、郁金、乌药、川芎、延胡索各30g,官桂、木香、乳香(去油)、羊踯躅(去油)、羌活各15g,白酒500ml。【制法】将前12味洗净,切碎,置容器中,加入白酒,密封,隔水煮约1小时,候冷,过滤去渣,即成。【功用】调气活血,止痛。【主治】跌打损伤,疼痛不已。【用法】口服:不拘时,随量服之,勿醉。【附记】引自《药酒汇编》。

·风湿痛药酒·

【配方】石楠藤2812g,麻黄94g,枳壳、桂枝各75g,蚕沙24g,黄精30g,陈皮50g,厚朴、苦杏仁、泽泻、山药、苍术、牡丹皮、川芎、白术、白芷、木香、石耳、羌活、菟丝子、香附、没药、当归、乳香各11g,红糖2250g,白酒22.5L。【制法】先将石楠藤加水煎2次,每次煎2小时,合并煎液,滤过,浓缩成清膏;余麻黄等23味研为粗末,用白酒湿润,按渗滤法进行渗滤,收集滤液,与石楠藤浓缩液合并,加红糖(适量)搅拌溶解,静置,滤过,即成。【功用】祛风除湿,活络止痛。【主治】跌打损伤,风湿骨痛,手足麻木,腰腿痛等。【用法】口服:每次服10～15ml,日服2次。【附记】引自《药酒汇编》。

·少林保将酒·

【配方】当归60g，川芎、苏木、桑枝、木瓜、鹿角各24g，红花、黄芪、桑寄生、熟地黄、透骨草、白术、赤芍、桃仁各30g，乳香、没药、白芷、川续断、补骨脂、太子参各15g，桂枝、川郁金、木香各9g，白酒1700ml。【制法】将上药研为粗末，与白酒共置入容器中密封浸泡35日即成。浸泡期间每日振摇1次。【功用】活血祛瘀，理伤镇痛，壮筋健骨。【主治】拳械打伤，跌打损伤，骨折筋伤，腰腿疼痛及半身不遂。【用法】口服：每次服20～30ml，日服3次。亦可用药酒涂搽患处。【附记】引自《少林寺伤科秘方》。孕妇忌服，皮破者忌外用。

·内伤药酒·

【配方】红花、桃仁（炒）、秦艽、川续断、广木香、砂仁（炒）、丹皮、威灵仙各30g，当归、五加皮、怀牛膝各90g，骨碎补、核桃肉、杜仲（炒）、丹参各60g，白酒10L。【制法】将上药捣碎，与5000ml白酒同置入容器中，密封后置锅中隔水煮4小时，待冷后开封，再加入余下的5000ml白酒，密封静置3日后即可服用。【功用】活血行气，祛瘀壮筋。【主治】跌打及劳伤太过引起的机体四肢筋骨疼痛，步履无力。【用法】口服：每次服15～30ml，每日早、晚各服1次，不拘患病远年近日，男女老幼皆可服。【附记】引自《古方汇精》。孕妇忌服。

·活血酒（二）·

【配方】乳香、没药、当归、紫荆皮、安桂、独活、羌活、虎骨（用狗胫骨倍量代）、木瓜、贝母、自然铜、川续断、南木香、川厚朴、生香附、炒小茴各9g，白芷、制川乌、制草乌各3g，炒甲珠、血竭各6g，麝香1.5g，白酒6000ml。【制法】将上药捣碎，与白酒同置入容器中，密封浸泡10日以上即可服用。【功用】活血行气，祛风活络。

【主治】跌打损伤后外感风寒湿痹，筋骨关节出现隐隐作痛，或酸软痛，遇雨加重，得热则减轻。【用法】口服：每次服15～30ml。每日早、晚各服1次。【附记】引自《临床验方集》。孕妇忌服。

·跌打损伤酒(二)·

【配方】当归、生地黄各30g，薏苡仁、骨碎补、紫荆皮、补骨脂、十大功劳各15g，羌活、桃仁、莪术、广木香各9g，杜仲、川芎各24g，五加皮90g，虎腔骨(用狗胫骨倍量代)36g，高粱酒10L。【制法】将药物与高粱酒同置入容器中，封固，隔水煮3小时取出。7日后压榨过滤，使成9500ml，装瓶备用。【功用】活血化瘀，祛风胜湿。【主治】跌打损伤后筋骨疼痛，日久不愈，不时发作。【用法】口服：每晚睡前服15～30ml。【附记】引自《临床验方集》。孕妇忌服；体质虚弱者亦应慎用。

·跌打药酒·

【配方】当归10g，土鳖虫4g，生地黄、莪术、川芎、桃仁、刘寄奴、三棱、泽兰、泽泻各8g，苏木、红花各6g，赤芍13g，三七1g，白酒1000ml。【制法】将上药捣碎，与白酒同置入容器中，密封浸泡45日以上。过滤后即可服用。【功用】消积，散瘀，止痛。【主治】跌打撞伤，积瘀肿痛，闪挫腰痛，扭伤，关节痛。【用法】口服：每次服10～15ml，每日早、晚各服1次。亦可外用涂搽患处。【附记】引自《药酒汇编》。本药酒活血祛瘀作用强，适用于跌打损伤瘀血严重之实证。孕妇忌服。体虚者宜选择其他药酒。

·大力药酒·

【配方】当归尾5g，红花、白芷、川乌(炙)各10g，没药、乳香、紫丹参、大黄、白芍(炒)、骨碎补(沙炒)、脆蛇、青皮(炒)各15g，川续断(炒)、三棱、自然铜(煅)、莪术各20g，生地黄、三七、五加皮、淮牛膝各30g，土鳖虫60g，茜草80g，白酒2500ml。【制法】将上药

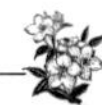

共研成粗末，装入纱布袋中，扎紧袋口，与白酒同置入容器中，密封浸泡 30 日以上即可服用。【功用】舒筋活血，祛风除湿，通络止痛。【主治】跌打损伤及顽痹（类风湿关节炎）。【用法】口服：每日服 3 次，新伤、轻伤每次服 5～10ml，旧伤、重伤每次服 10～20ml。【附记】引自《临床验方集》。本药酒药性峻猛，用量应严格按病情及规定，以免耗伤正气。孕妇忌服；体弱者应慎用。

·跌打活血酒·

【配方】三七 6g，炙乳香、骨碎补、刘寄奴、炙没药、土鳖虫、红花各 10g，川芎、当归尾、川续断各 15g，白酒 1000ml。【制法】将诸药研成粗末，用纱布袋装，置干净容器中，加入白酒浸泡。密封浸泡 7 日后取出药袋，压榨取液。将榨取液与药酒混合，静置，过滤装瓶备用。【功用】活血化瘀，止痛消肿。【主治】跌打损伤，筋骨关节肿痛，或骨折、骨裂疼痛。【用法】口服：每次服 10～15ml，日服 3 次，空腹服。【附记】引自《临床验方集》。孕妇忌服。

·跌打万应药酒·

【配方】三七、羌活、独活、续断、三棱、莪术、红花、当归尾、牛膝、香附、沉香、青皮、枳壳、补骨脂、何首乌、骨碎补、五加皮、桂枝、生地黄、枸杞子、远志、黑枣、杜仲各 6g，苏木、木香、乳香、没药、木瓜、白术、川芎各 4.5g，茯苓、熟地黄、炙黄芪、白芍各 9g，虎骨（用狗胫骨倍量代）、鹿筋各 15g，龙眼肉 120g，黑豆 500g，黄酒适量，白酒 5L。【制法】将诸药共研为粗末，加适量黄酒拌和，闷渍，待酒吸尽后，放入锅内蒸透，然后放进酒坛内，加入白酒密封浸泡 30 日后，取澄清液装瓶备用。【功用】活血化瘀，理气止痛，补益肝肾，祛风除湿。【主治】跌打损伤、肿胀疼痛等症。【用法】口服：每次服 20～30ml，日服 1 或 2 次。【附记】引自《治疗与保健药酒》。阴虚火旺者忌服。

·五华跌打药酒·

【配方】生南星、生半夏、生草乌、生川乌各250g，五加皮、川芎各120g，杨梅树皮、三椏苦、毛冬青、蘖葱根、土大黄各500g，白酒15L。【制法】将诸药捣碎放入干净容器中，加入白酒，密封浸泡7日以上即成。【功用】活血化瘀，消肿止痛。【主治】跌打肿痛，无名肿毒，也可用于治疗流行性腮腺炎等病症。【用法】外用：用药酒湿敷或外搽患处，每日涂搽3～5次。【附记】引自《民间百病良方》。只供外用，切忌内服。

·三七药酒·

【配方】三七30g，莪术40g，全蝎10g，土鳖虫30g，补骨脂50g，淫羊藿50g，四块瓦60g，叶下花80g，当归60g，牛膝50g，五加皮60g，制川乌20g，苏木40g，大血藤60g，川芎30g，血竭10g，红花20g，乳香30g，没药30g，延胡索40g，香附40g，白酒1000ml。【制法】将上药混匀置容器中，加入白酒，密封，浸泡20日后，即可启用。【功用】舒筋活络，散瘀镇痛，祛风除湿，强筋壮骨。【主治】跌打损伤，风湿骨痛，四肢麻木。【用法】口服：每次服10～15ml，每日服2次。【附记】引自《新编中成药》。孕妇忌用。

·酸痛药酒·

【配方】泽泻12g，赤芍10.5g，桂枝尖、乳香、没药、川乌、草乌、杏仁、木红花、五加皮、正锦纹、牛膝、骨碎补各9g，木瓜、小金英、白芷各7.5g，当归尾、生地黄、羌活、栀子、黄柏各6g，樟脑、苏木各3g，95%乙醇800ml。【制法】先将上列草药投入锅内，加水1000ml，煮沸1小时(约剩200ml)。取出该药装入大口瓶内，加95%乙醇500ml，浸泡3日(应经常摇动)，滤出药液即可应用。然后再将此药渣投入锅内，加水500ml煮沸，1小时(约剩150ml)，再取出该药装入瓶内，加95%乙醇300ml，泡3日(也应经常摇

动），过滤后就可应用（最好是将两次浸液混合在一起应用）。【功用】祛风除湿，活血化瘀，消肿止痛。【主治】由炎症所致的四肢酸痛，如打伤、压伤、击伤所致皮下出血、扭伤，剧烈运动和长途步行所致的酸痛。【用法】外用：将患肢用热水洗净擦干，用棉球或棉签浸药酒涂搽患部，每日1～5次。【附记】引自《中级医刊》。屡用屡验，效佳。

·田香乳酒·

【配方】三七（田七）6g，骨碎补、降香各15g，乳香、没药各10g，血竭12g，自然铜、泽兰各20g，苏木18g，红花、川芎各9g，米酒1000ml。【制法】将上药去除杂质，共研为细末，置入瓷瓶，加入米酒，密封，将装有药酒的瓷瓶隔水煮沸4～6小时，取出，停放5日，即可使用。【功用】活血化瘀，消肿止痛。【主治】跌、仆、闪、挫损伤。【用法】口服：每次服50ml。日服3次，同时可外用：即用消毒棉球或纱布蘸药酒涂患处，每日3～5次。使用前将药酒摇动均匀。【附记】引自《集验百病良方》。屡用效佳。开放性骨折不宜外用。

·双牛跌打酒·

【配方】大草乌（钻山牛）150g，小草乌（小黑牛）、雪上一枝蒿、红花各50g，制草乌、金铁锁、断肠草、黑骨头各100g，雷公藤根500g，75％乙醇7000ml。【制法】将上药除制草乌外，其余8味均生用。一起置容器内，加入75％乙醇，密封，浸泡30日，用力搅拌后滤去药渣，分装于小瓶内备用。亦可长期浸泡，随用随取。【功用】活血化瘀，消肿止痛。【主治】跌打损伤。【用法】外用：用止血钳夹消毒棉球浸透药酒后，在已清洗过的患处反复擦至药棉干燥为止，每日外擦3或4次，用量根据肿痛面积大小而定。7日为1个疗程。可连续使用至肿消痛止为止。有破口患者，先无菌清洗包扎伤口，再在伤口四周肿痛处外擦药酒。【附记】引自《云南中医杂志》。屡用效佳。

·李氏紫金酒·

【配方】冰片、血竭、樟脑各30g，红花、细辛、生地黄、白芥子各60g，生乳香、生没药各45g，鹅不食草、荜茇各90g，高良姜120g，白酒5000ml。【制法】将上药共研细末，置容器内，加入白酒，密封，浸泡10日后，过滤分装密封。【功用】温经活血止痛。【主治】跌打损伤、慢性劳损。【用法】外用：外搽患处。【附记】引自《中国中医骨伤科杂志》。屡用效佳。

·舒筋乐酒·

【配方】细辛50g，羌活、姜黄、商陆各100g，桂枝、生川乌、生草乌各60g，香薷、寻骨风各150g，牡丹皮90g，冰片30g，四大天王20g，蟾酥、辣椒各10g，75%乙醇2000ml。【制法】将上药研为粗末，置容器中，加入75%乙醇，密封，浸泡15日后即可取用。【功用】祛风温阳止痛。【主治】外伤疼痛。【用法】外用：先轻柔按摩患部至皮肤发热，用药棉浸蘸药酒涂搽，若患部有皮下出血，涂搽忌用力过猛，以免出血增多。还可用本药热敷患部，每次10～15分钟，每日3或4次。【附记】引自《江西中医药》。不宜用于皮肤破溃处及孕妇腹部。

·骨伤药酒·

【配方】牡丹皮、桃仁、红花、地龙、青皮、陈皮、马钱子、血竭、乳香、没药各10g，路路通、刘寄奴、王不留行、丹参、木瓜、透骨草各30g，当归、延胡索、泽兰、川乌、草乌、姜黄、赤芍各20g，白酒适量。【制法】将上药洗净炒干，加白酒50ml搅匀，加盖再煮30分钟，取出按药量与白酒量1∶2的比例浸酒，酒吸干后适当添加，泡2～3周即可取用。【功用】活血祛瘀，行气通络，消肿止痛。【主治】骨伤科瘀血肿痛（实证）。【用法】外用：将药酒加热后直接外搽患处，每

日 3 次，每次搽 15 分钟。7 日为 1 个疗程，一般用药 1～2 个疗程。湿热外敷，将药酒 100～150ml，加热敷于患处，每日 2 次，每次 15 分钟。7 日为 1 个疗程，一般用药 1～2 个疗程。【附记】引自《广西中医药》。屡用皆验。

·乳没丹参酒·

【配方】丹参、乳香、没药、大黄、白芍、骨碎补、川乌各 30g，青皮、红花、白芷各 20g，川续断、三棱、莪术、自然铜各 40g，生地黄、三七、牛膝各 60g，土鳖虫 120g，茜草 160g，当归尾 10g，白酒 2000ml。【制法】先将白芍、青皮、续断清炒，骨碎补用沙炒，川乌按常法炮制，自然铜煅后再与其余诸药共置入酒坛内，加入白酒，密封浸泡 7 日后开取，即可服用。【功用】舒筋活血，祛风除湿，温经止痛。【主治】跌打损伤，风寒湿痹等。【用法】口服：新伤、轻伤每次服 5～10ml，旧伤、重伤每次服 10～20ml。【附记】引自《程氏医学笔记》。屡用屡验，效佳。

·复方三七药酒·

【配方】三七 30g，莪术 40g，全蝎 10g，土鳖虫 30g，补骨脂、淫羊藿、四块瓦各 50g，叶下花 80g，当归 60g，牛膝 50g，五加皮 60g，制川乌 20g，苏木 40g，大活血 60g，川芎 30g，血竭 10g，红花 20g，乳香、没药各 30g，延胡索 40g，香附 40g，白酒 2000ml。【制法】将上药碾碎，置入容器内，加入白酒浸泡 14 日后，即可饮用。【功用】舒筋活络，散瘀镇痛，祛风除湿，强筋壮骨。【主治】跌打损伤，风湿骨痛，四肢麻木。【用法】口服：每次服 10～15ml，每日 2 次。【附记】引用《新编中成药》。屡用效佳。叶下花，即追风箭，为菊科植物白背兔耳风的全草。孕妇忌服。

·伤科跌打药酒·

【配方】红花、参三七、生地黄、川芎、当归身、乌药、落得打、乳香、五加皮、防风、川牛膝、干姜、牡丹皮、肉桂、延胡索、姜黄、海桐皮各15g，白酒2500ml。【制法】将上药粉碎，盛入纱布袋，扎口，放入容器内，加入白酒浸泡，密封，隔水加热煮1.5小时，取出放凉后，再浸泡数日，即可饮用。【功用】活血行气，祛风除湿，消肿定痛。【主治】跌打损伤，气滞血瘀，筋骨疼痛，活动受限。【用法】口服：每次服15～30ml，日服2次。【附记】引自《伤科补要》。屡用效佳。落得打，又名陆英。孕妇忌服。

骨折与脱臼

·二乌透骨酒·

【配方】生川乌、生草乌、透骨草、伸筋草、祁艾叶、山柰各20g，西红花、桃仁、冰片（或樟脑）、细辛、桂枝各10g，乳香40g，95%乙醇2500ml。【制法】将前12味各研为粗末，混匀，置容器中，加入95%乙醇，密封，经常摇动，浸泡15～30日后，过滤去渣，贮瓶备用。【功用】祛风除湿，活血散瘀，消肿止痛。【主治】骨折延期愈合，踝骨、跟骨骨质增生，关节损伤后遗症，筋膜炎及关节肿痛等症。【用法】外用：每取药酊20ml，加开水冲成2000ml药液，趁热熏洗患处，或用毛巾浸透热敷患处，每日早、晚各1次。或涂搽患处，每日涂搽数次。【附记】引自《百病中医熏洗熨擦疗法》。本方系先祖程羲盛自订经验方。已传四代，治验甚多，疗效显著。

·整骨麻药酒·

【配方】制草乌10g，当归、白芷各7.5g，白酒适量。【制法】将前3味共研细末，备用。【功用】麻醉止痛，活血消肿。【主治】跌打损伤，骨折，脱臼，红肿疼痛，整骨复位疼痛难忍。【用法】口服：每取药末2g，用白酒50ml，共入瓷杯中，煮沸，候温服之。【附记】引自《证治准绳》。验之临床多效。

·接骨至神酒·

【配方】羊踯躅(炒黄)、红花、大黄、当归、赤芍各 9g,牡丹皮 6g,生地黄 15g,土鳖虫(捣碎连汁)10 个,土虱(捣烂)30 个,自然铜末(后下)3g,黄酒 300ml。【制法】将前 9 味捣烂,入黄酒同煎,然后入自然铜末调服之。【功用】续筋接骨。【主治】跌打损伤,手足断折。【用法】口服:手术接合后,1 次顿服之。【附记】引自《串雅·内篇》。

·风伤药酒·

【配方】蚤休、姜黄、山栀、土黄柏、驳骨丹各 45g,茜叶、射干、芸实根、百两金各 18g,阿利藤、商陆各 9g,蛇芍、四块瓦、星宿叶、毛茛各 30g,紫菀 90g,冰片 4.5g,75%乙醇适量。【制法】将前 17 味共研细末,置容器中,加入 75%乙醇,密封浸泡 2 次,第 1 次(乙醇浸过药面为度)浸泡 10 日后,过滤取液;第 2 次(药渣)再加 75%乙醇浸泡 5 日后,过滤,弃渣。2 次浸液合并,混匀,装瓶备用。【功用】祛风湿,健骨。【主治】促进骨折的愈合及功能的恢复。【用法】外用:外搽患处,日 3 次,连用 1 周。【附记】引自《中药制剂汇编》。

·接骨草酒·

【配方】接骨草叶 500g,白酒(或乙醇)适量。【制法】制法有二:一为将接骨草叶捣烂,加少许乙醇炒略带黄色,然后加水,用文火熬 6～8 小时,搓挤出药汁过滤,配制成 45%乙醇浓度的药酒 500ml。二为将接骨草叶洗净,切碎,加水(超过药面)煎煮(第 1 次 2 小时,第 2 次 1.5 小时),合并药液,过滤,浓缩成适量。药液中加入 95%乙醇,使含醇度为 50～60 度,药浓度为 1∶1 或 1∶2,放置 24 小时过滤即得。【功用】接骨续筋。【主治】骨折愈合。【用法】外用:先手法复位,然后用此酒湿敷于(纱布浸透)骨折部位皮肤。外用小夹板固定，必要时加牵引。每日将此药酒滴入夹板下的纱布上(成人50ml、儿童30ml)，每日滴1或2次。【附记】引自《中药制剂汇编》。

·壮筋补血酒·

【配方】当归、枸杞子各90g，杜仲、三七、熟地黄、虎骨(代)、五加皮各60g，黄芪45g，何首乌、羌活、白人参、独活各30g，西红花9g，冰糖500g，高粱酒5000ml。【制法】将上药捣碎，与高粱酒同置入容器中，密封浸泡15日以上，加入冰糖溶化后即可服用。【功用】养血舒筋，补肾壮骨，祛风理湿。【主治】骨折，脱位整复后，筋骨虚弱无力。【用法】口服：每次服30ml，每日中午、晚上各服1次。【附记】引自《林如高正骨经验》。孕妇忌服。

·少林五香酒·

【配方】丁香、木香、乳香、檀香、小茴香各6g，当归30g，川芎、苏木、牛膝各24g，红花15g，白酒500ml。【制法】将上药切碎，与白酒同置入容器中，密封浸泡10日后再深埋入地下1个月即成。【功用】活血祛瘀，通络止痛。【主治】外伤后红肿，骨折脱位，闪腰岔气。【用法】外用：用药酒少许外搽患处。【附记】引自《少林寺伤科秘方》。孕妇忌服。

·新伤药酒·

【配方】黄芩50g，生大黄、血通各40g，三棱、莪术各25g，黄柏、白芷、羌活、独活、川芎、红花各20g，延胡索10g，45%乙醇适量。【制法】将诸药研成粗粉，分装入若干个纱布袋内，放入酒坛内，每50g药粉加45%乙醇500ml，密封浸泡，每周翻动药袋1次，30日后即成。【功用】散瘀，退热，消肿，止痛。【主治】各种闭合性骨折、脱位和软组织损伤初期有肿痛瘀血者。【用法】外用：将药水浸于棉花或纱布上外敷患处，每日换药数次。【附记】引自《实用伤

科中药与方剂》。忌内服。

·七叶红花酒·

【配方】七星草1000g，叶下花1000g，小黑牛500g，岩芋500g，红花200g，苏木250g，紫荆皮250g，伸筋草200g，自然铜500g，雪上一枝蒿250g，马钱子500g，牡丹皮250g，大黄250g，栀子500g，木瓜500g，血竭100g，牛膝200g，杜仲250g，冰片（后下）酌量，75%乙醇（酒精）20L。【制法】将以上中草药粗研后置容器内，加入75%乙醇密封，浸泡，每日摇荡1次，搅拌1次，15日后即可取用。使用时加冰片2g。【功用】化瘀止痛，续筋接骨，祛风除湿。【主治】跌打损伤，骨折脱臼，风湿性关节疼痛。【用法】外用：外搽患处，每日4～5次。【附记】引自《中国民族民间医药杂志》。屡用效佳。本药酒有剧毒，严禁口服。

·二香红花酒·

【配方】茴香、丁香、红花、樟脑各15g，白酒300ml。【制法】将上药浸泡于白酒中，1周即可取用。【功用】散寒，活血，化湿。【主治】骨折后期局部肿胀。【用法】外用：用棉球蘸药酒涂于伤处，经红外线治疗灯照射（距离20～30cm），每日1次，每次20分钟，7日为1个疗程。【附记】引自《中国骨伤》。用治四肢骨折愈合期肢端肿胀105例，结果全部治愈。

·活血止痛酒·

【配方】当归、赤芍、生地黄各12g，桃仁、延胡索、防风、大黄各10g，甘草、红花各6g、乳香5g，三七3克，白酒500ml。【制法】将上药置入容器中，加入白酒，密封，浸泡3～7日即成。【功用】行气活血，祛瘀止痛。【主治】骨折或软组织损伤的初期，特别是骨折初期，因创伤出现局部红肿疼痛，身体微热等，可用其活血理气止痛。【用法】口服：每次服20ml，日服2或3次。【附记】引自《临床验方集》。屡用效佳。

·复方血竭酊·

【配方】红花、羌活、白芷、五加皮各45g，钩藤、官桂、甘松、乳香、没药、血竭各30g，田七、荜茇、丁香各15g，蟾酥9g，95%乙醇4000ml。【制法】上药蟾酥1味，用95%乙醇4000ml浸泡1个月，然后用纱布滤去药渣，再入余药（前13味），密封浸泡5～7日即成。【功用】舒筋活络，温通血脉。【主治】锁骨骨折后期，患肢酸楚，关节活动不便。【用法】外用：用棉球蘸药酊外搽患处皮肤至生热为度，日搽2次。【附记】引自《骨与关节病临床效验方》。①疗效：本方对解除骨折局部后遗酸痛及肩功能活动的恢复均有疗效。治疗锁骨骨折58例，临床愈合儿童一般为10～15天，成年人为20～30天。②制法：原为蟾酥液拌于其他药液中即成。其他药液是否为煎取液，今改用其他药仍浸泡于蟾酥液中。临床验证效佳。

外伤出血

·白背三七酒·

【配方】白背三七30g，白酒500ml。【制法】将白背三七洗净，切碎，经九蒸十晒后，置容器中，加入白酒，密封，浸泡15～20日后，过滤去渣，即成。【功用】补血止血。【主治】外伤出血，骨折，肺结核，崩漏等。【用法】口服：每次温服10ml，日服2次。【附记】引自《民间百病良方》。宜配用外用止血散为佳。

·通草酒（二）·

【配方】通草适量，酒曲。【制法】取通草煎汁，按常法酿酒。【功用】泻肺通经，除水肿癃闭。【主治】金疮及小出血，水肿癃闭。【用法】口服：随量饮之，不醉为度。【附记】引自《普济方》。

外伤性截瘫

·截瘫药酒·

【配方】人参、老鹳草各30g，川乌、草乌各45g，红花、牛膝、炮山甲、川续断、麻黄各15g，白酒500ml，黄酒1500ml。【制法】将前9味研成粗末，置容器中，加入白酒和黄酒，密封，浸泡3～5日后，过滤去渣，即成。【功用】益气活血，温经通络。【主治】外伤性截瘫。【用法】口服：每次服15ml，日服3次。【附记】引自《中国当代中医名人志》。

·截瘫风湿酒·

【配方】鲜八棱麻200g，独活　、熟地黄、防风、大红枣各30g，黄芪、党参、透骨草、仙鹤草、当归、川贝、土鳖虫各20g，川芎、茯苓、木瓜、红花、云木香、淫羊藿、川牛膝各15g，五味子、枸杞子、栀子、萆薢、黑故子、佛手、毛蒌、一枝蒿、钩藤、锁阳、白芍、炙甘草、天麻、桂枝、千年健、肉桂、狗脊、田七各10g，50度白酒适量(2.5～5L)。【制法】将前37味按古法及规范炮制配料，共研成粗末，置容器中，加入白酒，密封，浸泡1～2个月后，过滤取汁，加红糖1kg溶化，澄清即成。每瓶500ml分装备用。【功用】舒筋活血化瘀，止痛强筋壮骨，助阳扶正。【主治】外伤性痉挛，弛缓截瘫，四肢麻木，腰膝乏力，抽搐瘫痪，腰椎肥大，天气变化作痛。【用法】口服：每次服15～20ml，日服3次，或遵医嘱。【附记】引自《中国当代中医名人志》。

·山虎洋参酒·

【配方】爬山虎60g，西洋参120g，麝香1.2g，酩硫酒1500ml。【制法】将前3味捣碎，置容器中，加入酩硫酒，密封，浸泡15日后即可取用。服后添酒，味薄即止。【功用】益气养阴，活血通络。

【主治】重型瘫痪。【用法】口服：每次服 20ml，日服 2 次。【附记】张国营（主任医师）家传秘方。方名为编者拟加。

骨赘（骨质增生）

·骨质增生酒·

【配方】岩马桑、钩藤根、四块瓦、见血飞各 30g，野荞麦、威灵仙根、五香血藤、鹿衔草、凤仙花根、地龙、土鳖虫各 40g，水冬瓜根皮、淫羊藿各 60g，川红花、青藤香、三七各 20g，55 度白酒 2500ml。【制法】将前 16 味洗净，切碎，置容器中，加入白酒，密封，浸泡 7～10 日后即可取用。【功用】舒筋活络，散瘀止痛。【主治】增生性或肥大性关节炎。【用法】口服：每次服 15～20ml，日服 3 次。【附记】引自《百病中医膏散疗法》。

·复方当归酒·

【配方】川红花、制何首乌各 55g，当归、小血藤各 80g，白酒 1000ml。【制法】将药材饮片加白酒，按冷浸法浸渍 10 日后，即得。【功用】活血化瘀，镇痛。【主治】骨质增生所致的疼痛。【用法】口服：每次服 10ml，最大剂量不能超过 20ml，每日早、晚各服 1 次。【附记】引自《中药制剂汇编》。

·二乌骨刺酒·

【配方】制川乌、制草乌、制附子、桂枝、川芎、炒白芍、木瓜各 50g，当归、川红花各 75g，透骨草 60g，炮山甲 30g，延胡索 70g，蜈蚣 10 条，土鳖虫 20g，甘草 10g，55 度白酒 2500ml。【制法】将前 15 味共为粗末，入布袋，置容器中，加入白酒、密封，隔日振摇 1 次，浸泡 15 日后即可取用。服 10 日添酒满数，7 日后过滤去渣。【功用】温经化湿，理气活血，搜风通络，缓急止痛。【主治】各部位骨质增生。【用法】口服：每次服 5～15ml。先从小剂量开始服，渐

加至 15ml,不可过量。日服 2 次。病在下部于食前服,病在上部食后服。同时加外用:先取本药酒 50ml,食醋 50ml,冲入开水 2000～2500ml,趁热先熏后洗再浸泡患处,每次 30 分钟,每日 1 或 2 次,洗后再用此药酒揉搽患部 15 分钟。10 日为 1 个疗程。【附记】笔者经验方。效佳。孕妇忌服。

·骨刺酒·

【配方】川乌、草乌、桂枝、菊花、甘草各 10g,冰糖 90g,白酒 500ml。腰椎骨刺加杜仲 10g,足跟骨刺加牛膝 10g。【制法】将上药与白酒同置入容器中,密封浸泡(夏天 7 日,冬天 10 日)7～10 日后即可服用。【功用】温经止痛。【主治】骨刺(骨质增生)及疼痛。【用法】口服:每晚临睡前服 15ml,最多不要超过 25ml。【附记】引自《肘后积余集》。本药酒中二乌有毒性,服用时要严格用量。

·抗骨质增生酒·

【配方】骨碎补、淫羊藿、鸡血藤各 30g,肉苁蓉、狗脊、女贞子、熟地黄、牛膝各 20g,莱菔子 10g,白酒 2000ml。【制法】将上药共研为粗末,纱布袋装,扎口,置容器中,白酒浸泡。14 日后取出药袋,压榨取液,将榨取液与药酒混合,静置,过滤后即得。【功用】补肾强筋骨,活血止痛。【主治】增生性脊椎炎、颈椎综合征、骨刺等骨质增生症。【用法】口服:每次服 10～20ml,日服 2 次。【附记】引自《中成药手册》。屡用有效,久服效佳。

·益肾补骨酒·

【配方】骨碎补、熟地黄、何首乌、党参各 25g,当归、川续断各 20g,自然铜(煅)15g,白酒 1000ml。【制法】将上药共研为粗粉,纱布袋装,扎口,置容器中,白酒浸泡。7 日后取出药袋,压榨取液。将榨取液与药酒混合,静置,过滤后即可服用。【功用】补肝肾,益气血，壮筋骨。【主治】腰椎退行性变，腰肌劳损，骨折中后期。也可用于颈椎病、软组织损伤、慢性风湿性关节炎等。【用法】口服：每次服10～15ml，日服3次。【附记】引自《临床验方集》。验之临床多效。

·苁蓉骨刺酒·

【配方】肉苁蓉20g，秦艽、淫羊藿、狗脊、骨碎补、熟地黄各15g，桑寄生、三七、威灵仙、制附片各10g，白酒1000ml。【制法】将上药共研为粗粉，用纱布袋装，扎口，白酒浸泡。14日后取出药袋，压榨取液。将榨取液与药酒混合，静置，过滤后即可服用。【功用】补肝肾，强筋骨，祛风湿。【主治】骨质增生症，局部关节疼痛，转侧不利。【用法】口服：每次服20ml，日服2次。【附记】引自《民间百病良方》。胃溃疡患者忌服。

·消赘药酒·

【配方】当归、川椒、红花各10g，续断、防风、乳香、没药、生草乌各15g，海桐皮、荆芥各20g，透骨草30g，樟树根50g，白酒2500ml。【制法】将上药共研为粗粉，用纱布袋装，扎口，白酒浸泡。14日后取出药袋，压榨取液，将榨取液与药酒混合，静置，过滤，即得。【功用】祛风除湿，消赘止痛。【主治】骨刺及局部关节疼痛，转侧不利等。【用法】外用：每次用双层纱布浸渍药酒后湿敷患处，每日或隔日1次，并外加红外线照射，每次40分钟。10次为1个疗程。【附记】引自《药酒汇编》。不能内服，只能外用。

·化骨健步酒·

【配方】川牛膝、炒杜仲、当归尾、红花、醋延胡索、威灵仙、玄参各30g，炮穿山甲15g，烧酒1500ml。【制法】将上药共研为碎块，用纱布包好，置容器内，加入烧酒，浸泡1周(冬季浸泡2周)，过滤后装瓶备用。【功用】消瘀通络，软坚化骨。【主治】骨刺。【用法】

口服：每次服一小盅（10～15ml），日服 2 次。【附记】引自《新中医》。屡用有效。

·骨增酒·

【配方】威灵仙、透骨草、杜仲、怀牛膝、穿山甲、丹参、白芥子各 30g，50 度以上白酒 2000ml。【制法】将以上各药共研为粗末，置容器内，加入白酒密封，浸泡半个月后（冬季 20 日）即可饮用。【功用】补肝肾，通经脉，行气血，濡筋骨。【主治】骨质增生。【用法】口服：每次服 15～20ml，每日服 3 次，以上量为 1 个疗程，服 25～30 日，间隔 3～5 日。可进行 3 个疗程。【附记】引自《四川中医》。加减：腰骶椎加淫羊藿 30g；颈椎加葛根 30g；跟骨加木瓜 30g。

·抗骨刺酒·

【配方】伸筋草、透骨草、杜仲、桑寄生、赤芍、海带、落得打各 15g，追地风、千年健、防己、秦艽、茯苓、黄芪、党参、白术、陈皮、牛膝、红花、川芎、当归各 9g，枸杞子 6g，细辛、甘草各 3g，白酒 1750ml。【制法】将上药置容器内，加入白酒密封，浸泡 7～15 日后，滤汁去渣，分装备用。【功用】益肾健脾，活血行气，祛风除湿。【主治】骨质增生症。【用法】口服：每次服 10ml，每日服 3 次，服 1000ml 为 1 个疗程。【附记】引自《上海中医药杂志》。屡用效佳。

·强骨灵酒·

【配方】熟地黄、骨碎补各 30g，淫羊藿、肉苁蓉、鹿衔草、鸡血藤、莱菔子、延胡索各 20g，白酒适量。【制法】将上药切碎置容器内，加入适量白酒（应浸过药面 6cm），密闭浸渍，每日搅拌 1～2 次，1 周后每周搅拌 1 次，共浸渍 30 日，取上清液，压榨药液，榨出液与上清液合并，加适量白糖，密封 14 日以上，分装备用。【功用】通经活血，益肾补骨，理气镇痛。【主治】增生性膝关节痛。【用法】口服：每次服 10ml，日服 2 次，15 日为 1 个疗程，可连续服 2～4 个疗程。【附记】引自《安徽中医临床杂志》。用治因膝关节骨质增生引起的疼痛120例，治疗4个疗程，治愈31例，显效57例，好转29例。总有效率97.5％。

·细辛蜈蚣酒·

【配方】细辛、红花各12g，蜈蚣10g，乳香、没药、桂枝各20g，樟脑100g，50度白酒2000ml。【制法】将上药置入容器内，加入白酒，密封，浸泡1个月，过滤取汁即成。从其中取200ml加入米醋100ml，调匀，置瓶内备用。【功用】温经活血止痛。【主治】骨质增生。【用法】外用：取中药红花10g，威灵仙、乳香、没药、血竭、黑胡椒各30g，共研为细末，过筛，贮瓶备用。用时根据患病部位，取5～7g药末，用加醋药酒搅拌成膏状，敷于患处。其上用塑料薄膜覆盖，再贴上胶布，最后用绷带包裹固定。每日1次，每次3小时。10日为1个疗程。【附记】引自《中医外治杂志》。①疗效：治疗65例，治愈16例，基本治愈39例，好转8例，总有效率为96.92％；②注意事项：皮肤病患者、过敏体质者及孕妇禁用。敷药后局部红、痒、热为正常，甚者可用淡盐水搽洗或缩短敷药时间。

·增生风湿药酒·

【配方】白花蛇、肉桂、川乌、钩藤、千年健、甘草、炮姜、木香、钻地风各10g，丁香、葛根、羌活、独活各8g，红糖100g，白酒1500ml。【制法】将前13味药研为粗末，装入纱布袋中，置入容器内，加入白酒及红糖，以小火炖至余药液500ml即可。【功用】祛风胜湿，温经通络。【主治】骨质增生及风湿性关节炎。【用法】口服：每日服2酒盅，分3次口服。轻者服2周，重者服1个月。【附记】引自《中国民间疗法》。用此酒治疗骨质增生症及风湿性关节炎98例，均获痊愈。

·茄子根酒·

【配方】干茄子根、狗胫骨各 100g，牛膝、牛蒡根各 50g，苍耳子、晚蚕沙、秦艽各 30g，枸杞子、龟甲各 20g，羌活、防风、制附子各 15g，白酒 5000ml。【制法】将狗胫骨和龟甲用砂子炒至黄酥，其余药物去杂质，共研为细末，分别用 5 个生绢袋（或纱布袋）盛装，扎紧袋口，放入小口瓷坛内，注入白酒，密封浸泡，每日摇动 1 次，30 日后启封，滤取药酒，装瓶备用。【功用】祛风通络，强腰壮膝。【主治】骨质增生、腰腿酸痛，关节不利，肌肤麻木不仁，筋脉挛急，腰肌劳损，腰椎间盘突出，骨质疏松，强直性脊柱炎，肩周炎，坐骨神经痛，慢性风湿性关节炎。【用法】口服：每次服 10～15ml，日服 2 次，于午饭前和晚上睡前空腹服用。【附记】引自《集验中成药》（药酒部分）。屡用效佳。

·捶击酒·

【配方】威灵仙 100g，当归、红花、肉桂、生川乌、生草乌各 50g，炙马钱子 70g，二甲亚砜液 200ml，75％乙醇 1500ml。【制法】先将前 7 味中药共研为粗末，置入容器内，第 1 次加 75％乙醇 1000ml，浸泡 7 日以上，每日振摇 1 次，滤出醇液，药渣再加乙醇 500ml，浸泡 5 日，加压挤尽醇液，集中醇液静置 1 日，再滤取清液，加入二甲亚砜液即成。【功用】活血祛瘀，消刺止痛。【主治】颈椎及腰椎骨质增生症。【用法】外用：以痛点为适用点，涂搽药酊后，用木槌捶击，先从中心开始，逐渐扩大 2～4cm，每处捶 1～2 分钟，每分钟捶约 100 下。每日 1 次，10 次为 1 个疗程。【附记】引自《程氏医学笔记》。屡用屡验，效佳。皮肤破损的部位勿用。忌内服。

·闪火拍打药酒·

【配方】血竭 3g，延胡索、土鳖虫、当归、红花、川乌、桂枝各 10g，田七 5g，甘松、七叶一枝花、苏木各 15g，鸡血藤 30g，50 度以上白酒1000ml。【制法】将上药置容器内，加入白酒，密封，浸泡2周以上，过滤取汁，分装备用。【功用】活血化瘀，温经止痛。【主治】增生性脊椎炎。【用法】外用：用时取药酒30ml左右置搪瓷盆内，点火使燃，术者以手蘸酒在患者疼痛、麻木处进行快速拍打，手法由轻渐重，直至火焰熄灭为止。每日或隔日1次，10次为1个疗程。术者蘸药酒后，即应迅速拍打，才不致烧伤。【附记】引自《中国民间疗法》。屡用效佳。凡高血压、心脏病患者及妇女经期、妊娠期及局部皮肤病患者忌用本法。

·复方威灵仙药酒·

【配方】威灵仙、淫羊藿、五加皮、狗脊各30g，防风、骨碎补各15g，五味子10g，白芍20g，土鳖虫10g，地黄、枸杞子各15g，紫石英20g，白酒1500ml。【制法】将上药置入容器内，加入白酒浸泡，密封1个月后启封，即可饮用。【功用】祛风除湿，补益肝肾，活血止痛。【主治】骨质增生症。【用法】口服：每次服30ml，每日2～3次，3个月为1个疗程。【附记】引自《中国中医药信息杂志》。用本药酒治疗185例，结果疗效令人满意。孕妇慎服。

·活络通痹酒·

【配方】独活、续断、制川乌、制草乌、熟地黄各15g，桑寄生、丹参、黄芪各30g，细辛5g，牛膝、地龙、乌药、炙甘草各10g，土鳖虫6g，白酒1500ml。【制法】将上药置入容器内，加入白酒浸泡7日后，即可饮用。【功用】祛风除湿，通络止痛。【主治】腰椎骨质增生症。【用法】口服：每次服10～15ml，每日2次。【附记】引自《新中医》。屡用效佳。孕妇忌用。因川乌、草乌有毒，剂量不可任意加大，如应用中发现舌麻、肢麻，应减量或暂时停用。

破　伤　风

·天麻四虫酒·

【配方】蝉蜕 180g，天麻、天虫各 9g，蜈蚣 2 条，全虫、琥珀各 6g，黄酒 250ml。【制法】将上药用黄酒煎后。去渣即成。【功用】祛风止痉。【主治】破伤风。【用法】口服：每日 1 剂，1 次顿服。汗出即愈。【附记】引自《正骨经验汇萃》。

·麻根四虫酒·

【配方】麻根炭 5 根（每根约 1.5 市尺），蛴螬 7 个，蜈蚣（抽搐甚者用 12g），全虫、僵蚕各 6g，黄酒适量。【制法】将上药共研细末，备用。【功用】祛风止痉。【主治】破伤风。【用法】口服：上药 1 次用黄酒冲服。服后微汗佳。【附记】引自《正骨经验汇萃》。若服 1 剂后症状见减但仍痉挛者，将蜈蚣加至 12g，服之即愈。

·白蚣酒·

【配方】白附子、蜈蚣各 10g，防风 20g，烧酒（白酒）120ml。【制法】将上药入烧酒中浸泡 7 日后即可服用。【功用】祛风止痉。【主治】破伤风。【用法】口服：每次服 30ml，日服 2 次。【附记】引自《民间秘方治百病》。笔者曾用本方，水煎服。服药时加黄酒少许，治疗数例，均治愈。

大 骨 节 病

·五木皮酒·

【配方】杨树皮、柳树皮、槐树皮、桑树皮、松树皮各 150g，白酒 5000ml。【制法】将前 5 味先除粗皮后，切丝，置容器中，加入白酒，密封，浸泡 5 日后，过滤去渣，即成。【功用】散风止痛。【主治】

大骨节病，关节炎。【用法】口服：每次服30～50ml，日服2或3次。【附记】引自《吉林医药资料》。

·松　酒·

【配方】松节7500g，红花5500g，蘑菇750g，白酒5000ml。【制法】将前3味捣碎，用水50L煎至减半，过滤去渣，加入白酒拌匀，即可饮用。【功用】祛风通络。【主治】大骨节病。【用法】口服：每次服20ml，日服2次。【附记】引自《陕甘宁青中草药选》。

·双乌木瓜酒·

【配方】木瓜、黄芪各25g，当归、金银花、乌梅、川牛膝、制川乌、制草乌各15g，红花、桂枝、甘草各10g，60度白酒500ml。【制法】将上药(11味)加水500ml，用文火煎15～20分钟，候凉，置容器中，再加入白酒，密封，浸泡5～7日后，过滤去渣，即成。或将上药共研细末，备用。【功用】祛风除湿，活血通络，消炎止痛。【主治】大骨节病。【用法】口服：每次服5～10ml，日服2次。不能饮酒者服散剂，每次服3～4g，日服2次。40日为1个疗程，7日复查1次。【附记】引自《吉林中医药》。

颈　椎　病

·颈椎病药酒(一)·

【配方】续断25g，骨碎补、鸡血藤、威灵仙各20g，川牛膝、鹿角霜、泽兰叶各15g，当归、葛根各10g，白酒1000ml。【制法】将上药共研为粗末，用纱布袋装，扎口，白酒浸泡。14日后取出药袋，压榨取液，将榨取液与药酒混合，静置，过滤后即得，装瓶备用。【功用】补肝肾、强筋骨，舒筋活血。【主治】颈椎病。【用法】口服：每次服20ml，日服2次。【附记】引自《药酒汇编》。屡用有效，久服效佳。有人用本方水煎服，治疗78例，有效率高达95%。

·羌活防风酒·

【配方】羌活、防风各 30g，当归 15g，赤芍、姜黄、黄芪各 20g，炙甘草 10g，白酒 1000ml。【制法】将上药共研为粗末，纱布袋装，扎口，白酒浸泡。14 日后取出药袋，压榨取液，将榨取液与药酒混合，静置，过滤即得，装瓶备用。【功用】祛风胜湿，益气活血。【主治】颈椎病，也用于颈项、肩臂疼痛，肢麻不适或头昏目眩等。【用法】口服：每次服 20ml，日服 2 或 3 次。【附记】经验方。有人将本方水煎服，试用于颈椎病，治疗 48 例，总有效率达 97.7%。用本药酒治疗，效果尤佳。

·白花蛇酒(二)·

【配方】小白花蛇(约 10g)1 条，羌活 20g，独活 20g，威灵仙 20g，当归 10g，川芎 10g，白芍 10g，桂枝 10g，鸡血藤 20g，白酒 2500ml。【制法】将上药置容器内，加入白酒，密封，浸泡 3～5 日后，即可服用。【功用】祛风胜湿，活血化瘀。【主治】颈椎病。【用法】口服：每次服 30～60ml，每日服 2～3 次。【附记】引自《山东中医杂志》。屡用有效，久服效佳。

·龟甲酒·

【配方】龟甲、黄芪各 30g，肉桂 10g，当归 40g，生地黄、茯神、熟地黄、党参、白术、麦冬、五味子、山茱萸、枸杞子、川芎、防风各 15g，羌活 12g，45～60 度白酒适量。【制法】将上药共研为粗末，放入布袋中，扎口，置容器内，加入白酒，以浸过药袋 5cm 为宜，封闭半日即可饮用，饮完再添酒浸泡即可。【功用】益气健脾，补肾活血。【主治】颈椎病。【用法】口服：每次早、晚各服 20ml，1 个月为 1 个疗程。【附记】引自《内蒙古中医药》。屡用效佳。

·茄皮鹿角酒·

【配方】茄皮120g，鹿角霜60g，烧酒500ml。【制法】将上药投入烧酒中浸泡10日，过滤去渣，加赤砂糖适量溶化即可服用。【功用】温经通络。【主治】颈椎病。【用法】口服：一日服2～3次，适量饮服。【附记】引自《中国食疗学》。

·风伤酒·

【配方】上骨片5g，蛤蚧（去头、足）10g，蕲蛇（去头）30g，白酒600ml。【制法】将上药投入白酒中，浸泡7日后，过滤去渣，贮瓶备用。【功用】益肾，祛风，通络。【主治】神经根型颈椎病。【用法】口服：每次服10～20ml，每日服3次，15日为1个疗程，间隔7～10日后，继服第2个疗程。【附记】引自《浙江中医杂志》。屡用效佳，一般连服2～3个疗程即获痊愈。

·颈椎病药酒（二）·

【配方】熟地黄15g，丹参、桑枝、生麦芽、当归各10g，鹿衔草、骨碎补各15g，肉苁蓉10g，生蒲黄、鸡血藤各20g，蛇蜕6g，白酒1500ml。【制法】将上药置入容器内，加入白酒浸泡14日后，过滤去渣，即可饮用。【功用】补肝益肾，养血通络，祛风止痛。【主治】颈椎病。【附记】引自《集验中成药》。屡用有效。根据具体病情，上方可稍作加减使用，如疼痛重者加延胡索15g，患肢活动障碍加伸筋草25g。

骨结核、骨髓炎

·青蛙酒·

【配方】青蛙（又名田鸡）1只（大），百部15g，红糖100g，白酒100ml。【制法】将青蛙洗净后剖腹除去内脏，与百部、红糖及白酒

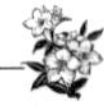

煮熟即成。【功用】清热解毒，补虚治痨。【主治】骨结核。【用法】口服：趁温 1 次服完，每日服 1 次，有条件可服至病愈。【附记】引自《中草药新医疗法资料选编》，屡用效佳。本方是在临床上应用百部粉调鸡汁为丸治疗肺结核 153 例，发现对慢性发作的结核病效果较好，对长期应用抗结核药物效果不显的病例，有时疗效尤为显著，与青蛙、红糖伍用，加之白酒浸泡，酒行药势，用之确有良效。

·四黄樟脑酊·

【配方】川黄连、黄芩、川黄柏、生大黄、生天南星、生半夏、细辛各 50g，薄荷、樟脑各 40g，80％乙醇 1000ml。【制法】先将前 9 味共研粗末，置入容器内加入乙醇，密封浸泡 1 周后即成。【功用】清热燥湿，化痰散结，消肿止痛。【主治】牙槽骨骨髓炎。【用法】外用：用时先清洁创面，再用长纱条浸上药酊填塞牙窝内，每日或隔日换药 1 次。3 次为 1 个疗程。【附记】引自《集验百病良方》。用本方外治 61 例，均获治愈。其中换药 2 次者 13 例，3 次者 21 例，4 次者 17 例，5 次者 10 例。

腰椎间盘突出症

·紫荆活血酒·

【配方】紫荆皮、四块瓦、九节风、血三七、生川乌、生草乌、樟脑、冰片各等份，白酒适量。【制法】将上药置容器内，加入高度白酒(以酒浸过药面 3～5cm 为宜)密封，浸泡月余后即可。【功用】祛风散寒，温经通脉，活血止痛。【主治】腰椎间盘突出。【用法】外用：用药酒做推拿。患者俯卧，胸上部垫枕，两上肢放于枕侧，全身肌肉放松。术者立于患者床边，手握拳蘸上药酒，沿腰到受累一侧肢体的坐骨神经，由轻渐重，自上而下用药酒反复推拿 15～20 分钟，疼痛明显处稍加按压，重点推拿。每日 1 次，1 个月为 1 个疗程。【附记】引自《湖南中医药导报》。屡用效佳。

·痹灵药酒·

【配方】杜仲、乳香、没药、三七、䗪虫、丹参各30g，血竭20g，红花10g，蜈蚣、白花蛇各2条，全蝎12g，白酒2500ml。【制法】将上药研为粗末，置容器中，加入白酒，密封，浸泡半个月后即可服用。【功用】通络活血，壮腰消肿。【主治】腰椎间盘突出手术后。【用法】口服：每次服25ml，每日服2次，连服1个月。【附记】引自《湖北中医学院学报》。屡用效佳。

·补肾壮腰酒·

【配方】川续断20g，独活20g，狗脊20g，枸杞子24g，桑寄生20g，当归24g，杜仲20g，鸡血藤24g，川牛膝20g，熟地黄24g，甘草10g，白酒1500ml。【制法】将上药与白酒一起置容器中浸泡、封口，每隔2日振荡数次，2周后过滤即得。【功用】祛风湿、补肺肾、强腰膝。【主治】腰椎间盘突出症、腰及一侧或两侧下肢疼痛、酸楚绵绵，休息则轻，劳累则加重。【用法】口服：每次服15～20ml，每日2次，10日为1个疗程。【附记】引自《程氏医学笔记·药酒》江苏民间方。屡用效佳。

·活血舒筋酒·

【配方】桂枝、赤芍、丹参各15g，延胡索、当归各10g，鸡血藤、伸筋草、刘寄奴、续断、桑寄生、王不留行各15g，制川乌、制草乌各6g，白酒1000ml。【制法】将上药置入容器中，加入白酒浸泡2周后，过滤去渣即得。【功用】温经通络，活血止痛。【主治】腰椎间盘突出症经牵引或手法复位治疗后仍有遗留的神经压迫症。【用法】口服：每次服15ml，日服2次。【附记】引自《山东中医杂志》。屡用效佳。因方中川乌、草乌有毒，不可饮用过量。

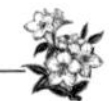

·复方威灵仙酒·

【配方】威灵仙 30g，独活、木瓜各 12g，川牛膝 15g，穿山甲(代)6g，何首乌、黄芪、白术各 30g，乌药、茜草、延胡索各 12g，蜈蚣 2 条，土鳖虫、甘草各 10g，白酒 1500ml。【制法】将上药置入容器中，加入白酒浸泡 2 周后，过滤去渣即得。【功用】祛风除湿，益气活血，通络止痛。【主治】腰椎间盘突出症。【用法】口服。每次服 20～30ml，每日 2 次。【附记】引自《现代中西医结合杂志》。屡用效佳。

颞下颌关节功能紊乱综合征

·透骨伸筋酒·

【配方】透骨草 15g，伸筋草 15g，木瓜 15g，赤芍 12g，穿山龙 15g，川芎 6g，当归 9g，细辛 6g，维生素 B_1 注射液 500ml，白酒 1000ml。【制法】将上药浸入白酒中，密封，浸泡 2 个月后，即可启用。【功用】温经散寒，通络止痛。【主治】颞下颌关节功能紊乱。【用法】外用：选无底青霉素小瓶，纳入上述浸泡液 5ml，保留其原有的铝封口，仅暴露穿刺抽吸用的小块橡皮盖，在小瓶底的边缘涂少许凡士林，以便与皮肤密切接触，小瓶的无底边缘应紧贴于所需的治疗穴位，如颊车、下关、合谷等，再用注射针从瓶口抽出瓶内空气，形成负压而吸附于皮肤上，使药液与皮肤完全接触，留罐 20 分钟，再注入少许空气于小瓶内，即可将小瓶取下。每日 1 次，5 次为 1 个疗程。【附记】引自《上海针灸杂志》。用本法治疗 34 例，痊愈 25 例，好转 6 例，无效 3 例，总有效率为 91%。

第9章　外科疾病的药酒治疗

疖　肿

·冰片大黄酊·

【配方】冰片、生大黄各10g,75%医用乙醇100ml。【制法】将前2味分别捣碎,置容器中,加入乙醇,浸泡2小时后即可使用。【功用】清热解毒,散郁止痛。【主治】暑疖。【用法】外用:先用肥皂液洗净患处,再用温水去净肥皂液,然后用消毒棉签蘸药液外搽患处,每日搽1或2次。【附记】引自《四川中医》。临床验证效佳。切忌口服。

·野菊花叶酒·

【配方】野菊花叶1000g,果酒适量。【制法】将野菊花叶洗净,捣烂绞汁,备用。【功用】清火解毒,通经活络。【主治】疮疖,肿毒。【用法】口服:每次服药汁30ml,兑入果酒30ml中,搅匀服之,日服2次;药渣外敷患处。【附记】引自《民间百病良方》。忌食葱、蒜等辛热发物。

·刺针草酒·

【配方】刺针草100g,白酒500ml。【制法】将刺针草洗净,切碎,入布袋,置容器中,加入白酒,密封,浸泡3～7日后,过滤去渣,即成。【功用】清热解毒,祛风活血。【主治】疖肿等。【用法】外用:

外搽患处，日搽 2 或 3 次。【附记】引自《民间百病良方》。验之临床多效。

·硫黄酒（一）·

【配方】硫黄 50g，樟脑 5g，百部 50g，冰片 2g，95% 乙醇 500ml。【制法】将上药捣为末，入乙醇中浸泡 24 小时后即可取用。【功用】解毒消肿，温经散结。【主治】疖疮。【用法】外用：用时加温，涂于患处，日涂 3 次。【附记】引自《单方验方治百病》。屡用效佳。一般用药 3～6 日即愈。

痈　疽

·忍冬酒（二）·

【配方】忍冬藤 150g，生甘草 30g，黄酒 300ml。【制法】将上药加水 600ml，煎至减半，再入黄酒煎十数沸，过滤去渣，即成。【功用】清热解毒，消肿止痛。【主治】痈疽肿毒、发背、肺痈、肠痈及妇人乳痈初起。【用法】口服：每次服 100ml，日服 2 或 3 次。外以药渣敷患处。每日换药 1 次。【附记】引自《世医得效方》。验之临床，每收良效。

·花　酒·

【配方】金银花、乌梅各 30g，生地黄、当归各 15g，黄柏、五倍子各 9g，45 度白酒 500ml。【制法】将前 6 味捣碎，置砂锅中，加入白酒，盖好，浸泡 24 小时后，再加水 300ml，煎至 400ml，经高压消毒后，备用。【功用】清热解毒，活血消肿，生肌收敛。【主治】各种疮疡溃破后久不收口，缠腰火丹（带状疱疹）及脱疽溃破期。【用法】外用：用消毒纱布浸透花酒，湿敷患处，每日换药 2 或 3 次。【附记】河南中医学院方。

·皂荚乳香酒·

【配方】皂荚刺(大者)1 枚,乳香(为鸡头实大)1 块,白酒 100ml。【制法】将皂荚锉作 10 余片,用乳香入银器内炒令烟起,再入皂荚刺同炒,候乳香缠在刺上,倾入白酒,同煎令沸。过滤去渣,即成。【功用】搜风,拔毒,消肿,排脓。【主治】肿毒、疮毒、癣疮等。【用法】口服:1 次顿服之。未破再服。【附记】引自《圣济总录》。验之临床,确有良效。

·神效酒·

【配方】人参、没药(另研)、当归尾各 30g,甘草 15g,全瓜蒌(半生半炒)1 枚,黄酒 500ml。【制法】将上药用黄酒煎至 300ml,去渣,分作 4 份。【功用】益气活血,消肿解毒。【主治】疮痈。【用法】口服:每日服 1 份,细细饮之。【附记】引自《景岳全书》。用于正虚邪实之痈疮,效佳。

·远志酒·

【配方】远志(米泔浸洗,去土去心)150g,白酒 500ml。【制法】将远志研成细末,置容器中,加入白酒,密封,浸泡 7 日后,过滤去渣,即成。【功用】安神益智,消肿止痛。【主治】一切痈疽,发背,疖毒,恶候侵入有死血。阴毒在中则不痛,敷之则痛。有忧、怒等气积而内攻则痛不可忍,敷之即不痛。或蕴热在内,热迫入手不可近,敷之清凉。或气虚血冷,溃而不敛,敷之即敛。若七情内郁,不问虚、实、寒、热,治之必愈。【用法】口服:每次服 20ml,日服 1 次,外以药渣敷患处,每日换药 1 次。【附记】引自《类编朱氏集验医方》。

·蒲藤酒·

【配方】金银藤 150～180g,蒲公英 150g,白酒 500ml。【制法】

将前 2 味洗净，切碎，置容器中，加入白酒和水 500ml，煎至减半，过滤去渣，即成。【功用】清热解毒。【主治】发背疮，日久不愈。【用法】口服：不拘时，随量频频温服。外以药渣敷疮上，每日换药 1 次。【附记】引自《奇方类编》。验之临床，凡证属阳证之痈疽，用之皆有良效。凡溃后应配以外治，拔脓生肌，方可始收全功。

·神仙一醉忍冬酒·

【配方】忍冬藤、蒲公英各 30g，制乳香、制没药、雄黄各 6g，葱白 7 茎，白酒 500ml，蜂蜜 120g。【制法】将前 5 味捣碎，置容器中，加入白酒，密封，隔水煮约 1 小时，再入葱白、蜂蜜，再煮 7 分钟，候冷，过滤去渣，即成。【功用】清热解毒，消肿止痛。【主治】疮疡肿痛不已。【用法】口服：每次温服 10～30ml，日服 2 次。或不拘时，随量温饮，以微醉为度。覆被取汗即愈。【附记】引自《疡医大全》。临床证明：此药酒对各种疮疡、痈疽、疔疖所致的肿痛难忍或各种晚期癌肿病人的疼痛不已，服用本药酒后，均可缓解症状，达到短期止痛的目的。

·如意酒·

【配方】如意草（新鲜肥大者）50g，黄酒 70ml。【制法】将如意草捣烂，沸酒冲入，少顷挤汁即成。【功用】清热解毒。【主治】痈疽，疮毒。【用法】口服：1 次顿服（温服）。药渣敷肿处，外以纱布盖之，胶布固定。【附记】潘佩侯经验方。如意草即是牛蒡草。

·鹭鸶藤酒·

【配方】鹭鸶藤（嫩苗叶）150g，生甘草 30g，黄酒 300ml。【制法】将鹭鸶藤用木槌捶碎（不得犯铁器），甘草切碎，同置砂锅内，加水 500ml，用文武火缓缓煎至减半，再加入黄酒，煎十数沸。过滤去渣，即成。【功用】逐毒，消肿，止痛。【主治】痈疽初起。【用法】口服：分 3 次服，微温连进，一日一夜饮尽。病势重者，一日连进数剂。即云可作补药，必然无虑伤脾，服至大小肠畅通为度。【附记】引自《备急灸法》。

・柳树皮酒・

【配方】柳树皮 100g，白酒 200ml。【制法】将柳树皮洗净，切碎，入布袋，置容器中，加入白酒，隔水煮沸，密封，浸泡 1～3 日后，去渣，即成。【功用】解毒，消肿，止痛。【主治】皮肤体表之无名肿毒、疮疡痈疽等。【用法】外用：用药酒热熨肿毒处，疼痛即止。【附记】引自《民间百病良方》。

・两皮酒・

【配方】海桐皮、五加皮、独活、炒玉米、防风、干蝎(炒)、杜仲、牛膝各 30g，生地黄 90g，白酒 1250ml。【制法】将前 9 味捣碎，入布袋，置容器中，加入白酒，密封，浸泡 5～7 日后，过滤去渣，即成。【功用】清热凉血，祛风除湿，消肿止痛。【主治】热毒风结成痈肿，痛不得安。【用法】口服：每次食前温服 10～20ml，日服 2 或 3 次，甚者不拘时候饮之，常令酒气相接为妙。【附记】引自《证治准绳》。《圣济总录》中海桐皮浸泡方，即本方加薏苡仁 30g，白酒用 1500ml，余同上。治热毒风结成疽、肿痛行履不得。效佳。

・阳春酒・

【配方】人参、白术、熟地黄各 15g，当归身、天冬、枸杞子各 9g，柏子仁、远志各 7.5g，白酒 2500ml。【制法】将前 8 味捣碎，入布袋，置容器中，加入白酒，密封，浸泡 10 日，过滤去渣，即成。【功用】扶正托毒。【主治】脑疽，诸发已溃流脓腐尽时，脾胃虚弱，肌肉生迟；或气血化源不足，以致肉色淡白，不能收敛，宜服此药酒生长肌肉，强健脾胃，美悦颜色，滋润皮肤。凡大疮后饮此酒，不惟却病，亦且延年。【用法】口服：每次温服 10ml，日服 3 次。【附记】引自《外科正宗》。如夏月天炎易坏，不堪久服，将药分作 5 份，每次

用白酒 500ml 随便浸服亦效。如酒将完，药尚有味，再添酒浸饮之，待药淡无味，不必再浸用之。

疔　疮

·藤黄酒·

【配方】藤黄、白酒各适量。【制法】将藤黄研细末，用白酒调和成 30%药酒即成。【功用】清火解毒，消肿散结。【主治】各种肿痛均宜，特治手脚部疔疮。【用法】外用：取药酒涂搽患部，日涂数次。【附记】引自《中国当代中医名人志》。

·外用拔毒酊·

【配方】大黄、黄连各 15g，陈皮、甘草各 12g，白酒（饮用酒）1000ml。【制法】将前 4 味捣碎，置容器中，加入白酒，密封，浸泡 1 周后，即可取用。【功用】清热解毒。【主治】急性淋巴管炎（疔疮）。【用法】外用：用时取药棉少许，蘸“外用拔毒酊”少许，自红丝尖端顺离心方向搽之疔疮部，同时将蘸有“外用拔毒酊”的药棉敷于疔疮上，每日搽敷 4～6 次。【附记】引自《千家妙方》。临床应用本药酊治疗急性淋巴管炎时，若配合内服“内疏黄连汤”则更为理想。内疏黄连汤方为：栀子、薄荷、黄芩各 9g，连翘、赤芍、僵蚕各 12g，黄连、大黄（后下）各 6g，当归、牡丹皮各 10g，紫花地丁 15g，甘草 3g。水煎服，每日 1 剂。验之临床，内外并治，疗效尤佳。

·复方藤黄酒·

【配方】藤黄 100g，大黄 40g，黄连、雄黄、赤芍各 30g，白酒 500ml。【制法】将前 5 味共研细末，置容器中，加入白酒，密封，浸泡 7 日后即可取用。【功用】泻火解毒，消肿散结。【主治】疔疮及一切痈疽阳证均可用之。【用法】外用：用时取药棉或纱布浸于药酒中，取出敷于患部（或先搽后敷）。日搽敷数次。【附记】笔者经验方。效佳。若病情严重者，应配合内服对证汤剂为佳。内服方剂可详见《名老中医秘方验方精选》一书。

·银菊酒·

【配方】金银花30g，野菊花80g，黄连30g，连翘20g，赤芍15g，生甘草9g，黄酒300ml。【制法】将上药用水煎两次，取药汁浓缩至200ml，加入黄酒，稍煎即可。【功用】清热解毒，消肿止痛。【主治】疔疮及一切痈疽初起。【用法】口服：每日1剂，日服3次。【附记】笔者经验方。临证时若配合"复方藤黄酒"外治，效果尤佳。

脱疽(血栓闭塞性脉管炎)

·温经散寒通络酒·

【配方】红花、桃仁、皂角刺、吴茱萸各15g，当归尾30g，炮姜10g，白酒1500ml。【制法】将前6味捣碎，置容器中，加入白酒，密封，浸泡7日后，过滤去渣，即成。【功用】温经散寒，活血通络。【主治】血栓闭塞性脉管炎(证属阴寒型或气滞血瘀型)。【用法】口服：每次服10～20ml，日服2或3次。【附记】引自《药酒汇编》。同时可取药渣外敷患部。

·祛寒通络药酒·

【配方】制附子45g，细辛15g，红花、丹参各60g，土元、苍术、川芎各30g，大枣20枚，白酒1500ml。【制法】将前8味捣碎，置容器中，加入白酒，密封，浸泡1周后，过滤去渣，即成。【功用】温经散寒，活血化瘀。【主治】寒湿、血瘀所致的脉管炎，表现为患肢肢端疼痛，苍白或紫暗，触之发凉，受寒加剧，未发生溃疡者。【用法】口服：每次服30ml，日服2次。【附记】引自《张八卦外科新编》。

·阳和解凝酒·

【配方】马钱子、木鳖子、白芥子、五灵脂、穿山甲、川乌、草乌、南星、牙皂各 30g，生狼毒 120g，大戟、甘遂、肉桂、干姜、麻黄各 15g，白酒 1000ml。【制法】将前 15 味捣碎，置容器中，加入白酒，密封，浸泡 1 周后即可取用。【功用】解毒，祛寒，除湿，通经。【主治】因寒湿、痰凝、阴毒所致的阴疽证，如脉管炎等。【用法】外用：未溃阴疽，将此药酒调敷患处；已溃阴疽，将此药酒浸纱布条入疮口内。每日换药 1 次。【附记】引自《上海中医药杂志》。验之临床，确有良效。

·通血脉药酒·

【配方】走马胎、七叶一枝花、当归尾、桑寄生、威灵仙各 30g，牛膝、桂枝、黄芪、党参、红花、桃仁、皂角刺各 15g，制乳香、制没药各 9g，桂林三花酒 2500～3000ml。【制法】将前 14 味捣碎，置容器中，加入三花酒，密封，浸泡 3 周后，过滤去渣，即成。【功用】温经活络，活血通脉。【主治】血栓闭塞性脉管炎。此药酒主要适用于寒湿凝滞型（寒凝血脉、阳气不达肢端，继之患肢麻木疼痛、皮色苍白、触之冰凉、遇冷加重）和瘀血阻闭型偏寒者（瘀血阻滞、络脉闭塞、患肢紫红或青紫、足背动脉搏动消失）。【用法】口服：每次服 20～100ml，以不醉为度，日服 4～6 次，1 个月为 1 个疗程，每个疗程后停药 3～5 日。【附记】引自《广西卫生》。药渣亦可外敷患处。心脏病患者忌服药酒，可用本方，水煎服，每日 1 剂，效果亦佳。

·白花丹参酒·

【配方】白花丹参、55 度白酒各适量。【制法】将白花丹参研成粗末，置容器中，加入白酒，密封，浸泡 15 日后，制成 5%～10%的药酒。【功用】化瘀，通络，止痛。【主治】血栓闭塞性脉管炎（气滞血瘀型）。【用法】口服：每次服 20～30ml，日服 3 次。【附记】引自

《山东中医学院学报》。

·红灵酒·

【配方】生当归、肉桂各60g，杜红花、干姜、花椒各30g，樟脑、细辛各15g，95%乙醇1000ml。【制法】将前7味切薄片或捣碎，置容器中，加入乙醇，密封，浸泡7日后，即可取用。【功用】活血，温经，消肿，止痛。【主治】脱疽、冻疮、压疮、跌打肿痛等症。【用法】外用：每日用药棉蘸药酒在患处（溃后在患处上部）揉搽2次，每次揉搽10分钟。【附记】引自《中医外科临床手册》。

·乌蛇附芍酒·

【配方】乌梢蛇、附子各40g，赤芍30g，白酒1000ml。【制法】将上药与白酒一起置入容器中，密封浸泡7日后即可服用。【功用】祛风，助阳，活血通脉。【主治】脉管炎，表现为发病肢端疼痛、苍白或紫暗，触之发凉，遇寒时症状加剧。【用法】口服：每次服10ml，每日早、晚各服1次。【附记】引自《中国动物药》。屡用有效。孕妇及湿热壅滞、瘀血阻滞型者忌服。服药期间禁食寒凉之品。

·脉管炎酒·

【配方】爬山猴350g，白酒1000ml。【制法】将爬山猴研成细粉，先用白酒润湿后，置容器内，加入白酒，按冷浸法浸渍7日即得。【功用】通络消炎。【主治】脉管炎。【用法】口服：每次服15ml，每日服3次。【附记】引自《中药制剂汇编》。爬山猴又名红孩儿、野海棠。高血压患者忌用。

静　脉　炎

·消痛酊·

【配方】雪上一枝蒿、洋金花子（曼陀罗）、细辛各1g，当归2g，

牛黄解毒片(中成药)4 片,乙醇或高度白酒适量。【制法】将前 5 味共研细末,置玻璃瓶内,加入乙醇(以超出药面 10～20cm 为度),密封,浸泡 4～6 日后即可取用。【功用】清热解毒,活血散瘀,消肿止痛。【主治】血栓性静脉炎。【用法】外用:用时用药棉球蘸药酒涂搽患处,并稍加按摩。日搽 4～6 次。搽药次数越多,效果越佳。【附记】引自《百病中医熏洗熨擦疗法》。本药酒有毒,不可内服。另外,本药酒用于治疗外伤性疼痛及蜂蜇伤引起的皮炎,如上法用之,效果亦佳。

·加味红花酊·

【配方】红花 100g,蚤休 50g,细辛 10g,75％乙醇 500ml。【制法】将前 3 味切碎,置容器中,加入 75％乙醇,密封,浸泡 7 日以上,即可取用。【功用】清热解毒,活血化瘀,通络止痛。【主治】血栓性静脉炎。【用法】外用:用时用药棉球蘸药酒涂搽患处,每日涂搽 3～6 次。【附记】笔者经验方。效佳。

·参归红花酒·

【配方】党参、当归尾、红花各 30g,蚤休 9g,白酒 500ml。【制法】将前 4 味捣碎,置容器中,加入白酒,密封,浸泡 7 日后,即可取用。【功用】益气活血,散瘀止痛。【主治】静脉炎(气虚瘀阻型)。【用法】口服:每次服 15～30ml,日服 3 次。同时取此药酒涂搽患处,日涂搽数次。【附记】笔者家传秘方。效佳。血热型去党参,重用蚤休至 50g,加赤芍 30g。

乳房疾病

·蒲金酒·

【配方】蒲公英、金银花各 15g,黄酒 200ml。【制法】将上药用黄酒煎至减半,去渣,候温,备用。【功用】清热解毒,消肿散结。

【主治】吹乳结痛(乳腺炎)。【用法】口服:每日 1 剂,早、晚各服 1 次。并以药渣敷患处。如不愈,再依法配制再服。【附记】引自《验方新编》。

·蒲公英酒·

【配方】蒲公英 40～50g,50 度白酒 500ml。【制法】将蒲公英洗净,切碎,置容器中,加入白酒,密封,浸泡 7 日后,过滤去渣,即成。【功用】清热解毒,消痈散结。【主治】急性乳腺炎,乳房肿痛。【用法】口服:每次服 20～30ml,日服 3 次。【附记】引自《景岳全书》。可并用药渣外敷患处。

·漏通酒·

【配方】漏芦、木通、川贝母各 10g,甘草 6g,黄酒 250ml。【制法】将上药用黄酒和水 250ml 煎至减半,过滤去渣,备用。【功用】通络散结。【主治】乳疖初起。【用法】口服:2 日 1 剂,每日晚饭后温服一半。【附记】引自《验方新编》。

·丝瓜络酒·

【配方】干丝瓜络 20g,白酒 20ml。【制法】将干丝瓜络放在碗中,点火燃烧成炭,研成粉末,入白酒调匀,备用。【功用】通经活络,清热解毒。【主治】急性乳腺炎(乳痈)。【用法】口服:1 次顿服。不愈再服 1 剂。【附记】引自《民间百病良方》。

·露蜂房酒·

【配方】露蜂房、黄酒各适量。【制法】将露蜂房撕碎,以文火焙至焦黄,研细末,备用。【功用】祛风,解毒,散结。【主治】急性乳腺炎等。【用法】口服:每次取药末 5g,用黄酒(约 30ml)加热冲服。日服 5 或 6 次。【附记】引自《民间百病良方》。

·鳝鱼皮酒·

【配方】鳝鱼皮、白酒各适量。【制法】将鳝鱼皮烧灰，捣细为末，备用。【功用】清热解毒，消肿散结。【主治】妇女乳结硬块疼痛。【用法】口服：每次取药末5g，放入茶杯中，冲入热白酒(10～15ml)，调匀，空腹服下，日服2次。【附记】引自《民间百病良方》。

·白果仁酒·

【配方】白果仁400g，白酒500ml。【制法】将白果仁研细末，备用。【功用】消炎，收敛。【主治】乳痈溃烂等。【用法】口服：每次取药末10g，用白酒15ml冲服。日服2次。同时又取药末20g，以白酒(低度)调敷患处。每日换药1次。【附记】引自《民间百病良方》。笔者应用：外用以浓茶水、食醋各半调敷。

·瓜蒌酒·

【配方】全瓜蒌30g，黄酒100ml。【制法】将全瓜蒌捣烂，放入瓷杯中，冲入黄酒，再将瓷杯放在有水蒸锅中以小火蒸炖20分钟去渣，即成。【功用】清热化痰，消肿止痛。【主治】乳腺炎初起，红、肿、痛、热者宜用之。【用法】口服：每次温服20ml，日服2次。【附记】引自《民间百病良方》。

·川楝子酒·

【配方】川楝子(连皮、仁)、红糖、黄酒各适量。【制法】将川楝子捣碎，晒干、炒微黄、研为细末，备用。【功用】清肝火，除湿热。【主治】急性乳腺炎。【用法】口服：每次取药末10g，红糖60g，再冲入黄酒100ml，调匀服之。日服1或2次。【附记】引自《民间百病良方》。

·虎刺根酒·

【配方】虎刺根 30g，黄酒 50～100ml。【制法】将虎刺根洗净，捣烂，置容器中，加入黄酒，隔水加热煮沸后，调匀备用。【功用】祛风除湿，凉血散瘀。【主治】乳结硬块、乳房疼痛等。【用法】口服：上剂 1 次顿服，日服 2 次。【附记】引自《民间百病良方》。临床验证，屡收良效。

·菊英酒·

【配方】菊花、鲜蒲公英各 30g，橘核 15g，白酒适量。【制法】将上药捣烂，用白酒少量调成糊状，备用。【功用】清热解毒，消痈散结。【主治】急、慢性乳腺炎。【用法】外用：取此药酒涂在纱布上，敷于患部，每日早晨换药 1 次。【附记】笔者家传秘方。

·蛇鹿酒·

【配方】蛇蜕、鹿角、露蜂房各 9g，黄酒适量。【制法】将前 3 味共烧存性，研成细末，备用。【功用】清热解毒，消肿散结。【主治】乳房肿胀、疼痛。【用法】口服：每次取药末 3g，放入小碗内，冲入黄酒（20～30ml），调匀服下，日服 2 次。【附记】引自《药酒汇编》。笔者应用：将前 3 味共研细末加用本方外敷患处，效果尤佳。

·蒲蒌酒·

【配方】全瓜蒌、蒲公英、夏枯草各 30g，黄酒 250ml。【制法】将前 3 味切碎，置砂锅内，冲入黄酒和水 250ml，置火上煎至减半，去渣备用。【功用】清热解毒，消肿散结。【主治】急性乳腺炎。【用法】口服：每次服 80～100ml，日服 3 次。并以药渣外敷患处，每日换药 1 次。【附记】笔者经验方。屡用有效。

·乳癖酒·

【配方】七星剑 2.7kg，三花酒 20L。【制法】将七星剑切成寸段，置缸内，加入三花酒，密封，每日搅拌 1 次，7 日后改为每周 1 次，浸泡 15～30 日后，即可取用。【功用】理气化瘀，祛痰散结。【主治】乳腺增生症，乳核，乳癖。【用法】外用：取此酒涂搽患处，日涂搽数次。【附记】引自《药酒汇编》。验之临床，确有良效。

·牡荆子酒·

【配方】牡荆子 12g，白酒 30～50ml。【制法】将牡荆子研成细末，备用。【功用】祛风，清热，止痛。【主治】妇女停乳奶胀等。【用法】口服：每次取药末 12g，置小碗内，冲入白酒和少量温水调匀服之。日服 2 次，病愈即止。【附记】引自《民间百病良方》。临床验证，屡收良效。

·红糖酒·

【配方】红糖 50g，白酒 30ml。【制法】将红糖与白酒同入瓷碗内，隔水煮成糊状(边煮边拌)，贮存备用。【功用】润肤，和血，止痛。【主治】妇女产后乳头皲裂生疮，疼痛难忍。【用法】外用：取糖酒糊敷于乳头上，日敷 3 次。【附记】引自《民间百病良方》。临床验证，屡收良效。

·乳腺增生酒·

【配方】柴胡 20g，当归、玄参、浙贝母、白术各 24g，茯苓、生牡蛎、鹿角霜各 30g，薄荷、甘草各 12g，白酒 1500ml。【制法】先将牡蛎、浙贝母研为粗末，与其他药一并置入容器内，加入白酒浸泡 2 周后，过滤去渣即得。【功用】疏肝解郁，软坚散结。【主治】乳腺增生症。【用法】口服：每次服 15～20ml，每日 2 次，30 天为 1 个疗程。【附记】引自《湖北中医杂志》。屡用效佳。

·消癖酒·

【配方】丹参、穿山甲(代)、延胡索、海蛤粉各20g,月季花、青皮、佛手、姜黄、香附、露蜂房、猫爪草各15g,生牡蛎50g,白酒1500ml。【制法】先将穿山甲、牡蛎研为粗末,与其他药一起置入容器中,加入白酒浸泡2周后,过滤去渣即得。【功用】行气止痛。活血软坚。【主治】乳腺增生症。【用法】口服:每次服15～20ml,每日2次。【附记】引自《江西中医药》。屡用效佳。加减:肿块较硬者,加石见穿、三棱、莪术各20g。猫爪草为毛茛科植物猫爪草的块根。

·乳癖消散酒·

【配方】天冬60g,浙贝母12g,牡蛎30g,白芥子、僵蚕、露蜂房各10g,昆布、海藻各15g,荔枝核、橘核、鹿角片各12g,三棱、莪术各10g,生麦芽30g,白酒1500ml。【制法】将上药共研为粗末置入容器内,加入白酒浸泡2周后,过滤即得。【功用】软坚散结。【主治】乳腺增生症。【用法】口服:每次服15～20ml,每日2次。【附记】引自《中医杂志》。屡用效佳。又天冬单味应用也可以。天冬200g,加黄酒1000ml加热煮沸,转小火,煎煮15分钟,自然凉后,2天即可饮用,日2次,每次服50ml。

瘰　疬

·消瘿酒·

【配方】昆布10g,海藻15g,沉香、雄黄各3g,白酒500ml。【制法】将前4味置容器中,加入白酒,密封,浸泡10日后,过滤去渣,即成。【功用】行瘀散结。【主治】瘿瘤、瘰疬、大脖子病等。【用法】口服:每次饭后温服10ml,日服2次。【附记】引自《景岳全书》。临床验证,屡收良效。

·海藻酒·

【配方】海藻500g，黄酒1500ml。【制法】将海藻用清水漂去盐味，置容器中，加入黄酒，密封，浸泡7日后即可取用。【功用】消痰结，散瘿瘤。【主治】瘿瘤，瘰疬，疝气，如淋巴结结核、甲状腺肿大、甲状腺瘤、睾丸结核等。【用法】口服：每次饭后服30ml，日服3次。酒尽将海藻晒干，捣为末，每用黄酒调服3g。以愈为度。【附记】引自《本草纲目》。

·内消酒·

【配方】鲜仙人掌（洗净）250g，羌活、杏仁（去皮、尖）各30g，白酒1000ml。【制法】将前3味捣碎，置容器中，加入白酒，密封，浸泡7日后，过滤去渣，即成。【功用】清热解毒，消肿散结。【主治】风热毒气，结成瘰疬。【用法】口服：每日空腹温服10ml，临睡再服10ml，以消为度。【附记】引自《普济方》。

·蜘蛛浸酒方·

【配方】大肚蜘蛛不拘多少，白酒适量。【制法】将大肚蜘蛛用酒研烂，去渣，备用。【功用】祛风，消肿，解毒。【主治】颌下结核不消。【用法】口服：临卧温服5～10ml。【附记】引自《普济方》。

·瘰疬药酒方·

【配方】鹤凤草250g，忍冬藤180g，野蓬蒿、野菊花各120g，五爪龙90g，马鞭草45g，老酒7500ml。【制法】将前6味切碎，入布袋，置容器中，加入老酒，密封，隔水煮3炷香为度，取出投入水中，浸泡10日，收起，过滤去渣，即成。【功用】清热化痰，活血散结。【主治】年久瘰疬结核，串生满项，顽硬不穿破者，病愈不发。【用法】口服：初服尽醉（微醉）出汗为度。以后随便饮之，其酒一料，尽之可也。【附记】引自《外科正宗》。

·鳖甲浸酒方·

【配方】炙鳖甲 120g，烧酒 250ml。【制法】将炙鳖甲研末，置容器中，加入烧酒，密封，浸泡 7 日后即可取用。【功用】滋阴，软坚，散结。【主治】瘰疬、瘘疮及风顽疥癣等。【用法】口服：每次服 15ml，日服 2 次。【附记】引自《普济方》。

·桑椹醪·

【配方】鲜桑椹 1000g，糯米 500g，酒曲适量。【制法】将桑椹洗净，捣烂，以纱布绞汁，将汁与糯米按常法煮焖成干饭，待凉，加入酒曲（压碎），拌匀，发酵成酒酿，即成。【功用】滋补肝肾，舒筋活络，聪耳明目。【主治】瘰疬、关节不利、消渴、耳鸣、目暗、便秘等症，兼治各种痈疽肿毒。【用法】口服：每日随量佐餐服用。【附记】引自《百病中医药酒疗法》。

·海藻昆布浸酒·

【配方】海藻、昆布各 500g，白酒 2500ml。【制法】将前 2 味置容器中，加入白酒，密封，浸泡数日（约 1 周）后即可取用。【功用】软坚散结。【主治】瘰疬颌下如梅核，瘿瘤。【用法】口服：不拘时，随量服之。【附记】引自《普济方》。酒尽将药渣晒干，研细末，每次服 3g，用酒冲服，日 3 次。

·海藻乌蛇酒·

【配方】海藻（洗去盐味，焙干）、乌蛇（酒浸去皮骨、炙令色黄）各 250g，白酒 4000ml。【制法】将前 2 味捣为细末，置容器中，加入白酒，密封，浸泡 1 个月后，过滤去渣，即成。【功用】祛风解毒，软坚散结。【主治】风毒所攻，颈项生瘰疬如串珠。【用法】口服：每次服 15ml，日服 2 次。【附记】引自《太平圣惠方》。

·白头翁酒·

【配方】白头翁根 150g，白酒 1000ml。【制法】先将白头翁根用水洗去泥土，趁潮润剪成寸段，置坛内，加入白酒，外用厚布和线绳严封坛口，隔水煮数沸，取出，放地上阴凉处，出火毒 2～3 日后，过滤去渣，贮瓶备用。【功用】解毒散瘀，排脓敛疮。【主治】瘰疬日久生疮，溃后脓水清稀，久不收口者。【用法】口服：每次食后 1 小时服 10～20ml。每日早、晚各服 1 次。连续服用至愈。【附记】引自《江苏中医》。服药期间，忌食一切生冷、油腻及辛辣刺激性食物。用此药酒，治疗腮腺混合瘤，效果亦佳。

·首乌酒(二)·

【配方】生何首乌(或首乌藤)200g，60 度白酒 500ml。【制法】将生何首乌切碎，置容器中，加入白酒，密封，隔水炖 3～5 小时即成。【功用】补血养血。【主治】瘰疬结核及各种痈疽肿毒。【用法】口服：每次服 15～30ml，日服 3 次，或随时随量服之。【附记】引自《偏方大全》。验之临床多效。

·玄参酒·

【配方】玄参、磁石(烧令赤，醋淬 7 遍研细水飞)各 150g，白酒 1000ml。【制法】将玄参切碎，与磁石一同入布袋，置容器中，加入白酒，密封，浸泡 7 日后，过滤去渣，即成。【功用】滋阴，泻火，潜阳。【主治】瘰疬寒热，先从颈腋诸处起者。【用法】口服：临卧空腹温服 10ml。【附记】引自《圣济总录》。

·消瘰药酒·

【配方】夏枯草 80g，玄参 50g，海藻、贝母、薄荷、天花粉、海螵蛸、白蔹、连翘、熟大黄、生甘草、生地黄、桔梗、当归各 10g，白酒 2500ml。【制法】将上药置入容器中，加入白酒浸泡 3 周，过滤即得。可以酌加蜂蜜200g调味。【功用】化痰，软坚，止痛。【主治】瘰疬未溃。【用法】口服：每次服15～20ml，每日2次。【附记】引自《疡医大全》。屡用有效。

·消疬散·

【配方】炙全蝎20只，炙蜈蚣10条，穿山甲（土炒）20片，火硝1g，核档（去壳取仁）10枚。【制法】上药共研细末，备用。【功用】攻毒散结，通络止痛。【主治】颈淋巴结结核，不论已溃未溃，均可用。【用法】口服：每晚服4.5g，年老体弱者酌减，黄酒送下。见效后可改间日1次，直至痊愈。【附记】引自《虫类药的应用》。屡用效佳。

·瘰疬散结药酒·

【配方】玄参50g，象贝母24g，煅牡蛎50g，猫爪草24g，夏枯草100g，炮穿山甲（代）24g，昆布、海藻各50g，梓木草24g，三棱、莪术、白芥子各12g，黄芪、当归、地龙各24g，白酒2500ml。【制法】将上药置入容器内，加入白酒浸泡，3周后过滤即得。【功用】软坚散结，活血祛瘀。【主治】瘰疬，症见肿核坚硬、难消难溃。【用法】口服：每次服15～20ml，每日2次。【附记】引自《瘰疬证治》。屡用效佳。

瘿　瘤

·黄药子酒（一）·

【配方】黄药子500g，白酒2500ml。【制法】将黄药子置容器中，加入白酒，密封，浸泡7日后即成；或用火烧1小时，唯烧至酒气香味出，瓶头有津即止火。不待经宿，候酒冷，即可。过滤去渣，贮瓶备用。【功用】散结消瘿，清热解毒。【主治】痰热互结所致的瘿瘤，如甲状腺瘤、淋巴结肿大等。【用法】口服：每次服10～

15ml,每日早、晚各服 1 次。应控制饮用量。【附记】引自《本草纲目》。凡脾胃虚寒及肝功能不正常者忌服。戒怒,忌食一切毒物。验之临床多效。

·复方黄药子酒·

【配方】黄药子、海藻各 1200g,浙贝母 900g,白酒 7500ml。【制法】将前 3 味研为粗末,置容器中,加入白酒,密封,隔水加热,不时搅拌至酒沸腾,取出,连酒带药倒入坛内,趁热封闭,静置 10 日,过滤去渣,贮瓶备用。【功用】软坚散结。【主治】地方性甲状腺肿。【用法】口服:每次服 10ml,日服 3 次。【附记】引自《药酒与膏滋》。验之临床多效。

·紫菜黄独酒·

【配方】紫菜 100g,黄独(即黄药子)50g,60 度高粱酒 500ml。【制法】将前 2 味置容器中,加入高粱酒,密封,浸泡 10 日后,过滤去渣,即成。【功用】散结消瘿。【主治】甲状腺肿大。【用法】口服:每次服 15～20ml,日服 2 次。【附记】引自《偏方大全》。验之临床多效。

痔　疮

·槐枝酒(二)·

【配方】槐枝叶 3000g,槐子仁 200g,苍耳茎叶 1500g,酒曲 2500g,糯米 33kg。【制法】将前 3 味切碎,加水 10L 煎至减半,去渣澄清,看冷暖。糯米蒸令熟,待温,入药汁、酒曲(压碎)拌和,入瓮,如法覆盖,如常法酿酒,酒熟即成。【功用】清热凉血,祛风止痛。【主治】痔疮,数年不瘥。【用法】口服:温服,常令似醉为妙。【附记】引自《太平圣惠方》。

·槐　酒·

【配方】槐东南枝、槐白皮、槐子仁各1000g，槐东南根、糯米各2000g，上酒曲200g。【制法】将前4味细锉，加水16L煎至5L，过滤去渣，取汁浓缩至1600ml。将糯米浸泡，令干，蒸饭，待温，入药汁、酒曲（压碎）拌和，如常法酿酒，候酒熟即得。【功用】凉血清热，消肿止血。【主治】五痔，50年不瘥。【用法】口服：每次随性温服之，日服3或4次，常令似醉为妙。【附记】引自《外台秘要》。

·地瓜藤酒（二）·

【配方】地瓜藤250g，白酒500ml。【制法】将地瓜藤洗净，切碎，置容器中，加入白酒，密封，浸泡7日后，过滤去渣，即成。【功用】清热除湿，行气活血。【主治】痔疮、腹泻、消化不良、黄疸、白带过多等症。【用法】口服：每次服30ml，日服2或3次。【附记】引自《民间百病良方》。

·竹　酒·

【配方】嫩竹120g，白酒1000ml。【制法】将嫩竹切碎，置容器中，加入白酒，密封，浸泡12日后，过滤去渣，即成。【功用】清热利窍。【主治】痔疮、便秘、原发性高血压等。【用法】口服：每次服20ml，日服2次。【附记】引自《民间百病良方》。

·二甲酒·

【配方】穿山甲（炮）30g，人指甲（炒）5g，三花酒适量。【制法】将上药共研细末，备用。【功用】活血通络止痛。【主治】内痔。【用法】口服：每次取药末1～1.5g，用三花酒10～15ml送服。日服2次。连服5～8日。【附记】引自《医学文选·祖传秘方验方集》。方名为编者拟加。

·苦参酒(一)·

【配方】苦参、蒲公英、土茯苓各 30g，黄酒 300ml。【制法】将上药用黄酒和水 300ml 煎至减半，去渣，备用。【功用】清热解毒，利湿消肿。【主治】痔疮肿痛。【用法】口服：每次服 100ml，日服 3 次。【附记】笔者家传秘方。效佳。

·大黄地榆酒·

【配方】生大黄、土茯苓各 15g，生地榆 30g，蒲公英 20g，黄酒 300ml。【制法】将上药用水 450ml 煎至 150ml，再加入黄酒煮沸即得，过滤去渣，备用。【功用】清热凉血，解毒利湿。【主治】痔疮肿痛便血。【用法】口服：每次服 150ml，日服 3 次。【附记】笔者经验方。

脱　　肛

·黄芪酒(六)·

【配方】黄芪 60g，党参、升麻各 15g，米酒 500ml。【制法】将前 3 味切碎，置容器中，加入米酒，密封，浸泡 7 日后，过滤去渣，即成。【功用】益气升提。【主治】气虚脱肛。【用法】口服：每次服 20～30ml，日服 2 或 3 次。【附记】笔者经验方。效佳。

·苦参酒(二)·

【配方】苦参、龙胆草各 30g，黄酒 150ml。【制法】将上药用水 300ml 煎至减半，入黄酒同煎至沸，过滤去渣，即成。【功用】清热利湿。【主治】脱肛(湿热下注型)。【用法】口服：每次服 100ml，日服 3 次。【附记】笔者经验方。忌食生冷、辛辣食物。

疝　　气

·吴萸子酒·

【配方】吴萸子 9g，小茴香(炒)15g，广木香 3g，生姜 5g，淡豆豉 30g，黄酒 200ml。【制法】将上药用黄酒煎至减半，去渣，待温，备用。【功用】温经通脉。【主治】寒疝频发，绞痛难忍。【用法】口服：每日 1 剂，分 2 次温服。【附记】引自《药酒汇编》。

·胡芦巴酒·

【配方】胡芦巴、补骨脂各 60g，小茴香 20g，白酒 1000ml。【制法】将前 3 味捣碎，入布袋，置容器中，加入白酒，密封，每日摇动数下，浸泡 7 日后，过滤去渣，备用。【功用】补肾温阳。【主治】寒疝、阳痿、腰腿痛、行走无力等。【用法】口服：每次服 10～20ml，日服 2 次。【附记】引自《药酒汇编》。一方减补骨脂。

·三香酒·

【配方】南木香、小茴香、八角茴香、川楝肉各 9g，白酒(陈酒)适量。【制法】将前 4 味捣碎，同入锅内炒，入葱白(连须)5 茎，水 1 碗，淬入锅，将碗罩住，候煎至半碗，取出，去渣，入陈酒半碗，加入炒盐 1 茶匙，调匀，待用。【功用】散寒，理气，止痛。【主治】偏坠气。【用法】口服：趁温 1 次空腹顿服。【附记】引自《万病回春》。

·橘核药酒·

【配方】橘核、荔枝核、胡芦巴、青皮、川楝子(盐炒)各 9g，小茴香、牡蛎粉各 15g，肉桂末 6g，高粱酒 500ml。【制法】将前 8 味共研细末，置容器中，加入高粱酒，密封，浸泡 3～4 个月，过滤去渣，即成。【功用】补肾温阳，理气止痛。【主治】肝肾阴寒，疝气偏坠，阴囊肿大，起消无常，痛引脐腹，因劳累或受冷即发等症。【用法】

口服：每次服 5～30ml(或随量服之)，日服 2 次。小儿禁用。【附记】引自《中医验方汇选》。

·金橘根酒·

【配方】金橘根 60g，枳壳 15g，小茴香 30g，白酒 500ml。【制法】将前 3 味捣碎，入布袋，置容器中，加入白酒，先用大火煎沸，再用文火炖之，待酒煎至减半时，去渣，备用。【功用】行气散结，健脾养胃，舒筋活络。【主治】阴囊疝气。【用法】口服：每日 1 剂，分 2 次温服。【附记】引自《药酒汇编》。

·茴香酒(三)·

【配方】灯笼草根、茴香各 15g，白酒 30ml。【制法】将上药共研细末，备用。【功用】祛湿，行气，止痛。【主治】膀胱偏坠，久不愈者。【用法】口服：用白酒送服药末，1 次顿服。【附记】引自《类编朱氏集验医方》。《本草纲目》中茴香酒，用一味茴香(舶茴尤妙)20g，白酒 50ml，浸泡 7 日，去渣，1 次顿服。治肾气痛、偏坠牵引及心腹痛。

·茴香小雀酒·

【配方】舶上茴香 9g，胡椒 3g，缩砂仁、辣桂各 6g，生雀 3 只，白酒适量。【制法】将前 4 味研为末，再将生雀去毛、去肠，洗净，将上药纳入雀腹中，麻绳系定，裹煨香熟，备用。【功用】温肾散寒，理气止痛。【主治】肾冷疝气，偏坠急痛。【用法】口服：空腹嚼食，温酒送下。【附记】引自《普济方》。

·栗树根酒·

【配方】栗树根 30～60g，白酒 500ml。【制法】将栗树根洗净，切碎，置容器中，加入白酒，密封，浸泡 10 日后，过滤去渣，即成。【功用】清热，降气。【主治】疝气、血痹等。【用法】口服：每次服

15ml，日服2次。【附记】引自《民间百病良方》。

·桂姜萸酒·

【配方】桂心100g，生姜60g，吴茱萸30g，白酒或黄酒200ml。【制法】将前3味捣碎，用酒煎至减半，去渣，待用。【功用】温中散寒止痛。【主治】腹股沟疝之腹痛。【用法】口服：每日1剂，分3次温服。【附记】引自《外台秘要》。服药期间，忌食生姜。

杨　梅　疮

·金蝉脱壳酒·

【配方】大蛤蟆（去内脏）1只，土茯苓150g，白酒2500ml。【制法】将前2味置容器中，加入白酒，密封，重汤煮40分钟，香气出时取出，待冷，去渣，备用。【功用】清热，解毒，利湿。【主治】杨梅疮等。【用法】口服：次日酒凉饮之，以醉为度。无论冬夏，盖被出汗为度。余存之酒，次日随量饮之，酒尽疮愈。【附记】引自《中国医学大辞典》。忌房事。

·金蟾脱甲酒·

【配方】大蛤蟆（去内脏）1只，白酒2500ml。【制法】将大蛤蟆置容器中，加入白酒，密封，隔水煮3炷香，即止，收起一次日用。【功用】清热解毒。【主治】杨梅疮，不论新久轻重皆效。又治杨梅结毒，筋骨疼痛，诸药不效者更妙。【用法】口服：随量饮之，以醉为度。冬夏盖被令出汗。存酒次日只服量之一半，服酒7日后，不许见风为要。【附记】引自《外科正宗》。忌口及房事。

·解毒消疮酒·

【配方】牛蒡根、川芎、羌活、五加皮、杜仲、甘草、地骨皮、薏苡仁各30g，海桐皮60g，生地黄200g，白酒2000ml。【制法】将前10

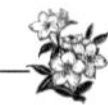

味切碎,入布袋,置容器中,加入白酒,密封,浸泡10日后,过滤去渣,即成。【功用】祛风解毒,凉血活血。【主治】杨梅疮,风毒腰痛等。【用法】口服:每次服10～15ml,日服3次。【附记】引自《药酒汇编》。

鹤膝风

·紫荆皮酒·

【配方】紫荆皮9g,白酒40ml。【制法】将紫荆皮用白酒煎至减半,去渣,待用。【功用】祛风通络。【主治】鹤膝风。【用法】口服:每日1剂,分2次服。【附记】引自《本草纲目》。方名为编者拟加。

·消肥酒·

【配方】肥皂角(去子)1个,芒硝、五味子、砂糖各30g,生姜汁100ml,酒醅糟120g。加入烧酒尤妙。【制法】将前3味研细末,与砂糖、姜汁、酒醅糟(或烧酒)研匀,备用。【功用】温经,散结,通络。【主治】鹤膝风。【用法】外用:取此酒日日涂之,日涂搽数次。【附记】引自《本草纲目》。

·芪斛酒·

【配方】生黄芪240g,金钗石斛60g,牛膝15g,薏苡仁60g,肉桂16g,白酒300ml。【制法】将上药加水500ml煎至200ml,再加入白酒,煎数沸后,待温,去渣,备用。【功用】益气养阴,散寒通络。【主治】鹤膝风。【用法】口服:每日1剂,分3次服。药后拥被而卧。【附记】引自《药酒汇编》。药后盖被,任其汗出,切不可坐起透风,俟汗出到足底涌泉穴,始可去被。

毛 囊 炎

·蚤休酊·

【配方】蚤休根茎(新鲜)适量,95%乙醇适量。【制法】将蚤休根茎用冷水洗净(干生药加温开水浸渍),置广口瓶中,加入95%乙醇(浸出药面2～3cm),加盖密封(隔日振摇1次),浸泡1周后即可取用。【功用】清热解毒,除湿止痒。【主治】毛囊炎。【用法】外用:用时振荡药液,再以药棉蘸药酒外涂搽患处,稍停片刻,药液即干,再重复涂搽4次。一般分早、中、晚3次使用。【附记】引自《中药贴敷疗法》。

·藤黄苦参酊·

【配方】藤黄15g,苦参10g,75%乙醇200ml。【制法】将前2味共研细末,置容器中,加入75%乙醇,密封,浸泡5～7日后即可取用。【功用】解毒燥湿,消肿止痛。【主治】毛囊炎。【用法】外用:用时振荡药液,以药棉球蘸药酊外涂搽患处。干后又涂,重复4次。日涂搽2或3次。【附记】引自《百病中医熏洗熨擦疗法》。

·硫雄蜈蚣酒·

【配方】硫黄20g,雄黄10g,苯酚4g,蜈蚣1条,5%乙醇100ml。【制法】先将硫黄、雄黄、蜈蚣研细末,再与苯酚、乙醇混匀为稀糊状,装棕褐色瓶内备用。【功用】解毒通络,散结消肿。【主治】毛囊炎。【用法】外用:先将头部用2%～3%的盐水洗净,揩干,再涂搽此药,每日涂1或2次。【附记】引自《四川中医》。屡用效佳。

毒蛇咬伤

·蛇咬伤药酒(一)·

【配方】入土金、三桠苦、鸡骨香各 75g，田基黄、半边旗各 40g，半边莲适量，米酒 500ml。【制法】将前 6 味捣碎，置容器中，加入米酒，密封，浸泡 1 个月后即可取用。【功用】清热解毒。【主治】毒蛇咬伤。【用法】口服：成人每次服 40～50ml，小儿服 25ml，日服 2 或 3 次。外用：用药棉浸酒湿敷伤口及周围处，日敷数次。【附记】引自《新医药通讯》。上法治 200 多例眼镜蛇咬伤，均获痊愈。

·蛇伤药酒(一)·

【配方】黄连 6kg，入地牛金根皮 45kg，吴茱萸、白芷、五灵脂、雄黄各 22kg，黑皮蛇、白毛莲各 17kg，细辛 9kg，大黄 28kg，金果榄 4 kg，坑边藕、荆芥各 56kg，黄柏 12kg，七星剑、山白菜各 40kg，巴豆叶 5kg，海底眼针 60kg，九里香叶 34kg，米酒 1000L。【制法】将前 19 味捣碎，混匀，先取 2/3 量，置大容器中，加入米酒，密封，浸泡 20 日后，过滤，滤液再浸其余 1/3 药物，浸泡 25 日，过滤即得。【功用】解毒消肿。【主治】各种毒蛇咬伤中毒。【用法】口服：轻者每次服 30ml，每日 1 次；重者每次服 60ml，每 2～3 小时服 1 次。外用：可用棉花、布、纸渗药酒温敷。敷药前暴露伤口，以大蒜头(或辣椒)轻搽，自上而下，搽至出血为度。【附记】引自《中药制剂汇编》。

·蛇伤药酒(二)·

【配方】山扁豆全草、瓜子金全草、大金不换全草、双飞蝴蝶根、洗手果树皮、白乌桕树根皮、六棱菊全草各 15g，米酒 500ml。【制法】将前 7 味洗净晒干切碎，置容器中，加入米酒，密封，浸泡 1 个月后，过滤去渣，即成。【功用】清热解毒，利尿消肿。【主治】毒蛇咬伤。【用法】口服：成人每次服30～50ml(重症加倍)。银环蛇、金环蛇咬伤者，每半小时服1次，连服3日，症状好转后每隔2～3小时服药1次。吹风蛇、青竹蛇咬伤者，每隔2～3小时服药1次(重症每半小时服1次，症状好转后改为每2～3小时服1次)。还可用药酒自上而下涂搽伤口周围肿痛处，每日搽4或5次。小孩与妇女可加温开水于药酒内同服。【附记】引自《新医学》。临床验证效佳。

·复方山扁豆酒·

【配方】山扁豆全草、金牛远志全草、无患子、乌桕根、瓜子金全草各25g，卵叶娃儿藤根250g，六棱菊9g，甘草15g，白酒1500ml。【制法】将前8味洗净，切碎，置容器中，加入白酒，密封，浸泡7～15日后，过滤去渣，即成。【功用】清热解毒，消肿止痛。【主治】毒蛇咬伤。【用法】口服：成人每次服15～20ml(约2汤匙)，每隔1小时服1次。小儿酌减。【附记】引自《全国中草药汇编》。

·蛇伤药酒(三)·

【配方】山扁豆200g，香茶菜、瓜子金、一支箭、两面针果各100g，60度白酒1000～1500ml。【制法】将前5味按比例共研细末，置容器中，加入白酒，密封，浸泡15日后，过滤去渣，即成。【功用】清热解毒，消肿止痛。【主治】各种毒蛇咬伤。【用法】口服：首次以微醉为度，以后每次服10～15ml，至病情控制为止。改为日服3次。【附记】引自《中国当代中医名人志》。

·小红藤酒·

【配方】小红藤65g，红芽大戟25g，雄黄4.5g，白酒200ml。【制法】上药(前3味)一日两剂。1剂共捣碎，置容器中，加入白酒，搅拌15分钟左右，待药味浸出后，即可使用。另一剂加水适量，煎30分钟左右，取汁待用。【功用】清热解毒，消肿止痛，化腐

生肌。【主治】毒蛇咬伤，适用于竹叶青蛇、蕲蛇、龟壳花蛇及蜈蚣、黄蜂、毒虫等咬蜇伤。【用法】用时先于咬伤处切一切口(贯通二牙痕，深至皮下)，用拔火罐法于切口处吸拔出恶血和毒液，然后取本方，每日 2 剂。用水煎剂，外洗和浸泡伤处。取酒剂，口服，每次服 50～60ml，日服 3 次。洗后，再用此药酒，用药棉蘸药酒涂搽患肢伤口肿胀处，自上而下，由轻到重地涂搽，挤压。每次约 20 分钟，把毒液从创口挤压出来，并嘱患者家属用此药酒频频涂搽肿处，使其保持湿润。【附记】引自《百病中医熏洗熨擦疗法》。本方早期应用，能控制局部组织溃烂坏死；对晚期已溃烂的伤口有促进愈合之作用。

·蛇咬伤药酒(二)·

【配方】了哥王根 90g，两面针根 120g，虾辣眼根 60～90g，酸藤根 60g，30 度米酒适量。【制法】将前 4 味洗净，切碎，置容器中，加入米酒，密封，浸泡 7～10 日后，过滤去渣，即成。【功用】清热解毒。【主治】毒蛇咬伤。【用法】口服：每次服 10ml，日服 2 或 3 次。外用：对伤口局部进行消毒，切开排毒后，自外向伤口四周，涂搽药酒，日涂搽 4 或 5 次。【附记】引自《新医药通讯》。

疯犬咬伤

·草兰根酒·

【配方】草兰根 60g，黄酒 300ml。【制法】将草兰根洗净，切碎，置砂锅内，入黄酒煎至 150ml，去渣，备用。【功用】解毒利水。【主治】疯犬咬伤，毒气中人。【用法】口服：每日 1 剂，分 3 次服之。【附记】引自《民间百病良方》。

·华山矾酒·

【配方】华山矾根二层皮 25g，米酒 60ml。【制法】将华山矾根二层皮捣烂浸汁，冲入米酒即成。【功用】解表退热，解毒除烦。【主治】狂犬咬伤。【用法】口服：1次顿服。咬伤第1日服1次，以后每隔10日服1次，连服9次。【附记】引自《民间百病良方》。

外科其他疾病

·蝮蛇地丁酒·

【配方】蝮蛇1～2条，紫花地丁30g，70％乙醇（或60度白酒）1000ml。【制法】将活蝮蛇置于瓶中，加入70％乙醇（或白酒），再放入紫花地丁，密封，放置阴凉处，约3个月后即可使用。放置时间愈长愈好。药液用完后可随时添加，但添加量不宜超过1000ml，以免影响疗效。【功用】清热消炎。【主治】软组织化脓性感染。【用法】外用：用脱脂棉蘸药液敷患处，再以塑料布盖于棉花之上，指（趾）可用废橡皮手套手指部分套上。每日可更换数次，保持药棉湿润。【附记】引自《新医学》。

·外敷白芷酒·

【配方】生白芷100g，黄酒200ml。【制法】将白芷研成细末，入黄酒调匀，即成。【功用】祛风，燥湿，消肿，止痛。【主治】膝关节滑囊炎。【用法】外用：取此药酒外敷患处，每日换药1次。【附记】引自《浙江中医杂志》。

·紫金藤酒·

【配方】紫金藤50g，白酒500ml。【制法】将紫金藤切碎，置容器中，加入白酒一半，密封，浸泡7日后，过滤去渣；药渣再加白酒另一半，密封，浸泡7日过滤。2次滤液混合即得。【功用】清热解毒。【主治】肌纤维组织炎。【用法】口服：每次服5～15ml（可根据体质强弱和病情轻重而定），日服3次。【附记】引自《新医药学杂志》。

·牛膝木瓜酒·

【配方】牛膝、木瓜各 50g，白酒 500ml。【制法】将前 2 味切碎，置容器中，加入白酒，密封，浸泡 7 日后过滤，即可取用。药渣如此连续 2 次，共浸泡白酒 1500ml。【功用】活血利湿，解除粘连。【主治】手术后肠粘连。【用法】口服：每晚临睡前服 1 次，视个人酒量而定，以能够耐受为度。【附记】引自《新中医》。

·瓜子金酒·

【配方】瓜子金 250g，白酒 2000ml。【制法】将瓜子金捣碎，置容器中，加入白酒，密封，隔水炖（约 1.5 小时）。过滤去渣，即成。【功用】活血散瘀，解毒止痛。【主治】骨髓炎、骨结核等。【用法】口服：每次服 25～50ml，日服 2 次。【附记】引自《民间百病良方》。

·复方软坚药酒·

【配方】橘红 30g，半夏 24g，橘络 18g，白酒 250ml。【制法】将前 3 味捣为末，置容器中，加入白酒，密封，浸泡 7 日后（每天摇动数次）。过滤去渣，取其酒液加水 500ml，入砂锅内煎沸数分钟，待冷后，加入碘化钾 5g，溶后装瓶备用。【功用】化痰软坚，通经活络。【主治】慢性阴茎海绵体炎。【用法】口服：每日早、晚饭后各服 2ml，并兑白开水 3ml 服之（服后多饮水为宜）。服药 1 周后，停药 2 日，其后每日如上法服药 3 次。【附记】引自《千家妙方》。

·蛇参酊·

【配方】青藤香（蛇参）、山蘑菇（地胆）各 30g，樟脑 9g，白酒 500ml。【制法】将前 3 味共研细末，置容器中，加入白酒，密封，浸泡 7 日后即可取用。【功用】清热解毒，消肿止痛。【主治】湿脚气、湿疹、无名肿毒及蚊虫叮咬等。【用法】外用：每取药酒少许涂搽患处，日涂搽数次。【附记】引自《百病中医熏洗熨擦疗法》。

·复方双甘擦剂·

【配方】寮刁竹(干品)、毛麝香(又名麝香草、紫草、兰花草)、甘草各500g,50%乙醇5000ml。【制法】将前3味切碎,置容器中,加入50%乙醇,密封,浸泡15日后,过滤去渣,取浸液备用。再取此浸液300ml,加甘油、冷开水各100ml,梅片0.5g(先用95%乙醇溶解)、香精10滴拌匀即可。【功用】清热解毒,祛风止痒,润肤。【主治】掌跖角层松解症。【用法】外用:每取此药酊涂搽患处,日涂搽3或4次,睡前涂搽1次尤宜。【附记】引自《新中医》。本药酊对于冬季皮肤瘙痒症,如上法用之,效果亦佳。

第 10 章　皮肤科疾病的药酒治疗

湿　疹

·蛇床苦参酒·

【配方】蛇床子、苦参各 62g，明矾、防风、白鲜皮各 31g，白酒 1000ml。【制法】将前 5 味研为粗粉，置容器中，加入白酒，密封，每日搅拌 1 次，7 日后每周搅拌 1 次，浸泡 30 日以上，取上清液，再压榨残渣，静置澄清，混合过滤，贮瓶备用。【功用】祛风，除湿，止痒。【主治】慢性湿疹、神经性皮炎、皮肤瘙痒、扁平疣、汗疱疹等。【用法】外用：取药酒涂搽患部，日涂搽 2 或 3 次。【附记】引自《药酒汇编》。验之临床，确有良效。

·茅蒿菜酒·

【配方】茅蒿菜粉 100g，白酒 500ml。【制法】将茅蒿菜粉置容器中，加入白酒，密封，浸泡 7 日后，即可取用。【功用】祛风活络，活血止痛。【主治】湿疹、神经性皮炎等。【用法】外用：每取药酒涂搽患处，日涂搽 1 或 2 次。【附记】引自《民间百病良方》。

·白鲜皮酒·

【配方】白鲜皮 150g，白酒 500ml。【制法】将白鲜皮洗净，切碎，置容器中，加入白酒，密封，浸泡 3～5 日后，过滤去渣，即成。【功用】清热解毒，祛风化湿。【主治】湿疹，疥癣，老年慢性支气管炎等。【用法】口服：每次服10ml，日服3次。外用：还可用此药酒涂搽患处，日涂搽2或3次。【附记】引自《民间百病良方》。

·苦参百部酒·

【配方】苦参50g，百部、白鲜皮各30g，雄黄5～10g，白酒500ml。【制法】将前4味研为粗末，置容器中，加入白酒，密封，浸泡7～10日后即可取用。【功用】清热燥湿，祛风杀虫止痒。【主治】各类湿疹。【用法】外用：每取此药酒涂搽患处，日涂搽3次。【附记】引自《药酒汇编》。

·黄柏地肤酒·

【配方】川黄柏30g，地肤子50g，蛇床子20g，白酒500ml。【制法】将前3味研为粗末，置容器中，加入白酒，密封，浸泡7～10日后即可取用。【功用】清热燥湿，祛风止痒。【主治】皮肤湿疹，兼治阴囊湿疹。【用法】外用：每取药酒涂搽患处，日涂搽3次。【附记】笔者经验方。

阴囊湿疹

·五子黄柏酒·

【配方】川黄柏150g，地肤子、蛇床子、苍耳子、五倍子、黄药子各30g，白酒1500ml。【制法】将前6味共研细末，置容器中，加入白酒，密封，每日振摇1次，浸泡7～10日后即可取用。【功用】清热燥湿，疏通血脉，消肿止痛，祛风止痒。【主治】阴囊湿疹及各类湿疹。【用法】外用：每取此药酒涂搽患处，日涂搽3次。【附记】笔者经验方。

·土槿皮酒·

【配方】土槿皮30g，白酒100ml。【制法】将土槿皮研细末，置

容器中，加入白酒，密封，浸泡 3～5 日后即可取用。【功用】祛风，杀虫，止痒。【主治】阴囊湿疹。【用法】外用：每取药酒涂搽患处，日涂搽 2 或 3 次。【附记】引自《民间百病良方》。

·丝瓜子酒·

【配方】丝瓜子 50g，白酒 200ml。【制法】将丝瓜子捣碎，置容器中，加入白酒，密封，浸泡 10 日后即可。或用白酒煎至 100ml，待冷，备用。【功用】清泻肝经湿热。【主治】阴囊湿疹，瘙痒难忍，破溃浸淫脂水。【用法】口服：煎剂 1 次顿服，以浸剂饮之微醉为度，盖被取汗。【附记】引自《民间百病良方》。

·苦参酒(三)·

【配方】苦参、豨莶草各 30g，地肤子、白鲜皮各 15g，明矾 9g，白酒 400～500ml。【制法】将前 5 味研为粗末，入布袋，置容器中，密封，用白酒浸泡 10 日后，或隔水煎至减半，待冷，即成。【功用】清热燥湿，祛风止痒。【主治】阴囊、肛门湿疹，瘙痒难忍，女阴瘙痒等症。【用法】外用：每取此药酒涂搽患处，日涂搽 3 次。【附记】笔者家传秘方。

瘾疹(荨麻疹)

·枳壳秦艽酒·

【配方】枳壳 90g，秦艽、独活、肉苁蓉各 120g，丹参、陆英(即蒴藋)各 150g，松叶 250g，白酒 2000ml。【制法】将前 7 味捣碎，入布袋，置容器中，加入白酒，密封，浸泡 7 日后，过滤去渣，即成。【功用】活血，祛风，止痒。【主治】风毒瘾疹，皮肤生痞瘟或皮痒如虫行等。【用法】口服：每次服 10～15ml，日服 3 次。【附记】引自《普济方》。《太平圣惠方》中枳壳丹参酒，即本方，仅剂量稍有差异(秦艽、独活、肉苁蓉各 15g，丹参、陆英、枳壳各 18g，松叶 50g，白酒 1000ml)，余同上。

·石楠叶酒·

【配方】石楠叶 5g，白酒 30ml。【制法】将石楠叶研细末，入白酒煎一沸，待用。【功用】祛风止痒。【主治】风毒瘾疹，经旬不解。【用法】口服：1 次连渣，空腹温服。【附记】引自《圣济总录》。

·浮萍酒·

【配方】鲜浮萍 60g，白酒 250ml。【制法】将鲜浮萍洗净，捣烂，置容器中，加入白酒，密封，浸泡 5 日后，过滤去渣，即成。【功用】祛风止痒。【主治】风热性瘾疹、皮肤瘙痒、过敏性皮疹等。【用法】外用：每取此药酒涂搽患处，日涂搽 2～4 次。【附记】引自《民间百病良方》。

·蝉蜕糯米酒·

【配方】蝉蜕 3g，糯米酒 50ml。【制法】将蝉蜕研成细末，待用；糯米酒加入清水 250ml，煮沸，入上药搅匀即可。【功用】疏风散热，透疹解痉。【主治】荨麻疹等。【用法】口服：成人 1 次顿(温)服，小儿分 2 次服。【附记】引自《民间百病良方》。

·白茄根酒·

【配方】白茄根 50g(鲜品 100g)，60 度白酒 50ml。【制法】将白茄根洗净，切碎，置容器中，加入白酒，密封，浸泡 7 日后，过滤去渣，即成。【功用】抗过敏。【主治】过敏性荨麻疹等。【用法】口服：每次服 10～20ml，日服 2 次。【附记】引自《民间百病良方》。

·石楠肤子酒·

【配方】石楠叶、地肤子、当归、独活各 50g，白酒适量。【制法】将前 4 味研为粗末，备用。【功用】活血祛风，解毒透疹。【主治】风毒瘾疹。【用法】口服：每取药末 5～6g，入白酒 15ml，煎数沸，空

腹，温服，日服 3 次。【附记】引自《百病中医药酒疗法》。

·碧桃酒·

【配方】鲜嫩桃叶 500g，胆矾粉 0.6g，薄荷水、冰片各 3g，鲜鱼腥草 60g，白酒 500ml。【制法】将鱼腥草、桃叶洗净，切碎，加入胆矾粉，用白酒按渗滤法进行渗滤，收集渗滤液 1000ml，溶入薄荷水、冰片，过滤去渣，即成。【功用】解毒，透疹，止痒。【主治】荨麻疹等。【用法】外用：经常取此药酒涂搽患处。【附记】引自《药酒汇编》。忌内服。

·南通酊·

【配方】南通蛇药片（中成药）4～5 片（视患部面积而定），白酒（或 75％乙醇）适量。【制法】将南通蛇药片研细，用白酒调成糊状，备用。【功用】解毒止痒。【主治】皮疹性荨麻疹。【用法】外用：每取此药酒涂搽患处，日涂搽数次。【附记】引自《百病中医熏洗熨擦疗法》。若瘙痒剧烈，影响睡眠者，可加服苯海拉明。

·芝麻酒·

【配方】黑芝麻 300g，白糖、黄酒各适量。【制法】将芝麻微炒研碎，加入黄酒中，一并置容器中，加盖，浸泡 2 小时即可。【功用】补精益血。【主治】顽固性荨麻疹。【用法】口服：每次服用 1 汤匙，即黑芝麻粉 10g，黄酒须浸过药面。服前在汤匙中加白糖，置锅中蒸 10 分钟，每日早、晚各服 1 次，空腹服下。轻者每日服 1 次，重者每日服 2 次，15 日为 1 个疗程。【附记】引自《黑龙江中医药》。民间验方。治疗 52 例，痊愈 45 例，好转 5 例，无效 2 例。

带状疱疹

·南山草酒·

【配方】生南星、草河车各 10g，山蘑菇 12g，白酒 200ml。【制法】先将白酒放入粗碗内，再用上药与酒分别研磨。磨完后滤去药汁，备用。【功用】清热解毒，燥湿消肿。【主治】带状疱疹。【用法】外用：每取药酒涂搽患处，日涂搽3次。【附记】张定龙经验方。一般用药3～7日即愈。愈后无瘢痕。

·雄黄酊(一)·

【配方】雄黄粉50g，75％乙醇100ml。【制法】将雄黄与乙醇混合，置碗中研磨备用。【功用】解毒，祛湿，杀虫。【主治】带状疱疹。【用法】外用：每取药酊涂搽患处，日涂搽2次。【附记】引自《新医药学杂志》，如疼痛剧烈，疱疹很多，则在上方中加入20％普鲁卡因20ml。

·三花止痒酊·

【配方】金银花、野菊花、凤仙花、蛇床子各10g，白鲜皮12g，水杨酸5g，苯酚2g，75％医用乙醇1000ml。【制法】将前5味置容器中，加入75％乙醇，密封，浸泡5～7日，滤取上清液，加入水杨酸、苯酚，搅匀，贮瓶备用。【功用】清热解毒，消炎止痒。【主治】带状疱疹(即缠腰火丹，俗名“蜘蛛疮”)。【用法】外用：以医用棉签蘸药酒涂搽患处，每日3或4次，至愈为止。【附记】引自《中国当代中医名人志》。

·三黄二白醇·

【配方】雄黄、白矾各100g，黄连、黄柏各50g，冰片12g，75％乙醇1000ml。【制法】将黄连、黄柏研成粗粉，雄黄、白矾、冰片研成细粉，混匀，置容器内，加入乙醇(酒精)，密封，浸泡7日后，取滤液备用。【功用】清热化湿。【主治】带状疱疹。【用法】外用：用药棉蘸药液涂抹患处，每日涂6次。【附记】引自《甘肃中医》。一般用药2～3日即获痊愈。

·疱疹酒·

【配方】紫草 10g，大黄 50g，75%乙醇（酒精）600ml。【制法】将上药投入 75%乙醇中，密封，浸泡 72 小时后即可取出备用。【功用】清热，凉血，解毒。【主治】带状疱疹。【用法】外用：以棉签蘸药液涂于疱疹表面，每日涂 5 或 6 次，5 日为 1 个疗程。【附记】引自《国医论坛》。屡用效佳。

白　癜　风

·乌蛇浸酒·

【配方】乌蛇（酒浸去皮、骨，炙微酥）180g，防风、白蒺藜、桂心、五加皮各 60g，天麻、羌活、牛膝、枳壳（炒）各 90g，熟地黄 120g，白酒 2000ml。【制法】将前 10 味捣为粗末，入布袋，置容器中，加入白酒，密封，浸泡 7～14 日后，过滤去渣，即成。【功用】滋阴，祛风，止痒。【主治】白癜风。其表现为皮肤色素脱失而发生局部性白色斑片，其中的毛发亦变白，皮损的表面平滑，无鳞屑。可单发，亦可多发，有的可呈对称性，并有增大的趋势。皮肤损害边缘的颜色反可加深，变白的皮肤对日光敏感，一旦日晒即会发红。【用法】口服：每次服 10ml，日服 3 次。【附记】引自《奇效良方》。①《太平圣惠方》方中五加皮用 30g，牛膝用 60g。余同上。②忌口：忌食毒性、黏滑食物及猪肉、鸡肉。③乌蛇制法：乌蛇是游蛇科动物乌梢蛇除去内脏的干燥全体。同时乌蛇需去头、去鳞片，用黄酒焖透后，趁热去骨刺，切段，再用文火炒至微黄即可。

·补骨脂酊(一)·

【配方】补骨脂 300g，75%乙醇 600ml。【制法】将补骨脂切碎，置容器中，加入 75%乙醇，密封，浸泡 7 日后，过滤去渣，即成。【功用】调和气血，活血通络。【主治】白癜风（白驳风），扁平疣（疣证)。【用法】外用:用棉球蘸药酒涂搽患处,并摩擦5～15分钟。日涂搽2次。【附记】引自《赵炳南临床经验集》。

·菟丝子酒(二)·

【配方】菟丝子全草(新鲜)180g,白酒(或75%乙醇)360ml。【制法】将菟丝子洗净,切碎,置容器中,加入白酒,密封,浸泡5～7日后,过滤去渣,即成。【功用】祛风止痒。【主治】白癜风。【用法】外用:每取此药酒涂搽患处,日涂搽数次。【附记】引自《中药制剂汇编》。

·补骨脂酊(二)·

【配方】补骨脂1000g,菟丝子300g,75%乙醇4000ml。【制法】将前2味共研细末,置容器中,加入75%乙醇,密封,浸泡7日后,即可取用。【功用】活血通络,祛风止痒。【主治】白癜风。【用法】外用:每取此药酒涂搽患处,日涂搽数次。【附记】引自《中医药信息》。

·紫荆皮酊·

【配方】紫荆皮、川花椒、补骨脂各15g,大曲酒100ml。【制法】将前3味共研细末,置容器中,加入大曲酒,密封,浸泡1周后即可取用。【功用】活血,止痒,消斑。【主治】白癜风。【用法】外用:先以脱脂棉球蘸药酒少许搽患处以搽至皮肤发红为度,再用羊毫笔蘸药酒涂搽患处,每日早、晚各涂搽1次。【附记】引自《百病中医熏洗熨擦疗法》。

·复方补骨脂酒·

【配方】补骨脂、密陀僧各30g,前胡20g,防风10g,白附子15g,雄黄6g,白酒(或75%乙醇)200ml。【制法】将前6味共研细末,置容器中,加入白酒,密封,浸泡7日后即可取用。【功用】活血

祛风,解毒消斑。【主治】白癜风。【用法】外用:每取此药酒涂搽患处,日涂 2 或 3 次。【附记】笔者经验方。效佳。每次以搽至皮肤发红为度,再涂。

·苦参酊·

【配方】苦参 50g,丹参 25g,当归尾 25g,川芎 15g,防风 20g,75%乙醇 500ml。【制法】将上药洗净碎成豆粒大小,置入容器中,加入乙醇,密封浸泡 1 周,过滤去渣,装入深色瓶密贮备用。【功用】清热利湿,活血祛风。【主治】白癜风。【用法】外用:取药酊涂搽病变部位,日涂 3 次,7 天为 1 个疗程。【附记】引自《集验百病良方》。用本方治疗 20 例,均在用药 2~3 个疗程获显效。

·白屑风酊·

【配方】蛇床子、苦参片各 40g,土槿皮 20g,薄荷脑 10g,75%乙醇 1000ml。【制法】将前 3 味共研细末,置容器中,加入 75%乙醇,将药物渗透,放置 6 小时,然后加入 75%乙醇至 1000ml,浸泡数日。最后加入薄荷脑,溶化,拌匀,即成,贮瓶备用。【功用】清热,祛风,止痒。【主治】白癜风。【用法】外用:每取此药酒涂搽患处,每日 3~5 次。【附记】引自《中医外科临床手册》。

·菖蒲酒(二)·

【配方】石菖蒲(细切)500g,天冬(去心)、苦参、黄芪各 250g,干地黄、远志(去心)各 15g,麻子仁、蛇皮各 100g,露蜂房、独活、石斛各 25g,柏子仁 200g,米酒 5000ml。【制法】将以上诸药捣碎,置容器中,加入米酒,密封浸泡 7 日后即成。【功用】益肾补血,祛风通络。【主治】阴部白驳,经年不止。【用法】口服:每次服 50ml,日服 3 次。亦可取药酒涂搽患处,病愈即止。【附记】引自《集验百病良方》。屡用有效,久用效佳。

·白癜康酒·

【配方】黄芪、何首乌各 60g，姜黄、丹参、自然铜（煅）、补骨脂各 30g，白蒺藜、防风各 20g，白鲜皮 60g，50 度白酒 600ml。【制法】将上药研为粗末，置入容器中，加入 50 度白酒浸泡 2 周，过滤去渣即得。【功用】益气补肾，祛风活血。【主治】白癜风。【用法】外用：用棉球蘸药液搽患处，每日搽 3～4 次。3 个月为 1 个疗程，连续用 2～3 个疗程。【附记】引自《北京中医杂志》。屡用有效，久用效佳。

·白斑乌黑酒·

【配方】沙苑子、女贞子各 30g，覆盆子、枸杞子各 20g，黑芝麻、白蒺藜各 30g，赤芍、白芍、川芎、制何首乌、当归、地黄各 20g，白酒 2000ml。【制法】将上药置入容器内，加入白酒浸泡 2 周后，过滤即得。【功用】滋补肝肾，养血祛风。【主治】白癜风。【用法】口服，每次服 20ml，每日 2 次。【附记】引自《中国中医秘方大全》。屡用效佳。本方原为水煎剂，今改为酒剂，验之临床，效果甚佳。

鹅掌风（手癣）

·生姜浸酒·

【配方】生姜 250～500g，50～60 度白酒 500ml。【制法】将生姜捣烂，连汁置容器中，加入白酒，密封，浸泡 2 日后即可取用。【功用】解毒杀菌。【主治】鹅掌风、甲癣等。【用法】外用：每日早、晚取此药酒涂搽患处数遍，或将患部浸泡入药酒中 5～10 分钟。【附记】引自《民间百病良方》。本药酒中加入红糖 500g，每服 10～15ml，用治寒性腹痛，效佳。也可预防感冒。

·羊蹄根酒·

【配方】羊蹄根 300g，75％乙醇 600ml。【制法】将羊蹄根切碎，置容器中，加入 75％乙醇，密封，浸泡 7 日后，过滤去渣，备用。【功用】杀虫止痒。【主治】手癣（鹅掌风）、甲癣（鹅爪风）、落屑性脚癣（脚蚓症）、体癣（钱癣）、神经性皮炎（干癣）。【用法】外用：用棉签或毛刷蘸药液涂搽患处，每日 2 或 3 次。【附记】引自《赵炳南临床经验集》。慎勿入口。

·当归百部酒·

【配方】当归、生百部、木槿皮、川黄柏、白鲜皮各 15g，川椒 10g，白酒（或黑醋）1000ml。【制法】将前 6 味研为粗末，置容器中，加入白酒，密封，浸泡 2 小时后，隔水煮沸即可。待冷，备用。【功用】清热解毒，杀虫止痒。【主治】鹅掌风、甲癣等。【用法】外用：每取此药酒涂搽患处，日涂搽数次。甲癣可浸泡入药酒中 4～5 分钟，每日 2 或 3 次。【附记】引自《药酒汇编》。亦可用熏洗法。忌下冷水。

·一号癣药水（一）·

【配方】土槿皮、大风子肉、地肤子、蛇床子、白鲜皮、苦参各 300g，硫黄 150g，枯矾 1250g，樟脑（后下）150g，50％乙醇 20L，95％乙醇适量。【制法】将前 8 味研成末或捣碎，置容器中，加入 50％乙醇（分 3 次加入浸泡），第 1 次加入 8000ml，密封，温浸 2 日后，取上清液，第 2 次加入 6000ml，第 3 次加入 6000ml，如上法浸泡。3 次浸液合并，混匀，再以樟脑用 95％乙醇溶解后，加入浸液中，候药液澄清，取上层清液，贮瓶备用。【功用】杀虫止痒。【主治】鹅掌风、脚湿气、圆癣等。【用法】外用：每取此药酒涂搽患部，每日 3 或 4 次。【附记】引自《中医外科临床手册》。有糜烂者禁用。

·复方土槿皮酊·

【配方】土槿皮酊 40ml，苯甲酸 12g，水杨酸 6g，75％乙醇适量。【制法】将前 3 味置容器中，加入 75％乙醇至 100ml（先将苯甲酸、水杨酸加乙醇适量溶解，再加入土槿皮酊混匀，最后将乙醇加至足量）。【功用】杀虫止痒。【主治】鹅掌风、脚湿气等病。【用法】外用：每取此药酊涂搽患处，每日 3 或 4 次。【附记】引自《中医外科临床手册》，手足部糜烂者禁用。土槿皮酊：用土槿皮粗末 10g，80％乙醇 100ml，按渗滤法渗滤即得。

神经性皮炎

·红花酊（一）·

【配方】川红花、冰片、樟脑各 10g，白酒（或 50％乙醇）500ml。【制法】将前 3 味置容器中，加入 50％乙醇（或白酒），密封，浸泡 7 日后（每日振荡 1 次），过滤去渣，即成。【功用】活血，除湿，止痒。【主治】神经性皮炎、皮肤瘙痒症、慢性皮炎、湿疹、结节性痒疹、酒渣鼻等。【用法】外用：每取此药酊涂搽患处，每日 3 或 4 次。【附记】引自《浙江中医杂志》。治疗期间禁止饮酒、吸烟，生活起居要有规律。皮损流水者忌用。

·外搽药酒（二）·

【配方】斑蝥 10 个，雄黄、硫黄、白及各 15g，轻粉 6g，75％乙醇 200ml。【制法】将前 5 味共研细末，置容器中，加入 75％乙醇，密封，浸泡 7 日后即可取用。【功用】解毒祛风，杀虫止痒。【主治】神经性皮炎。【用法】外用：每取此药酒涂搽患处，每日 3 次。【附记】引自《王渭川临床经验选》。

·顽癣药酒·

【配方】川槿皮、海桐皮、槟榔、冰片、苦参、川黄柏、白及、雷丸各 6g,大风子、杏仁各 2 粒,木鳖子 4 粒,白酒 200ml。【制法】将前 11 味捣碎,置容器中,加入白酒,密封,浸泡 7 日后即可取用。【功用】清热燥湿,杀虫止痒。【主治】各种顽癣。【用法】外用:先用穿山甲将癣刮破,再以药酒涂搽患处。每日 1 或 2 次。【附记】引自《绵阳地区老中医经验选编》(二)。

·复方斑蝥酊·

【配方】斑蝥、冰片各 6g,花椒 12g,徐长卿 15g,大蒜头(去皮)2 个,45%乙醇 500ml。【制法】将前 5 味捣碎,置容器中,加入 45%乙醇,密封,浸泡 7 日后,过滤去渣,即成。【功用】凉血解毒,麻醉止痒。【主治】神经性皮炎。【用法】外用:每取此药酊涂搽患处,每日 2 或 3 次。【附记】引自《湖北卫生》。如出现小水疱则暂停使用,并涂以甲紫溶液或炉甘石洗剂,水疱消失后再继续使用。

·神经性皮炎药酊·

【配方】羊蹄根 120g,白鲜皮、土槿皮、枯矾各 30g,斑蝥(去头、足)12g,75%乙醇 600ml。【制法】将前 5 味捣为粗末,置容器中,加入 75%乙醇,密封,浸泡 7 日后,过滤去渣。每瓶 60ml 分装。【功用】燥湿,杀虫,止痒。【主治】神经性皮炎、癣疮、慢性湿疹等。【用法】外用:每取药酊涂搽患处,每日 2 或 3 次。【附记】引自《北京中医学院东直门医院协定处方》。有炎症者禁用。

·神经性皮炎药水·

【配方】羊蹄根、生草乌、生天南星、生半夏、生川乌各 100g,蟾酥、闹羊花、荜茇各 80g,细辛 50g,土槿皮酊 320ml,50%乙醇适量。【制法】将前 10 味各研为粗末,过 20 目筛,各取净粉和匀。先将土槿皮酊加水调至含醇量为50%，与上述混合药粉搅匀，湿润，加入50%乙醇浸渍48小时后，按渗滤法，以每分钟3ml速度进行渗滤，收集渗滤液3200ml，过滤即得。【功用】祛风，止痒，杀菌。【主治】神经性皮炎、顽癣、厚皮癣、银屑病及各种癣疮。【用法】外用：每取此药水涂搽患处，每日2或3次。【附记】引自《中药制剂汇编》。①本方专供外用，切勿入口，尽量避免涂在不好的皮肤和抓破之处；②阴部及肛门周围不宜涂用；③土槿皮酊制法：将土槿皮研成细粉，用85%乙醇进行渗滤（每分钟3ml），每100g土槿皮制成320ml酊剂，即得。

·复方蛇床子酒·

【配方】蛇床子、苦参各248g，明矾、防风、白鲜皮各124g，白酒4000ml。【制法】将前5味捣为粗末，置容器中，加入白酒，密封，每日搅拌1次，7日后改为每周1次，浸泡30日后，取上清液，再将残渣压榨，压出液过滤后与上清液合并，静置澄清，再过滤，即得（本品为棕红色液体）。【功用】祛湿止痒。【主治】神经性皮炎、皮肤瘙痒、慢性湿疹、扁平疣、汗疱疹等。【用法】外用：取此酒涂搽患处，每日2或3次。【附记】引自《中药制剂汇编》。

·土苯酊·

【配方】土槿皮200g，升汞2g，苯甲酸120g，甘油200g，水杨酸60g，95%乙醇80ml。【制法】将土槿皮碎为粗粉，置容器中，加入95%乙醇80ml，浸渍3日，滤取浸出液，残渣用力压榨，使残液尽可能压出，合并滤液，静置过夜，滤液备用；再将苯甲酸、水杨酸、升汞分别加入上述土槿皮浸出液中溶解之，加入甘油与之混合，最后加至1000ml即得。【功用】抑菌消炎，解毒利湿。【主治】神经性皮炎。【用法】外用：取药酊涂搽患处，每日1或2次。【附记】引自《中药制剂汇编》。本品有毒，切勿口服。

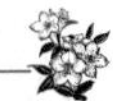

·苦参酊(一)·

【配方】苦参、徐长卿各30g,白降丹0.5g,麝香0.2g,95%乙醇130ml。【制法】先将前2味加适量清水,煎2次,取两汁混合,再浓缩至20～25ml,待凉后加入95%乙醇中,静置48小时后,滤出药液,贮入瓶中,再加白降丹、麝香拌匀溶化即得。【功用】祛风清热,解毒止痒,活血散瘀,抗菌消炎。【主治】神经性皮炎。【用法】外用:用毛笔或棉签蘸药液涂搽患处,每日涂搽2或3次。【附记】引自《河南中医》。

·斑蝥酊(一)·

【配方】斑蝥、肉桂、细辛、白芷各7.5g,二甲亚砜333g,白酒1000ml。【制法】将前4味共研粗末,置容器中,加入白酒和二甲亚砜,密封,浸泡2日后即可取用。【功用】破血散结,攻毒止痒。【主治】顽癣、神经性皮炎等。【用法】外用:取此酒涂搽患处,每日2或3次。【附记】引自《药酒汇编》。

·斑蝥酊(二)·

【配方】斑蝥10只,生半夏、生南星、土槿皮各12g,白酒300ml。【制法】先用200ml白酒浸泡诸药10日,然后再加入余下的100ml白酒即成。【功用】祛风止痒。【主治】神经性皮炎。【用法】外用:取浸液涂搽患处,日搽4～6次。【附记】引自《虫类药的应用》。屡用效佳。本品有毒,勿入口。勿搽正常皮肤;有水疱,可刺破,可搽紫药水。

·五毒酒·

【配方】斑蝥、红娘子、樟脑各6g,全蝎、蜈蚣各6条,60%乙醇适量。【制法】将前5味药混匀置容器中,加入60%乙醇(或白酒),以浸没药面为量,密封浸泡2周后即可取用。【功用】以毒攻毒,通络搜风,止痒。【主治】神经性皮炎、干癣。【用法】外用:保护好健康皮肤,每日 2 或 3 次,用小棉签或毛刷浸蘸药液涂搽于受损皮肤,用药 24 小时局部可出现水疱,未发水疱者可继续用药。【附记】引自《陕西中医》。屡用效佳。注意:①涂药时要保护好健康皮肤,不慎流上随即擦去。②避免搔抓,防止感染,炎性渗出较多时可涂紫药水。③皮损大或多处者,可分数次治疗。一般一次治疗不超过 3 处。④有溃疡、糜烂、感染、渗出者不宜用本法。⑤本药有毒,不可内服。⑥药液应密闭存放,存放过久或浓度过低时影响疗效。

牛皮癣(银屑病)

·五蛇酒·

【配方】蕲蛇、金环蛇、银环蛇、石楠藤各 25g,乌梢蛇 100g,木防己、七叶莲、鸡血藤、豨莶草、钻地风、眼镜蛇各 50g,闹羊花 125g,白酒 2500ml。【制法】将前 12 味洗净,晾干,切碎,置容器中,加入白酒,密封,浸泡 1 年后,过滤去渣,即成。【功用】祛风止痒,解毒通络。【主治】银屑病。【用法】口服:每次服 15ml,每日 2 或 3 次。同时亦可外用;用药棉蘸药酒少许敷于最严重处,再用纸覆盖,绷带固定。每日换药 2 或 3 次。用药 3～5 个晚上见局部明显变色,不起白屑。【附记】引自《湖南医学杂志》。

·何首乌酒(二)·

【配方】何首乌、松针、五加皮各 30g,当归身、穿山甲、生地黄、熟地黄、蛤蟆各 20g,侧柏叶 15g,川乌、草乌各 5g,黄酒 3000ml。【制法】将前 11 味共研细粉,入布袋,置玻璃瓶中,加入黄酒,密封,浸泡 7 日后,过滤去渣,即成。【功用】滋阴活血,祛风解毒。【主治】银屑病。【用法】口服:每次空腹温服 30～50ml,日服 3 次,或随时随量温饮之。【附记】引自《中医临证备要》。

·牛皮癣酒·

【配方】白及、土槿皮、槟榔、生百部、川椒各 50g，大风子仁 25g，斑蝥（去翅和足）10g，水杨酸、苯甲酸各适量，白酒 1500ml。【制法】将前 5 味捣碎，置渗滤器中，另将斑蝥研细与大风子仁混合，捣成泥状，置渗滤器最上层，上加特制的木孔板，然后加入白酒（高出药面），加盖，浸泡 7 日，按渗滤法进行渗滤，收集渗滤液和压榨液，最后按比例加入 5%水杨酸和 10%苯甲酸，搅拌溶解，过滤即成。【功用】软坚散结，杀虫止痒。【主治】银屑病、神经性皮炎、手足癣等。【用法】外用：取此药酒涂搽患处，每日 1 或 2 次。【附记】引自《药酒汇编》。银屑病急性期忌用。

·牛皮癣药水·

【配方】川槿皮 180g，大风子 150g，蛇床子、海桐皮、白鲜皮各 120g，苦参 90g，樟脑 30g，水杨酸 15g，白灵药 10g，75%乙醇 3L。【制法】将前 9 味捣碎，置容器中，加入 75%乙醇，密封，浸泡 15 日后，过滤去渣，即成。【功用】杀虫止痒，祛风除湿。【主治】银屑病。【用法】外用：取此药酒涂搽患处，每日数次。【附记】河南中医学院方。

·斑蝥酊（三）·

【配方】槟榔 250g，紫荆皮 1000g，樟脑 210g，生百部 1200g，斑蝥 125g，60%乙醇适量。【制法】将前 5 味除樟脑外，共研为粗末，置容器中，加入 60%乙醇，密封，浸泡 1 周，过滤去渣，加樟脑，溶解后，再添加 60%乙醇至 8000ml。摇匀即得。【功用】杀虫止痒。【主治】银屑病。【用法】外用：取此药酒涂搽患部，每日 1 或 2 次。【附记】引自《中药制剂汇编》。

·复方洋金花外用搽剂·

【配方】洋金花、紫草、石膏、土槿皮、苦参、黄芩、木槿皮、防己、白鲜皮、丹参、青黛、半枝莲各2500g，狼毒、黄连各1500g，僵蚕、天麻、野菊花各1000g，蜈蚣100条，全蝎500g，蟾酥100g，冰片500g，60%～75%乙醇适量。【制法】将前20味分别研为粗末，混合，置容器中，加入60%～75%乙醇(高出药面2～3cm)，浸泡3～7日，然后将药渣取出，用纱布过滤。加入蒸馏水，将乙醇的浓度调整为20%，最后再加入冰片，溶解后，静置澄清，滤过，分装备用。【功用】杀虫止痒，凉血疏风，通经活络，软化皮肤，扩张血管，改进皮肤血液循环，对许多皮肤真菌均有抑制作用。【主治】银屑病、神经性皮炎、湿疹、瘙痒症、外阴白斑、手足癣、疥疮等。【用法】外用：取此药酒涂搽患处，每日涂搽2或3次。【附记】引自《中国当代中医名人志》。本品为限制药，切忌口服。外用也不能全身一起涂抹，要分成不同部位外用。避免过量被皮肤吸收后而引起兴奋。用于小儿，乙醇的浓度为10%，因小儿皮肤细嫩，乙醇的浓度不宜过大，每日外用2次，不可过频。

·四虎二黄酒·

【配方】丁香、花椒、生半夏、生南星、生马钱子、生白附子各3g，黄连、雄黄各2g，五倍子、斑蝥各5g，白酒250ml。【制法】将前10味共研为粗末，置容器中，加入白酒，密封，浸泡1周后，即可取用。【功用】解毒杀虫，祛风止痒。【主治】银屑病，神经性皮炎。【用法】外用：用时以棉签蘸药酒反复涂搽患处，直至患处皮肤有发热和痛痒时为止，每日1次。【附记】引自《辽宁中医杂志》。本品有毒，切忌内服。

·马钱二黄酊·

【配方】细辛、马钱子(生用不去毛)、生草乌、硫黄各3g，雄黄、

白矾各6g,冰片3g,75%乙醇100ml。【制法】将前7味共研细末,置容器中,加入75%乙醇,密封,时时摇动,浸泡1周后,去渣,备用。【功用】解毒杀虫,祛湿止痒。【主治】各种银屑病、顽癣,久治不愈之症。【用法】外用:取此药酒涂搽患处,每日涂搽1或2次,以愈为度。【附记】引自《龚志贤临床经验集》。方名为编者拟加。

·癣药酒·

【配方】百部、槟榔尖、白及、土槿皮、白芷各9g,斑蝥(去头、足,与元米同炒)、樟脑各4.5g,土大黄15g,高粱酒250ml。【制法】将前8味共研为粗末,置容器中,加入高粱酒,密封,浸泡1周,过滤去渣,贮瓶备用。【功用】杀虫止痒。【主治】银屑病、头癣等。【用法】外用:取此药酒涂搽患处,每日涂搽1次。【附记】引自《张赞臣临床经验选编》。正常皮肤和破损区皮肤不可涂搽此药酒。

·皮癣水·

【配方】土槿皮620g,紫荆皮、苦参各310g,苦楝根皮、地榆各150g,千金子150粒,斑蝥(布包)100只,蜈蚣3条,樟脑310g,75%乙醇5000ml。【制法】将前5味打碎成粗粒,置大瓶内,加入75%乙醇,再将斑蝥、千金子、蜈蚣等加入,密封,浸泡1～2周,滤去药渣,加入樟脑,使溶解,贮瓶备用。【功用】凉血,祛风利湿,杀虫止痒。【主治】银屑病、体癣、神经性皮炎、股癣等。【用法】外用:取此药酒涂搽患处,每日涂搽2次。【附记】引自《朱仁康临床经验集》。

·紫云风药酒·

【配方】何首乌40g,五加皮、僵蚕、苦参、当归、全蝎各15g,牛蒡子、羌活、独活、白芷、细辛、生地黄、汉防己、黄连、白芍、蝉蜕、荆芥、苍术各10g,白酒2000ml。【制法】将上药置入容器中,加入白酒浸泡2周后,过滤去渣即得。【功用】痒风祛风,清热利湿。【主治】银屑病。【用法】口服：每次服20ml，每日2次。【附记】引自《疡科选粹》。屡用效佳。本方原为丸剂，现改为酒剂，验之临床，效果尤佳。体弱者慎用，孕妇忌服。

·消银酒·

【配方】石见穿、青黛各60g，三棱、莪术、乌梢蛇、郁金、生甘草、白花蛇舌草各15g，白芷、乌梅、金银花、黄芪各30g，蒺藜、土鳖虫、陈皮、风化硝各10g，白酒2500ml。【制法】将上药置入容器中，加入白酒浸泡3周后，过滤去渣取液，即成。【功用】清热解毒，活血化瘀。【主治】银屑病。【用法】口服：每次服15～20ml，每日2次。连用2个月为1个疗程。【附记】引自《浙江中医杂志》。屡用效佳。本方原为水丸剂，现改为酒剂，验之临床，效果尤佳。

其他癣病

·愈癣药酒·

【配方】苦参、土槿皮、花椒、樟皮(樟树皮)、白及、生姜、百部、槟榔、木通各30g，白酒750ml。【制法】将前9味捣碎，入布袋，置容器中，加入白酒，密封，浸泡1周后，过滤去渣，即成。【功用】祛湿，杀虫，止痒。【主治】癣疮，皮肤颇厚，浸淫作痒。【用法】外用：用毛笔蘸药酒涂搽患处，每日涂搽2次，至愈为度。【附记】引自《中国医学大辞典》。

·止痒酒·

【配方】白鲜皮、土荆芥、苦参各150g，白酒1000ml。【制法】将前3味捣为粗末，置容器中，加入白酒，密封，浸泡14日后，过滤去渣，即成。【功用】祛风利湿，杀虫止痒。【主治】癣疮、神经性皮炎、银屑病等。【用法】外用：取此药酒涂搽患处，每日2或3次。【附记】引自《药酒汇编》。

·苦参鲜皮酒·

【配方】苦参 500g，白鲜皮 200g，露蜂房 75g，天麻 80g，糯米 5000g，酒曲 750g。【制法】将前 4 味用水 7500ml 煎至减半，去渣取汁，浸曲（压碎），经 3 宿，蒸糯米，如常法酿酒，保温。酒熟，压汁去糟渣，贮瓶备用。【功用】清热祛风，解毒疗疮。【主治】遍身白屑，搔之则痛。【用法】口服：每次饭后服 10ml，渐加至 30ml，每日 2 次夜 1 次服用。以愈为度。【附记】引自《民间百病良方》。

·甘草升麻酒·

【配方】炙甘草、升麻、沉香（刮）各 20g，麝香（另研）0.6g，淡豆豉 36g，黄酒适量。【制法】将上 5 味除麝香外，共捣碎过筛，入麝香和匀，贮瓶密封，备用。【功用】消肿止痛。【主治】头癣，或头上肿痛，刺痛作痒。【用法】口服：每次取药末 15g，用黄酒 80ml 煎至八成，去渣，服之。每日早、晚各服 1 次，并取药渣热敷肿处。【附记】引自《圣济总录》。

·克癣液·

【配方】苦参、硫黄、白矾各 50g，大风子、五倍子、皂角、土茯苓、百部、白鲜皮、地肤子、蛇床子、木鳖子、蝉蜕、相思子、雄黄各 25g，冰片、樟脑、苯佐卡因粉各 10g，蜈蚣 10 条，醋精 1500g，白酒 500ml。【制法】将前 19 味捣碎，入布袋，置容器中，加入白酒和醋精，密封，浸泡 24 小时后即可取用。【功用】祛风清热，燥湿止痒。【主治】体癣、手足癣、头癣。【用法】外用：用棉签蘸药酒涂搽患处，手足癣则浸泡患处 30 分钟，每晚用药 1 次。14 次为 1 个疗程。【附记】引自《中国当代中医名人志》。

·癣药水·

【配方】乌桕叶、臭花、小飞杨、老虎脷各 110g，白花丹 220g，大飞杨330g,75%乙醇适量。【制法】取生药洗净,切成适当大小,按中国药典(1963年版)酊剂项下浸渍法,用75%乙醇作溶剂提取,加入香精,用75%乙醇调整至规定量(1000ml)即可。【功用】清热解毒,杀虫止痒。【主治】脚癣。【用法】外用:用棉签蘸药水涂搽患处,每日1或2次。【附记】引自《中药制剂汇编》。

·参白癣药水·

【配方】苦参、白鲜皮、蛇床子、地肤子各150g,茵陈、百部、黄柏、硫黄各100g,75%乙醇适量。【制法】将前7味捣碎,以75%乙醇为溶媒,按渗滤法制成酊剂。最后加硫黄,溶化,混匀,添加75%乙醇,制成3000ml即可。贮瓶备用。【功用】祛风止痒。【主治】癣症。【用法】外用:用时振摇均匀,以棉签蘸药酊涂搽患处,每日涂搽1或2次,以愈为度。【附记】引自《中药制剂汇编》。

·复方白雪花酊·

【配方】鲜白雪花180g,干苦楝皮、鲜土荆芥、千里光各30g,鲜土大黄、鲜辣蓼各15g,冰醋酸100g,95%乙醇500ml。【制法】将前6味切碎,置广口瓶内,加入95%乙醇和冰醋酸,密封,时时摇动,浸泡1周后,过滤去渣,加蒸馏水至1000ml。贮瓶备用。【功用】祛湿止痒。【主治】体癣、银屑病、湿疹、叠瓦癣、神经性皮炎等皮肤病均可用之。【用法】外用:先用马鞭草、龙葵各适量,煎成溶液擦洗患处,再取此药液涂搽患处,每日涂搽2或3次,以愈为度。【附记】引自《福建赤脚医生》。

·复方蟾酥酊·

【配方】蟾酥1g,生半夏10g,50%乙醇100ml。【制法】将前2味置容器中,加入50%乙醇,密封,浸泡3～5日后即可取用。【功用】解毒止痒。【主治】体癣、顽癣、局限性神经性皮炎。【用法】外用:用毛笔醮药酊涂搽患处,每日涂搽2或3次,以愈为度。【附

记】引自《中国当代中医名人志》。继发感染时禁用。

·土槿皮酊·

【配方】生大黄、土槿皮、丁香、苦参、白鲜皮、生大蒜各15g，红花、苦楝皮各10g，斑蝥10个，轻粉、樟脑、薄荷各3g，75%乙醇500ml。【制法】先将前12味药研为极细末，纳入瓶中，加入乙醇浸泡10天后备用。【功用】清热祛风，解毒杀虫。【主治】皮癣。【用法】外用：用时取药酊涂搽患处，每日3或4次，5天为1个疗程。【附记】引自《程氏医学笔记》。用本方治疗60例，经用药1～2个疗程后，均获治愈。

·雄黄酊(二)·

【配方】雄黄、密陀僧各100g，硫黄、川花椒、丁香、川黄连各50g，75%乙醇800ml。【制法】将前6味药研为极细末，置入容器中，加入乙醇，浸泡1周后备用。【功用】解毒、杀虫、止痒。【主治】花斑癣。【用法】外用：用时取此药酊涂搽患处，日涂3次。7天为1个疗程。【附记】引自《集验百病良方》。用本方治疗123例，经用药1～2个疗程后，其中治愈121例，显效2例。

·治癣酊·

【配方】败酱草、川槿皮、丁香、白头翁、百部、大风子、苦参各15g，川黄连、红花、生大黄各10g，斑蝥6只，轻粉、樟脑各4g，75%乙醇500ml。【制法】将前13味药共研为极细末，置入容器中，加入乙醇，浸泡10天，过滤去渣，贮瓶密封备用。【功用】清热利湿，解毒杀虫，祛风止痒。【主治】体癣。【用法】外用：以消毒棉球蘸药酊涂搽患处，每日4或5次，至病愈止。【附记】引自《程氏医学笔记》。用本方治疗139例，经用药3～5天后，其中治愈135例，显效4例。

·三皮酊·

【配方】土槿皮620g，紫荆皮、苦参、大风子、樟脑各310g，苦楝根皮、生地榆各150g，千金子50g，斑蝥18g，蜈蚣28g，75%乙醇8000ml。【制法】将前10味捣碎，置容器中，加入75%乙醇，密封，浸泡15日后，每取滤出液85ml，加入碘酒15ml、苯甲酸6g、水杨酸6g。待用。【功用】清热燥湿，杀虫止痒。【主治】体癣、股癣等。【用法】外用：用毛笔蘸药酊涂搽患处，每日涂搽2或3次，以愈为度。【附记】引自《中国当代中医名人志》。

·癣药酒方·

【配方】土槿皮15g，小白附子、密陀僧各9g，斑蝥30个，蟾酥24g，60度白酒500ml。【制法】将前5味共研细末，置容器中，加入白酒，密封，浸泡1周后，滤过装瓶备用。【功用】驱风杀虫，止痒疗癣。【主治】各种顽癣。【用法】外用：随时取酒涂搽患处。若起水疱，出水后仍可再涂搽，连用7日，渐显疗效。【附记】周楠林验方。屡用效佳。

·苔藓酊·

【配方】生薏苡仁、大风子、川花椒、鸦胆子、紫草、丁香、白鲜皮各20g，生大黄、苦参、槟榔、丹参、苍术、香附、百部各15g，75%乙醇1000ml。【制法】将前14味药共研为粗末，置入容器中，加入乙醇，浸泡1个月后，过滤去渣备用。【功用】清热利湿，凉血解毒，祛风止痒。【主治】扁平苔藓。【用法】外用：用消毒棉签蘸药酊涂搽患处，每日4或5次。半个月为1个疗程，直至痊愈为止。【附记】引自《集验百病良方》。用本方治疗45例，均获治愈。其中用药1个疗程治愈18例，2个疗程治愈19例，3个疗程治愈8例。

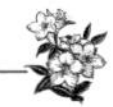

·斑黄酊·

【配方】川槿皮、苦参、生大白各9g,斑蝥7个,生大黄、红花各6g,轻粉、樟脑块各3g,75%乙醇200～250ml。【制法】将前6味共研细末,与轻粉、樟脑一同置容器中,加入75%乙醇(以浸出药面2～3cm),密封,浸泡7～10日后,滤出药渣。药渣再用75%乙醇依法浸泡1周。滤出药液,与前浸液合并,贮瓶备用。【功用】清热燥湿,解毒活血,杀虫止痒。【主治】体癣、顽癣。【用法】外用:适量涂搽患处,每日2或3次。【附记】引自《河南中医》。多年使用,疗效满意。

·去癣酊·

【配方】海金沙15g,土槿皮10g,番木鳖(去皮)5粒,大蜈蚣5条,斑蝥、全蝎各5只,75%乙醇300ml。【制法】将前6味共研粗末,置容器中,加入75%乙醇,密封,浸泡7日,过滤去渣,即成。【功用】解毒祛湿,祛风止痒。【主治】各种癣症。【用法】外用:取药酊涂搽患处,每日涂搽1～3次。【附记】引自《百病中医熏洗熨擦疗法》。验之临床,效佳。

·槿皮克癣液·

【配方】土槿皮250g,蛇床子、花椒、大风子、百部、凤仙草、透骨草各125g,防风、吴茱萸各50g,当归、侧柏叶各100g,蝉蜕75g,斑蝥3g,75%乙醇、冰醋酸各适量。【制法】将前13味研极细末,用75%乙醇与冰醋酸,依3∶1比例的混合液作溶剂,浸渍48小时,按渗滤法,缓慢渗滤,收集渗滤液2000ml,静置,取上清液加入香精适量,搅匀即成。【功用】活血祛风,解毒祛湿,杀虫止痒。【主治】体癣、股癣。【用法】外用:先将患处洗净,拭干,再取此药液,涂搽患处,每日涂搽3或4次。【附记】引自《百病中医熏洗熨擦疗法》。验之临床,效佳。

·一号癣药水(二)·

【配方】羊蹄根(土大黄)、土槿皮各180g,制川乌、槟榔、百部、海桐皮、白鲜皮、苦参各30g,蛇床子、千金子、地肤子、番木鳖、蛇蜕、大风子各15g,蜈蚣末9g,白信、斑蝥各6g,高粱酒2500ml。【制法】将前17味捣碎,入布袋,置容器中,加入高粱酒,密封,浸泡15～30日后,过滤去渣,即成。【功用】清热祛湿,杀虫止痒。【主治】体癣、股癣、神经性皮炎。【用法】外用:取此药水涂搽患处,每日涂搽2或3次。【附记】引自《朱仁康临床经验集》。屡用屡验。

·二号癣药水·

【配方】土槿皮1250g,千金子6g,斑蝥(布包)40只,高粱酒5000ml。【制法】将前3味置容器中,加入高粱酒,密封,浸泡15～30日后,过滤去渣,取汁备用。【功用】灭菌止痒。【主治】体癣、汗斑、单纯糠疹(桃花癣)。【用法】外用:取此药水涂搽患处,每日涂搽1或2次。【附记】引自《朱仁康临床经验集》。

·百部酒(二)·

【配方】白及、百部、木槿皮、槟榔、川椒、大风子各15g,斑蝥6g(或不用),白酒400ml。【制法】将前7味捣碎,置容器中,加入白酒,密封,浸泡7～15日后,过滤去渣,取汁备用。【功用】祛风解毒,杀虫止痒。【主治】干湿癣、银屑病、脚癣等。【用法】外用:取此酒涂搽患处,每日早、晚各1次。【附记】引自《陕西中医验方选编》(外科、五官科分册)。通常用药(轻者3日,重者30日左右)3～30日即获痊愈或显效。方名为编者拟加。

·中药癣药酒·

【配方】川乌、槟榔、百部、苦参、白鲜皮、海桐皮各90g,蛇床子、续随子、地肤子、番木鳖、蝉蜕、斑蝥、蜈蚣、大风子各50g,信石

27g，樟脑、轻粉各 30g，硫黄 60g，白及 180g，土槿皮 150g，白酒 8000ml。【制法】将槟榔、百部、蛇床子、苦参、白鲜皮、海桐皮、白及、土槿皮、续随子、地肤子干燥后碎成粗粉；川乌、番木鳖、斑蝥、蜈蚣、蝉蜕、大风子单独碎为粗粉；信石、樟脑、轻粉、硫黄宜碎成细粉，过 80～100 目筛。将诸药装入缸内，加入白酒，密封浸渍，每日搅拌 1 次，7 日后改为每周 1 次，1 个月后可滤酒，贮瓶备用。【功用】杀虫止痒。【主治】顽癣、神经性皮炎、体癣等。【用法】外用：用棉签蘸药酒涂搽患处，每日涂搽 1 或 2 次，以愈为度。【附记】李仕桂经验方。

·癣　　酒（一）·

【配方】白槿皮、生南星、槟榔各 15g，樟脑、生木鳖各 7g，斑蝥 15 个，蟾酥 4g，白酒 250ml。【制法】将上药与白酒共置入容器中，密封浸泡 7 日，过滤后即得，装瓶备用。【功用】杀虫止痒。【主治】一切癣症。【用法】外用：取此酒涂搽患处，日搽数次。【附记】引自《外科全生集》。屡用有效。本药酒有毒，严禁内服。勿接触眼睛及嘴。

·癣　　酒（二）·

【配方】川槿皮 60g，大风子、白鲜皮、海桐皮、百部、苦楝皮、地肤子、蛇床子、猪牙皂各 30g，斑蝥 0.6g，蟾酥 12g，75％乙醇 500ml。【制法】先将前 9 味药共研为粗末，与斑蝥一并置容器内，加入 75％乙醇，密封，浸泡，每日振荡 1 次，10 日后过滤，加入蟾酥即可使用。【功用】解毒化湿，杀虫止痒。【主治】头癣。【用法】外用：用时用消毒纱布或棉签蘸药酒直接涂于患者病灶处，涂抹时应按从周边向中心的顺序进行。每日涂 4～6 次，连续用药 1 个月为 1 个疗程。【附记】引自《河南中医学院学刊》。治疗期间禁食辛辣、温燥食物及鱼、虾等，忌接触碱类、机油等对皮肤有刺激之品。

·杜鹃花酒·

【配方】新鲜黄杜鹃花100g，白酒300ml。【制法】将新鲜黄杜鹃花捣烂，加水约150ml，煎15～20分钟，然后加入白酒300ml，和匀即可。【功用】除湿止痒。【主治】足癣。【用法】外用：将患足浸泡于其中，每日1次，每次泡20分钟。持续用药7日，未愈者再行第2个疗程。【附记】引自《安徽中医临床杂志》。①疗效：用本方治疗25例，治愈20例，显效4例，无效1例。②注意：治疗期间忌食辛辣物，忌饮酒，停用任何药物和化学品，孕妇及幼儿慎用。

·癣湿药水·

【配方】土槿皮25g，蛇床子、大风子仁、花椒、百部各12.5g，防风5g，当归10g，蝉蜕75g，凤仙透骨草12.5g，侧柏叶10g，吴茱萸5g，斑蝥3g，乙醇适量。【制法】将斑蝥研细末，其他药研成粗粉，二者混合，用乙醇与冰醋酸按3∶1混合后作溶剂，将上药末在其中浸渍48小时，缓慢渗漉，共收集2000ml，渗漉液静置取上清液，加入香精适量，搅匀即成。【功用】清热杀虫，祛风燥湿。【主治】体癣、手足癣。【用法】外用：涂搽患处，每日3次。【附记】引自《集验中成药》。屡用效佳。斑蝥有毒，药液不得入口。

脂溢性皮炎

·苦参酊（二）·

【配方】苦参310g，百部、野菊花、凤眼草各90g，樟脑125g，75%乙醇（或白酒）5000ml。【制法】将前4味捣碎，置容器中，加入75%乙醇，密封浸泡7日后，过滤去渣，留液，再加入樟脑（研粉），待溶化后即可取用。【功用】灭菌止痒。【主治】脂溢性皮炎、皮肤瘙痒、单纯糠疹、玫瑰糠疹等。【用法】外用：取药酊涂搽皮损处，每日涂搽1或2次，以愈为度。【附记】引自《朱仁康临床经验

集》。屡用效佳。

·皮炎液·

【配方】硫黄 1.5g,轻粉、枯矾各 0.5g,冰片 0.125g,75%乙醇 100ml。【制法】将前 4 味共研细末,置容器中,加入 75%乙醇,密封,浸泡 24 小时后即可取用。【功用】解毒杀虫,除湿止痒。【主治】脂溢性皮炎、股癣及夏季皮炎等。【用法】外用:用时摇匀,用毛笔蘸药液涂搽患处,每日涂搽 2 或 3 次,至愈为度。【附记】陈鸿宾经验方。①本品外用,不可入口;②股癣,方中硫黄、轻粉倍量,阴囊部不宜用;③头部脂溢性皮炎继发感染者,可再加入明雄黄 1.5g 同浸,外涂。

稻田性皮炎

·五蛇液·

【配方】五倍子 15g,蛇床子 30g,韭菜子、白明矾各 9g,烧酒 120ml。【制法】将前 4 味共研粗末,置玻璃瓶中,注入烧酒,塞紧瓶盖,浸泡 3 日后(浸泡时,每日早、晚各摇动 1 次,通常振动可使药性加速渗透)即可取用。【功用】消炎活血,祛风止痒。【主治】水田皮炎。【用法】外用:用棉签蘸药液涂搽患处,每日早、中、晚各涂搽 1 次。以愈为度。【附记】引自《百病中医熏洗熨擦疗法》。

·九里香药酒·

【配方】九里香、一枝黄花、羊蹄草、半边莲、毛麝香、漆大姑、了哥王、三椏苦、入地金牛、蛇总管各 25g,60 度白酒 1000ml。【制法】将前 10 味研为粗末,混匀,置容器中,加入白酒,密封,浸泡 7 日后,过滤去渣,即成。【功用】止痒,消炎。【主治】稻田性皮炎。【用法】外用:以瘙痒、糜烂和渗液为主的患者可用药酒外搽患处,每日 3 或 4 次;以肿痛为主的患者可用药渣外敷患处,每日换药 1

次。【附记】引自《药酒汇编》。

·倍矾酒·

【配方】五倍子250g，白明矾60～120g，白酒1000ml。【制法】将前2味捣碎，置容器中，加入白酒密封，浸泡7日后，过滤去渣即成。【功用】收敛，止痒，防护。【主治】预防水田皮炎。【用法】外用：下水田劳动前，取此酒涂搽手足及小腿部皮肤。【附记】引自《民间百病良方》。一法方中白矾用100～200g。

·樟冰酒·

【配方】樟脑3g，冰片10g，95％乙醇100ml。【制法】将前2味置容器中，加入95％乙醇，密封，浸泡2日后即可取用。【功用】消炎，止痛，止痒。【主治】皮炎。【用法】外用：外涂患处，每日2或3次。【附记】引自《民间百病良方》。

疥　疮

·十味百部酊·

【配方】百部30g，苦参、白鲜皮、川楝子、萹蓄、蛇床子、石榴皮、藜芦各10g，皂角刺、羊蹄根各20g，烧酒2000ml。【制法】将前10味共研粗末，置容器中，加入烧酒，密封，时时摇动，浸泡1周，去渣，备用。【功用】清热利湿，杀虫止痒。【主治】疥疮。【用法】外用：每晚临睡前用纱布块蘸药酒涂搽患处，连用7～10日。【附记】引自《百病中医熏洗熨擦疗法》。

·苦参酒(四)·

【配方】苦参100g，露蜂房15g，刺猬皮(酥炙)1具，酒曲150g，糯米1500g。【制法】将前3味共研粗末，用水2500ml，煎至500ml，去渣，取汁浸曲，糯米蒸饭，待温，入曲汁拌和，置容器中，

保温，如常法酿酒。待酒熟压去糟，收贮备用。【功用】清热解毒，祛湿止痒。【主治】疥疮，周身瘙痒，阴痒带下，身白癞疮。【用法】口服：每次饭前温服 10ml，日服 2 次。【附记】引自《证治准绳》。

·剪刀草酒·

【配方】剪刀草（又名山薄荷）100g，白酒 400ml。【制法】将剪刀草洗净、晾干、切碎，置容器中，加入白酒，密封，浸泡 5～7 日后，过滤去渣，即成。【功用】解毒止痒。【主治】虱疮疥癣。【用法】口服：每次服 10～15ml，日服 2 次。【附记】引自《民间百病良方》。

·灭疥灵（一）·

【配方】硫黄、雄黄各 50g，百部 100g，苦参、川椒、樟脑各 30g，密陀僧 36g，蛇床子 60g，冰片 5g，95％乙醇 800ml。【制法】先将硫黄、雄黄、密陀僧共研极细末，连同其他药物一并置于容器中，加入 95％乙醇，密封，浸泡 3～7 日后，用纱布过滤去渣，取药液贮瓶备用。【功用】解毒杀虫，祛风止痒。【主治】疥疮。【用法】外用：用药前，先用热水、硫黄肥皂洗澡，除去痂皮，拭干取药液加温后，涂搽患处，有皮损处多搽，每日早、晚各 1 次，5 次为 1 个疗程。【附记】程功文经验方。本方用于临床，涂药后有清凉舒适感，患者乐于接受，而且止痒快，疗效高。

·灭疥灵（二）·

【配方】敌百虫（精制）80g，樟脑（研细）50g，冰片 30g，95％乙醇 3750ml。【制法】将前 3 味共研细末，置入 95％乙醇中，并以蒸馏水 5000ml 稀释，轻轻振荡，待药品全部溶解后，即可取用。【功用】解毒，杀虫，止痒。【主治】疥疮。【用法】外用：使用前，先以温水洗浴全身，然后用棉球或毛笔蘸药液涂搽患处，患处多涂。每日涂搽 1 或 2 次。【附记】引自《湖北中医杂志》。用药期间，应勤换勤洗，勤晒衣被。忌用肥皂及碱性药物。

·灭疥酒·

【配方】硫黄50g，雄黄6g，轻粉3g，樟脑1g，白酒500ml。【制法】将上药共研成极细末，与白酒置入容器中摇匀后即可使用。【功用】灭疥止痒。【主治】疥疮。【用法】外用：每晚临睡前用消毒棉蘸药酒涂搽患处，连续用20日。【附记】引自《广西中医药》。本药酒有毒仅供外用，切勿入口。孕妇忌用。

疣

·蝉肤白花酊·

【配方】蝉蜕3g，地肤子、白鲜皮、明矾各6g，红花1g，75%乙醇50ml。【制法】将前5味捣碎，置容器中，加入75%乙醇，密封，浸泡3日后，过滤去渣，即成。【功用】活血祛风，抑菌去疣。【主治】扁平疣。【用法】外用：取此酒涂搽患处，每日涂搽5或6次，以愈为度。【附记】引自《新中医》。治疗期间应注意：①不宜吃刺激性食物；②禁用化妆品；③药后如出现皮疹、肿胀、瘙痒等，提示治疗有效，应坚持治疗至痊愈。

·消疣液·

【配方】鲜土大黄500g，土槿皮360g，地肤子、海桐皮、蛇床子各120g，龙衣12g，高粱酒5000ml。【制法】将前6味捣碎，置容器中，加入高粱酒，密封，浸泡1个月后即可开封启用。【功用】消炎，散结，去疣。【主治】寻常疣。【用法】外用：取此药液涂搽疣表面5分钟，须稍用力搽之，每日涂搽3次，连续用药3～6周。【附记】引自《浙江中医杂志》。

·了哥王酊·

【配方】了哥王果(成熟种子)50g，95%乙醇50～100ml。【制

法】将了哥王果捣碎，置容器中，加入 95%乙醇，密封，浸泡 14 日后，过滤去渣，即成；或以鲜了哥王果汁直接涂用亦可。【功用】解毒散结。【主治】寻常疣。【用法】外用：疣之局部以 0.1%苯扎溴铵溶液消毒后，用消毒三棱针将疣逐个挑破或刮平；多发损害者可选其最早之“母疣”，予以挑破刮平，然后取此酊（或汁）涂搽患处 4～5 分钟，每日 1 次，连用 3 日，伤口不包扎，或者分批分期治疗。【附记】引自《新医药学杂志》。

·洗瘊酒·

【配方】苍耳子适量（约 30g），75%乙醇 40～100ml。【制法】将苍耳子捣碎，置容器中，加入 75%乙醇，密封，浸泡 7 日后，过滤去渣，即成。【功用】软化瘊子。【主治】瘊子，以手、足背多者尤宜。【用法】外用：涂搽患处，日涂 2 或 3 次。【附记】引自《浙江中医杂志》。

·骨碎补酒（一）·

【配方】骨碎补 20g，70%乙醇 100ml。【制法】将骨碎补捣碎，置容器中，加入 70%乙醇，密封，浸泡 48 小时后，过滤去渣，即成。【功用】腐蚀软疣。【主治】传染性软疣。【用法】外用：取此酒涂搽疣体表面，每日早、晚各涂 1 次，以愈为度。【附记】引自《民间百病良方》。

·参芪活血酒·

【配方】黄芪 60g，党参 30g，当归、延胡索各 15g，丹参 50g，川芎、桃仁各 12g，红花、香附各 9g，全蝎 6g，甘草 5g，38 度白酒 1500ml。【制法】将上药置容器内，加入白酒，密封，浸泡 7 日后过滤备用。【功用】益气固卫，活血化瘀，散结解凝，疏风祛湿。【主治】传染性软疣。【用法】口服：成人每次服 5ml，每日服 3 次，儿童酌减或每次服 0.1ml/kg，每日服 3 次；饭后服用。15 日为 1 个疗程。【附记】引自《新中医》。用此酒治疗46例，治愈34例，好转9例，未愈3例，总有效率为93.5％。

·鸦胆子酒·

【配方】鸦胆子50g，蛇床子10g，大黄10g，米仁（即薏苡仁）10g，75％乙醇（酒精）250ml。【制法】将上药研末，置容器内，加入75％乙醇浸泡7日后，即可取用。【功用】清热解毒，腐蚀赘疣。【主治】扁平疣。【用法】外用：用药液外洗扁平疣，每日3～5次，连续外洗7～14日。【附记】引自《中医外治杂志》。用此酒治疗10例，用药10日以内，全部治愈。

·消疣酒·

【配方】板蓝根、生地黄、赤芍、桃仁各30g，红花、柴胡各18g，香附30g，薏苡仁60g，白酒1500ml。【制法】将上药共研为粗末，置入容器中，加入白酒浸泡2周，过滤即得，可酌加白糖调味。【功用】清热利湿，活血理气。【主治】扁平疣。【用法】口服。每次服20ml，每日2次。药渣可外用。【附记】引自《中西医综合杂志》。屡用有效。

皮肤瘙痒症

·枳实酒·

【配方】枳实（拌面炒黄）适量，白酒适量。【制法】将枳实研成细末，备用。【功用】理气，散寒，止痒。【主治】遍身白疹，瘙痒不止。【用法】口服：每取药末6～10g，用白酒15～20ml，泡少时，去渣，饮酒，或连渣服之。同时用枳实15g，煎水洗患处。日用2次。【附记】引自《世医得效方》。

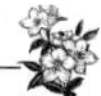

·百部酊(二)·

【配方】百部草 180g,75%乙醇 360ml。【制法】将百部草置容器中,加入 75%乙醇,密封,浸泡 1 周,过滤取汁即得。每瓶装 100ml。【功用】杀虫止痒。【主治】皮肤瘙痒症、虱病、阴痒等。【用法】外用:涂搽患部,每日 3 次。【附记】引自《北京中医学院东直门医院协定处方》。

·蝉蜕鲜皮酒·

【配方】蝉蜕、白鲜皮、蛇床子、百部各 30g,白酒(或 75%乙醇)500ml。【制法】将前 4 味捣碎,置容器中,加入白酒,密封,时时摇动,浸泡 7 日后,即可取用。【功用】祛风,杀虫,止痒。【主治】皮肤、阴部、肛门、腋窝等处瘙痒症。【用法】外用:涂搽患处,每日数次。【附记】笔者经验方。

·活血止痒酒·

【配方】何首乌、丹参各 30g,蝉蜕 15g,防风 10g,黄酒 300ml。【制法】上药用黄酒煎至减半,去渣,备用。【功用】养血,祛风,止痒。【主治】皮肤瘙痒症(血虚型)。【用法】口服:每日 1 剂,分 2 次服之。【附记】笔者家传秘方。效佳。

·雄黄百片酒·

【配方】雄黄 6g,美曲膦酯 25 片,冰片 4g,白酒 500ml。【制法】将以上前 3 味共研细末,混合后备用。同时,将药粉投入白酒中浸泡 4 小时后即成。【功用】解毒杀虫止痒。【主治】皮肤瘙痒症。【用法】外用:每日涂搽 2 次,早、晚各 1 次。【附记】引自《中医外治杂志》。用此酒治疗 32 例,治愈 29 例,显效 3 例。

冻　疮

·当归酊·

【配方】当归、红花、王不留行各50g，干姜、桂枝各30g，细辛、樟脑、冰片各10g，95％乙醇750ml。【制法】将前6味捣碎，与樟脑、冰片同置容器中，加入95％乙醇，密封，浸泡1周后，以纱布过滤，收集药液，贮瓶备用。【功用】温经散寒，活血通络。【主治】冻疮(未溃型)。【用法】外用：用时先将患部用温开水洗净，拭干，以棉球蘸药液涂搽患处，每日涂搽3～5次。【附记】引自《百病中医熏洗熨擦疗法》。一般用药3～5日即可见效，7～10日肿消痒止而愈。

·防治冻伤酒·

【配方】红花、干姜各18g，附子(制)12g，徐长卿15g，肉桂9g，60度白酒1000ml。【制法】将前5味捣碎，置容器中，加入白酒，密封，浸泡7日后即可取用。【功用】温经散寒，活血通络。【主治】预防冻疮。【用法】口服：每次服8～15ml，日服2～4次。于严寒季节服，1料即可。【附记】引自《陕甘宁青中草药选》。

·姜椒酒·

【配方】鲜生姜、花椒各100g，95％乙醇300ml。【制法】将生姜切片，与花椒同置容器中，加入95％乙醇，密封，浸泡3～5日后即可取用。【功用】温经散寒。【主治】冻疮。【用法】外用：涂搽患处，每日涂搽2或3次。【附记】引自《民间百病良方》。

·复方樟脑酒·

【配方】樟脑10g，川椒50g，干辣椒3g，甘油20ml，95％乙醇100ml。【制法】先将川椒、干辣椒用凉开水洗净，晾干，干辣椒切碎

(籽勿取出)，置容器中，加入 95%乙醇，密封，浸泡 7 日(经常摇动)，过滤去渣，取药液，加入樟脑、甘油，溶化拌匀即成。【功用】温经通脉。【主治】冻疮，局部干燥，皲裂。【用法】外用：先用温开水浸泡患处，拭干，再涂搽此酒，面积应超过患部范围，每日涂搽 5～7 次。【附记】引自《药酒汇编》。又方：辣椒酊 5ml，樟脑 3g，甘油 15ml，添加 95%乙醇至 100ml。治冻疮未溃者。余同上。效佳。

·复方当归红花酊·

【配方】当归、肉桂各 100g，红花、干姜各 50g，细辛、樟脑各 25g，70%乙醇适量。【制法】将前 5 味，除红花外，研为粗末，一并与红花置容器中，加入 70%乙醇，密封，浸渍 1～2 周后过滤，滤液中加入樟脑，溶化拌匀，共制成 2000ml 即得。【功用】活血散寒。【主治】冻疮初起结块，或略有红肿未溃者，以及脱痂未溃者均可用之。【用法】外用：先用热水轻轻洗搽患部，再涂搽本品适量，日搽数次。【附记】引自《中药制剂汇编》。

·桂苏酒·

【配方】桂枝、苏木各 100g，细辛、艾叶、生姜、当归、花椒各 60g，辣椒 6g，樟脑粉 20g，白酒(或 75%乙醇)3000ml。【制法】将前 8 味捣碎，置容器中，加入白酒，密封，浸泡 7 日后，过滤去渣，加入樟脑即得。【功用】温经通络，活血化瘀，消肿止痛。【主治】冻疮，无论已溃未溃者均宜。【用法】外用：先用温开水将患处洗净，拭干，用药棉蘸药液反复涂搽患处，每日搽 3 次。【附记】引自《陕西中医》。屡用特效，一般用药 3～5 日即愈。

·桂枝二乌酊·

【配方】桂枝、生川乌、生草乌各 50g，芒硝 40g，细辛、红花各 20g，樟脑 15g，60%乙醇 1000ml。【制法】将前 7 味研为粗末(芒硝、樟脑单研后入)，置容器中加入 60%乙醇，密封，浸泡 7 日后，过滤去渣，再加入芒硝、樟脑，溶解后，滤过即得。【功用】温经散寒，通络止痛。【主治】冻疮。【用法】外用：用棉球蘸药液涂搽患处(溃后涂在患部周围，溃疡面按外科溃疡处理)，趁温频频揉搽。每日早、晚各1次，每次揉搽5分钟。【附记】引自《新中医》。方名为编者拟加。

·当归红花酒(二)·

【配方】桂枝、当归各30g，红花15g，细辛10g，白酒500ml。【制法】将诸药粉碎，用纱布袋装，扎口，置容器中，入白酒浸泡，7日后取出药袋，压榨取液。将榨取液与药酒混合，静置，过滤，即得。【功用】活血，温经，通脉。【主治】防治冻疮、压疮。【用法】外用：先用棉签蘸药酒涂搽局部，再用手按摩。【附记】引自《药酒汇编》。验之临床，效果良好。

·冻疮一涂灵·

【配方】肉桂、当归、桂枝各12g，小茴香、大茴香、白芷、防风各10g，川芎、丁香、独活、羌活、荆芥各8g，红花、樟脑各5g，二锅头白酒400ml。【制法】将上药共研为末，置容器内，加入白酒，拌匀，浸泡3日，塞紧瓶盖，以防漏气和乙醇挥发，3日后即可使用。【功用】温经散寒，活血通络，除湿止痒。【主治】冻疮(适用于一、二度冻疮)。【用法】外用：用时摇匀药液，用棉签蘸药液涂搽冻疮处。【附记】引自《新中医》。凡三度冻疮溃破者和孕妇慎用。

·冻疮药酒·

【配方】桂枝、红花、辣椒各200g，当归、细辛、生姜各25g，60度白酒5500ml。【制法】将上药研成粗粉，放入白酒中浸泡7日，待药液溶解后过滤去渣即成。【功用】温经散寒，活血祛瘀。【主治】冻疮。【用法】外用：用棉签蘸药液涂搽患处。日搽3～5次，并轻柔按摩。【附记】笔者经验方。多年使用，效果甚佳。皮肤溃破者不宜使用。

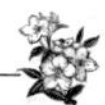

·冻疮酊·

【配方】当归、红花、桃仁、王不留行、鸡血藤各50g，桂枝、干姜、干红辣椒各30g，细辛、花椒各20g，樟脑、冰片各10g，95%乙醇1000ml。【制法】将上药置容器内，加入乙醇，浸泡7日后，过滤贮瓶备用。【功用】温经散寒，活血通络。【主治】儿童手足冻疮。【用法】外用：先将局部洗净拭干，再用消毒棉签蘸药酊涂搽患处。每日2或4次，直至痊愈为止。【附记】引自《外治汇要》。用本方治疗181例，经用药3～5天治愈19例，6～8天治愈51例，9～12天治愈38例，13～15天治愈40例，显效3例。

·苏红酊·

【配方】苏木、红花、桂枝、丹参各80g，当归尾、艾叶、细辛、川花椒、生姜、丁香各50g，尖红干辣椒10枚，樟脑、薄荷脑各30g，75%乙醇4000ml。【制法】将上药共研为极细末，置入容器内，加入乙醇，浸泡15天(密闭浸泡时间越长，效果越显著)过滤贮瓶备用。【功用】温经散寒，活血通经。【主治】冻疮。【用法】外用：用消毒棉球蘸药酊涂搽患处，每日3或4次。3天为1个疗程。【附记】引自《外治汇要》。用本方治疗150例，经用药1～3个疗程后，均获治愈。

痱　子

·二黄冰片酒·

【配方】生大黄6g，黄连5g，冰片4g，60度白酒150ml。【制法】将前2味捣碎，与冰片一并置容器中，加入白酒，密封，浸泡5～7日后即可取用。【功用】消炎止痒。【主治】痱子、疮疖等。【用法】外用：涂搽患处，日搽3～5次。【附记】引自《药酒汇编》。

·参冰三黄酊·

【配方】苦参、生大黄各20g，冰片、雄黄、黄连各10g，75%乙醇300ml。【制法】将前5味(除冰片外)捣碎，置容器中，加入75%乙醇，密封，浸泡2～3日后，加入冰片，溶化后即可取用。【功用】消炎、止痒。【主治】痱子。【用法】外用：涂搽患处，日搽3或4次。【附记】引自《四川中医》。防止药入眼内。

·地龙酊·

【配方】鲜地龙30g，生茶叶10g，75%乙醇200ml。【制法】将前2味置容器中，加入75%乙醇，密封，浸泡3～5日后，去渣即得。【功用】消炎解毒，驱风通络。【主治】痱子。【用法】外用：每取此酊少许倒入手心，揉搽患处，每日3或4次。【附记】引自《辽宁中医杂志》。

·苦黄酊·

【配方】苦参、生军各20g，黄连、黄芩、冰片各10g，白芷15g，丝瓜叶20g，75%乙醇300ml。【制法】将前7味(冰片后入)捣碎，置容器中，加入75%乙醇，密封，浸泡2～3日后，加入冰片，溶化后，即可取用。【功用】消炎解毒，燥湿止痒。【主治】痱子，暑疖。【用法】外用：涂搽患处，日涂3次。【附记】笔者经验方。多年使用，疗效满意。

鸡　眼

·鸡眼膏酒·

【配方】水杨酸85g，苯甲酸10g，磺胺结晶、普鲁卡因各2～3g，樟丹0.2g，白糖适量，高粱酒适量。【制法】将前6味研细过筛，混合，装入净瓶中，倒入高粱酒(以浸过药面为度)，密封备用。

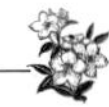

【功用】蚀恶肉,化角质,消炎止痛。【主治】鸡眼,胼胝。【用法】外用:先用温水浸泡患处,揩干,取胶布一块(中间剪一略大于病损的小洞)贴于患处(以保护周围正常皮肤),再取鸡眼膏(用时拌匀)少许填于胶布孔皮损处。病损若在足底,先用药棉搓一小绳,围在膏药周围,以防行走时药膏外溢,上面再贴一层胶布固定。一周后,取胶布,可见病损组织呈灰白色,用钝器(如木棒、竹片)等行钝性剥离,坏死组织很容易剥脱,不痛,不出血。若小鸡眼即可连根取出,一般 1 次可愈,若病损较大,1 次未除根,可重复用药。【附记】引自《中药制剂汇编》。一般 1 次,最多 2 或 3 次即愈。

·补骨脂酊(三)·

【配方】补骨脂 300g,75%～95%乙醇 1000ml。【制法】将补骨脂捣碎,置容器中,加入乙醇,密封,浸泡(经常摇动)7 日后,滤过,分装小瓶备用。【功用】补肾通阳,温通血脉,祛风止痒。【主治】鸡眼,白癜风。【用法】外用:鸡眼,先用温水浸洗后,用小刀将鸡眼上的厚皮刮掉(以不出血为度),然后用火柴棒蘸药水涂患处,待其自干。以后每日如上法用药 1 次。5～7 日后患处发黑变软,继续涂数日即自行软化或脱落。白癜风:外涂患处,每日 1 次。【附记】引自《药酒汇编》。用前将瓶摇动数下,使之药性均匀;用后药液要密封保存,以防挥发。

狐臭(腋臭)

·狐臭酊·

【配方】枯矾 20g,密陀僧、滑石各 15g,樟脑 10g,轻粉、冰片各 5g,95%乙醇 250ml。【制法】将前 6 味共研细末,置容器中,加入 95%乙醇,密封,浸泡 1 周后,过滤取汁,贮瓶备用。【功用】解毒敛汗,杀虫止痒。【主治】狐臭。【用法】外用:先用温开水洗净患处,再用棉球蘸药液涂搽患部,每日涂搽 3～5 次,以愈为度。【附记】

引自《百病中医熏洗熨擦疗法》。

·藁本苦酒方·

【配方】藁本、川芎、细辛、杜衡、辛夷各3g，苦酒200ml。【制法】将前5味共研细末，置容器中，加入苦酒，密封，浸渍1宿，再煎10分钟，贮存待用。【功用】芳香辟臭。【主治】狐臭。【用法】外用：涂搽患处，日搽数次。【附记】引自《外台秘要》。

脚　　气

·十味附子酒(二)·

【配方】制附子、丹参、川续断、牛膝各30g，五加皮(炙)20g，白术、生姜、桑白皮各50g，细辛、肉桂各25g，白酒1500ml。【制法】将前10味捣碎，入布袋，置容器中，加入白酒，密封，浸泡10日后，过滤去渣，即成。【功用】散寒逐湿。【主治】脚气。【用法】口服：每次空腹温服10ml，日服3次。【附记】引自《药酒汇编》。临床验证多效。

·松节酒·

【配方】松节500g，干地黄、秦艽、牛膝各150g，桂心、防风各60g，牛蒡根500g，丹参、萆薢、苍耳子、独活各90g，大麻仁100g，白酒3000ml。【制法】将前12味捣碎，入布袋，置容器中，加入白酒，密封，浸泡6～7日后，过滤去渣，即成。【功用】祛风除湿，温经散寒，活血通络。【主治】脚气，筋挛拘急，四肢掣痛，或脚软。【用法】口服：每次空腹温服20～30ml，日服3次，或随性温服。【附记】引自《太平圣惠方》。

·黑豆酒(一)·

【配方】黑豆(炒香)250g，白芷30g，薏苡仁60g，黄酒1500ml。

【制法】将前 3 味捣碎，置容器中，加入黄酒，密封，浸泡 3～5 日滤过，或隔水加热，浸渍 1 宿即可。【功用】活血，利水，祛风，调经。【主治】脚气痹弱，头目眩晕，筋急，小便不利。【用法】口服：随时随量饮之，常令酒气相续为妙。【附记】引自《圣济总录》。

·乌药酒·

【配方】土乌药 30g，白酒 100ml。入生麝香少许尤妙。【制法】用瓷片刮上药为屑，置瓷瓶中，加入白酒，密封，浸泡 1 宿后即可服用。【功用】理气散寒。【主治】脚气。【用法】口服：每次空腹温服 30ml，日服 2 次。【附记】引自《世医得效方》。无麝香，可多服；有麝香，孕妇忌服。服后溏泻病去，一服即安。

·崔氏侧子酒·

【配方】侧子（炮裂，去皮脐）、前胡、五味子、山茱萸、白术各 120g，生石斛、磁石、茯苓各 240g，独活、秦艽、炙甘草、防风、黄芩、防己、丹参、当归、干姜各 90g，紫苏茎 1 握，桂心、蜀椒、川芎、细辛各 60g，薏苡仁 130g，白酒 4000ml。【制法】将前 23 味薄切或捣碎，入布袋，置容器中，加入白酒，密封，浸泡 5～10 日后，过滤去渣，即成。【功用】温经散寒，祛风除湿，活血通络。【主治】脚气不遂。【用法】口服：初服 40ml，渐渐加至 80～90ml，日服 2 次，空腹温服。【附记】引自《外台秘要》。慎食生冷、猪肉、蒜。其间觉热渴，得饮豉酒，豉乃蒸暴之，忌海藻、菘菜、桃、李、雀肉、生葱、生菜及醋物等。

·侧子酒(一)·

【配方】侧子（炮裂，去皮脐）、独活各 60g，石斛、秦艽、紫苏（茎叶）、当归、白术、威灵仙、黑豆（炒香）各 30g，仙灵脾、防风、赤茯苓、黄芩、汉防己、桂心、丹参、川芎各 10g，川椒、细辛各 15g，薏苡仁 50g，白酒 3000ml。【制法】将前 20 味细锉，入布袋，置容器中，加入白酒，密封，浸泡6～7日后，过滤去渣，即成。【功用】温经散寒，祛风除湿，活血通络。【主治】脚气，缓弱无力疼痛，不遂行履。【用法】口服：每于食前，随性温服。【附记】引自《圣济总录》。

·侧子酒（二）·

【配方】侧子（制）、牛膝、川续断各150g，桑根白皮、白术、生姜各240g，五加白皮、丹参各180g，细辛、桂心各120g，白酒5000ml。【制法】将前10味细锉，入布袋，置容器中，加入白酒，密封，浸泡5～6日后，过滤去渣，即成。【功用】温经散寒，舒筋活络。【主治】脚气。【用法】口服：每次服15～30ml，日服2次。【附记】引自《医部全录》。禁忌同"崔氏侧子酒"。

·侧子酒（三）·

【配方】侧子（生用）、生姜各150g，丹参、牛膝、石楠（炙）、独活（炙）各180g，金牙（碎）、磁石、生石斛（干品240g）各500g，萆薢、生吴茱萸、生地黄（干品240g）各300g，防风、茯苓各120g，五加皮、薏苡仁各30g，茵芋（炙）、川椒（汗）各15g，桂心、天雄（生用）、人参、川芎、当归、白术、细辛各60g，白酒9～10L。【制法】将前25味切碎，入布袋，置容器中，加入白酒，密封，浸泡7日后，过滤去渣，即成。【功用】益气血，祛风湿，温经散寒。【主治】脚气，春夏发，入秋肿消气定，但脚弱，不能屈伸，足上不仁，手指胀闷，不得屈伸，四肢、腰背皆废。【用法】口服：每次服10ml，据酒量多少稍加，日服2或3次。【附记】引自《外台秘要》。妇女服，去石楠；服此药酒，灸三里、风市、伏兔穴，以泄毒气。忌食猪肉、冷水、醋物、生葱、桃、李、雀肉、生菜、芜荑等。

·酸枣仁酒·

【配方】酸枣仁、黄芪、赤茯苓、羚羊角、五加皮各90g，葡萄干、牛膝各150g，天冬、防风、独活、桂心各60g，大麻仁250g，白酒

4500ml。【制法】将前 12 味捣碎，入布袋，置容器中，加入白酒，密封，浸泡 6～7 日后即可取用。【功用】益气清肝，祛风除湿，养心安神。【主治】脚气疼痛。【用法】口服：每次空腹温服 15～30ml，日服 3 次，或随性温服之。【附记】引自《普济方》。本方还有光泽肌肤、润养脏腑之功，故可用于润肤、保健之用。

·薏苡仁酒（二）·

【配方】薏苡仁、干地黄、牛膝各 150g，羚羊角屑、五加皮、秦艽、防风各 90g，川升麻、黄芩、羌活、独活、牛蒡子、桂心各 60g，地骨皮、枳壳各 30g，大麻仁 50g，白酒 4500ml。【制法】将前 16 味捣碎，入布袋，置容器中，加入白酒，密封，浸泡 6～7 日后，即可取用。【功用】祛风除湿，解毒通窍。【主治】脚气风毒，四肢拘急，项背强直，言语謇涩。【用法】口服：每次食前温服 15～30ml，日服 3 次，或随意服之。【附记】引自《普济方》。

·金牙酒（二）·

【配方】金牙、细辛、茵芋、防风、制附子、炮姜、地肤子、蒴藋、干地黄、升麻、人参各 60g，牛膝、石斛各 90g，独活 180g，白酒 3500ml。【制法】将前 14 味细锉，入布袋，置容器中，加入白酒，密封，浸泡 5～7 日后，即可取用。【功用】祛风解毒，温经散寒。【主治】风毒脚气，上攻心脾，口不能语。【用法】口服：不拘时，随量饮之，常令酒气相续为妙。【附记】引自《圣济总录》。

·生地黄酒·

【配方】生地黄（干品）、牛蒡子各 500g，杉木节、牛膝各 150g，丹参 60g，大麻仁 250g，防风、独活、地骨皮各 90g，白酒 4500ml。【制法】将前 9 味捣碎，入布袋，置容器中，加入白酒，密封，浸泡 6～7 日后，过滤去渣，即成。【功用】凉血活血，祛风除湿。【主治】脚气肿满，烦痛少力。【用法】口服：每次食前温服 15～30ml，日服

3次。【附记】引自《普济方》。

·牛膝酒(三)·

【配方】牛膝、侧子(炮)、丹参、山茱萸、蒴藋、杜仲、生石斛各60g,防风、蜀椒、细辛、独活、秦艽、桂心、薏苡仁、川芎、当归、白术、茵芋(炙)各45g,五加皮(炙)75g,炮姜30g,白酒4500ml。【制法】将前20味捣为粗末,入布袋,置容器中,加入白酒,密封,浸泡3～7日后,即可取用。【功用】祛风温经,活血通络。【主治】脚气湿痹不仁,脚弱不能行走。【用法】口服:初服10ml,稍加以知为度,日服2或3次。患者目昏头眩者,服之弥佳。【附记】引自《太平圣惠方》。

·石斛浸酒·

【配方】石斛、丹参、五加皮、茵芋各75g,侧子(炮)、川牛膝、秦艽、山茱萸各60g,桂心、川芎、独活、白前、当归、川椒、黄芪各45g,杜仲、炮姜、陈橘皮各30g,薏苡仁50g,钟乳粉120g,白酒4500ml。【制法】将前20味细锉,入布袋,置容器中,加入白酒,密封,浸泡3～7日后,即可取用。【功用】祛风除湿,温经散寒,益气活血,化痰通络。【主治】脚气痹挛,风虚肿满,不能行履。【用法】口服:每次空腹温服10～15ml,日服3次。【附记】引自《太平圣惠方》。

·金牙酒(三)·

【配方】金牙、牛膝、石斛各90g,细辛、茵芋、炮姜、防风、蛇床子各30g,干地黄、制附子、莽草各60g,白酒3000ml。【制法】将前11味细锉,入布袋,置容器中,加入白酒,密封,浸泡6～7日后,过滤去渣,即成。【功用】温经散寒,祛风除湿。【主治】脚气痹弱,言语謇涩。【用法】口服:每次空腹温服15～30ml,日服3次,或食前随意温服之。【附记】引自《圣济总录》。《普济方》中金牙酒,有独

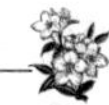

活 150g，茵芋用量为 60g，余同上。

·牛膝丹参酒·

【配方】牛膝、丹参、薏苡仁、干地黄（生）各 250g，五加皮、生姜、白术各 150g，侧子（炮）、萆薢、赤茯苓、防风各 120g，独活、石斛各 180g，茵芋叶、桂心、天雄（炮）、人参、川芎、石楠叶（炙）各 90g，细辛、升麻各 60g，磁石（煅、酒淬七遍）500g，白酒 5000ml。【制法】将前 22 味细锉，入布袋，置容器中，加入白酒，密封（勿令通气），浸泡 7 日后即可取用。【功用】益气血，祛风湿，温经散寒，舒筋通络。【主治】脚气，入冬即手脚痹弱；或筋骨不能屈伸，皮肤麻痹不仁，手脚指（趾）节肿，或四肢肿，腰胫直。【用法】口服：每次空腹服 10～20ml，日服 5 次，常令酒气相续。不饮酒者，频频少服，以知为度。【附记】引自《圣济总录》。《普济方》方中前 4 味剂量各为 150g，细辛、升麻各改为 90g。余同上。

·丹参石斛酒（二）·

【配方】石斛 60g，丹参、当归、川芎、杜仲、防风、白术、党参、桂心、五味子、白茯苓、陈橘皮、黄芪、怀山药各 30g，干姜、牛膝各 45g，炙甘草 15g，白酒 2000ml。【制法】将前 17 味共研为粗末，入布袋，置容器中，加入白酒，密封，浸泡 7 日后，过滤去渣，即成。【功用】益气活血，祛风散寒，舒筋通络。【主治】脚气痹弱，筋骨疼痛。【用法】口服：每次空腹温服 10～20ml，渐加至 30ml，日服 2 次。【附记】引自《圣济总录》。

·独活浸酒方·

【配方】独活、干地黄各 90g，生黑豆皮、大麻子仁（炒）各 100g，海桐皮 60g，生恶实根 500g，桂心 30g，白酒 3000ml。【制法】将前 7 味锉细，入布袋，置容器中，加入白酒，密封，浸泡 3～7 日后，过滤去渣，即成。【功用】祛风湿，清虚热，温经通络。【主治】岭南脚气发动，地气郁蒸，热毒内盛，脾肺常有虚热之候。【用法】口服：不拘时，随意服之，常令有酒气。酒渣添酒；味薄即止，更作。【附记】引自《圣济总录》。

·五加皮酒（四）·

【配方】五加皮、羚羊角屑、防风、独活各90g，干地黄、牛蒡根、黑豆（炒香）各250g，薏苡仁、牛膝各150g，海桐皮60g，大麻仁15g，桂心30g，白酒3000ml。【制法】将前12味细锉，入布袋，置容器中，加入白酒，密封，浸泡6～7日后，过滤去渣，即成。【功用】祛风湿，清烦热，温经散寒，舒筋通络。【主治】脚气发痒，烦热疼痛，筋脉拘急，行履不得。【用法】口服：每次空腹温服15～30ml，日服3次，或于食前，随意温服之。【附记】引自《太平圣惠方》。《普济方》中海桐皮为30g，余同上。

·独活酒（四）·

【配方】独活、山茱萸、天冬、黄芪、甘菊花、防风、天雄（炮）、侧子（炮）、防己、白术、赤茯苓、牛膝、枸杞子各90g，磁石（生捣碎）270g，生姜150g，贯众60g，生地黄210g，白酒5000ml。【制法】将前17味细锉，入布袋，置容器中，加入白酒，密封，浸泡7日后，即可取用。【功用】温经散寒，益气养阴，健脾利湿，化瘀通络。【主治】脚气，痰缠，头痛喘闷，胸膈心背痛。【用法】口服：初服30ml，渐加，日服3次。常令酒气相续为妙。【附记】引自《圣济总录》。

·苦参黄柏酒·

【配方】苦参、川黄柏各50g，白酒500ml。【制法】将前2味切碎，置容器中，加入白酒，密封，浸泡10日后，过滤去渣，即成。【功用】清热，解毒，燥湿。【主治】热毒流注脚胫，肿痛欲脱等。【用法】外用：趁温浸洗脚肿处，日洗3或4次。【附记】引自《药酒汇编》。

·海桐皮酒·

【配方】海桐皮、五加皮、独活、枳壳、防风、杜仲、牛膝、薏苡仁各 15g，生地黄 30g，白酒 500ml。【制法】将上药去除杂质，共研为粗末，用生绢袋（或纱布袋）盛装，扎紧口，置入小口瓷坛中，注入白酒，浸泡，密封坛口，每日摇动 1 次，14 日后启封，滤取药酒，瓶装备用。【功用】祛风湿，补肝肾。【主治】风毒脚气，膝腿疼痛，痹证，痿证，慢性腰腿病，坐骨神经痛等。【用法】口服：每次服 10～20ml，日服 2 次。【附记】引自《集验百病良方》。屡用有效。

烧　烫　伤

·复方儿茶酊·

【配方】儿茶、黄芩、黄柏各 100g，冰片 30～50g，80％乙醇 1000ml。【制法】将前 3 味研细，与冰片一起置容器中，加入 80％乙醇，密封，浸泡 3 日后，过滤去渣，取汁，贮瓶备用。【功用】清热解毒，收敛止痛。【主治】烧伤。【用法】外用：先用 0.1％新洁尔灭（苯扎溴铵）溶液清洗创面，并去除水疱、污皮及污物，继用消毒生理盐水冲洗干净，然后以消毒纱布拭干创面水分，铺垫消毒被单。此时创面外涂 1％达克罗宁液（总量不超过 1g）以减轻疼痛，2～3 分钟后，喷洒或外涂此药酒（液），以结痂。早期，每隔 2～4 小时喷涂药液 1 次，并用灯泡或电吹风将创面烤之，以促进药痂的形成。待成痂牢固后，每日喷涂药液 1 或 2 次。【附记】引自《百病中医熏洗熨擦疗法》。为避免创面长期受压，在治疗期间应经常翻身，一般 2～3 小时 1 次。对痂下有感染或积液者，须随时清创引流，反复涂药定痂。

·烧伤酊·

【配方】①酸枣树皮粗末 300g，80％乙醇适量；②榆树皮粉 500g，黄柏粉 200g，80％乙醇适量；③酸枣树粉 4 份，地榆粉 3 份，防风粉 3

份，甘草粉1份。【制法】方①制法：将酸枣树皮粗末置容器中，加入80％乙醇1000ml，搅拌后密封，浸泡48小时后，过滤，滤液密封保存；药渣再加入80％乙醇500ml，密封，浸泡24小时，过滤，尽量压榨药渣中之药液，合并2次滤液，使成1000ml，分装即得。方②制法：将药粉置容器中，加入80％乙醇适量，搅拌后密封，浸泡48小时，过滤，滤液密闭保存；药渣再加入80％乙醇，密封，浸泡24小时过滤，尽量压出药渣中之药液，合并2次滤液，使成1000ml，分装即得。方③制法：将以上药粉共研极细末，过110目筛，混匀，分装成小瓶，高压灭菌即得。【功用】收敛消炎，止痛。【主治】烧、烫伤，烧伤感染创面。【用法】外用：创面先以1％呋喃西林湿敷，待创面干凉后，再上药。凡烧伤，先撒布药粉，然后无感染的创面喷方①药液，有感染的创面喷方②药液。每日喷2或3次。【附记】引自《北京市中草药制剂选编》。

·大黄槐角酊·

【配方】大黄、槐角各等份，80％乙醇适量。【制法】将前2味共研细末，以80％乙醇(应高出药层2～3cm)浸泡48小时后，过滤即得。【功用】收敛消炎，活血生肌。【主治】烧伤。【用法】外用：创面先以0.01％苯扎溴铵溶液消毒，清除创面(如已涂油质物质，应先以汽油拭除)，剪破水疱，排出渗液，浅二度创面疱皮可不除，如深二度或浅二度疱皮已移动污染者，则应剪除疱皮，并拭创面，依具体情况分别选用下列方法。①暴露疗法：适用于不易包扎的部位(如面、颈、会阴等处)烧伤。将酊剂以无菌棉签抹于(或将酊剂以80％乙醇稍加稀释后以喷雾器喷于)创面上。最初1～2日，每日3或4次，1～2日后，改为每日1或2次，如有渗出分泌物，以无菌干棉签拭干再抹(或喷药)。不包扎。②半暴露疗法：适用于深二度或已感染的浅二度创面。即将单层浸有酊剂的纱布，剪成与创面等大贴于创面上，并压迫半分钟，让其半暴露。③包扎疗法：适用于无暴露条件的和门诊的患者。【附记】引自《中药制剂汇编》。

·喜榆酊·

【配方】穿心莲(一见喜)4 份,榆树皮 3 份,地榆 3 份,冰片少许,80%乙醇适量。【制法】将前 3 味晒干,分别研成细末,称准,混匀,置容器中,加入 80%乙醇(使其浸透药粉后高出药层 3cm 即可),密封,浸泡 48 小时至 1 周后,过滤去渣,并加入冰片少许,溶化即得。【功用】消炎,收敛,止痛。【主治】烧烫伤。【用法】外用:将药液喷于纱布上贴于创面上,每 4～6 小时喷药液 1 次。【附记】引自《中药制剂汇编》。

·鸡蛋清外涂酒·

【配方】鸡蛋清 3 枚,白酒 10ml。【制法】将鸡蛋清放置瓷杯中,加入白酒,搅匀,置温水中炖至半熟,搅如糊状,候冷,即成。【功用】消肿止痛。【主治】烧伤、烫伤轻症。【用法】外用:涂搽创面上,日涂数次。【附记】引自《民间百病良方》。

·复方五加皮酊·

【配方】五加皮 156.3g,紫草、薄荷脑各 93.8g,冰片 31.3g,80%乙醇 8000ml。【制法】将前 2 味研碎,置容器中,加入 80%乙醇,密封,浸泡 24～48 小时后,过滤去渣。滤液中加入冰片、薄荷脑,溶解后滤过,搅匀,即得。【功用】活血抗感染。【主治】一、二度烫伤或烧伤。【用法】外用:先清洁创面,再取药液喷于创面上,每次可喷数下至 10 余下。日 4 或 5 次。【附记】引自《中药制剂汇编》。

其他皮肤病

·红花酊(二)·

【配方】红花 15g,当归、赤芍各 12g,紫草 9g,60%乙醇 500ml。【制法】将前 4 味切碎,置容器中,加入 60%乙醇,密封,浸泡 4～5 日后即可取用。【功用】活血凉血。【主治】预防褥疮。【用法】外用：局部按摩涂搽。每日 2 或 3 次。【附记】引自《山东医药》。

·满天星酊·

【配方】鲜满天星(全草)250g,雄黄 6g,75%乙醇 100ml。【制法】将满天星洗净、去杂质、晾干、切碎,置容器中,加入 75%乙醇,密封,浸泡 7 日后,再用竹子将药捣烂,以纱布绞取汁,加入雄黄(研末)溶化,混匀,即成。【功用】祛风,解毒,杀虫。【主治】丹毒。【用法】外用:用时先视丹毒的蔓延走向,在末端离病灶寸许处开始涂圆形药圈,然后由内到外,反复涂药 5～10 分钟为 1 次,日涂 2 或 3 次。【附记】引自《中草药通讯》。本品对过敏性皮疹无效。

·去结药水·

【配方】黑故子 15g,鸦胆子、黄连各 9g,冰片、雄黄各 6g,轻粉 3g,75%乙醇 100ml。【制法】将前 6 味(鸦胆子去壳用核仁)捣碎,置容器中,加入 75%乙醇,密封浸泡 7 日后即可取用。【功用】解毒,腐蚀,止痒。【主治】结节性痒疹。【用法】外用:用棉签蘸药液涂于结节表面,日涂数次。勿涂至正常皮肤。【附记】引自《重庆医药》。

·苦百酊·

【配方】苦参、百部各 30g,75%乙醇 300ml。【制法】将前 2 味捣碎,置容器中,加入 75%乙醇,密封,浸泡 7 日后即可取用。【功用】清热,燥湿,杀虫。【主治】痤疮。【用法】外用:涂搽患处,日涂 3 次,以愈为度。【附记】引自《中国当代中医名人志》。

·当归荆芥酒·

【配方】当归、荆芥、防风、羌活各 60g,蜂蜜 250g,水酒 1500ml。【制法】上药用水酒煎汤,备用。【功用】活血,祛风,润肤。【主治】海水咸物伤裂皮肤及风吹裂皮肤,痛不可忍者。【用

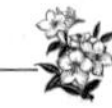

法】外用：取药水趁温度适宜时洗患处，每次洗 10～15 分钟，日洗 2 或 3 次。【附记】引自《本草纲目》。方名为编者拟加。

·枳壳酒·

【配方】枳壳（炒）、柏白皮各 250g，五叶草 500g，白酒 1500ml。【制法】将前 3 味切碎，入布袋，置容器中，加入白酒，密封，浸泡 7 日后，过滤去渣，即成。【功用】清热燥湿，祛风理气，活血通络。【主治】赤风游风（赤游风）。【用法】口服：每次温服 10ml，日服数次，常令有酒气相续为佳。【附记】引自《圣济总录》。

·恶实根酒·

【配方】恶实根、生蒴藋根各 500g，白酒 1500ml。【制法】将前 2 味切碎（先洗净、晾干），置容器中，加入白酒，密封，浸泡 7 日后，过滤去渣，即成。【功用】祛风解毒。【主治】赤风游风（赤游风）。【用法】口服：每次温服 10ml，日服 3 或 4 次。【附记】引自《圣济总录》。

·丁薄搽剂·

【配方】公丁香 30g，薄荷脑 5g，95％乙醇 750ml。【制法】将公丁香研细置容器中，加入 95％乙醇密封，经常摇动，浸泡 3 日以上（使药汁浸出为宜），然后用纱布过滤去渣。取汁加入薄荷脑，待溶解后，装瓶密封，备用。【功用】消炎止痛。【主治】毛虫皮炎，痛不可忍。【用法】外用：先将患处用橡皮胶布粘去刺入皮肤内的毒毛，再用棉签蘸药液，涂搽患处，每日涂搽 2 或 3 次。【附记】引自《百病中医熏洗熨擦疗法》。临床证明：本品不但治毛虫皮炎，疗效显著，无副作用，而且用于治疗牙痛、花斑癣、癣疹、荨麻疹、药物性皮炎等疾病，亦有良效。

多发性神经炎

·马钱子酒·

【配方】制马钱子、当归、川牛膝、红花、乌梢蛇、蚕沙、蜈蚣各60g，白花蛇2条，白酒1500ml。【制法】将上药共研为粗末，加水煎3次，滤汁去渣，合并滤液，浓缩至1500ml兑入白酒，装瓶备用。【功用】祛风散寒，通经活络，强筋壮骨。【主治】多发性神经炎。【用法】口服：每次服10ml，一日服3次。【附记】引自《浙江中医杂志》。屡用效佳。但方中马钱子有毒，用量可稍做增减，但每日用量不得超过60ml，应切记。

·花蛇三七酒·

【配方】金钱白花蛇1条，滇三七、大红参、木瓜各10g，羌活、独活各8g，嫩桂枝3g，北枸杞12g，米酒1000ml。【制法】先将白花蛇用米酒浸软，取下竹支架，然后与方中诸药一起放入干净玻璃瓶内，再倒入米酒，将瓶口盖严，浸泡10日后即可服用。【功用】通经活络，强筋壮骨，可透达关节。【主治】多发性神经炎。【用法】口服：每次服一小酒杯，可酌量加减，每日服3次。【附记】引自《浙江中医杂志》。屡用效佳。

·云南白药酒·

【配方】云南白药粉40g，白酒（50～60度）500ml。【制法】将云南白药投入白酒中，浸泡24小时后即可使用。【功用】养血通脉，活血祛瘀。【主治】末梢神经炎。【用法】外用：将患肢浸入药酒内，并反复揉搓，以肌肤发热为度，每日2次，每次30分钟，在一日内阳气最盛之午时与阴气最盛之子时进行治疗。15日为1个疗程。500ml药酒可用1个疗程。【附记】引自《江苏中医》。屡用效佳。治疗期间禁食油腻、冷酸之品，禁涉冷水，勿过度劳累。

褥 疮

·复方红花酒·

【配方】红花50g，黄芪30g，白蔹20g，75%乙醇（酒精）500ml。【制法】将上药投入75%乙醇中浸泡7昼夜，去渣装瓶备用。【功用】益气活血，收敛养阴生肌。【主治】褥疮、扭伤血肿、皮肤灼伤等。【用法】外用：外搽患部，一日数次，或用纱布蘸药水罨包。【附记】引自《四川中医》。屡用有效。

·红当酒·

【配方】红花30g，当归尾30g，50%乙醇1000ml。【制法】将上药投入50%乙醇中浸泡1个月后，滤取清液备用。【功用】活血祛瘀，通络止痛，消散瘀肿。【主治】褥疮。【用法】外用：用红当酒少许涂于受压部位，用大、小鱼际肌在受压部位由轻至重环形按摩3～5分钟，再用滑石粉或爽身粉扑之，每日4～6次。【附记】引自《云南中医杂志》。屡用效佳。

·十一方酒·

【配方】田七、血竭、土鳖虫、自然铜、琥珀各30g，红花45g，泽兰、当归尾、川断、桃仁、骨碎补各60g，杜仲、无名异、苏木、没药、乳香各50g，制马钱子20g，生大黄、七叶一枝花、秦艽各100g，三花酒7500ml。【制法】将上药轧为粗粒，置容器内，加入三花酒中，密封，浸泡3～6个月后即可取用。【功用】活血化瘀，消肿止痛，收敛，防腐生肌。【主治】褥疮。【用法】外用：用药酒纱布填塞伤口，每日滴药酒1次。也可内服。当发现皮肤潮红时，将十一方酒10ml倒入手中用手掌按摩患处，每日2或3次，局部有水疱形成者，用无菌注射器抽吸水疱内液后，涂搽十一方酒，每日2或3次。如皮肤有溃疡、渗液，应立即用本酒纱布湿敷，每日3或4次。【附记】引自《广西中医药》。屡用效佳。皮肤潮红，一般 3～4 日可以恢复至正常颜色。水疱 4～5 日可干燥结痂，溃疡面需 1～2 周愈合。本方原无剂量，系笔者临证时拟定。验之临床，效果亦佳。

·参红酒·

【配方】丹参 10g，红花 10g，川芎 10g，50％乙醇 500ml。【制法】将上药共研末，置入 50％乙醇中，密闭，浸泡 1 个月以上即可取用。【功用】祛瘀活血，行气通络。【主治】褥疮。【用法】外用：①用于预防。每 2～3 小时翻身，在骨骼隆起受压处，涂搽药液 1 次，3～5 分钟后用滑石粉外敷。②用于治疗。早期(即瘀血红润期)，每日涂搽 4～6 次。对水疱或者皮肤已溃烂期(即褥疮期)，在其周围，每日涂搽药液 6～8 次，保持疮面清洁，同时用棉圈保护疮面，防止局部再次受压。【附记】引自《甘肃中医》。屡用效佳。

第11章 五官科疾病的药酒治疗

目 疾

·还睛神明酒·

【配方】黄连18g，石决明、草决明、生姜、生石膏、黄硝石、薏苡仁、秦皮、山茱萸、当归、黄芩、沙参、朴硝、炙甘草、车前子、淡竹叶、柏子仁、防风、制乌头、辛夷、人参、川芎、白芷、瞿麦穗、桃仁、细辛、地肤子、白芍、泽泻、肉桂、白芥子各10g，冰片15g，丁香6g，珍珠（无孔者）3颗，白酒（醇酒）2500ml。【制法】将前34味捣碎，入布袋，置容器中，加入白酒，密封，经常摇动，浸泡7～14日后，过滤去渣，即成。【功用】补肝肾，泻火毒，活血通络，祛风明目。【主治】眼睛视物昏暗，经年不愈，内外障失明。【用法】口服：每次饭后温服10～20ml，可渐渐增加，勿使醉吐，日服1或2次。【附记】引自《圣济总录》。若坚持服用，其效始著。

·健阳酒（二）·

【配方】枸杞子、当归、破故纸各9g，黄酒1000ml。【制法】将前3味捣碎，入布袋，置容器中，加入黄酒，密封，隔水煮30分钟，取出静置1日后即成。【功用】补肝肾，益精血。【主治】精血不足、视力衰退、腰膝酸痛、遗精等症。【用法】口服：每次服20～40ml，日服2次。若用白酒浸渍，每次只可服10ml。【附记】引自《圣济总录》。

·枸杞生地酒·

【配方】枸杞子 250g，生地黄 300g，白酒 1500ml。【制法】将前 2 味捣碎，置容器中，加入白酒，密封，浸泡 15 日后，过滤去渣，即成。【功用】补精益肾，养肝明目。【主治】视物模糊、阳痿、遗精、腰膝酸软、烦热头痛等症。【用法】口服：每次空腹温服 20ml，日服 2 次。【附记】引自《药酒汇编》。

·枸杞骨皮酒·

【配方】枸杞子 150g，地骨皮 30g，蜂蜜 150g，白酒 1500ml。【制法】将前 2 味捣碎，置容器中，加入白酒和蜂蜜，密封，浸泡 30 日后，过滤去渣，即成。【功用】滋补肝肾，清热明目。【主治】视物模糊、腰膝酸软等症。【用法】口服：每次空腹温服 15ml，日服 2 次。【附记】引自《药酒汇编》。

·地骨皮酒(二)·

【配方】地骨皮、生地黄、甘菊花各 50g，糯米 1500g，酒曲适量。【制法】将前 3 味加水煎取浓汁，糯米浸湿，蒸饭，待温，与酒曲(研细)、药汁拌和，置容器中，保温，如常法酿酒。酒熟，除糟，即成。【功用】滋阴益血，补身延年。【主治】中老年人身体虚弱、目暗多泪、视物不明，或伴有高血压眩晕，夏季身热不适，消渴等。【用法】口服：每次服 10ml，日服 3 次。【附记】引自《临床验方集》。

·平补酒(二)·

【配方】肉苁蓉 125g，枸杞子、巴戟天、滁菊花各 65g，糯米 1250g，酒曲适量。【制法】将前 4 味加水煎至 3000ml，待冷。再取药汁将糯米煮成干饭，倒入缸内，待温，加入酒曲(先研细)拌匀，密封，保温，如常法酿酒。酒熟去糟，即成。【功用】补肝养肾，益精明

目，养身益寿。【主治】肝肾亏损之视物模糊、腰背酸痛、足膝无力、头晕目眩等症。【用法】口服：每次服 15～30ml，日服 2 次。【附记】引自《药酒汇编》。

·杞菊明目酒·

【配方】枸杞子 60g，菊花 12g，白酒 1200ml。【制法】将前 2 味去杂质后置容器中，加入白酒，密封，浸泡 3～5 日后，过滤去渣，即成。【功用】滋补肝肾，清热明目。【主治】目眩、目昏、多泪等。【用法】口服：每次服 15～20ml，日服 2 次。【附记】引自《民间百病良方》。

·二地黄连酒·

【配方】生地黄 500g，熟地黄、荆芥、甘菊花、防风、黄连各 250g，甘草、香附、大枣、核桃、枸杞子各 120g，木香 30g，沉香 8g，白酒 5000ml。【制法】将上药细锉，置入酒坛内，加入白酒，密封浸泡 7 日后即成。【功用】滋肾养肝，补血祛风，解毒明目。【主治】肝肾阴虚或肝血亏虚所致的两目干涩，视物昏花，模糊不清及肝阳上亢之头晕目眩等症。【用法】口服：每次服 30ml，日服 2 次。【附记】引自《程氏医学笔记》。屡用效佳。本方是治疗肝肾阴血不足之两目干涩及高血压患者的理想药酒。

·精地三子酒·

【配方】黄精、熟地黄、枸杞子各 20g，菟丝子、沙苑子各 15g，白酒 500ml。【制法】将上药洗净晾干，共研为粗末，盛入纱布袋内，扎紧口，置入容器内，加入白酒，密封浸泡 30 日，每日摇动 1 次，30 日后过滤瓶装备用。【功用】补肾填精，养肝明目。【主治】肝肾不足所致的视力减退，头晕眼花，顶秃发白，失眠健忘。【用法】口服：每次服 25～30ml，每晚饭前服 1 次。【附记】引自《集验百病良方》。屡用有效。

·杞菊地冬酒·

【配方】枸杞子、甘菊花各20g，生地黄、天冬各15g，冰糖30g，白酒1000ml。【制法】将前4味捣碎，入布袋，置容器中，加入白酒和冰糖，密封，浸泡14日后，每日振摇数下，开封后加入凉开水400ml，滤过取汁，即成。【功用】滋补肝肾，明目止泪。【主治】肝肾阴虚、腰膝酸软、视物不清、头晕、耳鸣、迎风流泪等症。【用法】口服：每次服10～20ml，每日早、晚各服1次。【附记】引自《药酒汇编》。

·杞菊归地酒·

【配方】枸杞子、甘菊花各20g，当归、熟地黄各9g，白酒1000ml。【制法】将前4味洗净，晾干，切碎，入布袋，置容器中，加入白酒，密封，浸泡7日后，过滤去渣，即成。【功用】滋阴活血，清肝明目。【主治】阴血不足、肝脉失养所致的头晕目眩、视力减退、身倦力疲、多梦等症。【用法】口服：每次服10～15ml，日服2次。【附记】引自《药酒汇编》。

·鸡肝酒·

【配方】生雄鸡肝60g，白酒500ml。【制法】将鸡肝洗净，切碎，置容器中，加入白酒，密封，浸泡7日后，去渣，即成。【功用】补肝明目。【主治】目暗不明、产后血晕、贫血、体倦无力等。【用法】口服：每次随量服用，日服3次。【附记】引自《民间百病良方》。

耳　疾

·聪耳酒·

【配方】核桃仁60g，五味子40g，蜂蜜30g，白酒1000ml。【制法】将前2味捣碎，入布袋，置容器中，加入白酒，密封，每日振摇数

下，浸泡 10 日后，过滤去渣，加入蜂蜜，拌匀，即成。【功用】补肾聪耳。【主治】耳鸣、遗精等。【用法】口服：每次空腹服 20ml，日服 2 次。【附记】引自《药酒汇编》。

·龟地酒·

【配方】龟胶、枸杞子、生地黄各 60g，石决明、甘菊花各 30g，白酒 2000ml。【制法】将前 5 味共研为粗末，入布袋，置容器中，加入白酒，密封，浸泡 14 日后，过滤去渣，即成。【功用】滋肾阴，平肝阳，清热明目。【主治】头晕目眩、耳鸣、失眠、多梦、视物模糊、腰膝酸软、咽干、面热等症。【用法】口服：每次服 10～20ml，日服 2 次。【附记】引自《药酒汇编》。

·菖蒲酒(三)·

【配方】菖蒲、白术各 250g，白酒 1250ml。【制法】将前 2 味研为粗末，入布袋，置容器中，加入白酒，密封，浸泡 14 日后，过滤去渣，即成。【功用】化湿开窍，健脾养胃。【主治】早衰健忘、视力减退、耳鸣耳聋、便溏腹胀、食欲缺乏、心悸等症。【用法】口服：每次服 20～40ml，日服 3 次。【附记】引自《民间百病良方》。阴虚火旺者忌服。

·鹿龄集酒·

【配方】肉苁蓉 20g，人参、海马、鹿茸各 10g，熟地黄 15g，白酒 1000ml。【制法】将前 5 味(其中，人参、鹿茸共为粗末)一并置容器中，加入白酒，密封，浸泡 1 个月后即可取用。服后添酒，味薄即止。【功用】益气补血，补肾壮阳。【主治】肾阳虚所致的耳鸣、阳痿、不育症等。【用法】口服：每次服 10～15ml，日服 2 次。【附记】引自《药酒汇编》。感冒发热者忌服。

·地黄香杞酒·

【配方】熟地黄 125g，沉香（研末）2.5g，枸杞子 60g，高粱酒 1750ml。【制法】将前 3 味置容器中，加入高粱酒，密封，浸泡 10～15 日后，即可取用。【功用】补肝肾，益精血。【主治】肝肾阴亏或精血不足所引起的头昏目眩、目暗、多泪、面色无华、腰膝酸软、耳鸣耳聋、失眠多梦等症。【用法】口服：每晚临睡前服 15～30ml。【附记】引自《药酒汇编》。

·枸杞红参酒·

【配方】枸杞子 80g，熟地黄 60g，红参 15g，何首乌 50g，茯苓 20g，白酒 1000ml。【制法】将前 5 味共研为粗末，入布袋，置容器中，加入白酒，密封，隔日振摇 1 次，浸泡 14 日后，即可取用。酒尽添酒，味薄即止。【功用】补肝肾，益精血，补五脏，益寿延年。【主治】身体虚弱、阳痿、耳鸣、目花等症。【用法】口服：每次服 20ml，日服 2 次。【附记】引自《临床验方集》。

·四味秦椒酒·

【配方】秦椒、白芷、旋覆花各 60g，肉桂 25g，白酒 1000ml。【制法】先将秦椒（去目，并闭口者）微炒出汗，再将前 4 味捣碎，置容器中，加入白酒，密封，浸泡 5～7 日后，过滤去渣，即成。【功用】补肾温阳，祛风和血。【主治】肾虚耳鸣，咳逆喘急，头目昏痛。【用法】口服：每次空腹温服 10～20ml，日服 2 次。【附记】引自《百病中医药酒疗法》。

·磁石酒方·

【配方】磁石（捣碎，绵裹）15g，木通、菖蒲各 250g，白酒 1500ml。【制法】将前 3 味细锉，入布袋，置容器中，加入白酒，密封，浸泡 3～7 日后，即可取用。【功用】平肝潜阳，化湿开窍。【主

治】耳鸣，常如风水声。【用法】口服：每次服 15～30ml，日服 2 次。【附记】引自《圣济总录》。《本草纲目》方中 3 味药各等份，袋装酒浸，日饮，治肾虚耳聋。

·磁石浸酒方·

【配方】磁石（捣碎，用水淘去赤汁）150g，山茱萸 60g，木通、防风、山药、菖蒲、远志、天雄（炮）、蔓荆子、甘菊花、川芎、细辛、肉桂、干姜、白茯苓各 30g，熟地黄 90g，白酒 4500ml。【制法】将前 16 味细锉拌和，入布袋，置容器中，加入白酒，密封，浸泡 7 日后即可服用。酒尽添酒，味薄即止。【功用】益肝肾，平肝阳，散风热，化湿开窍。【主治】风邪入于脑，或入于耳，久而不散，经络壅塞，不能宣利，或作眩晕。【用法】口服：每次服 15～30ml，日服 3 次，或随量服用，以瘥为度。【附记】引自《普济方》。

·泡　酒·

【配方】小茴香 10g，鲜石菖蒲、九月菊、鲜木瓜、桑寄生各 20g，白酒 1500ml。【制法】将前 5 味捣碎，入布袋，置容器中，加入白酒，密封，浸泡 7 日后，过滤去渣，即成。【功用】清心，柔肝补肾，化湿开窍。【主治】肝肾虚损引起的眩晕、耳鸣、消化不良、行走无力等症。【用法】口服：每次温服 10～15ml，日服 2 次。【附记】引自《药酒汇编》。

·桑椹柠檬酒·

【配方】桑椹 1000g，柠檬 5 个，白糖 100g，米酒 1800ml。【制法】将前 2 味置容器中，加入米酒，密封，浸泡 10 日后加入白糖即成，浸泡时间越久，效越佳，用时去渣。【功用】滋阴液，养心脉。【主治】头晕、眼花、耳鸣、腰膝酸软等症。【用法】口服：每次服 50～100ml，日服 2 次。【附记】引自《民间百病良方》。

·怡神酒·

【配方】木香(研末)3g,糯米糖、绿豆(捣碎)各500g,白酒500ml。【制法】将前3味置容器中,加入白酒,密封,浸泡21日后,过滤去渣,即成。【功用】补精怡神。【主治】头晕耳鸣、视物昏花、精神不振、饮食减少、全身乏力等症。【用法】口服:每次服15～30ml,日服2次。【附记】引自《民间百病良方》。

·期颐酒·

【配方】当归、陈皮、金钗石斛、牛膝、枸杞子各120g,黑豆(炒香)、仙茅各250g,大枣500g,肉苁蓉、菟丝子、淫羊藿各180g,黄酒15L,好烧酒35L。【制法】将前11味捣为粗末,入布袋,置容器中,加入黄酒和白酒,密封,隔水加热1.5小时后,取出,埋入土中7日,取出即可服用。【功用】补肾阳,益精血,补脾养胃。【主治】年老肾阳不足、精血亏虚、腰膝无力、小便频数、耳鸣、视物昏花等症。【用法】口服:每次服15～30ml,日服3次,或适量饮用。【附记】引自《同寿录》。偏于阴虚体质者也可饮用。

·神仙固本酒·

【配方】牛膝240g,制何首乌180g,枸杞子120g,天冬、麦冬、生地黄、熟地黄、当归、人参各60g,肉桂30g,糯米20kg,酒曲适量。【制法】将前10味制为粗末,糯米蒸熟,待冷入药末、酒曲(研细),拌和均匀,置坛内封固,如常法酿酒。酒熟榨取酒液,即可饮用。【功用】补肝肾,益精血,温经通络。【主治】肾虚、腰膝酸软、耳鸣、目暗、须发早白、腰部有冷感等症。【用法】口服:每次服15～30ml,日服2次,或适量饮用。【附记】引自《东医宝鉴》。

·首乌酒(三)·

【配方】制何首乌、熟地黄各30g,当归15g,白酒1000ml。【制

法】将前 3 味切碎，入布袋，置容器中，加入白酒，密封，浸泡半个月后即可取用。【功用】补肝肾，益精血。【主治】肝肾不足、精血亏少引起的头晕、耳鸣、腰酸、须发早白等症。【用法】口服：每次服 10～15ml，日服 2 次。或取生草乌 60g，用 60％乙醇 200ml，浸泡 1 周后，取少许滴耳，每日 1 或 2 次，用治耳鸣，效佳。【附记】引自《山东中医杂志》。

·山萸苁蓉酒·

【配方】怀山药 25g，肉苁蓉 60g，五味子 35g，炒杜仲 40g，川牛膝、菟丝子、白茯苓、泽泻、熟地黄、山茱萸、巴戟天、远志各 30g，白酒 2000ml。【制法】将前 12 味捣碎，入布袋，置容器中，加入白酒，密封，浸泡 5～7 日后，过滤去渣，即成。【功用】滋补肝肾。【主治】肝肾亏损、头昏耳鸣、怔忡健忘、腰腿软弱、肢体不温等症。【用法】口服：每次空腹服 10～20ml，每日早、晚各服 1 次。【附记】引自《百病中医药酒疗法》。

·苍耳愈聋酒·

【配方】苍耳子、防风、黄芪、白茯苓、独活、牛蒡子（炒）、大生地各 30g，薏苡仁、木通各 20g，人参 15g，肉桂 12g，白酒 1000ml。【制法】将前 11 味捣碎，入布袋，置容器中，加入白酒，密封，浸泡 7 日后，过滤去渣，即成。【功用】散风热，益气补肾。【主治】肾间风热，骨痛，耳聋及肾中实邪。【用法】口服：每次服 10～30ml，日服 2 次。【附记】引自《圣济总录》。方名为编者拟加。

·牡荆酒·

【配方】牡荆子（微炒）250g，白酒 500ml。【制法】将牡荆子捣碎，置容器中，加入白酒，密封，浸泡 7 日后，过滤去渣，即成。【功用】利气，化痰，开窍。【主治】耳聋（气滞型）。【用法】口服：不拘时，随量饮之。虽久聋也效。【附记】引自《圣济总录》。

·益肾明目酒·

【配方】覆盆子 50g，巴戟天、肉苁蓉、远志、川牛膝、五味子、川续断各 35g，山茱萸 30g，白酒 1000ml。【制法】将前 8 味捣为粗末，入布袋，置容器中，加入白酒，密封，浸泡 7 日后开封，加入冷开水 1000ml，混匀，即得。【功用】益肝补肾，聪耳明目，养心，悦容颜。【主治】肝肾虚亏、耳聋目暗、腰腿酸困、神疲力衰、面容憔悴等症。【用法】口服：每次空腹温服 10～15ml，每日早、晚各服 1 次。【附记】引自《百病中医药酒疗法》。

·核桃滋肾酒·

【配方】核桃仁、胡桃仁各 25g，磁石、菖蒲各 20g，黄酒 1500ml。【制法】将前 4 味捣碎，置容器中，加入黄酒，密封，浸泡 15 日后，或隔水加热至沸，浸 1 宿。去渣，备用。【功用】益肾补脑。【主治】耳鸣、耳聋等症。【用法】口服：每次服 20ml，日服 2 次。【附记】引自《药酒汇编》。

·菖蒲桂心酒·

【配方】石菖蒲（米泔浸 1 宿，捣焙）2g，木通 1g，桂心、磁石各 15g，防风、羌活各 30g，白酒 500ml。【制法】将前 6 味捣碎，入布袋，置容器中，加入白酒，密封，浸泡 7 日后，去渣，备用。【功用】开窍祛风，纳气潜阳，安神。【主治】耳聋、耳鸣。【用法】口服：每次空腹温服 10ml，日服 2 次。【附记】引自《圣济总录》。

·益智酒·

【配方】人参 9g，猪板油 90g，白酒 1000ml。【制法】将猪板油（切碎）置锅内熬油，去渣，与人参（研末）同置容器中，加入白酒，密封，浸泡 21 日后，去渣，即成。【功用】开心益智，聪耳明目，润肌肤。【主治】记忆力减退，面色无华，耳聋眼花及内热疾病。【用法】

口服：每次服 15ml，日服 2 次。【附记】引自《民间百病良方》。忌食萝卜、葱、蒜等物。

·菖蒲浸酒方·

【配方】菖蒲（米泔浸 1 宿）10g，木通 60g，磁石（捣碎，水淘赤汁）150g，防风、桂心、牛膝各 90g，白酒 1000ml。【制法】将前 6 味捣碎，入布袋，置容器中，加入白酒，密封，浸泡 7 日后，过滤去渣，备用。【功用】开窍祛风，纳气潜阳，利湿安神。【主治】耳聋。【用法】口服：每次空腹服 10～15ml，日服 2 次。以瘥为度。【附记】引自《圣济总录》。

·蔓荆酒·

【配方】蔓荆子（微炒）100g，白酒 200ml。【制法】将蔓荆子捣碎，置容器中，加入白酒，密封，浸泡 7 日后，过滤去渣，即成。【功用】疏散风热，开窍通闭。【主治】耳聋，虽久聋亦瘥。【用法】口服：每次服 10～20ml，日服 2 次。【附记】引自《普济方》。

·磁石浸酒·

【配方】磁石 30g，熟地黄 9g，山茱萸、熟附片、苍耳子各 6g，肉桂、羌活、木通、防风、山药、菖蒲、远志、蔓荆子、川芎、细辛、白茯苓、干姜、甘菊花各 3g，米酒 1000ml。【制法】将前 18 味（磁石捣碎，用清水淘去赤汁）共为粗末，置容器中，加入米酒，密封，浸泡 15 日后，过滤去渣，即成。【功用】滋补肝肾，祛风通窍。【主治】肝肾不足，风热壅闭之耳鸣、耳聋。【用法】口服：每次服 15～30ml，日服 2 次。【附记】引自《药酒汇编》。

·补肝聪耳酒·

【配方】覆盆子 60g，巴戟天、肉苁蓉、远志、怀牛膝、五味子、川续断各 40g，山萸肉 35g，醇酒 1200ml。【制法】将上药共研为粗末，用白布袋盛装，扎紧口，置入酒坛内，加入醇酒，密封浸泡（春夏5日、秋冬7日），然后倒入冷开水1000ml，和匀备用。【功用】补益肝肾，聪耳明目。【主治】肝肾虚损所致的耳聋目昏，腰腿酸困，神疲力衰等症。【用法】口服：每次空腹温饮20ml，每日早、晚各服1次。【附记】引自《临床验方集》。屡用有效。

·百岁长寿酒·

【配方】麦冬、枸杞子、白术、党参、茯苓各50g，陈皮、当归、川芎、生地黄、熟地黄、枣皮各30g，羌活、五味子各20g，肉桂10g，大枣500g，白酒5000ml。【制法】将前15味捣碎或研为粗末，入布袋，置容器中，加入白酒，密封，隔水加热1.5小时，待温，开封后，再加入冰糖1000g后，再次密封，将容器埋入土中7日。取出，过滤去渣，即成。【功用】补五脏，调气血，聪耳明目。【主治】耳聋目昏、容颜憔悴、消瘦、早衰等症。【用法】口服：每次服10ml，日服3次。【附记】引自《中国当代中医名人志》。

·半夏消炎酒·

【配方】生半夏50g，白酒150ml。【制法】将生半夏晒干、研成细粉，置容器中，加入白酒，密封，浸泡24小时，取上清液，使用。【功用】燥湿，消肿。【主治】急、慢性中耳炎等。【用法】外用：先将患耳用生理盐水洗净，拭干，再滴入药酒数滴，每日滴1或2次。【附记】引自《民间百病良方》。

·黄柏酊·

【配方】川黄柏30g，40%乙醇150ml。【制法】将川黄柏切薄片，置容器中，加入40%乙醇（或以浸没药面为宜），密封，浸泡24小时，用滤纸过滤备用。【功用】消炎，止痛。【主治】化脓性中耳炎。【用法】外用：先将患耳用过氧化氢溶液擦洗干净，拭干，取黄柏酊少许滴入耳内，每日滴1或2次。【附记】引自《中药制剂汇编》。

·马钱冰片酒·

【配方】马钱子 5 个，冰片 0.3g，50 度白酒 100ml。【制法】将马钱子用温水浸润后，剥净表皮，切成薄片，冰片研末，一并投入白酒中，浸泡 15～20 日后即可取用。【功用】清热散郁火，芳香通诸窍，消肿止痛，防腐生肌。【主治】急、慢性化脓性中耳炎。【用法】外用：用时先将患耳拭净，滴入 2～4 滴，日滴 2 次。【附记】引自《浙江中医杂志》。屡用效佳。一般用药 5～7 日即可。

·黄冰酒·

【配方】川连 9g，冰片 0.5g，高粱酒 100ml。【制法】将川连拣净杂质，置瓶内，加入高粱酒浸泡 7 日，过滤后，再加入冰片即可使用。【功用】消炎通窍。【主治】化脓性中耳炎。【用法】外用：按常规滴入少许过氧化氢清洗并擦干耳道后，用已消毒的塑料眼药瓶吸药液滴入耳道，每日滴 2 次，每次 1～2 滴。【附记】引自《云南中医杂志》。本法用于单纯性中耳炎，一般连续用药 3～5 日即见效，用药后一般无不良反应，个别患儿稍有刺激感，但片刻即消失。

鼻　疾

·莱菔酒·

【配方】莱菔（干品研末）10g（或莱菔汁 100ml），白酒适量。【制法】莱菔末每 10g 用白酒 15ml；莱菔汁 100ml 加入白酒 50ml。各先煎白酒百沸，再入莱菔末或汁，再煎一二沸，即可。备用。【功用】止衄。【主治】口、鼻、耳皆出血不止，或单纯鼻出血。【用法】口服：1 次（或去渣）顿服。未效再服。【附记】引自《普济方》。

·地黄酒（三）·

【配方】生地黄 60g，黄酒（或白酒）500ml。【制法】将生地黄切成薄片，置容器中，加入黄酒（或白酒），密封，浸泡 7 日后，过滤去渣，即成。【功用】滋阴凉血，舒筋通络。【主治】肢体麻木、惊悸、劳损、吐血、鼻出血、妇女崩中、跌仆损伤等。【用法】口服：每于临睡前服 10～30ml。血证即时服，日服 3 次。【附记】引自《民间百病良方》。血证用黄酒浸为宜。

·黑山栀酒·

【配方】黑山栀 50g，三七末 3g，百草霜 15g，黄酒 300ml。【制法】将上药用黄酒煎至减半，去渣，备用。【功用】消炎，活血，止血。【主治】鼻出血。【用法】口服：每日 1 剂（重症 2 剂），分 2 或 3 次服。【附记】笔者经验方。忌食辛辣油炸食物。

·壶芦酒·

【配方】苦壶芦子（又名苦葫芦子）50g，白酒 100ml。【制法】将苦壶芦子研细，置容器中，加入白酒，密封，浸泡 3～7 日后，过滤去渣，即成。【功用】祛邪通窍。【主治】鼻塞，眼花疼痛，头晕。【用法】外用：少少滴患者鼻中，日滴 2 次。【附记】引自《医部全录》。

·芫花酊·

【配方】芫花根（干品）30g，75％乙醇 100ml。【制法】将芫花根研为粗末，置容器中，加入 75％乙醇，密封，浸泡 2 周后，去渣即成。【功用】消肿解毒，活血止痛。【主治】鼻炎。【用法】外用：用黄豆大小之干棉球蘸芫花酊，拧干，外裹薄层消毒干棉花，成一棉卷，塞入鼻腔内。棉卷之位置，以深塞为宜，过浅达不到治疗目的。对慢性鼻炎患者，可塞在鼻中隔与下甲之间，对副鼻窦炎患者，则塞中鼻道较好。若觉刺激黏膜有灼热感后，5～10 分钟取出，用温热生理盐水冲洗鼻腔。每日塞 1 次，每次持续 1～2 小时后取出或自行脱出。一般 5 次为 1 个疗程。【附记】引自《中药制剂汇编》。

·杏仁苍耳酒·

【配方】杏仁(去皮尖)15g,苍耳子、防风各10g,枣肉(大枣去皮核)150g,白蜜、生姜汁各75g,饴糖150g,白酒500ml。【制法】将上药置容器中,加入白酒,浸泡7日后即成,备用。【功用】宣通鼻窍,消肿止痛。【主治】鼻炎。【用法】口服:每次服50～100ml(1～2杯),日服2或3次。【附记】引自《集验百病良方》。屡用有效。

·滴鼻液·

【配方】黄芩、紫花地丁、生甘草各7.5g,麻黄碱15g,尼泊金1.5g,95%乙醇2000ml。【制法】将前3味加蒸馏水(每次3000ml)煮沸1小时后过滤,再加水煮沸半小时,两次滤液合并混合约4000ml,放置24小时将沉淀物除掉,然后调pH 6～7,用碳酸氢钠煮沸浓缩至1000ml左右,放冷后加95%乙醇再放置24小时后取出澄清液,减压回收乙醇至无醇味为止,然后加蒸馏水至3000ml,抽滤,取得澄清液。加尼泊金及麻黄碱,如有浑浊现象,可用滤纸再滤,即得红棕色的澄明液,分装,每瓶10ml。【功用】通气消肿。【主治】鼻塞,头闷,涕多不利。【用法】外用:滴鼻,每次滴1～2滴,日滴3次。【附记】引自《中药制剂汇编》。

·轻硫酒·

【配方】轻粉、硫黄各15g,生大黄、百部各50g,95%乙醇300ml。【制法】将上药共研细末,溶于95%乙醇中,每日摇荡1～2次,浸泡6～10日即可取用。【功用】清热解毒,凉血杀虫。【主治】酒渣鼻。【用法】外用:每日早、晚先用温开水洗净脸,擦干后,用毛笔蘸药液少许在皮损处涂抹3～5分钟。1个月为1个疗程。【附记】引自《陕西中医》。屡用效佳,一般用药1～2个疗程即可痊愈。

·麻黄酒(二)·

【配方】生麻黄节、生麻黄根各 80g，白酒 1500ml。【制法】先将上药切碎，然后用水冲洗干净，放入干净铝壶内，加入白酒，加盖，用武火煎 30 分钟后，置于阴凉处 3 小时，用纱布过滤，装瓶备用。【功用】温经，活络，消赤。【主治】酒渣鼻。【用法】口服：每日早、晚各服 25ml，10 日为 1 个疗程。【附记】引自《湖北中医杂志》。屡用效佳。一般用药 5～8 日见效，20～30 日即愈。

·蜂蛹酒·

【配方】蜂蛹 40 只，白酒 100ml。【制法】将蜂蛹投入白酒中浸泡 30 日后，即可取用。【功用】解毒通窍。【主治】慢性鼻窦炎。【用法】口服：每次服 20ml，日服 3 次，饭后服。20 日为 1 个疗程。【附记】引自《单方验方治百病》。屡用效佳。

·龙胆清热酒·

【配方】夏枯草、山栀、黄芩各 20g，苍耳子、白芷各 15g，鱼腥草、芦根、龙胆草各 30g，白酒 1500ml。【制法】将上药置容器内，加入白酒，密封浸泡 7 日后即成。【功用】清热解毒，消肿排脓，祛风通窍。【主治】鼻窦炎。【用法】口服：每次服 15ml，日服 2 次。【附记】引自《程氏医学笔记》。屡用有效。

咽喉疾病

·槐白皮酒·

【配方】槐白皮 30g，白酒 500ml。【制法】将槐白皮切碎，置容器中，加入白酒和清水 500ml，以文火煎至减半，去渣，备用。【功用】祛风利湿，消肿止痛。【主治】风邪外中、身体强直、肌肤不仁、热病口疮、牙疳、喉痹、肠风下血、阴痒等症。【用法】口服：每次温

服 20ml，日服 3 次。【附记】引自《民间百病良方》。

·丹砂酒方·

【配方】丹砂（研细）、桂心、绛矾各 3g，白酒适量。【制法】将前 3 味共研细末，以棉裹，用白酒少许（约 50ml）浸良久即成。【功用】消肿止痛，解郁利咽。【主治】急性喉痹。喉中觉有异物梗阻，伴胸憋闷，喜出长气。【用法】口服：含饮即瘥。【附记】引自《圣济总录》。

·牛蒡蝉蜕酒（二）·

【配方】牛蒡根 500g，蝉蜕 30g，黄酒 1500ml。【制法】将牛蒡根切碎与蝉蜕同置容器中，加入黄酒，密封，浸泡 5～7 日后，过滤去渣，即成。【功用】散风宣肺，清热解毒，利咽散结，透疹。【主治】咽喉肿痛，咳嗽，喉痒，吐痰不利，麻疹、风疹，疮痈肿痛。【用法】口服：每次服 10～20ml，日服 2 次。【附记】引自《药酒汇编》。凡脾胃虚寒腹泻者忌服。

·蜜膏酒（二）·

【配方】蜂蜜、饴糖各 250g，生姜汁、生百部汁各 125ml，枣肉泥、杏仁泥各 75g，橘皮末 60g。【制法】先将杏仁泥、生百部汁加水 1000ml，煎成 500ml，去渣，再加入余药（5 味），以文火熬成 1000ml 即得。【功用】疏风散寒，止咳平喘。【主治】肺气虚寒、风寒所伤、声音嘶哑、喘嗽及寒邪郁热等症。【用法】口服：每次取蜜膏 2 汤匙，用温酒（10～15ml）调服，日服 3 次。【附记】引自《备急千金要方》。

·柏子仁酒·

【配方】柏子仁（生研）、鸡屎白（炒）各 50g，生姜 25g，白酒 1000ml。【制法】将前 3 味捣细筛，共炒至令焦色，趁热投入白酒中，候凉去渣，备用。【功用】祛风解毒，养血安神。【主治】中风失音不语。【用法】口服：每次空腹服5～10ml，每日早、晚各服1次。【附记】引自《圣济总录》。

·桂枝酒（二）·

【配方】桂枝、川芎、独活、牛膝、山药、甘草各90g，制附子60g，防风、茯苓、天雄、茵芋、杜仲、白术、蒴藋根各120g，干姜150g，大枣40枚，踯躅、猪椒叶根皮各100g，白酒6000ml。【制法】将前18味细锉，置容器中，加入白酒，密封，浸泡7日后，过滤去渣，即成。【功用】温肝散寒，舒筋通络，祛风开窍。【主治】肝虚寒，猝然喑哑无声，踞坐不得，面目青黑，四肢软弱，遗溺便利，历节风所损。【用法】口服：初服40ml，渐加至50～60ml，日服2次，以瘥为度。【附记】引自《备急千金要方》。

·西洋参酒（二）·

【配方】西洋参60g，白酒1000ml。【制法】将西洋参切碎，置容器中，加入白酒，密封，每日振摇1次，浸泡14日后即可取用。酒尽添酒，味薄即止。【功用】益气养阴，生津止渴。【主治】少气口干、疲乏无力、声音嘶哑、肺虚久咳、咯血等症。【用法】口服：每次服15ml，日服2次。【附记】引自《药酒汇编》。体质虚寒者忌服。

·除鲠威灵仙酒·

【配方】威灵仙15g，陈酒30ml，砂糖6g。【制法】先用两大碗水将威灵仙煎数沸，去渣，加入陈酒、砂糖，再煎沸，放温即可服用。【功用】利咽除鲠。【主治】咽喉及食管异物梗阻。【用法】口服：将药酒一口漱涤，一口咽下，在30～60分钟服完。【附记】引自《实用中医外科学》。威灵仙为治骨鲠妙品，有人用本品水煎服，治疗骨鲠104例，日服1～2剂后，有90例顺利消失，14例无效。浸酒服，效果尤佳。

·艾蒿酒·

【配方】艾蒿1把(切),白酒15ml。【制法】将艾蒿用白酒和水15ml同煎至八分,去渣,备用。【功用】通利咽喉。【主治】鱼骨鲠在咽中。【用法】口服:上剂分2次温服。【附记】引自《民间百病良方》。

牙　病

·齿痛酒·

【配方】生地黄、独活各80g,细辛30g,白酒500ml。【制法】将前3味切碎,置容器中,加入白酒,密封,浸泡7日后,过滤去渣,即成。【功用】通络止痛。【主治】齿根松动疼痛。【用法】口服:适量含饮,痛止即停。【附记】引自《药酒汇编》。一方去细辛。

·蜂房酒·

【配方】露蜂房1只,白酒适量。【制法】将露蜂房煅烧存性,研末备用。【功用】驱风攻毒。【主治】风热牙龈红、肿,痛连及头面,喉痹肿痛,舌质红,苔黄,脉浮数。【用法】口服:每取药末0.5～1g以白酒少许调和含漱。痛未止再含漱。【附记】引自《民间百病良方》。

·山蜂酒·

【配方】山蜂窝(大者)1枚,麝香少许,白酒适量。【制法】将山蜂窝烧存性,与麝香同研末,用白酒调至稀糊状,密封7日后即可。【功用】解毒,活血,止痛。【主治】牙痛。【用法】外用:取酒含漱片刻,即吐,不可咽。【附记】引自《普济方》。

·独活酒(五)·

【配方】独活、莽草、细辛各 50g，制附子、防风各 25g，白酒 2000ml。【制法】将前 5 味共研细末，置容器中，加入白酒，煎至一半，去渣，备用。【功用】祛风散寒，通窍止痛。【主治】风寒牙痛，遇热则痛减。【用法】外用：趁温含漱冷吐，反复含漱，痛止即停。【附记】引自《普济方》。

·松香酒·

【配方】松香 50g，白酒 250ml。【制法】将松香研成粉，入白酒调匀，稍候即成。【功用】芳香止痛。【主治】牙痛不止。【用法】外用：用棉球蘸药酒咬在牙痛处。【附记】引自《民间百病良方》。

·牙痛酒·

【配方】生草乌 15g，一枝蒿、冰片各 10g，小木通 50g，白酒 500ml。【制法】将前 4 味共研粗粉，置容器中，加入白酒，密封，浸泡 7 日后，过滤去渣，即成。【功用】祛风散寒，除湿止痛。【主治】牙痛。【用法】外用：用药棉球蘸药酒塞入患牙处(咬住)，或外搽红肿疼痛处。痛止即停。【附记】引自《药酒汇编》。

·止痛药酒·

【配方】生川乌、生草乌、荜茇、白芷各 10g，细辛 5g，冰片 3g，白酒 250ml。【制法】将前 5 味捣碎，置容器中，加入白酒，密封，浸泡 10～14 日后，去渣取汁，加冰片，溶化，即成。【功用】消肿止痛。【主治】牙痛。【用法】外用：外涂牙根部。未止再涂。【附记】王家忠经验方。切忌口服。

·牙痛酊·

【配方】公丁香、荜茇各 150g，细辛、制川乌、制草乌各 100g，冰

片、薄荷脑各 20g，桂皮酊 200ml，90％乙醇适量。【制法】先将前 5 味共研粗末，用 60°C 温水 700ml 浸润后，抓成团，放置 24 小时，使之充分润湿，分次装入渗滤器，并均匀压平，向渗滤器内加入 90％乙醇适量，放置 30 日，收集渗滤液 1800ml，再将冰片、薄荷脑溶于渗滤液中，最多加入 200ml 桂皮酊，至全量为 2000ml，贮瓶备用，勿泄气。【功用】表浅性麻醉止痛。【主治】各种牙痛及手术拔牙止痛之用。【用法】外用：用棉签蘸药液，置于牙痛处，或用牙齿轻轻咬紧药签，约待 10 分钟，取出药签，牙痛即止，或用药液涂搽痛处亦可。【附记】引自《新中医》。

·四辛茶叶酊·

【配方】生石膏 45g，细辛、川芎各 3g，川椒、茶叶各 5g，75％乙醇 300ml。【制法】将前 5 味共研粗末，置容器中，加入 75％乙醇，密封，浸泡 1 周后，再置锅中隔水煮沸 30 分钟，过滤去渣，取汁待冷，贮瓶备用。【功用】消炎止痛。【主治】各类型牙痛。【用法】外用：取医用棉球多个，放入药酊中浸没。用时将钳子夹起一个棉球迅速放入牙痛处，令上下牙咬紧，再取 1 个棉球塞入患牙对侧之鼻孔内，双侧牙痛，任塞一鼻孔。痛止后 5～10 分钟去掉棉球即可。【附记】引自《新中医》。

·止痛酒·

【配方】生川乌、生草乌、高良姜、细辛、白芷各 3g，白酒 1000ml。【制法】将前 5 味共研末，置容器中，加入白酒，稍浸片刻煨热即成。【功用】镇静止痛。【主治】龋齿牙痛等。【用法】外用：取药酒含漱。再吐再含。【附记】引自《药酒汇编》。

·郁李酒·

【配方】郁李根、细辛、川椒各 15g，槐白皮、柳白皮各 30g，白酒适量。【制法】将前 5 味共研细末，备用。每取药末 30g，白酒

250ml，煎至一半，去渣，即成。【功用】消肿止痛。【主治】牙宣（齿龈肿痛，呼吸风冷，其痛愈甚，断槽肿赤）。【用法】外用：热漱（取酒含漱）冷吐。【附记】引自《普济方》。

·复方白茄根酊·

【配方】白茄根30g，川乌、草乌、天南星、半夏（4味均生用）、白胡椒各15g，95％乙醇250ml。【制法】将前6味洗净，晾干，切碎，置容器中，加入95％乙醇，密封，每日振摇1次，浸泡2周后，过滤去渣，取汁，贮瓶备用。【功用】局麻止痛。【主治】拔牙。【用法】外用：用棉签蘸药液涂搽患牙之齿龈处，随即分离牙周，再涂此药液，即刻拔牙。【附记】引自《中药制剂汇编》。

·麻醉酊·

【配方】细辛3g，荜茇9g，白芷6g，75％乙醇100ml。【制法】将前3味共研成粗末，置容器中，加入75％乙醇，充分振摇后，密封，浸泡24小时后，吸取上清液，备用。【功用】麻醉止痛。【主治】拔除松动牙齿的表面麻醉。【用法】外用：用棉签蘸药液少许，涂抹于要拔除牙齿的周围，稍等片刻，即拔牙。【附记】引自《北京市中草药制剂选编》。

·中药黏膜表面麻醉酊·

【配方】生川乌、生草乌、当归、荜茇、生半夏、洋金花、生南星各7.5g，川花椒、细辛各15g，蟾酥6g，鲜生蘑菇皮（用纱布包）150g，75％乙醇（按药量1∶1）。【制法】将前10味共研细粉，与蘑菇皮同置容器中，加入75％乙醇，密封，浸泡96小时后，过滤去渣，取滤液，贮瓶备用。【功用】麻醉止痛。【主治】拔牙。【用法】外用：将浸透此药液之棉球，敷贴于拔牙手术之牙龈表面3～5分钟，取出棉球，即可施术拔牙而不痛。【附记】引自《武汉新医药》。

·复方细辛酊·

【配方】细辛、入地金牛、花椒、九里香各等份，75%乙醇适量。【制法】将前 4 味捣碎，置容器中，隔水加热至沸，密封，浸泡 5～7 日后，过滤去渣，再加入蟾酥酊 35%，拌匀，即成，贮瓶备用。【功用】散风止痛。【主治】牙本质过敏症。【用法】外用：用棉球蘸药液少许，放置病痛处。2～3 日上药 1 次，直到症状消除为止。【附记】引自《新医学》。蟾酥酊：蟾酥 10g 浸入 75%乙醇 100ml，7～10 日后即可用。

·鸡蛋酒（二）·

【配方】鸡蛋 1 枚，白酒 100ml。【制法】将白酒倒入瓷碗内，用火点燃，立即把鸡蛋打入酒中，不搅动，不放任何调料，待火熄蛋熟，凉凉后即可服用。【功用】滋阴，止痛。【主治】牙周炎，属实热证更宜（症见牙龈红肿、口气热臭、便秘尿黄、舌红苔黄等）。【用法】口服：1 次服用，每日可服 2 次。【附记】引自《广西中医药》。用于治疗牙周炎，病轻者 1 次可效，病重者服 3 次也可治愈。治疗 167 例，治愈 159 例，无效 8 例，尤对实热证的牙周炎疗效好，屡用屡效。

口腔疾病

·半夏酒·

【配方】半夏 20 枚，白酒 1000ml。【制法】将半夏捣碎，加水 200ml 煎煮，再在水中浸泡片刻，趁热加入白酒，密封，浸泡 30 日后，过滤去渣，即成。【功用】燥湿，消肿，止痛。【主治】口腔黏膜炎症（口腔炎）、舌下腺囊肿（舌肿）及重舌等症。【用法】外用：取药液趁热含漱，冷时再吐，再含热酒，以瘥为度。本品亦可内服，每次服 10～15ml，日服 2 次。【附记】引自《药酒汇编》。

·竹叶酒(二)·

【配方】淡竹叶250g,米、曲适量。【制法】将竹叶煎汁,同曲、米如常法酿酒,酒熟压去糟渣,备用。【功用】清心利尿。【主治】小便赤涩热痛,心烦口渴,口舌生疮,舌质红,苔薄黄,脉浮数。【用法】口服:不拘时徐徐饮之,以愈为度。【附记】引自《百病中医药酒疗法》。

·金花酒·

【配方】黄柏90g,黄连15g,栀子30g,江米酒500ml。【制法】将上药用江米酒煎数百沸,去渣,备用。【功用】泻火燥湿,解毒杀虫。【主治】口舌生疮,牙龈出血。【用法】口服:不拘时,每次空腹服20ml。【附记】引自《景岳全书》。

·苦酒汤方·

【配方】半夏(清洗7遍,切)14枚,鸡子(去黄留白)1枚,苦酒100ml。【制法】将半夏、鸡蛋清于苦酒内,倒入杯中,置火上,隔水煮2沸,去渣,备用。【功用】祛痰散结,消肿利窍。【主治】伤寒少阴病,咽中生疮,语声不出。【用法】口服:少少含咽,以瘥为度。【附记】引自《圣济总录》。

第12章　防癌抗癌药酒

肝　　癌

·壁虎酒·

【配方】活壁虎5～10条，60度白酒500ml。【制法】将活壁虎置容器中，加入白酒，密封，浸泡7日后即可取用。酒尽添酒，味薄即止。【功用】散结止痛，攻毒杀虫。【主治】肝癌等。【用法】口服：每次服10ml，口服2或3次。【附记】引自《药酒汇编》。《陕甘宁青中草药选》谓本酒适用于食管癌、胃癌。余同上。

食　管　癌

·黄药子酒(二)·

【配方】黄药子500g，白酒1500ml。【制法】将黄药子洗净，捣碎，置容器中，加入白酒，密封，用糠火煨2小时左右，取出待冷，放冷水中浸7日后取出，过滤去渣，即成。【功用】软坚散结，凉血止血。【主治】食管癌、胃癌、子宫癌等。【用法】口服：每次服30ml，日服2次。【附记】引自《药酒汇编》。

·蜂房全蝎酒·

【配方】露蜂房、全蝎各20g，小慈姑、白僵蚕各25g，蟾蜍皮15g，白酒450ml。【制法】将前5味捣碎，置容器中，加入白酒，密封，浸泡7日后即可取用。酒尽添酒，味薄即止。【功用】攻毒，杀虫。【主治】食管癌、胃癌等。【用法】口服:每次空腹服 15ml,日服 3 次。【附记】引自《百病中医药酒疗法》。

·复方壁虎酒·

【配方】壁虎 50g(夏季可用活壁虎 10 条,其作用迅速,效果与干品相同),泽漆 100g,蟾皮、锡块各 50g,黄酒 1000ml。【制法】将前 4 味置容器中(禁用铝铁制品),加入黄酒,密封,每日振摇 2 次,浸泡 5～7 日后即可服用。酒尽添酒,味薄即止。【功用】攻毒杀虫,治噎膈。【主治】食管癌。【用法】口服:每次服 25ml,日服 3 次。饭前半小时服用。天冷时可温服。能进食后,每次再调服壁虎粉 2g 及蟾皮粉 1g。【附记】引自《北京中医史志》。

·麝香夜牛酒·

【配方】麝香 9g,夜明砂 60g,牛黄 3g,白酒适量(约 150ml)。【制法】将前 3 味置容器中,加入白酒浸泡。【功用】消炎散结,芳香止痛。【主治】食管癌疼痛。【用法】口服:适量饮用。【附记】引自《湖北科技》。

胃　　癌

·石蝉草酒·

【配方】石蝉草 250～500g,白酒 1000ml。【制法】将石蝉草洗净,切碎,入布袋,置容器中,加入白酒,密封,浸泡 10～15 日后,过滤去渣,即成。【功用】祛瘀散结,抗癌。【主治】胃癌、食管癌、肝癌、肺癌、乳腺癌等。【用法】口服:每次服 10ml,日服 3 次。【附记】引自《民间百病良方》。

·猕猴桃根酒·

【配方】猕猴桃根 250g,白酒 500ml。【制法】将猕猴桃根洗净,切成小段,置容器中,加入白酒,密封,浸泡 1 周后即可取用。【功用】解毒杀虫。【主治】消化道癌瘤。【用法】口服:每次服 15～30ml,日服 3 次。常服有效。【附记】引自《偏方大全》。孕妇及体弱者忌服。又开管酒,即用壁虎 7 条,白酒 500ml,密封浸泡。急性时隔水煮 2 小时,候凉后可用。一般浸泡 15 日后即成。用法同上,用于食管癌吞咽困难,不能进食。屡用有效。

肠　　癌

·抗癌药酒·

【配方】核桃青果、刺五加各 100g,白酒 500ml。【制法】将前 2 味捣碎,置容器中,加入白酒,密封,浸泡 20 日后,过滤去渣,即成。【功用】抗癌。【主治】肠癌等消化道癌症等。【用法】口服:每次服 10ml,日服 2 次。【附记】引自《药酒汇编》。

·海藻水蛭酒·

【配方】海藻 30g,水蛭 6g,黄酒适量。【制法】将前 2 味共研细末,备用。【功用】消肿除瘤。【主治】噎膈症、直肠癌等。【用法】口服:每取药末 2g,入黄酒 50ml 煮沸,待温,顿服。日服 2 次。【附记】引自《药酒汇编》。

肺　　癌

·一枝香酒·

【配方】一枝香 60g,石楠叶 30g,米酒 100ml。【制法】将上药用米酒煎煮取汁,备用。【功用】抗癌。【主治】早期肺癌等。【用法】口服:1 次顿服(温服),日服 2 剂。【附记】引自《药酒汇编》。晚期须慎用。

乳腺癌

·南瓜蒂酒·

【配方】南瓜蒂2个，黄酒100ml。【制法】将南瓜蒂烧炭存性研末，备用。【功用】清热，抗癌。【主治】乳腺癌。【用法】口服：上药1次用黄酒100ml送服。日服2剂。【附记】引自《民间百病良方》。

·鹿茸草酒·

【配方】鹿茸草15g，甜酒酿适量。【制法】将鹿茸草洗净，切碎，捣烂，绞取药汁，与甜酒酿等量混合，即成。【功用】清热解毒，祛风凉血。【主治】乳腺癌、乳痈等。【用法】口服：每服1剂，日服3次。【附记】引自《民间百病良方》。

·鲜橙酒·

【配方】鲜橙8个，米酒20ml。【制法】取鲜橙去皮绞汁，冲入米酒，即成。【功用】舒肝，行气，通血脉，止痛。【主治】乳腺癌伴有肿块者。【用法】口服：每次服1剂，日服2次。【附记】引自《民间百病良方》。

·八角莲酒·

【配方】八角莲、黄杜鹃各25g，紫背天葵50g，白酒500ml。【制法】将前3味洗净，切碎，入布袋，置容器中，加入白酒，密封，浸泡7日后，过滤去渣，即成。【功用】清热解毒，活血散瘀。【主治】乳腺癌等。【用法】口服：每次服15ml，日服2或3次。亦可用此药酒外涂搽患部。【附记】引自《药酒汇编》。

·海马蜈蚣酒·

【配方】海马、炙山甲各10g，蜈蚣6g，黄酒适量。【制法】将前

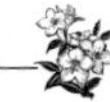

3 味共研细末，备用。【功用】抗癌。【主治】乳腺癌。【用法】口服：每取药末 3g 用黄酒 15ml 送服，日服 3 次。【附记】引自《药酒汇编》。晚期须慎用。

·三橘酒·

【配方】青橘叶、青橘皮、橘核各 15g，白酒 250ml。【制法】将前 3 味切碎，置容器中，加入水及黄酒，煎至 200ml，过滤去渣，即成。【功用】开郁散结，通络消肿。【主治】乳腺癌初期，乳房结核。【用法】口服：每日 1 剂，分 2 次温服。【附记】引自《药酒汇编》。

·大贝母酒·

【配方】大贝母、核桃仁、连翘、金银花各 9g，黄酒 100ml。【制法】将前 4 味捣碎，置砂锅内，加入水及黄酒，煎服。【功用】抗癌。【主治】乳腺癌。【用法】口服：每服 1 剂，日服 2 次。【附记】引自《药酒汇编》。

·蟹壳酒(二)·

【配方】生蟹壳数十枚，黄酒适量。【制法】将生蟹壳置瓦上焙干研细末，备用。【功用】破瘀消积。【主治】乳腺癌。【用法】口服：每取药末 2g 用黄酒 30ml 送服，日服 2 或 3 次。【附记】引自《民间百病良方》。

子宫颈癌

·秤砣梨酒·

【配方】秤砣梨 30～60g，白酒 500ml。【制法】将梨洗净，捣碎，置容器中，加入白酒，密封，浸泡 15～20 日后，过滤去渣，即成。【功用】清热解毒，祛风活血。【主治】子宫颈癌、子宫肿瘤等。【用法】口服：每次服 10ml，日服 2 次。【附记】引自《民间百病良方》。

阴　茎　癌

·蟾蜍酒(一)·

【配方】活蟾蜍 5 只,黄酒 500ml。【制法】将蟾蜍置容器中,加入黄酒,隔水蒸煮 1 小时,去蟾蜍取酒,冷藏备用。【功用】解毒,止痛,消肿。【主治】阴茎癌,肿痛明显者。【用法】口服:每次服 10ml,日服 3 次。【附记】引自《民间百病良方》。

甲状腺癌

·消瘿抗癌酒·

【配方】黄药子、海藻、昆布各 250g,贝母 200g,米酒(自酿)1000ml。【制法】将前 4 味捣碎,入布袋,置瓦坛中,加入米酒,密封,以热木灰火煨酒坛 24 小时,取出,待冷,即可取用。【功用】软坚散结,消瘿解毒。【主治】甲状腺癌、诸恶疮及癌肿等症。【用法】口服:不拘时徐徐饮用,常令有酒气相续为妙。【附记】引自《药酒汇编》。凡肝炎患者慎用。

癌　　痛

·香蓼子酒·

【配方】蓼子(水红花子)60g,麝香 1.5g,阿魏、急性子、大黄各 15g,甘遂 9g,巴豆 10 粒,白酒 500ml。【制法】将前 7 味捣碎,同白酒一起纳入猪膀胱内,扎口,7 日后即可外用。【功用】活血化瘀,散结止痛。【主治】癌瘤疼痛剧烈之时。【用法】外用:外敷痛处,痛止停药。【附记】引自《癌瘤中医防治研究》。

·止痛搽剂·

【配方】硼砂 10g，枯矾 15g，冰片 45g，95%乙醇 500ml。【制法】先将冰片溶化于乙醇内，后再投入硼砂、枯矾，混合后即可外用（放置时间越久则效果越好）。【功用】理气，通瘀，止痛。【主治】晚期癌瘤疼痛。【用法】外用：在癌瘤引起之疼痛部位搽用。每日应用次数视病情而定。【附记】引自《千家妙方·下》。应用于食管癌、胃癌、胰腺癌等癌瘤的止痛效果较满意，一般搽用一次可止痛 6～8 小时，晚期病人则可止痛 2～3 小时。肺癌、肝癌等癌瘤引起的疼痛，止痛效果较差。

·冰砂酊·

【配方】朱砂、乳香、没药各 15g，冰片 30g，米制白酒 500ml。【制法】将前 4 味共研细末，置容器中，加入白酒，密封，浸泡 2 日后，经沉淀后，每取少量澄清液装于小瓶内，备用。【功用】拔毒消肿，通络止痛。【主治】癌肿疼痛。【用法】外用：用消毒棉签或毛笔蘸药液外搽疼痛处皮肤上，待干后，再重复搽 3 或 4 遍即可。【附记】引自《新中医》。外治 21 例（其中，肝癌 10 例、肺癌 5 例、胃癌 4 例、鼻咽癌 2 例）均收到满意效果。一般用药 10～15 分钟疼痛消失或明显缓解。止痛持续时间为 2～4 小时，个别更长。如复痛，再搽，效果同样。

·冰片酒·

【配方】冰片 30g，白酒 500ml。【制法】将冰片与白酒共置入容器中，混合溶解后即可取用。【功用】通窍止痛。【主治】晚期癌症的疼痛。【用法】外用：将溶液涂搽于癌症放射疼痛剧烈处。开始用药时，每日可搽 10 次以上，以后随着疼痛减轻，搽的次数亦随着减少。【附记】引自《实用药物手册》。验之临床，确有缓解晚期癌症病人疼痛的效果。伤口溃烂处禁用。

白　血　病

·鳗鱼酒·

【配方】鳗鱼约500g，黄酒500ml。【制法】将鳗鱼去内脏，洗净，置砂锅中，加入水及黄酒，用文火炖至熟烂，加少许食盐，即成。【功用】补虚损，活血止血。【主治】白血病便血，兼消瘦、低热等。【用法】口服：蘸醋随量食用。【附记】引自《民间百病良方》。

·紫杉酒·

【配方】紫杉茎皮1000g，黄酒2500ml。【制法】将紫杉茎皮洗净，切碎，置容器中，加入黄酒，密封，浸泡7日后，过滤去渣，即成。【功用】抗癌。【主治】白血病和一切肿瘤。【用法】口服：每次服10ml，日服2次。【附记】引自《民间百病良方》。

·蟾蜍酒（二）·

【配方】蟾蜍（每只125g）15只（去内脏洗净），黄酒1500ml。【制法】将蟾蜍、黄酒共放入瓷罐内封闭，然后隔水蒸煮2小时，滤出药液备用。【功用】解毒抗瘤。【主治】各型白血病。【用法】口服：成人每日服3次，每次服15～30ml，饭后服，儿童用量酌减。连续服药直到症状完全缓解，其后维持治疗，服药半个月，间歇半个月。【附记】引自《辽宁中医杂志》。用药期间除配合抗感染和支持疗法外，可不用其他抗白血病药物。

血　管　瘤

·血管瘤搽剂·

【配方】太子参、黄芩、赤芍、毛慈姑、金银花、五倍子、白及、苦参、花椒、七叶一枝花各6g，白芥子、桃仁、红花、大戟、硼砂、辰砂、

芫花、蛇床子、苍耳子、木鳖子(去毛)各 3g,冰片 1.5g,麝香 0.3g,大黄 4.5g,胆矾 1g,羊儿草、独一味各 9g,马齿苋 12g,白酒 350ml。【制法】将前 27 味共研为粗末,置容器中,加入白酒,密封,浸泡 3 日后即可取用。【功用】抑菌解毒。【主治】血管瘤、静脉曲张、手指肿等。【用法】外用:外搽患处,每日早、晚各搽 1 次。【附记】引自《四川中草药通讯》。临床屡用,均有较好疗效。

下篇　保健美容药酒

第13章　补益药酒

益　气　类

盖人体五脏六腑之气，为肺所主，来自中焦脾胃水谷之精气，由上焦宣发，输布全身，所以气虚多责之于肺、脾二脏。故补气药酒是为肺、脾气虚病症而设。适用于久病体虚、劳累、老年体弱等因素引起的脏腑组织功能减退所表现的证候。常见的主要表现为神疲乏力、声低（少气）、懒言、头晕、目眩、面色淡白、自汗怕风、大便滑泄，活动时诸症加剧，舌淡苔白，脉虚或虚大无力等。常用药酒如下。

·人参酒·

【配方】①人参30g，白酒500ml；②人参500g，糯米500g，酒曲适量。【制法】①冷浸法：即将人参入白酒内，加盖密封，置阴凉处，浸泡7日后即可服用。酒尽添酒，味薄即止；②酿酒法：即将人参研末，米煮半熟，沥干，曲研细末，合一处拌匀，入坛内密封，周围用

棉花或稻草保温，令其发酵，10日后启封，即可启用。【功用】补中益气，通治诸虚。【主治】面色萎黄、神疲乏力、气短懒言、音低、久病气虚、心慌、自汗、食欲缺乏、易感冒等症。【用法】口服：每次服20ml，每日早、晚各服1次。【附记】引自《本草纲目》。酒服尽，参可食之。临床证明，本药酒还可用于治疗脾虚泄泻、气喘、失眠多梦、惊悸、健忘等症，效果亦佳。

·双参酒(一)·

【配方】党参40g，人参10g，白酒500ml。【制法】将前2味切成小段(或不切)，置容器中，加入白酒，密封，浸泡7日后，即可服用。【功用】健脾益气。【主治】脾胃虚弱、食欲缺乏、体倦乏力、肺虚气喘、血虚萎黄、津液不足等症。可用于治疗慢性贫血、白血病、佝偻病等及老年体虚者可经常服用。【用法】口服：每次空腹服10～15ml，每日早、晚各服1次。须坚持常服。【附记】引自《药酒汇编》。党参应选用老条党参为好。本方去人参，名党参酒，但疗效不如本方优。

·人参茯苓酒·

【配方】人参、生地黄、白茯苓、白术、白芍、当归、红曲面各30g，川芎15g，龙眼肉120g，白酒2000ml，冰糖250g。【制法】将前9味共研为粗末，入布袋，置容器中，加入白酒，密封，浸泡4～7日后，过滤去渣，取药液，加入冰糖，溶化后即可饮用。【功用】气血双补，健脾养胃。【主治】气血亏损，脾胃虚弱，形体消瘦，面色萎黄。【用法】口服：每次服15～30ml，日服2或3次，或适量徐徐饮之，不拘时。【附记】引自《百病中医药酒疗法》。

·大黄芪酒·

【配方】黄芪、桂心、巴戟天、石斛、泽泻、茯苓、柏子仁、干姜、蜀椒各90g，防风、独活、人参各60g，天雄(制)、芍药、附子(制)、乌头

(制)、茵芋、制半夏、细辛、白术、黄芩、瓜蒌根、山茱萸各30g,白酒4500ml。【制法】将前23味共制为粗末,入布袋,置容器中,加入白酒,密封,浸泡3～7日后即可取用。【功用】益气助阳,健脾利湿,温经通络。【主治】内极虚寒为脾风。阴动伤寒,体重怠惰,四肢不欲举,关节疼痛,不欲饮食,虚极所致。【用法】口服:初服30ml,渐渐增加,日服2次。【附记】引自《备急千金要方》。《外台秘要》方中防风、独活、人参各为30g,余同上。忌食猪肉、桃、李、雀肉、生菜、生葱、炸物。

·百益长春酒·

【配方】党参、生地黄、茯苓各90g,白术、白芍、当归、红曲各60g,川芎30g,木樨花500g,龙眼肉240g,高粱酒1500ml,冰糖1500g。【制法】将前10味共研为粗末,入布袋,置容器中,加入高粱酒,密封,浸泡5～7日后,滤取澄清酒液,加入冰糖,溶化即成。【功用】健脾益气,益精血,通经络。【主治】气血不足、心脾两虚之气少乏力、食少脘满、睡眠欠安、面色无华等症。气虚血弱,筋脉失于濡养,肢体运动不遂者亦可服用。【用法】口服:每次服25～50ml,日服2或3次,或视个人酒量大小适量饮用。【附记】引自《中国医学大辞典》。

·长生固本酒·

【配方】人参、枸杞子、淮山药、辽五味子、天冬、麦冬、怀生地黄、怀熟地黄各60g,白酒1500ml。【制法】将前8味切碎,入布袋,置容器中,加入白酒,密封,置入锅中,隔水加热约半小时,取出,埋入土中数日以出火毒,取出,静置后,即可取用。【功用】益气滋阴。【主治】气阴两虚所致的四肢无力、易于疲劳、腰酸腿软、心烦口干、心悸多梦、头眩、须发早白等症。【用法】口服:每次服10ml,每日早、晚各服1次。【附记】引自《寿世保元》。凡体质偏气阴不足者,无明显症状亦可服用此酒,有保健养生之作用。

·长春酒·

【配方】炙黄芪、人参、白术、白茯苓、当归、川芎、姜半夏、熟地黄、肉桂、橘红、制南星、白芍、姜厚朴、砂仁、草果仁、青皮、槟榔、苍术、丁香、木香、沉香、白豆蔻、藿香、木瓜、五味子、石斛、杜仲、薏苡仁、枇杷叶、炒神曲、炙桑白皮、炒麦芽、炙甘草各 9g，白酒 200L。【制法】将前 33 味如常法炮制加工后，各按净量称准，混匀，等分为 20 包。每用 1 包，入布袋，置容器中，加入白酒 10kg，密封，浸泡 3～10 日(按季节气温酌定)，即可服用。【功用】益气养血，理气化痰，健脾和胃。【主治】气血不足，痰湿内盛，饮食不消所致的气短乏力、面色少华、食欲缺乏、胸闷痰多、呕逆、腹胀等症。【用法】口服：每日清晨服用 10ml。【附记】引自《寿世保元》。无明显症状、素体气血虚弱、湿盛而偏寒的人可常服此酒。阴虚而有燥热表现者忌服。

·扶衰仙凤酒·

【配方】肥母鸡 1 只，大枣 200g，生姜 20g，白酒 2500ml。【制法】将鸡褪去毛，开肚去肠，清洗干净，切成数小块；将生姜切薄片；大枣去核。然后将鸡、姜、枣置于瓦锅内，将白酒全部倒入，用泥封固坛口。另用一大铁锅，倒入水，以能浸瓦坛一半为度。将药坛放入锅中，盖上锅盖。置火上，先用武火煮沸，后用文火煮约 2 小时，即取出药液，放凉水中拔出火毒，药酒即成，备用。【功用】补虚，健身，益寿。【主治】劳伤虚损、瘦弱无力、女子赤白带下等症。【用法】口服：每次用时，将鸡、姜、枣和酒随意食之，每日早、晚各服 1 次。【附记】引自《万病回春》。

·万全药酒·

【配方】当归、白术、远志、云茯苓各 90g，紫草、白芍各 60g，生黄芪 120g，川芎、甘草各 45g，生地黄、核桃仁、小红枣、龙眼肉、枸杞子、潞党参各150g，黄精、五加皮各210g，破故纸30g，白酒10L，白糖、蜂蜜各1500g。【制法】将前18味用水煎2次，共取浓汁1000ml，加入白酒、白糖和蜂蜜，拌匀，即成，贮瓶备用。【功用】益气健脾，温肾柔肝，活血通络。【主治】气血虚弱、肾阳不足所致的虚弱病症，如气短乏力、面色无华、食欲缺乏、头晕心悸、腰膝酸软无力等症。平素气血不足，偏于虚寒者，如无明显症状，也可饮用。【用法】口服：每次服30～50ml，日服2或3次，或不拘时，适量饮用。【附记】引自《元会医镜》。

·八珍酒(二)·

【配方】炒白术、全当归各90g，人参、南芎各30g，白茯苓、白芍各60g，炙甘草45g，五加皮240g，小肥红枣、生地黄、核桃肉各120g，糯米酒20kg。【制法】将前11味切薄片，入布袋，置容器中，加入白糯米酒，密封，隔水加热约1小时后，取出，埋入土中5日以出火毒，取出静置21日后，过滤去渣，即可服用。【功用】气血双补，健脾利湿。【主治】食少乏力、易于疲劳、面色少华、头眩气短、月经量少色淡、腰膝酸软等症。【用法】口服：每次温服10～20ml，日服3次。【附记】引自《万病回春》。如见热象，如口干、心烦、口舌生疮、舌赤者，不宜饮用此药酒。

·十全大补酒·

【配方】党参、炒白术、炒白芍、炙黄芪、白茯苓各80g，当归、熟地黄各120g，炙甘草、川芎各40g，肉桂20g，白酒1720ml，蔗糖172g。【制法】将前10味粉碎成粗粉，用白酒浸渍48小时后，按渗滤法，以每分钟1～3ml的速度缓缓渗滤，收集滤液，加入蔗糖，搅匀，静置，滤过，即成。【功用】温补气血。【主治】气血两虚、面色苍白、气短心悸、头晕自汗、体倦乏力、四肢不温、月经量多等症。【用法】口服：每次服15～30ml，日服2次。【附记】引自《药酒汇编》。《张八卦外科新编》十全大补酒，方中炙甘草、肉桂各用30g，余药

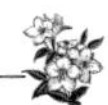

各用 80g，白酒 1500ml，去蔗糖。余同上。同治气血双虚，而偏于阳虚有寒的多种病症，如气血虚弱所致的食少乏力、头晕、心悸、妇女崩漏、疮疡溃而不敛、脓水清稀等症。凡外感风寒、风热、阴虚阳亢者不宜服用此酒。

·参芪酒(一)·

【配方】黄芪、党参各 30g，怀山药、茯苓、扁豆、白术、甘草各 20g，大枣 15 枚，白酒 1500ml。【制法】将前 8 味共研粗末，入布袋，置容器中，加入白酒，密封，置阴凉干燥处，浸泡 14 日，过滤去渣，贮瓶备用。【功用】益气健脾、兼补血。【主治】气虚乏力、不思饮食、面黄肌瘦、血虚萎黄等症。【用法】口服：每次温服 10～20ml，每日早、晚各服 1 次。【附记】引自《药酒汇编》。

·参桂酒(一)·

【配方】人参 15g，肉桂 3g，低度白酒 1000ml。【制法】将前 2 味置容器中，加入白酒，密封，浸泡 7 日后即可取用。酒尽添酒，味薄即止。【功用】补气益虚，温经通脉。【主治】中气不足、手足麻木、面黄肌瘦、精神萎靡等症。【用法】口服：每次服 30～50ml，每日早、晚各服 1 次。【附记】引自《民间百病良方》。临床屡用，证明对肺脾气虚、阳虚身冷、便溏泄泻、纳呆神疲、肢软无力、手足麻木、腰膝冷痛等症有较好疗效；对脾肾阳虚的大便溏泄和常感身倦疲惫、昏昏欲眠者疗效亦颇佳。

·乌鸡参归酒(二)·

【配方】嫩乌鸡 1 只，党参、当归各 60g，白酒 1000ml。【制法】将乌鸡褪毛，去肠杂等；再将参、归洗净，切碎，纳入鸡腔内，用白酒和水 1000ml，煎煮鸡和参、归，约煮至汤余半，取出鸡，贮药酒备用。【功用】补虚养身。【主治】虚劳体弱羸瘦、气短乏力、脾肺俱虚、精神倦怠等症。【用法】口服：每次服 50～100ml，兼食鸡肉，每日早、晚各服 1 次。【附记】引自《民间百病良方》。

·三圣酒(一)·

【配方】人参、怀山药、白术各 20g，白酒 500ml。【制法】将前 3 味加工使碎，入布袋，置砂锅内，加入白酒，盖好，放文火上煮沸，待冷，加盖密封，置阴凉处，3 日后开封，悬起药袋沥尽，再用细纱布过滤 1 遍，贮瓶备用。【功用】大补元气，生津止渴，健脾和胃。【主治】体虚气弱、面黄肌瘦、气短、心慌、食欲缺乏等症。【用法】口服：每次空腹温服 10～20ml，每日早、中、晚各服 1 次。【附记】引自《圣济总录》。凡属禀赋不足，或老年气虚而致脾胃虚弱者可常饮服。不善饮酒者，可用黄酒热敷。阴虚火旺者，慎服。

·龙眼酒·

【配方】龙眼肉 200g，白酒 600ml。【制法】将龙眼肉置容器中，加入白酒，密封，浸泡 15 日后即可取用。【功用】益气血，补心血，安神益智。【主治】思虑过度，劳伤心脾引起的惊悸、失眠、健忘、食少、体倦及虚劳衰弱的气血不足证。【用法】口服：每次服 10～20ml，日服 2 次。【附记】引自《民间百病良方》。

·术苓忍冬酒·

【配方】白术、白茯苓、甘菊花各 60g，忍冬叶 40g，白酒 1500ml。【制法】将前 4 味共为粗末，入布袋，置容器中，加入白酒，密封，浸泡 7 日后，开封，再添加冷开水 1000ml，备用。【功用】健脾燥湿，清热平肝。【主治】脾虚湿盛、脘腹痞满、心悸、目眩、腰腿沉重等症。【用法】口服：每次空腹温服 20～40ml，日服 2 次。【附记】引自《百病中医药酒疗法》。

·人参百岁酒·

【配方】红参 1g，熟地黄 9g，玉竹、何首乌各 15g，红花、炙甘草

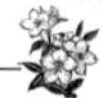

各 3g,麦冬 6g,上好白酒及蔗糖适量。【制法】将上药用上好白酒 1072ml 作为溶剂,置坛内密封,浸渍 2 日以上,按每分钟 1～3ml 的速度渗滤。然后渗滤液与压榨得到的药液合并,加入蔗糖 100g,搅拌溶解后,静置滤过,贮瓶备用。【功用】补养气血,乌须黑发,宁神生津。【主治】头晕目眩,耳鸣健忘,心悸不宁,失眠多梦,气短汗出,面色苍白,舌淡脉细弱。【用法】口服:每次服 15～30ml,日服 2 次。【附记】引自《浙江省药品标准》。高血压患者及孕妇慎饮此药酒。感冒时暂停饮服。

·人参天麻药酒·

【配方】天麻、川牛膝各 210g,黄芪 175g,穿山龙 700g,红花 28g,人参 40g,50 度白酒 10L,蔗糖 850g。【制法】将前 6 味酌予碎断,置容器中,加入白酒,密封,浸泡 30～40 日后取出浸液,去渣压榨,合并滤液,加蔗糖,搅拌溶解,密封,静置 15 日以上,滤过,分装,备用。【功用】益气活血,舒筋止痛。【主治】气血不足、关节痛、腰腿痛、四肢麻木等。【用法】口服:每次服 30ml,日服 2 次。【附记】引自《药酒汇编》。孕妇忌服。

·人参天麻酒·

【配方】人参、牛膝、天麻各 15g,炙黄芪 30g,白酒 1000ml。【制法】将上药共研为粗末,用纱布袋装,扎口,白酒浸泡 14 日后取出药袋,压榨取液。将榨取液与药酒混合,静置,过滤后装瓶备用。【功用】补气健脾,舒筋活络。【主治】气虚血少,肢体麻木,筋脉拘挛或病后体虚。【用法】口服:每次服 10ml,日服 2 或 3 次。【附记】引自《临床验方集》。如伴有风湿痹痛者,配方中酌加羌活、独活、桂枝各 10～15g。

·人参地黄酒·

【配方】人参 15g,熟地黄 60g,蜂蜜 100g,白酒 1000ml。【制

法】将人参、熟地黄切成薄片，一同置入干净容器中，入白酒浸泡，容器密封，14 日后开封。开封后过滤去药渣，再加蜂蜜，搅拌均匀，静置，过滤，装瓶备用。【功用】气血双补，扶羸益智。【主治】气血不足，面色无华，头晕目眩，神疲气短，心悸失眠，记忆力减退。【用法】口服：每次服 15ml，日服 2 次。【附记】引自《景岳全书》。

·人参首乌酒·

【配方】人参 30g，制首乌 60g，白酒 500ml。【制法】将上药切碎，共为粗末，装纱布袋中，扎口，置干净容器中，白酒浸泡。14 日后过滤去渣取液，装瓶备用。【功用】补气养血，益肾填精。【主治】眩晕耳鸣，健忘心悸，神疲倦怠，失眠多梦，低血压，神经衰弱，脑动脉硬化等病而见有上述症状者均可用之。【用法】口服：每次服 10ml，日服 3 次。【附记】引自《临床验方集》。方中人参，一般偏阳虚者用红参，偏阴虚者用生晒参，则效果更好。

·人参大补酒(二)·

【配方】红参、茯苓各 15g，蜜炙黄芪、玉竹各 30g，炒白术、炙甘草各 10g，白酒 1000ml。【制法】将上药共研为粗末，用纱布袋装，扎口，置容器中，白酒浸泡。14 日后取出药袋，压榨取液。将榨取液与药酒混合，静置，过滤，装瓶备用。【功用】补气健脾。【主治】脾胃虚弱，精神疲倦，食欲缺乏，腹泻便溏。【用法】口服：每次服 10～15ml，日服 2 或 3 次。【附记】引自《临床验方集》。

·金樱子酒·

【配方】金樱子 300g，何首乌 120g，巴戟天、黄芪各 90g，党参、杜仲、鹿筋、黄精各 60g，枸杞子、菟丝子各 30g，蛤蚧 1 对，三花酒 5000ml。【制法】将上药加工成小块后，与白酒共置入容器中，密封浸泡 15 日后即可取用。【功用】补肾固精，益气养血。【主治】气血两亏，素体羸弱，头晕目眩，倦怠乏力，遗精，早泄，小便频数而清

长和遗尿等症状者。【用法】口服：每次服20～30ml，每日早、晚各服1次。【附记】引自《常用养身中药》。有外感发热者勿服。

·参桂养荣酒·

【配方】生晒参10g，糖参、党参、枸杞子、龙眼肉各30g，炒白术、川芎各15g，白酒、黄酒各500ml。【制法】将上药共研为粗末，用纱布袋装，扎口，置容器中，与白酒、黄酒混合后浸泡。14日后取出药袋，压榨取液，将榨取液与药酒混合，静置，过滤后装瓶备用。【功用】补气养血，健脾安神。【主治】气血不足，疲劳过度，身体虚弱，病后失调，食欲缺乏，虚烦失眠。【用法】口服：每次服20～30ml，日服2次。【附记】引自《临床验方集》。

·参杞补酒·

【配方】人参15g，枸杞子、熟地黄各30g，白酒500ml。【制法】将上药共研为粗末，用纱布袋装，扎口，置容器中，入白酒浸泡。7日后取出药袋，压榨取液。将榨取液与药酒混合，静置，过滤后即可服用。【功用】补气养血。【主治】气血不足，腰膝酸软，四肢无力，或视物模糊，头晕目眩。【用法】口服：每次服20ml，日服2次。【附记】引自《民间百病良方》。

·参味强身酒·

【配方】红参、五味子各15g，白芍、熟地黄各30g，川芎20g，白酒1000ml。【制法】将上药共研为粗末，用纱布袋装，扎口，置于容器中，入白酒浸泡。14日后取出药袋，压榨取液。将榨取液与药酒混合，静置，过滤后即可服用。【功用】益气养血，强身健脑。【主治】气血不足，面色无华，头晕目眩，健忘不寐，心悸气短，自汗恶风。【用法】口服：每次服15～20ml，日服2次。【附记】引自《民间百病良方》。感冒期间停用。

·参枣酒·

【配方】生晒参 30g，大枣 100g，蜂蜜 200g，白酒 1000ml。【制法】将生晒参切成薄片，大枣洗净，晾干剖开去核，将二药置干净容器内，入白酒浸泡，密闭容器。14 日后开启，滤去药渣后，在滤液内加蜂蜜，调和均匀，装瓶密闭备用。过滤后的药渣可放原容器内，加少许白酒继续浸泡待用。【功用】补中益气，养血安神。【主治】精神倦怠，面色萎黄，食欲缺乏，心悸气短，遇事善忘，失眠多梦，舌淡脉弱。【用法】口服：每日早、晚空腹各服 1 次，每次服 10～20ml。大枣、参片可随意食用。【附记】引自《民间百病良方》。感冒时暂不服用。

·福禄补酒·

【配方】红参、红花、鹿茸各 10g，炙黄芪、桑寄生、女贞子、金樱子、锁阳、淫羊藿各 15g，玉竹、炒薏苡仁各 30g，炙甘草 6g，白酒 1500ml。【制法】将上药共研为粗末，用纱布袋装，扎口，置容器中，入白酒浸泡 14 日后取出药袋，压榨取液。将榨取药液和药酒混合，静置，过滤后装瓶备用。【功用】益气养血，补肾助阳，强筋壮骨。【主治】气血两亏，阳虚畏寒，腰膝酸软，阳痿早泄，肩背四肢关节疼痛。【用法】口服：每次服 10～20ml，日服 2 次。【附记】引自《临床验方集》。屡用有效，久用效佳。

·虫草补酒·

【配方】冬虫夏草 5g，生晒参 10g，龙眼肉、玉竹各 30g，淫羊藿 15g，白酒 500ml，黄酒 500ml。【制法】将上药共研粗末，用纱布袋装，扎口，置容器中，再将白酒、黄酒混合后浸泡上药 14 日。开封后取出药袋，压榨取液，将榨取液与药酒混合，静置，过滤后即得。【功用】补气益肺，补肾纳气。【主治】气虚咳喘，腰膝酸软。【用法】口服：每次服 20～30ml，日服 2 次。【附记】引自《民间百病良方》。

屡用屡验。

·虫草田七酒·

【配方】冬虫夏草 5g，人参、三七各 10g，龙眼肉 30g，白酒 1000ml。【制法】先将前 3 味药研为粗末，与龙眼肉共置入容器中(或装入纱布袋)，注入白酒，密封浸泡 7 日以上，过滤即得。【功用】补气养血，宁心安神。【主治】久病体虚、气血两亏、腰膝酸软、失眠等。【用法】口服：每次服 10～20ml，日服 2 次。【附记】引自《民间百病良方》。屡用有效。同时对心脏有一定的保健作用，但不可贪杯多饮。

·益气健脾酒·

【配方】党参 30g，炒白术、茯苓各 20g，炙甘草 10g，白酒 500ml。【制法】将上药共研为粗末，纱布袋装，扎口，置容器中，白酒浸泡。7 日后取出药袋，压榨取液，将榨取液与药酒混合，静置，过滤后装瓶备用。【功用】补气健脾。【主治】脾胃气虚，短气无力，脘腹胀满，不思饮食。【用法】口服：每次服 10～20ml，日服 2 次。【附记】引自《和剂局方》。本方原为汤剂，为气虚之祖方。今改用酒剂，验之临床，效果甚佳。对一般脾胃气虚的人，可以长期服用，有较好的保健作用。消化性溃疡病患者忌服。

·浸黄酒·

【配方】人参(拣肥大者，去芦)15g，白术(去梗，泔浸，土炒)36g，茯苓(坚白者，去皮，为末，水澄，去浮，晒干)24g，大甘草(炙)15g，全当归(酒浸，姜制)18g，生、熟地黄(酒浸)各 15g，白芍(酒炒)15g，牛膝(去苗，酒浸，焙)24g，杜仲(姜汁炒)18g，生姜(洗，切片)15g，黄柏(厚者，酒洗，炒)30g，知母(南者，去皮、毛，酒炒)24g，破故纸(盐、酒炒)9g，甘州枸杞(去萼)30g，茅山苍术(浸，炒)18g，山药(大者，焙)15g，锁阳(酥炙，如无，以苁蓉代)21g，山茱萸

（去核）21g，石菖蒲（去毛，焙）15g，远志（甘草水煮，去心）15g，陈皮（去白，盐水浸，焙）21g，莲肉（去心，焙）24g。鹿角霜（如无，菟丝子代）15g，天冬（去心）15g，麦冬（去心）15g，冬用黄酒，夏用烧酒 50 壶。【制法】将上药制净，称足。冬用黄酒、夏用烧酒 50 壶，坛内生绢袋装药系口，入坛中，春浸 14 日、夏浸 7 日、秋浸 14 日、冬浸 21 日，取出备用。【功用】补气血虚损，理脾胃，滋肾水，强腰腿，益精神，开心、明目。【主治】一切虚损诸症。【用法】口服：每日饮服数杯。【附记】引自《仁术便览》。

·大补药酒·

【配方】党参 100g，黄芪（蜜制）100g，山药 100g，白术（炒）100g，白芍（炒）80g，甘草（蜜制）40g，当归 100g，茯苓 100g，杜仲（盐制）100g，川芎 40g，黄精（制）280g，蔗糖 3.2kg，玉竹（制）280g，白酒 32L。【制法】将上药混匀置容器内，加入白酒和蔗糖，密封浸泡 10～20 日后即可。【功用】益气补血。【主治】气血两亏，倦怠乏力。【用法】口服：每次服 10～15ml，日服 2 或 3 次，温服。【附记】引自《新编中成药》。孕妇忌服。

·五龙二补酒·

【配方】金环蛇、银环蛇、眼镜蛇、过树溶蛇、三索锦蛇、党参、黄芪、锁阳、枸杞子、杜仲、巴戟天。【制法】将上药按常规制成药酒。【功用】补气补血，温肾壮阳，舒筋活络，祛风除湿，行气止痛。【主治】头晕耳鸣、心悸失眠、阳痿遗精、夜尿过多、风湿骨痛等。【用法】口服：每次服 10～15ml，日服 2 次。【附记】引自《中成药》。用治各种虚证 108 例，总有效率达 94.4％。

·人参金芍酒·

【配方】生晒参、参须、白芍各 30g，白酒 500ml。【制法】将上药投入白酒中，密封，浸泡 1 个月即可取用。【功用】益气养血，健

肺强身。【主治】气血不足，乏力眩晕。【用法】口服：每次服 5～10ml，日服 2 次，饭后服。【附记】引自《集验中成药》。

·人参山鸡补酒·

【配方】人参 50g，茯苓、白术、鸡肉、麻雀各 100g，白酒 1500ml。【制法】将上药置容器内，加入白酒，密封，浸泡 1 个月即可取用。【功用】大补气血，强筋壮骨。【主治】素体虚弱，产后、病后虚损，气血不足。【用法】口服：每次服 10～15ml，日服 2 次，早、晚温服。【附记】引自《集验中成药》。

补　血　类

盖人体五脏六腑之血，莫不本乎于心、肝、脾之脏。心生血，肝藏血，脾统血；又脾胃为后天之本，气血生化之源，通过心“变化而赤，谓之血”，归肝所藏。故血虚证，皆责之于脾、心、肝。补血药酒适用于禀赋不足，或脾胃素虚，气血生化不足；或各种急慢性出血；或思虑过度，暗耗营血；或瘀血阻络，新血不生等所表现的虚弱症候。血虚常见的临床表现为面色苍白而无华或萎黄，唇色淡白，爪甲苍白，头晕眼花，心悸气短，失眠，手足发麻，脉细，妇女经血量少色淡、延期，甚或闭经，舌淡苔白等。常用药酒方如下。

·归圆杞菊酒·

【配方】当归身(酒洗)30g，龙眼肉 240g，枸杞子 120g，甘菊花 60g，白酒浆 3500ml，好烧酒 1500ml。【制法】将前 4 味共制为粗末，入布袋，置容器中，加入白酒浆和烧酒，密封，浸泡月余后即可饮用。【功用】补心肾，和气血，益精髓，壮筋骨，发五脏，旺精神，润肌肤，悦颜色。【主治】阴血不足，养生健身。【用法】口服：不拘时，随意饮之。【附记】引自《摄生秘剖》。

·万寿药酒(二)·

【配方】大枣 1000g,石菖蒲、川郁金、五加皮、陈皮、茯神、牛膝、麦冬各 30g,全当归 60g,红花 15g,烧酒 12L。【制法】将前 10 味共制为粗末,入布袋,置容器中,加入烧酒,密封,隔水加热半小时,取出放凉,埋入土中数日以出火毒。取出开封即可取用。【功用】养血宁心,健脾化湿,益肾柔肝。【主治】心血不足、湿浊内阻、精神不振、神志不宁;或肝肾不足、筋骨乏力等。【用法】口服:每次服 20～40ml 或适量服,日服 2 次。【附记】引自《百病中医药酒疗法》。

·地胡酒·

【配方】大熟地黄 250g,胡麻仁 100g,薏苡仁 30g,白酒 1500ml。【制法】将胡麻仁蒸熟捣烂,薏苡仁捣碎,熟地黄切碎,共入布袋,置容器中,加入白酒,密封,放在阴凉处,浸泡 15 日后,开封,去掉药袋,沥干,再用细纱布过滤一遍,贮瓶备用。【功用】养阴血,补肝肾,通血脉,祛风湿,强筋骨。【主治】精血亏损、肝肾不足之腰膝软弱、筋脉拘挛、屈伸不利等症。【用法】口服:每次服 10～30ml,每日早、晚各服 1 次。【附记】引自《食医心鉴》。本药酒药性平和,是老年人的佳品,常服有利于健康。

·归圆仙酒·

【配方】当归、龙眼肉各 50g,白酒 300ml。【制法】将前 2 味置容器中,加入白酒,密封,浸泡 7 日后即可取用。【功用】养血活血。【主治】血虚诸症。【用法】口服:不拘时,徐徐饮之。【附记】引自《费氏食养三种》。

·宫方定风酒·

【配方】天冬、麦冬、生地黄、熟地黄、川芎、五加皮、川牛膝各

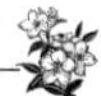

15g,川桂枝 9g,汾酒 10kg,净白蜜、赤砂糖各 500g,陈米醋 500ml。【制法】将前 8 味捣碎,入布袋,置瓷坛内,加入汾酒和白蜜、赤砂糖、米醋,搅匀,豆腐皮封口,压以巨砖,安水锅内蒸 3 炷香,取起,埋入土中 7 日以出火毒。取出即可服用。【功用】滋阴,补血,熄风。【主治】凡患虚风病者均可用之。【用法】口服:不拘时饮之。饮贵微醺,不过恣耳。【附记】引自《杨氏家藏方》。本药酒药性平和,年老体衰者频服,极有裨益而无流弊,真妙方也。

·养神酒(三)·

【配方】大熟地黄 90g,甘枸杞、白茯苓、怀山药、当归身、建莲肉各 60g,薏苡仁、酸枣仁、麦冬、川续断各 30g,广木香、大茴香各 15g,丁香 6g,龙眼肉 250g,白酒 10L。【制法】将前 14 味,其中茯苓、山药、薏苡仁、建莲肉制为细末;余药制成饮片,一起装入容器中,加入白酒,密封,隔水加热至药材浸透,取出,静置数日后,过滤去渣,即成。【功用】益精血,补心脾,安神定悸。【主治】心脾两虚,精血不足的神志不安、心悸失眠等症。平素气怯血弱者,亦可饮用。【用法】口服:每次服 10～20ml,日服 2 或 3 次,或不拘时,适量服之。【附记】引自《同寿录》。

·圆肉补血酒·

【配方】龙眼肉、制首乌、鸡血藤各 250g,米酒 1500ml。【制法】将前 3 味捣碎或切片,置容器中,加入米酒,密封,浸泡 10 日后,过滤去渣,即成。在浸泡过程中,每日振摇 1 或 2 次,以促使有效成分的浸出。【功用】养血补心,益肝肾。【主治】血虚气弱所致的面色无华、头眩心悸、失眠、四肢乏力、须发早白等症。【用法】口服:每次服 10～20ml,日服 1 或 2 次。【附记】引自《药用果品》。

·养生酒·

【配方】当归身(酒洗)、甘菊花各 30g,龙眼肉 240g,枸杞子

120g，白酒浆 3500ml，滴花烧酒 1500ml。【制法】将前 4 味捣碎，入布袋，置容器中，加入烧酒和白酒浆，密封，浸泡 1 个月以上，便可饮用。【功用】益精血，养肝肾，强身健体，养生防病。【主治】血虚精亏、面色无华、头晕目眩、视物昏花、睡眠不安、心悸、健忘等症。【用法】口服：每次服 10～20ml，日服 2 次。【附记】引自《惠直堂经验方》。无病之人饮用，具有“补益强身，养生防病”的作用。因而古人称该酒“润肌肤、驻颜色”。白酒浆系指初酿，其色未变之酒，滴花烧酒系蒸馏酒，白酒亦可。

·鹿血酒·

【配方】鹿茸内骨髓；鹿颈静脉内鲜血；宰鹿时取血可风干成紫棕色片状的固体均可，白酒适量。【制法】将鹿茸内骨髓浸入白酒中，制成 20％的药酒；将鹿颈静脉血合入白酒，制成 30％的药酒；固体的血片研细，兑酒即成。【功用】益精血，养心神。【主治】多种血液病，对慢性苯中毒造成的血液病也有较好的疗效，及老年人精亏血虚、心悸不安等症。【用法】口服：每次服 10ml，日服 3 次。【附记】引自《证类本草》。凡有虚热、实热者不宜服此酒；高血压、肝炎、肾炎等患者禁用。

·鸡子阿胶酒（二）·

【配方】鸡子黄 4 枚，阿胶 40g，青盐适量，米酒 500ml。【制法】将鸡蛋打破，按用量去清取黄，备用。将米酒倒入坛中，置文火上煮沸，下入阿胶，化尽后再下入鸡蛋黄（先搅化）、青盐拌匀。再煮数沸即离火，待冷后，放入净器中，静置备用。【功用】补血止血。【主治】体虚乏力、血虚萎黄、虚劳咳嗽、吐血、便血、崩漏、子宫出血等症。【用法】口服：每次适量温饮，每日早晚各服 1 次。【附记】引自《永乐大典》。本方用于一般病后体虚的辅助治疗，颇有疗效。

·周公百岁酒·

【配方】黄芪、茯神各 60g，肉桂 18g，当归、生地黄、熟地黄各 36g，党参、白术、茯苓、陈皮、山茱萸、枸杞子、川芎、防风、龟甲胶各 30g，五味子、羌活各 24g，白酒 10L。【制法】将前 17 味捣碎，入布袋，置容器中，加入白酒（亦可加入冰糖 1000g，大枣适量），密封，再用热水隔坛（容器）加热，煮沸 2 小时，然后将坛取出，静置 7 日后即可开封，取用。【功用】益气补血，健脾益肾。【主治】气血衰减，亡血失精的四肢无力、面色无华、食少消瘦、须发早白、头眩等症。对气血虚弱，又感受风湿的肢体麻木、活动不便的病症也有治疗作用。【用法】口服：每次温服 15～30ml，日服 2 次。【附记】引自《中国医学大辞典》。孕妇忌服。

·延寿酒（二）·

【配方】黄精、苍术各 2000g，天冬 1500g，松叶 3000g，枸杞子 5000g。【制法】采用常法酿酒，将上药捣碎加入即可。【功用】健脾胃，益精血，祛风湿，补肝肾。【主治】脾弱，精血不足，兼感受风湿，而出现的食少体倦、头晕、目暗、筋骨不利等症。【用法】口服：每次服 10ml，日服 2 或 3 次。【附记】引自《中藏经》。①《普济方》方中枸杞子用量减半，余同上，主治"疗百病"。②《中国药膳学》中组方相同，但剂量、制法有异，即用黄精、天冬各 30g，松叶 15g，枸杞子 20g，苍术 12g，白酒 1000ml，密封浸泡 10～12 日即可。主治体虚食少、乏力、脚软、眩晕等症。余同上。③本药酒还可用于治疗须发早白、视物昏花、风湿痹证、四肢麻木、腰膝酸软等症，效果亦佳。④无病之人，体质偏于气阴不足者，常服有"强身健体、养生益寿"之作用。⑤凡畏寒肢冷、下利水肿者忌服。

·延寿酒（三）·

【配方】桂圆肉 500g，龙眼 120g，白糖 240g，上好烧酒

2500ml。【制法】将上药及白糖同浸入酒内，酒坛封固，经年为佳。【功用】益气血，祛痰化瘀，除口臭。【主治】体质虚弱、气血亏虚诸症。【用法】口服：不拘时，适量饮用。【附记】引自《寿世保元》。本药酒一般人亦可饮用，有营养保健作用。

·钟乳酒（四）·

【配方】干地黄 25g，巨胜子（熬烂捣）100g，牛膝、五加皮、地骨皮各 120g，桂心、防风各 60g，仙灵脾 90g，钟乳 150g，白酒 4500ml。【制法】将上药先以甘草汤浸 3 日；以 50ml 牛乳入瓷瓶中浸钟乳，于炊饭上熬蒸牛乳尽出，暖水淘洗干净，碎如麻豆；将前 9 味细锉，入布袋，置容器中，加入白酒，密封，浸泡 5 日后可取饮，出 1L 清酒，量其药味即出药，自 10 月 1 日起至立春止。【功用】补肝肾，益精血，祛风湿。【主治】肝肾亏虚、精血不足诸症。【用法】口服：冬宜服。不拘时，适量饮用。【附记】引自《养生月览》。忌食生葱、陈臭物。

·归芪酒（四）·

【配方】当归、黄芪、鸡血藤各 30g，白酒 500ml。【制法】将前 3 味切成薄片，置容器中，加入白酒，密封，浸泡 10～15 日后，过滤去渣，即成。【功用】益气，养血，活血。【主治】血虚诸症。【用法】口服：每次服 10～20ml，日服 2 或 3 次。【附记】笔者家传秘方。临床应用，可随证加味。

·补精益志酒（二）·

【配方】熟地黄 120g，全当归 150g，川芎、杜仲、白茯苓各 45g，甘草、金樱子、淫羊藿各 30g，金石斛 90g，白酒 1500ml。【制法】将前 9 味共研为粗末，入布袋，置容器中，加入白酒，密封，浸泡 7～14 日后即可取用。【功用】益肾活血，补精养老。【主治】虚劳损伤、精血不足、形体消瘦、面色苍老、饮食减少、肾虚阳痿、腰膝酸软

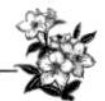

等症。【用法】口服：每次空腹服1～2杯(30～50ml)，每日早、晚各服1次。【附记】引自《百病中医药酒疗法》。

·黄精补酒·

【配方】黄精、当归各100g，黄酒2000ml。【制法】将上药共研成粗末，用纱布袋装，扎口，入黄酒浸泡1小时后，将泡酒容器置锅内，隔水文火加热1小时，待凉后将其移至阴凉处，7日后开封取出药袋，压榨取液，将榨取液和药酒混合，静置，过滤，即得。【功用】益气养血，滋阴补虚。【主治】气血不足，面乏华色，短气懒言，头晕目眩，倦怠乏力，食欲缺乏，或心悸健忘。【用法】口服：每次服30ml，日服2次，温饮。【附记】清宫秘方。

·补血调元酒·

【配方】鸡血藤50g，骨碎补100g，制首乌、黄芪、麦芽各30g，女贞子、党参、佛手各15g，白砂糖120g，白酒2000ml。【制法】将上药共研为粗末，纱布袋装，扎口，置干净容器中，加入白酒，密封浸泡14日后启封。去药渣，加白砂糖搅拌均匀，待溶解后，过滤取液，再合并压榨药渣所得药液，装瓶备用。【功用】健脾补肾，调补气血。【主治】气血虚头晕，心悸，健忘，神疲纳少，面色不华，气短喘促，肢体麻木，骨质增生症。【用法】口服：每次服10～20ml，日服2次。【附记】引自《民间百病良方》。痰热内盛者慎用。

·地黄养血安神酒·

【配方】熟地黄50g，枸杞子、当归、炒薏苡仁、制首乌各25g，龙眼肉20g，沉香米1.5g，白酒1500ml。【制法】将上药共研为粗末，纱布袋装，扎口，置容器中，加入白酒，密封浸泡。7日后取出药袋，压榨取液，将榨取液与药酒混合，静置，过滤即得。【功用】养血安神。【主治】失眠健忘，心悸怔忡，须发早白，头晕目涩。【用法】口服：每次服15～20ml，日服2次，温服。【附记】引自《惠直堂经验方》。

养　阴　类

盖肾水火之宅，总统一身之阴。又肝肾同源，五脏各有所属。故凡阴虚病症，以肾阴虚为主，但五脏各有阴虚之证。如心阴虚表现为心悸、健忘、失眠多梦、舌质红嫩、苔少、脉细弱而数等症；肝阴虚表现为眩晕、头痛、耳鸣耳聋、麻木、震颤、夜盲、舌干红少津、苔少、脉弦细数等症；肺阴虚表现为咳嗽气逆、痰少质黏、痰中带血、午后低热、颧红、夜间盗汗、虚烦不眠、口中干燥或音哑、舌红少苔、脉细数等症；肾阴虚表现为腰酸腿软、遗精、头昏耳鸣、睡眠不熟、健忘、口干、舌红少苔、脉细或细数等症。临床表现不同，所用药酒亦应选择。常用药酒方如下。

·补心酒(三)·

【配方】麦冬 60g，柏子仁、白茯苓、当归身、龙眼肉各 30g，生地黄 45g，低度白酒 5000ml。【制法】将前 6 味切碎或捣碎，入布袋，置容器中，加入白酒，密封，浸泡 7 日后即可取用。【功用】补血滋阴，宁心安神。【主治】阴血不足，心神失养所致的心烦、心悸、睡眠不安、精神疲倦、健忘等症。【用法】口服：每次服 30～50ml，日服 2 次，或适量饮用。【附记】引自《验方新编》。

·长生酒·

【配方】枸杞子、茯神、生地黄、熟地黄、山茱萸、牛膝、远志、五加皮、石菖蒲、地骨皮各 18g，白酒 500ml。【制法】将前 10 味共研为粗末，入布袋，置容器中，加入白酒，密封，浸泡 2 周后即可取用。酒尽添酒，味薄即止。【功用】滋补肝肾，养心安神。【主治】肝肾不足、腰膝乏力、心悸、健忘、须发早白等症。【用法】口服：每日早晨服 10～20ml，不可过量。【附记】引自《惠直堂经验方》。忌食萝卜。

·滋阴百补药酒·

【配方】熟地黄、生地黄、制首乌、枸杞子、沙苑子、鹿角胶各 90g，当归、核桃肉、龙眼肉各 75g，肉苁蓉、白芍、人参、牛膝、白术、玉竹、龟甲胶、白菊花、五加皮各 60g，黄芪、锁阳、杜仲、地骨皮、牡丹皮、知母各 45g，黄柏、肉桂各 30g，白酒 5000ml。【制法】将前 26 味细锉，入布袋，置容器中，冲入热白酒，密封，浸泡 15 日后即可取用。【功用】滋阴泻火，益气助阳。【主治】阴虚阳弱，气血不足，筋骨痿弱者服用，可改善由此引起的劳热（自觉午后发热）、形瘦、食少、腰酸腿软等症。体质偏于阴阳两弱者适宜饮用。有养生保健之功。【用法】口服：每次温服 15～30ml，或适量饮用，每日早、晚各服 1 次。【附记】引自《林氏活人录汇编》。

·葡萄酒（二）·

【配方】干葡萄末 250g，红曲、糯米各 1250g。【制法】按常法酿酒。将糯米蒸熟，候冷，入红曲与葡萄末、水 10kg，搅拌令匀，入瓮盖覆，保温，候熟即成。【功用】养胃阴，健脾胃。【主治】胃阴不足，纳食不佳，肌肤粗糙，容颜无华。【用法】口服：不拘时候，随量温饮，勿醉。【附记】引自《古今图书集成》。坚持服用，其效始著。

·地黄首乌酒（二）·

【配方】肥生地黄 400g，何首乌 500g，黄米 2500g，酒曲 100g【制法】将前 2 味加水煎，取浓汁，同曲、米如常法酿酒，密封于容器中，12 日后启封，当中有绿汁，此真精英，宜先饮之。余滤汁收贮备用。【功用】滋阴清热。【主治】阴虚内热、烦热口渴、须发早白、遗精、带下、腰膝酸痛、手足心热等症。【用法】口服：每次服 10～20ml，日服 3 次。【附记】引自《民间百病良方》。

·枸杞酒(一)·

【配方】枸杞根、生地黄各10kg，秋麻子仁300g，豆豉200g，糯米50kg，酒曲10kg。【制法】将枸杞根加水煮，取汁，煮秋麻子仁、豆豉，三物药汁总和取6000ml。将地黄细切和米蒸熟。地黄取一半渍米饭，一半及曲和酿饭。候饭如人体温，与药汁和一处，拌匀，入瓮密封，经14日压取，封固，复经7日。初一度一酿，用麻子仁200g，多即令人头痛。【功用】滋阴坚筋骨，填骨髓，消积瘀，利耳目，长肌肉，利大小便。【主治】五脏邪气，消渴，风湿，下胸胁气，头风，五劳七伤，去胃中宿食，衄血，吐血，风症，伤寒瘴疠毒气，烦躁满闷，虚劳喘咳，脚气肿痹等症悉主之。【用法】口服：每次服10ml，日服3次。【附记】引自《外台秘要》。忌食生冷、炸食、鸡、鱼、蒜、白酒等，戒房事。服讫一二七日将息。

·天冬酒·

【配方】天冬15kg，糯米11kg，酒曲5kg。【制法】将天冬(去心)捣碎，加水220L，煎至减半，糯米浸，沥干，蒸饭，候温，入酒曲(压碎)和药汁拌匀，入瓮密封，保温，如常法酿酒。酒熟，压去糟，收贮备用。【功用】清肺降火，滋肾润燥。【主治】肺肾阴亏，虚劳潮热，热病伤津，燥咳无痰。【用法】口服：每日临睡前服20～30ml。【附记】引自《本草纲目》。凡风寒咳嗽、脾胃虚寒和便溏者不宜服用。

·山药酒(三)·

【配方】怀山药、山茱萸、五味子、灵芝各15g，白酒1000ml。【制法】将前4味置容器中，加入白酒，密封，浸泡1个月后，过滤去渣，即成。【功用】生津养阴，滋补肝肾。【主治】肺肾阴亏之虚劳痰嗽、口干少津、腰膝酸软、骨蒸潮热、盗汗遗精等症。【用法】口服：每次服10ml，日服2次。【附记】引自《药酒汇编》。

·长生滋补酒·

【配方】熟地黄、党参、黄芪、女贞子各 15g，玉竹、陈皮各 10g，蜂蜜、蔗糖(或白砂糖)各 100g，白酒 1000ml。【制法】将上药研为粗末，用纱布袋装，扎口，置容器中，加入白酒浸泡 7 日后去渣过滤取液。酒液中加入蜂蜜、蔗糖，搅拌溶解后过滤即制成药酒，每瓶 500ml。【功用】滋阴补血，益气增智。【主治】面色萎黄，唇甲色淡，头目眩晕；心悸气短，健忘少寐，神疲乏力，舌质淡白，脉细无力。【用法】口服：每次服 15～20ml，日服 2 次。【附记】引自《中国基本中成药》。病证属实、属热者忌服。

·杞蓉补酒·

【配方】枸杞子、何首乌(制)、肉苁蓉、麦冬各 30g，当归、补骨脂、淮牛膝、红花、神曲、茯苓各 20g，栀子 10g，冰糖 150g，白酒 2000ml。【制法】将上药共研为粗末，用纱布袋装，扎口，置容器中，加入白酒浸泡 14 日，去渣过滤取液。再将冰片打碎入药酒内，和匀，分 500ml、750ml 两种瓶装，备用。【功用】补肝肾，益精血。【主治】腰膝酸软，头晕目眩，精神倦怠，健忘耳鸣，少寐多梦，自汗盗汗，舌淡白，脉沉细。【用法】口服：每次服 10～15ml，日服 2 次。【附记】引自《宁夏药品标准》。孕妇忌服；感冒者暂时停服。眩晕健忘兼见腰膝酸软者，服之尤良。

·龟胶仙酒·

【配方】龟甲胶 50g，金樱子、党参、女贞子、枸杞子、当归、熟地黄各 30g，白酒 2500ml。【制法】将上药共为粗末，入布袋，扎口，置容器中，加入白酒密封，浸泡，15～30 日后，取液即成药酒，分 150ml、250ml 两种瓶装，备用。【功用】滋补肝肾，益气养血。【主治】头晕耳鸣，面色㿠白，疲乏健忘，腰膝酸软，舌淡红苔少，脉虚弱。【用法】口服：每次饭后服 20～30ml，日服 2 次。【附记】引自

《湖南省药品标准》。脾虚便溏者忌服。

·地黄酒（四）·

【配方】生地黄汁1200ml，杏仁、大麻子各100g，糯米1000g，酒曲150g。【制法】先以生地黄汁渍曲，待发酵；糯米做饭，冷暖适宜；杏仁、大麻子研末，与米饭拌匀，共分8份。每取1份，投曲汁中和之，候饭温；再取第2份，依法酿制，余此类推。如此，待酒沸定，封泥14日。取清液，备用。【功用】滋阴充悦，益气明目。【主治】虚羸。【用法】口服：每次温服50～100ml，日服2次。【附记】引自《外台秘要》。服之令人充悦、益气力、轻身明目，久服祛百病。妇人服之更佳，无子者，令人有子。

·春寿酒（二）·

【配方】天冬、麦冬、莲子（3味去心）、生地黄、熟地黄、怀山药、大枣（去皮核）各30g，白酒2500ml。【制法】将前7味捣碎，置容器中，加入白酒，密封，浸泡15日。待药汁析出，即可饮用。【功用】滋肾养心，安神益智。【主治】心脾亏虚引起的精神萎靡、疲乏少力、怔忡、心悸、健忘、多梦等症。【用法】口服：每次服30ml，日服2次。【附记】引自《养生四要》。并谓："本方常服，益阴精而能延寿，强阳道而得多男，黑须发而不老，安神志以常清。"

·固精酒·

【配方】枸杞子120g，当归（酒洗切片）60g，熟地黄90g，白酒1000ml。【制法】将前3味置容器中，加入白酒，密封，隔水煮沸20分钟，取出，埋入土中7日以去火毒。取出开封，即可取用。【功用】滋阴活血益肾。【主治】阳痿不育。【用法】口服：每次服30～50ml（不可多服），每日早、晚各服1次。【附记】引自《惠直堂经验方》。

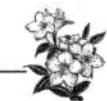

·杞菊酒·

【配方】枸杞子 50g,甘菊花 10g,麦冬 30g,杜仲 15g,白酒 1500ml。【制法】将前 4 味捣碎为粗末,置容器中,加入白酒,密封,浸泡 21 日后,过滤去渣,即成。【功用】养肝明目,补肾益精。【主治】腰背疼痛、足膝酸软、头晕目眩、阳痿遗精、肺燥咳嗽等症。【用法】口服:每次服 15ml,日服 2 次。【附记】引自《药酒汇编》。

·巴戟天酒(二)·

【配方】巴戟天、牛膝各 1500g,枸杞根皮、麦冬、地黄、防风各 1000g,白酒 15L。【制法】上品均生用,如无,干品亦得。将前 6 味捣碎,置容器中,加入白酒,密封,浸泡 7 日后,过滤去渣,即成。【功用】滋肾助阳,祛风逐寒。【主治】虚羸、阳痿不举、五劳七伤等病。【用法】口服:不拘时,随量温饮,常令酒气相及,勿至醉吐。【附记】引自《备急千金要方》。临床应用,宜随证加味,如患者肢冷者加干姜、桂心各 500g;健忘加远志 500g;虚劳加黄芪 500g;大虚劳加五味子、肉苁蓉各 500g;阴下湿加五味子根皮 500g。上方加石斛 500g,甘草 300g 佳。每加 500g 药材则加白酒 1000～1500ml。此酒每年 9 月中旬配制,入 10 月上旬即服。药渣曝干研细末,随酒服之。慎生冷、猪、鱼、蒜及油腻。夏勿服。

·熟地枸杞酒·

【配方】大熟地黄 60g,枸杞子 30g,檀香 1g,白酒 750ml。【制法】将前 3 味捣碎,入布袋,置容器中,加入白酒,密封,每日振摇 1 次,浸泡 14 日后即可取用。【功用】养精血,补肝肾。【主治】病后体虚、精血不足、神疲乏力、腰膝酸软、阳痿、须发早白等症。【用法】口服:每次服 20ml,日服 2 次。【附记】引自《药酒汇编》。凡脾虚气滞、痰多便溏者忌服。

·补肾地黄酒·

【配方】生地黄、牛蒡根各100g，大豆(炒香)200g，白酒2500ml。【制法】将前2味切片，与大豆一同入布袋，置容器中，加入白酒，密封，浸泡5～7日后，即可取用。【功用】补肾通络。【主治】老年人肾水不足，风热湿邪，壅滞经络，心烦，关节筋骨疼痛，日久不愈者。【用法】口服：每次服15～30ml，日服3次，或不拘时，随量饮之，勿醉。【附记】引自《寿亲养老新书》。

·禾花雀补酒·

【配方】禾花雀12只，当归、菟丝子、枸杞子各15g，龙眼肉20g，补骨脂9g，白酒1500ml。【制法】将禾花雀除去羽毛及内脏，用水洗净血迹，置炭火上烤干至有香味，与其余诸药、白酒共置入容器中，密封，浸泡3～6个月即可。【功用】滋补强壮，祛风湿，通经络。【主治】年老体弱，腰膝酸痛，倦怠乏力，头昏目眩，风湿关节疼痛。【用法】口服：每次服20～50ml，每日早、晚各服1次。【附记】引自《广西药用动物》。禾花雀又名麦黄雀、寒雀、黄胸鹀。凡高血压、心脏病患者忌服。

·二至益元酒·

【配方】女贞子、墨旱莲各30g，熟地黄、桑椹子各20g，白酒500ml，黄酒1000ml。【制法】将上药共研为粗末，纱布袋装，扎口，置容器中，加入白酒、黄酒混合后密封浸泡上药。7日后取出药袋，压榨取液，将榨取液和药酒混合，静置，过滤即得。【功用】滋养肝肾，益血培元。【主治】肝肾阴虚，腰膝酸痛，眩晕，失眠，须发早白。也可用于神经衰弱，血脂过高。【用法】口服：每次服20ml，日服2次。【附记】引自《中国药物大全》。脾胃虚寒、大便溏薄者慎用。

·二至桑椹酒·

【配方】女贞子、墨旱莲、桑椹子各 200g，白酒 4000ml。【制法】将墨旱莲切碎，同女贞子、桑椹子用纱布袋盛之，扎口，置于干净容器中，入白酒浸泡，密封。7 日后开启，去药袋，过滤取液，装瓶备用。【功用】补肝肾，滋阴血。【主治】肝肾阴虚、头晕目眩、耳鸣眼花、腰膝酸软、脱发、遗精、失眠多梦、妇女月经过多等症。【用法】口服：每次服 20～30ml，日服 1 或 2 次，空腹饮用。【附记】引自《医便》。长期适度服用本药酒，可改善高血脂和血液高黏度，具有良好的保健、抗衰老作用。

·首乌煮酒·

【配方】制何首乌 120g，当归、芝麻各 60g，生地黄 80g，白酒 1500ml。【制法】先将芝麻捣成细末，何首乌、当归、生地黄捣成粗末，一并装入白纱布袋中，扎口，置瓷坛中，倒入白酒，加盖。文火煮数百沸后离火，待冷却后密封，置阴凉干燥处。7 日后开启，去药袋，过滤后即可饮用。【功用】补肝肾，益精血，乌须发，润肠通便。【主治】因肝肾不足引起的阴虚血枯、头晕目眩、腰酸腿软、肠燥便秘、须发早白、妇女带下等症。【用法】口服：每次服 10～20ml，日服 2 次，早、晚空腹温饮。【附记】引自《药酒的制作》。本药酒对中老年人精血不足，伴有便秘干燥者尤为适宜。脾虚便溏者慎用。

·当归枸杞酒·

【配方】当归、鸡血藤、枸杞子、熟地黄各 30g，白术、川芎各 20g，白酒 1500ml。【制法】将上药洗净，晒干切细，装入纱布袋中，扎口，置入酒坛中，密封。30 日后启封，过滤，去渣，备用。【功用】滋阴养血，调补肝肾。【主治】中老年人阴血不足，肝肾两虚，肢体麻木，腰腿酸软，步履困难，视物昏花，记忆力减退。【用法】口服：

每次服 10～20ml，每日早、晚各服 1 次。【附记】引自《临床验方集》。本药酒药性平和，滋阴补血，可长期服用。

·首乌苁蓉酒·

【配方】制首乌、当归、生地黄、肉苁蓉、芝麻各 20g，白蜜 30g，白酒 1000ml。【制法】将上药共研为粗末，用纱布袋装，扎口，置容器中，加入白酒浸泡 14 日后取出药袋，压榨取液。将榨取液与药酒混合，静置，过滤，装瓶备用。【功用】补肾养血，润肠通便。【主治】精血不足，肠燥便秘。【用法】口服：每次服 10～20ml，日服 3 次，空腹服。【附记】引自《民间百病良方》。本药酒对产妇产后血虚、大便干结，老年人肠燥便秘尤为适宜。脾虚便溏者忌服。

·天王补心酒·

【配方】人参、玄参、丹参、茯苓、远志、桔梗、五味子各 20g，当归、麦冬、天冬、柏子仁、酸枣仁各 40g，生地黄 100g，白酒 2500ml。【制法】将上药共研为粗末，纱布袋装，扎口，置入干净容器中，加入白酒，密封浸泡。7 日后开封，去药渣，过滤，装瓶备用。【功用】滋阴清热，养心安神。【主治】阴血不足，心烦失眠，精神衰疲，健忘盗汗，大便干结。【用法】口服：每日临睡前半小时服 20ml。【附记】引自《摄生秘剖》。脾胃虚寒、湿痰多者慎用。本药酒对心阴不足类型的神经衰弱尤为适宜。

·疗疾延寿酒·

【配方】黄精、苍术各 100g，天冬 74g，松针 150g，枸杞子 150g，50 度白酒 2500ml。【制法】将上药投入白酒中，密封，浸泡半个月后即可饮服。【功用】滋精养血，益气生津。【主治】中老年人精气亏虚、未老先衰、须发早白等症。【用法】口服：每次服 20ml，每日服 2 次。【附记】引自《家庭中医药》。

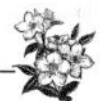

·首乌酒(四)·

【配方】制首乌 150g,生地黄 150g,首乌藤 100g,低度白酒 5L。【制法】将首乌择净杂质,洗净,用温水闷软,切成薄片;生地黄、首乌藤洗净后,切成薄片,晾干水气,将三药一并置酒坛内,倒入白酒,搅拌均匀后,封严坛口,每隔 3 日开坛搅拌 1 次,10～15 日后即可开坛取用。【功用】补益肝肾,调和气血。【主治】肝肾阴虚,神经衰弱,腰膝酸软。【用法】口服:适量温服。【附记】引自《集验中成药》。

·长松酒·

【配方】长松 45g,熟地黄 24g,生地黄、黄芪(蜜炙)、陈皮各 21g,当归、厚朴、黄柏各 15g,白芍药(煨)、人参、枳壳各 12g,苍术(米泔水制,半夏制)、天冬、麦冬、砂仁、黄连各 9g,木香、蜀椒、核桃仁各 6g,小红枣肉 8 个,老米一撮,灯芯(5 寸长)120 根。【制法】将上药一料分十剂,绢袋盛之,凡米五升,造酒一樽,煮一袋,埋入地窖子,久乃饮。【功用】滋补肝肾,益气活血。【主治】一切风虚。【用法】口服:适量饮服。【附记】引自《本草纲目附方分类选编》。

温　阳　类

人身之阳气,归五脏所主,然肾为阳气之本,故补阳多指温补肾阳。阳虚证临床的主要表现为面色淡白,四肢不温,神疲乏力,腰膝酸软,畏寒怕冷,下肢痿弱,少腹拘急,阳痿遗精,小便清长,舌苔淡白,脉沉弱等。常用药酒方如下。

·固本遐龄酒·

【配方】当归、巴戟天、肉苁蓉、杜仲、人参、沉香,小茴香、破故纸、熟地黄、石菖蒲、青盐、木通、山茱萸、石斛、天冬、陈皮、狗脊、菟丝子、牛膝、酸枣仁、覆盆子各30g，枸杞子、神曲各60g，川椒21g，白豆蔻、木香各9g，砂仁、大茴香、益智仁、乳香各15g，狗胫骨200g，淫羊藿120g，糯米1000g，大枣500g，生姜（捣汁）60g，鲜山药（捣汁）120g，远志30g，白酒35L。【制法】将前32味和远志共制为粗末，糯米同大枣同蒸为黏饭，待温，加入姜汁、山药汁、药末和120g炼蜜，拌和令匀，分作4份，分别装入4个绢袋，各置酒坛中，每坛各注入白酒的1/4，密封，浸泡21日后，即可取用。【功用】温肾阳，益气血，散寒邪，通经络。【主治】肾阳不足、气血不足、腰膝酸痛、筋骨无力、食少脘满、面色不华等症。【用法】口服：每次温服10～20ml，每日早、晚各服1次，以瘥为度。【附记】引自《万病回春》。本方中原用豹骨120g，今以狗胫骨200g代之，用之临床，效果亦佳。

·八味黄芪酒·

【配方】黄芪、五味子各60g，萆薢、防风、川芎、川牛膝各45g，独活、山茱萸各30g，白酒1500ml。【制法】将前8味共研为粗末，入布袋，置容器中，加入白酒，密封，浸泡5～7日后，过滤去渣，即成。【功用】益气活血，益肾助阳，祛风除湿。【主治】阳气虚弱，手足逆冷，腰膝疼痛。【用法】口服：每次空腹温服10～20ml，日服1或2次。【附记】引自《圣济总录》。

·御龙酒·

【配方】人参30g，鹿茸20g，御龙酒500ml。【制法】将人参、鹿茸浸泡于御龙酒内，10日后即可饮用。【功用】补气益血，活络祛湿，壮阳耐寒。【主治】疲乏神倦、气短懒言、食欲缺乏、畏寒怕冷、腰酸腿软、健忘、失眠等虚损之症。【用法】口服：每次服20ml，日服2或3次，亦可佐餐饮用。【附记】引自《药酒汇编》。御龙酒是以哈尔滨龙滨酒厂酿制的龙滨酒为基酒，用科学方法酿制而成的高级低度补酒。常服效佳。

·肉桂黄芪酒(一)·

【配方】黄芪、肉桂、蜀椒、巴戟天、石斛、泽泻、白茯苓、柏子仁各 90g,炮姜 80g,防风、独活、党参、白芍、制附子、制川乌、茵芋、半夏、细辛、白术、炙甘草、瓜蒌根、山茱萸各 30g,白酒 2000ml。【制法】将前 22 味共研为粗末,置容器中,加入白酒,密封,浸泡 7 日后,过滤去渣,即成。【功用】温补脾肾,祛风除湿,温经通络。【主治】脾虚、肢体畏寒、倦怠乏力、四肢不欲举动、关节疼痛、不思饮食等症。【用法】口服:初服 30ml,渐加之,以微醺为度,日服 2 或 3 次。【附记】引自《普济方》。

·仙茅益智酒(二)·

【配方】仙茅、怀山药各 30g,益智仁 20g,米酒(或白酒)1000ml。【制法】将前 3 味共研为粗末,置容器中,加入白酒,密封,浸泡 10 日后,过滤去渣,即成。【功用】补肾固涩,缩尿止遗。【主治】肾虚遗尿。亦治老年人尿多、遗尿、五更泻等症。【用法】口服:每次服 15～30ml,日服 2 或 3 次,或不拘时,适量饮用。【附记】引自《药酒汇编》。须坚持服用,效果始著。

·助阳益寿酒·

【配方】老条党参、熟地黄、枸杞子各 20g,沙苑子、淫羊藿、公丁香各 15g,广沉香 6g,远志肉、荔枝肉各 10g,白酒 1000ml。【制法】将前 9 味共制为粗末,入布袋,置容器中,加入白酒,密封,置阴凉干燥处,经 3 昼夜后,稍打开盖,再置文火上煮百沸,取下稍冷后,加盖,再放入凉水中拔出火毒,密封后置干燥处,经 21 日后开封,去掉药袋,即可饮用。【功用】补肾壮阳,益寿延年。【主治】肾虚阳痿、腰膝无力、头晕眼花、心悸、遗精、早泄、面色发白等症。【用法】口服:每次空腹温服 10～20ml,每日早、晚各服 1 次。【附记】引自《药酒汇编》。无明显症状,且体质偏阳虚者,常服之,有

"益寿延年"之功。

·参椒酒·

【配方】丹砂(细研后,用水飞过,另包)20g,人参、白茯苓各30g,蜀椒(去目并闭口者,炒出汗)120g,白酒1000ml。【制法】上药除丹砂外,将其余药共捣为粗末,与丹砂同置容器中,加入白酒密封,浸泡5～7日后,过滤去渣,即成。【功用】温补脾肾。【主治】脾肾阳虚,下元虚冷,耳目昏花,面容苍白。【用法】口服:每次空腹温服10ml,日服3次,勿间断。【附记】引自《百病中医药酒疗法》。临床证明:本酒不仅适用上述诸症,因脾肾阳虚所致诸症,用之皆有良效。

·巴戟熟地酒(二)·

【配方】巴戟天、甘菊花各60g,熟地黄45g,枸杞子、蜀椒各30g,制附子20g,白酒1500ml。【制法】将前6味捣碎,置容器中,加入白酒,密封,浸泡5～7日后,过滤去渣,即成。【功用】温补肾阳,散寒除湿。【主治】肾阳久虚,遗精,阳痿早泄,腰膝酸软。【用法】口服:每次温服15～30ml,日服2次,或不拘时适量饮用,以瘥为度。【附记】引自《药酒汇编》。

·灵脾血藤酒·

【配方】仙灵脾100g,鸡血藤80g,白酒(或米酒)1000ml。【制法】将前2味切碎,置容器中,加入白酒,密封,浸泡10日后,过滤去渣,即成。【功用】温补肾阳,舒筋活络。【主治】肾阳不足的腰膝酸痛、筋骨疼痛。【用法】口服:每次温服10～20ml,日服3次。【附记】引自《药酒汇编》。

·硫黄酒(二)·

【配方】老硫黄30g,川椒120g,诃子72粒,白酒500ml。【制

法】将前 3 味捣碎，置容器中，加入白酒，密封，浸泡 7 日后，过滤去渣，即成。【功用】温肾壮阳。【主治】诸虚百损皆可。【用法】口服：少量饮之(5～10ml)，不必多杯也。【附记】引自《普济方》。

·健步酒方·

【配方】生羊肠(洗净、晾干)1 具，龙眼肉、沙苑蒺藜(隔纸微焙)、生薏苡仁(淘净、晒干)、仙灵脾、真仙茅各 120g，滴花烧酒 10L。【制法】将前 6 味切碎，置容器中，加入烧酒，密封，浸泡 21 日后，过滤去渣，即成。【功用】温肾补虚，散寒利湿。【主治】下部(焦)虚寒者宜之。【用法】口服：频频饮之，常令酒气相续为妙。【附记】引自《随息居饮食谱》。

·仙灵脾酒·

【配方】仙灵脾(用鹅脂 30g 炒)180g，陈橘皮 15g，连皮大腹槟榔、黑豆皮、淡豆豉各 30g，桂心 3g，生姜 2g，葱白 3 根，白酒 1200ml。【制法】将前 8 味细锉，入布袋，置容器中，加入白酒，密封，用糠灰火外煨 24 小时，取出候冷。去渣，即成。【功用】补肾益精，壮阳通络，健脾利湿。【主治】肾虚精气不足诸症。【用法】口服：每次空腹或夜卧前各服 10ml。服此酒后，再用水浴药淋浴，壮阳气。【附记】引自《圣济总录》。

·白术酒(三)·

【配方】白术、地骨皮、荆实各 150g，菊花 90g，糯米 600g，酒曲适量。【制法】将前 4 味以水 1500ml 煎至减半，去渣，澄清取汁，酿米，用曲拌匀，如常法酿酒，至酒熟。【功用】温气散寒，祛风解毒。【主治】心虚寒气，心手不随。【用法】口服：随量饮之，常取半醉，勿令至吐。【附记】引自《备急千金要方》。

·西洋药酒方·

【配方】红豆蔻（去壳）、肉豆蔻（面裹煨，用粗纸包，压去油）、白豆蔻（去壳）、高良姜、甜肉桂各30g，公丁香15g，戥准5g，白糖霜120g，鸡子清2枚，干烧酒500ml。【制法】先将前7味各研细末，混匀备用；再将白糖霜加水1碗，入铜锅内煎化，再入鸡子清，煎10余沸，入干烧酒，离火，将药末入锅内拌匀，以火点着烧酒片刻，即盖锅，火灭，用纱罗滤去渣，入瓷瓶内，用冷水冰去火气即成。【功用】温中散寒，理气止痛。【主治】脾胃虚寒，气滞脘满，进食不化，呕吐恶心，腹泻腹痛。【用法】口服：每次温服15～30ml，日服2次，或不拘时，适量饮用，以瘥为度。【附记】引自《冯氏锦囊秘录》。制法亦可改用：将前7味研末，待用；另将白糖霜加水1碗，入铜锅内煎化，再入鸡子清，煎10余沸，与药末同置容器中，加入烧酒，密封，浸泡7～14日后，过滤去渣，即可。

·醉虾酒·

【配方】虾仁干、鹿茸、人参、海马、当归、韭菜子、玉竹、狗鞭、狗脊、仙茅、淫羊藿、肉豆蔻、丁香、肉桂、白酒等。【制法】将上药依浸渍法制成酒剂，每瓶150ml分装。【功用】补肾壮阳，生精益髓，益智延年。【主治】肾虚阳痿不举、遗精早泄、头晕耳鸣、心悸怔忡、失眠健忘、腰膝酸软、未老先衰、宫寒不孕等病症。【用法】口服：每次服15～30ml，日服2次。【附记】引自《福建省药品标准》。凡阴虚火旺者忌饮；孕妇及心脏病、高血压患者慎饮。

·三物延年酒·

【配方】猪肾2具，杜仲60g，肉桂20g，白酒2000ml。【制法】先将猪肾洗净，用花椒盐水腌去腥味，切成小碎块；其余2味药共研为粗末，与猪肾同置容器中，加入白酒，密封，浸泡14日后，过滤去渣，即成。药渣再添酒浸，味薄即止。【功用】补肾壮阳。【主治】

肾虚遗精、腰膝疼痛、体倦神疲、行走无力、耳鸣等症。【用法】口服：每次服 10～15ml，日服 2 次。【附记】引自《药酒汇编》。

·巴戟牛膝酒·

【配方】巴戟天、生牛膝各 300g，白酒 1000ml。【制法】将前 2 味洗净，切碎，置容器中，加入白酒，密封，浸泡 20～30 日后，过滤去渣，即成。【功用】补肾壮阳，强筋骨，祛风湿。【主治】体质虚羸、阳痿不举、五劳七伤百病等。【用法】口服：每次服 20ml，日服 2 次。【附记】引自《药酒汇编》。

·仙茅酒(二)·

【配方】仙茅（米泔水浸）、淫羊藿、五加皮各 120g，龙眼肉 100g，白酒 9000ml。【制法】将前 3 味切碎，与龙眼肉同置容器中，加入白酒，密封，浸泡 21 日后过滤去渣即成。【功用】补肾阳，益精血，祛风湿，壮筋骨。【主治】阳痿而兼腰膝酸软、精液清冷、小便清长、手足不温，或见食少、睡眠不实等症。舌苔多白润，脉沉迟。【用法】口服：每次服 10～15ml，每日早、晚各服 1 次。【附记】引自《药酒汇编》。如见五心烦热、小便黄赤、舌红少苔、脉细数是阴虚有热的表现，禁用此酒。

·仙茅助阳酒·

【配方】仙茅(用乌豆汁浸 3 日，九蒸九晒)200g，白酒 1000ml。【制法】将仙茅切碎，置容器中，加入白酒，密封，浸泡 7 日后过滤去渣，即成。【功用】补肾壮阳，祛风除湿。【主治】阳痿、精冷、畏寒、腰膝冷痛、女子宫寒不孕等症。兼治老年人遗尿、小便余沥等症。【用法】口服：每次空腹服 10～15ml，日服 2 次。【附记】引自《药酒汇编》。相火旺盛者忌服。

·仙灵二子酒·

【配方】淫羊藿、菟丝子、枸杞子各 30g，白酒 500ml。【制法】将前 3 味捣碎，置容器中，加入白酒，密封，浸泡 7 日后，过滤去渣，即成。【功用】补肾壮阳。【主治】肾虚阳痿、腰腿冷痛等症。【用法】口服：每次服 20～30ml，日服 2 次。【附记】引自《民间百病良方》。

·仙灵木瓜酒·

【配方】仙灵脾 15g，川木瓜 12g，甘草 9g，白酒 500ml。【制法】将前 3 味切片，置容器中，加入白酒，密封，浸泡 7 日后，过滤去渣，即成。【功用】益肝肾，壮阳。【主治】阳气不振，性功能减退。【用法】口服：每次服 15～20ml，日服 3 次。【附记】引自《河南省秘验单方集锦》。

·清宫换春酒·

【配方】巴戟天、枸杞子、肉苁蓉、人参等。浸渍法用白酒，酿酒法加糯米、酒曲。【制法】本酒是根据清代宫廷秘方，用传统工艺精制而成。属低度药酒。【功用】壮肾阳，益精血。【主治】身体虚损、神疲健忘、腰膝酸软、阳痿、遗精、性功能减退等虚损之证。【用法】口服：每次服 20ml，日服（午、晚饭后）2 次，或佐餐饮用。【附记】中国中医研究院西苑医院介绍。

·鹿茸虫草酒·

【配方】鹿茸 20g，冬虫夏草 90g，高粱酒 1500ml。【制法】将前 2 味切薄片，置容器中，加入白酒，密封，浸泡 10 日后，过滤去渣，即成。【功用】补肾壮阳。【主治】肾阳虚衰，精血亏损所致的腰膝酸软无力、畏寒肢冷、男子阳痿不育等症。【用法】口服：每次服 20～30ml，日服 2 次。【附记】引自《河南省秘验单方集锦》。阴虚

者禁用。

·鹿茸酒(一)·

【配方】鹿茸 10g,怀山药 30g,白酒 500ml。【制法】将鹿茸切成薄片,与山药同置容器中,加入白酒,密封,浸泡 7 日后取用。酒尽添酒,味薄即止。【功用】补肾壮阳。【主治】男子虚劳精衰、精血两亏、阳痿不举、腰膝酸痛、畏寒无力、骨弱神疲、遗尿、滑精、眩晕、耳聋,小儿发育不良,妇女宫冷不孕、崩漏带下等虚寒症状。【用法】口服:每次空腹服 15～30ml,日服 3 次。【附记】引自《古今图书集成》。

·麻雀酒(一)·

【配方】麻雀 3 只,菟丝子 15g,肉苁蓉 30g,黄酒(或米酒)1000ml。【制法】将麻雀去毛爪及内脏;肉苁蓉切片,与菟丝子一齐置容器中,加入黄酒,密封,浸泡 15 日后,过滤去渣,即成。【功用】补肾壮阳,益气固本。【主治】阳痿。【用法】口服:每次服 10～20ml,日服 2 次。【附记】引自《补品补药与补益良方》。

·雀肉补骨脂酒·

【配方】麻雀 9 只,补骨脂、远志、蛇床子、小茴香各 30g,冰糖 90g,白酒 2000ml。【制法】将麻雀去毛爪及内脏,洗净备用;将余前 4 味药捣碎,与麻雀同入布袋,置容器中,加入白酒、冰糖,加盖,置文火上煮约 30 分钟,离火待冷,密封,浸泡 7 日后,过滤去渣,即成。【功用】补肾阳,暖腰膝,壮身体。【主治】腰膝冷痛、小腹不温、阳痿、耳鸣、小便频数、精神不振等肾虚症状。【用法】口服:每次空腹服 10～20ml,日服 2 次。【附记】引自《药酒汇编》。

·鹿鞭酒·

【配方】鹿鞭 1 条,白酒 1000ml。【制法】将鹿鞭先用温水浸润，去内膜，切片，再置容器中，加入白酒，密封，浸泡1个月后即可取用。【功用】补肾阳，益精血。【主治】肾阳不足、精血亏损、腰膝酸软、肢体乏力、畏寒怕冷、男子阳痿、妇女宫冷等症。【用法】口服：每次服10ml，日服2次。【附记】引自《民间百病良方》。凡阴虚火旺者忌服。

·核桃酒·

【配方】核桃仁30g，小茴香5g，杜仲、补骨脂各15g，白酒500ml。【制法】将前4味切碎，置容器中，加入白酒，密封，浸泡15日后，过滤去渣，即成。【功用】温阳补肾，固精。【主治】肾阳虚弱，腰膝酸软，阳痿，滑精，小便频数等。【用法】口服：每次服20ml，日服2次。【附记】引自《药酒汇编》。凡阴虚火旺者忌服。

·麻雀酒(二)·

【配方】麻雀12只，当归、菟丝子、枸杞子、龙眼肉各30g，茯苓15g，白酒2000ml。【制法】将麻雀去羽毛，剖腹，去内脏，洗净，置炭火上烘干至有香味，与上药、白酒共置入容器中，密封浸泡3个月后即可服用。【功用】壮阳益精，滋肾补血。【主治】腰脊疼痛，头晕目眩，阳痿，小便频数而清长。【用法】口服：每日早、晚各服1次，每次服15～30ml。【附记】引自《药酒汇编》。高血压患者忌服。阴虚火旺者亦忌服。

·白玉露药酒·

【配方】当归、陈皮各30g，肉桂24g，零陵香、排草各15g，木香、公丁香各6g，佛手18g，冰糖1000g，白酒6000ml。【制法】将上药与白酒一起置入容器中，密封浸泡7日后，再隔水煮蒸1小时，待冷却后启封，加入冰糖溶化即成。【功用】开胃顺气，温中祛寒。【主治】身体羸弱，食欲缺乏，食后易胀，面色淡白，胸腹胀闷不适。【用法】口服：每次服15～30ml，每日早、晚各服1次，饭前服

用。【附记】引自《临床验方集》。孕妇忌服。

·参茸补血酒·

【配方】人参、三七、炒白术、茯苓、炙甘草各 15g，鹿茸 10g，黄芪、党参、熟地黄各 30g，炒白芍、当归、川芎各 20g，肉桂 5g，白酒 2000ml。【制法】将上药共研为粗末，用纱布袋装，扎口，置容器中，加入白酒浸泡。14 日后取出药袋，压榨取液，将榨取液与药酒混合，静置，过滤即可服用。【功用】补元气，壮肾阳，益精血，强筋骨。【主治】心肾阳虚，气血两亏，腰膝酸软，精神不振，身倦乏力，头晕耳鸣，遗精滑精，盗汗自汗，子宫虚寒，崩漏，带下等。【用法】口服：每次服 10～15ml，日服 2 或 3 次。【附记】引自《临床验方集》。阴虚火旺者慎用；高血压患者忌用。

·扶老强中酒·

【配方】神曲 100g，炒麦芽 50g，吴茱萸、干姜各 25g，白酒 1500ml。【制法】将上药共研成粗末，用纱布袋装，扎口，置容器中，加入白酒浸泡。7 日后取出药袋，压榨取汁，将榨取液与药酒混合，静置，过滤后即可服用。【功用】温中消食。【主治】脾胃虚寒，消化不良，食少腹胀。【用法】口服：每次服 10～20ml，日服 2 次，饭前空腹服用。【附记】引自《传信适用方》。本药酒对老年人脾胃阳虚、阴寒内盛所致的消化不良、食少腹胀或腹痛尤宜。

·菊杞调元酒·

【配方】菊花、枸杞子、巴戟天、肉苁蓉各 90g，白酒 2000ml。【制法】将上药共研成粗末，装入细纱布袋并扎紧袋口，放进酒坛中，加入白酒，密封浸泡 7 日后，启封过滤，兑入 1.5L 冷开水即成。【功用】温肾壮阳，养肝明目。【主治】年老体弱，元气亏而致下元虚冷、小便清长、少腹不温、腰膝酸软、筋骨痛楚、听力失聪、视物不清等症。【用法】口服：早、晚各空腹温服 20～30ml，日服 2 次。

【附记】引自《药酒验方选》。

·雪莲虫草酒·

【配方】雪莲花 100g,冬虫夏草 50g,白酒 1000ml。【制法】将雪莲花切碎,与冬虫夏草、白酒共置入容器中,密封浸泡 15 日后即可服用。【功用】补虚壮阳。【主治】性欲减退或阳痿,表现为阴茎痿弱不起、临房不举或举而不坚。【用法】口服:每日早、晚各服 1 次,每次服 15ml。【附记】引自《高原中草药治疗手册》。屡用有效。

·东北三宝酒·

【配方】人参、鹿茸各 30g,貂鞭 1 具,白酒 1000ml。【制法】将人参、鹿茸切成薄片(切人参宜用竹刀或铜刀,不宜用铁刀,以免降低药效),与貂鞭、白酒共置入容器中,密封浸泡 15 日即成。服用 500ml 酒后,可再添入 500ml 白酒,如此添至药味淡薄为止。【功用】补肾壮阳。【主治】肾阳衰微,表现有肢冷畏寒、腰膝酸软、阳痿、滑精、精神萎靡、阴囊湿冷、小便清长等。【用法】口服:每次服 20ml,每日早、晚各服 1 次。【附记】引自《吉林省药品标准》。本药酒药性温燥,非肾阳虚弱者不宜应用。如果作为保健延年药酒服用,应适当减少人参、鹿茸的分量。

·药酒秘方·

【配方】生羊肾 1 具,沙苑蒺藜(隔纸微炒)120g,龙眼肉 120g,淫羊藿(用铜刀去边毛,羊油拌炒)120g,仙茅(真者,用糯米汤泡去赤汁)120g,薏苡仁 120g,滴花烧酒 10L。【制法】将上药投入烧酒中,密封,浸泡二十一日即可取用。【功用】温肾壮阳,祛风除湿。【主治】中、老年肾阳虚衰,兼乌须发。【用法】口服:随量时时饮服。【附记】引自《古今延年益寿方荟萃》。本方还有延年安神,兼乌须发之功。阴虚内热或阳热素盛者忌服。

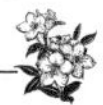

·参茸貂肾药酒·

【配方】貂肾10具，驴肾2具，狗肾2具，海马75g，鹿茸（去毛）250g，红参（去芦）500g，熟地黄1500g，肉苁蓉1500g，菟丝子1500g，淫羊藿1500g，韭菜子（炒）1500g，肉桂1500g，锁阳1500g，黄芪1500g，杜仲炭500g，大海米500g，补骨脂（盐制）1500g，牡蛎（煅）1500g，狗脊（烫）1500g，枸杞子1500g，白酒400kg，60度白酒600L。【制法】将上药置容器内，加入白酒及白糖，拌匀，密封，浸泡1个月后即可启用。【功用】滋补肝肾，壮阳祛寒。【主治】肾虚精冷，腰腿酸痛，阳痿不举，阴囊潮湿，头晕耳鸣。【用法】口服：每次服20ml，日服2或3次，温服。【附记】引自《新编中成药》。

·参茸三七酒·

【配方】人参15g，鹿茸15g，三七（熟）150g，白术（麸炒）90g，茯苓（蒸）60g，五味子（蒸）90g，枸杞子60g，肉苁蓉90g，补骨脂（盐制）90g，麦冬90g，巴戟天（盐制）60g，怀牛膝（酒制）30g，白酒10L，蔗糖45g。【制法】将上药置容器内，加入白酒及蔗糖，拌匀，密封，浸泡15～30日后即可启用。【功用】益气补血，温肾壮阳，养心安神。【主治】气血不足，病后虚弱，阳痿，遗精，失眠健忘。【用法】口服：每次服10ml，日服3次。【附记】引自《新编中成药》。高血压患者及感冒热证者忌用；孕妇慎用。

·三味抗衰酒·

【配方】甘杞子700g，北山楂300g，肉苁蓉500g，白酒7500ml。【制法】将上药用粮食白酒浸泡，约1个月后过滤取净汁，入瓶密贮备用。【功用】养阴益精，健脾补肾，益气和血，抗衰强身。【主治】中老年体虚证。【用法】口服：每次服50～100ml，可以常饮。【附记】引自《时珍国药研究》。

·鹿茸酒(二)·

【配方】鹿茸片 30g,白酒 500ml。【制法】将鹿茸片投入白酒中浸泡 10 日以上,即可取用。【功用】壮元阳,补气血,益精髓,强筋骨。【主治】虚劳体瘦,精神倦乏无力,肝肾虚而致眩晕、耳聋、目眩、腰膝酸痛等。【用法】口服:每次服半小杯,日服 2 次。【附记】引自《中国古代养生长寿秘法》。

·保命延寿烧酒·

【配方】人参、当归、白茯苓、乌药、杏仁、砂仁、川乌、草乌、何首乌、五加皮、枸杞子、牛膝、杜仲、肉桂、苍术各 15g,肉苁蓉、破故纸、甘草各 30g,木香、枳壳、干姜、虎骨(酥炙,代)、香附、白芷、厚朴、陈皮、白术、川芎、麻黄、羌活、独活、川椒、白芍、生地黄、熟地黄、天冬(去心)、麦冬(去心)、防风、荆芥、五味子、小茴香、细辛、沉香、白蔻各 9g,枣肉 60g,真蜂蜜 1000g,核桃仁 120g,真酥油 250ml,天麻 9g,生姜 120g,高度烧酒 20L。【制法】将上药除酥、蜜 2 味,各精制,称足,装入绢袋中,入无水高度烧酒,同酥、蜜入坛中,将坛口密封严固,用桑柴文武火烧三炷香,待大锅中水冷取出,埋阴地,3 日出火毒。【功用】和脾胃,养丹田,强壮筋骨,益精补髓,聪耳明目,定五脏,安魂魄,润肌肤,和容颜,强阴壮阳,能祛百病。【主治】中老年人一切虚损证。【用法】口服:常饮 1～2 杯。【附记】引自明《仁术便览》。

·参茸酒(二)·

【配方】人参 60g,补骨脂(盐制)30g,鹿茸 60g,佛手片 30g,淫羊藿 360g,红花 30g,薏苡仁 360g,砂仁 30g,萆薢 360g,苍术(炒)30g,熟地黄 360g,乌药 30g,陈皮 360g,紫草 30g,牛膝 360g,防风 30g,玉竹 360g,乌梢蛇 30g,红曲 60g,枸杞子 30g,木瓜 60g,羌活 30g,续断 60g,川芎(酒制)15g,五加皮 30g,草乌(制)15g,肉桂

30g，檀香 15g，白芍（炒）30g，豆蔻 15g，当归 30g，川乌（制）15g，青皮（醋制）30g，丁香 15g，白芷 30g，杜仲（盐制）30g，木香 30g，白酒 107.5L，白糖 7.5kg。【制法】将上药和匀置容器内加入白酒及白糖，搅拌均匀密封，浸泡 1 个月后即可取用。【功用】滋补强壮，舒筋活血，健脾和胃。【主治】身体虚弱，脾胃不振，精神萎靡等症。【用法】口服：每次服 10～15ml，一日服 2 次。【附记】引自《新编中成药》。孕妇忌服。高血压者慎用。

·参茸酒（三）·

【配方】人参 60g，鹿茸 30g，防风、鳖甲、萆薢、羌活、川牛膝、独活、杜仲、白术、玉竹各 3g，当归、秦艽、红花、枸杞子各 6g，丁香 2g，烧酒 11L，冰糖 120g。【制法】用多年贮存的陈烧酒 10L，将药料入酒内封固，存数年，将药料滤出，加入冰糖，烧酒 1L，兑后饮用。【功用】温阳益气，育阴和血，祛风除湿。【主治】一切虚弱诸症。【用法】口服：每次服一小盅，每日服 1～2 次。【附记】引自《清太医院配方》。

·参茸酒（四）·

【配方】菟丝子 60g，牛膝、熟地黄、肉苁蓉各 40g，鹿茸、人参、附子（制）、黄芪、五味子、茯苓、山药、当归、龙骨、远志（制）各 20g，红曲 10g，白酒 8000ml，白糖 800g。【制法】将上药投入容器内，加入白酒及白糖，密封，浸泡 1 个月后即可启用。【功用】滋补强壮，补气固精。【主治】气血亏损，腰酸腿痛，手足寒冷，梦遗滑精，妇女血亏、血寒、带下淋漓、四肢无力、行步艰难及用于年迈体虚者。【用法】口服：每次服 10～15ml，每日服 2 次。【附记】引自《新编中成药》。孕妇忌服。

·保真酒·

【配方】鹿角片 10g，杜仲、巴戟天、山药、远志各 30g，五味子、茯苓各15g，熟地黄、肉苁蓉各30g，山茱萸15g，益智仁20g，补骨脂、胡芦巴各30g，川楝子10g，沉香6g，白酒1500ml。【制法】将上药共研为粗末，沙布袋装，扎口，置入容器中，加入白酒浸泡。1个月后取出药袋，压榨取液，掺入药酒中，静置，过滤即得。【功用】温肾壮阳，填精补髓。【主治】肾元亏虚，阳痿滑泄，精冷无子，股软无力。【用法】口服。每次服15～20ml，每日1次，睡前饮服。【附记】引自《证治准绳》。屡用有效。肝阳上亢者忌服。

第14章　祛病强身药酒

凡体质虚弱之人，抗病能力低下，而易受外邪（六淫）侵袭；或阴阳失调，脏腑功能紊乱，因而引起种种病证。运用祛病强身药酒，标本兼治，颇具效验。

·十仙酒·

【配方】枸杞子40g，当归、川芎、白芍、熟地黄、黄芪、人参、白术、白茯苓、炙甘草各50g，生姜100g，大枣50枚，白酒20L。【制法】将前12味共制为粗末，入布袋，置容器中，加入白酒，密封，隔水煮30分钟，取出静置10日后即可取用。【功用】补益气血。【主治】身体虚弱，气血不足诸症。【用法】口服：每次服20ml，日服2次。【附记】引自《药酒汇编》。

·石斛山药酒·

【配方】石斛120g，怀山药、熟地黄各60g，山茱萸、怀牛膝、白术各30g，白酒3000ml。【制法】将前6味共制为粗末，入布袋，置容器中，加入白酒，密封，隔日振摇数下，浸泡14日后，过滤去渣，即成。【功用】补肾，养阴，健脾。【主治】腰膝酸软、体倦乏力、食欲缺乏、头晕等症。【用法】口服：每次服10～25ml，日服3次。【附记】引自《药酒汇编》。

·轻身酒·

【配方】何首乌60g，全当归、肉苁蓉、胡麻仁、生地黄各30g，蜂蜜 60g，白酒 2000ml。【制法】将前 5 味共制为粗末，入布袋，置容器中，加入白酒，密封，隔日振摇数下，浸泡 14 日后，过滤去渣，加入蜂蜜，拌匀，即成。【功用】益精润燥。【主治】腰膝酸软，头晕目暗、肠燥便秘等症。【用法】口服：每次服 10～20ml，日服 3 次。【附记】引自《药酒汇编》。

·人参七味酒·

【配方】人参 40g，龙眼肉、生地黄各 20g，当归 25g，酸枣仁 10g，远志 15g，冰糖 40g，白酒 1500ml。【制法】将前 6 味共制为粗末，入布袋，置容器中，加入白酒，密封，浸泡 14 日后，去药袋；另将冰糖置锅中，加水适量，文火煮沸，色微黄之际，趁热过滤，倒入药酒中，搅匀，即成。【功用】补气血，安心神。【主治】气虚血亏之体倦乏力、面色不华、食欲缺乏、惊悸不安、失眠健忘等症。【用法】口服：每次服 10～20ml，每日早、晚各服 1 次。【附记】引自《实用药酒方》。

·双乌暖胃酒·

【配方】川乌（烧存性）、草乌（烧存性）、当归、黄连、生甘草、高良姜、陈皮各 5g，烧酒 5000ml，甜酒 2500ml，红砂糖 520g。【制法】将前 7 味捣碎，入布袋，待用；另将红砂糖以水、醋各半调匀，去渣，与药袋同置容器中，加入烧酒和甜酒，密封，浸泡 5 日后，过滤去渣，即成。【功用】温通经络，暖补脾胃。【主治】脾胃虚弱，精神疲乏。【用法】口服：不拘时候，随量饮用。【附记】引自《药酒汇编》。

·加味养生酒（二）·

【配方】枸杞子、牛膝、山茱萸、生地黄、杜仲、菊花、白芍各 60g，五加皮、桑寄生各 120g，龙眼肉 240g，木瓜、当归各 30g，桂枝 9g，白酒 10L。【制法】将前 13 味共制为粗末，入布袋，置容器中，

加入白酒，密封，浸泡 10 日后，过滤去渣，即成。【功用】补肾养肝，益精血，强筋骨，祛风湿。【主治】腰膝疼痛、四肢麻木、头目眩晕、风湿痹痛等症。【用法】口服：每次服 10～20ml，日服 2 次。【附记】引自《药酒汇编》。

·扶衰酒·

【配方】五味子、柏子仁、丹参各 6g，龙眼肉、党参各 9g，白酒 600ml。【制法】将前 5 味捣碎，入布袋，置容器中，加入白酒，密封，浸泡 14 日后（浸泡期间，每日振摇 1 次），过滤去渣，即成。【功用】补气血，滋肺肾，宁心安神。【主治】体虚无力、食欲缺乏、怔忡健忘、心悸不安、失眠等。【用法】口服：每次服 20ml，日服 2 次。【附记】引自《民间百病良方》。

·人参荔枝酒·

【配方】人参 13g，荔枝肉 100g，白酒 500ml。【制法】将前 2 味粗碎，置容器中，加入白酒，密封，浸泡 7 日后即可取用。【功用】大补元气，安神益智。【主治】体质虚弱、精神萎靡等。【用法】口服：每次服 20ml，日服 2 次。【附记】引自《民间百病良方》。常用此酒，有“延年益寿、安神益智”之功。

·人参葡萄酒·

【配方】人参 20g，葡萄 100g，白酒 500ml。【制法】将人参切碎，葡萄绞汁，同置容器中，加入白酒，密封，每日振摇 1 次，浸泡 7 日后即可取用。【功用】益气，健脾，补肾。【主治】体虚气弱、腰酸乏力、食欲缺乏、心悸、盗汗、干咳劳嗽、津液不足等症。【用法】口服：每次空腹服 10ml，日服 2 次。【附记】引自《民间百病良方》。常作肺结核辅助治疗之用。阴虚火旺者忌服。

·还童酒(二)·

【配方】熟地黄、生地黄、秦艽、麦冬各9g，川萆薢、怀牛膝、苍术、陈皮、川续断、枸杞子、牡丹皮、木瓜各6g，小茴香、羌活、独活、乌药各3g，桂皮1.5g，白酒1000ml。【制法】将前17味共制为粗末，入布袋，置容器中，加入白酒，密封，浸泡14日后，过滤去渣，即成。【功用】添精补髓，强筋壮骨，疏风活络，大补元气。【主治】肝肾虚弱、腰膝酸痛、肢体麻木等症。【用法】口服：每次服15ml，日服2次。【附记】引自《药酒汇编》。

·木瓜牛膝酒·

【配方】木瓜、牛膝各25g，白酒500ml。【制法】将前2味捣碎，置容器中，加入白酒，密封，浸泡15日后，过滤去渣，即成。【功用】舒筋活络，祛风除湿。【主治】关节僵硬、活动不利、筋骨酸痛等症。【用法】口服：每次服10ml，日服2次。【附记】引自《民间百病良方》。

·乌蛇黄芪酒·

【配方】乌蛇肉90g，炙黄芪、当归各60g，桂枝30g，白芍25g，白酒3000ml。【制法】将前5味切碎，置容器中，加入白酒，密封，隔水蒸煮1小时，取出待冷，浸泡7日后，过滤去渣，即成。药渣添酒再浸，味薄即止。【功用】补气活血，驱风通络。【主治】半身不遂、肌肉消瘦、肢体麻木等症。【用法】口服：每次服20ml，日服3次。【附记】引自《药酒汇编》。

·健康补肾酒·

【配方】熟地黄、龙眼肉、地骨皮、当归、牛膝各120g，沙苑子(炒)、杜仲(盐炒)、巴戟天(去心，盐炒)、枸杞子、菟丝子(炒)、楮实子(炒)、韭菜子(炒)、怀山药各60g，补骨脂(盐炒)30g，蔗糖480g，

白酒 9600ml。【制法】将前 14 味共制为粗末，置容器中，加入白酒和蔗糖制成的糖酒作溶剂，密封，浸渍 48 小时后，按渗滤法，以每分钟 1～3ml 的速度进行渗滤，收集滤液，静置，滤过，即成。【功用】补肾益脾，强健腰膝。【主治】脾肾虚弱、腰膝酸软、年老体虚、精神疲倦等症。【用法】口服：每次服 20～30ml，日服 2 次。【附记】引自《药酒汇编》。风寒感冒时停服。

·五积散酒·

【配方】茯苓 80g，桔梗、当归、白芍、陈皮、苍术（炒）、白芷、厚朴（姜制）、枳壳（炒）、麻黄、制半夏、甘草各 60g，川芎、干姜各 30g，蔗糖 2000g，白酒 17.5L。【制法】将前 14 味共制为粗末，置容器中，加入白酒，浸渍 15 日后，按渗滤法，以每分钟 1～3ml 的速度进行渗滤，收集滤液；另取蔗糖制成糖浆，待温，加入上述渗滤液中，搅匀，静置，滤过，约制成 17.5L，分装贮瓶，备用。【功用】散寒解表，祛风燥湿，消积止痛。【主治】风寒湿痹、头痛、身痛、腰膝冷痛及外感风寒、内有积滞等症。【用法】口服：每次服 15～30ml，日服 2 次。【附记】引自《临床验方集》。

·鱼鳔鹿角酒·

【配方】黄鱼鳔、鹿角各 50g，黄酒 500ml。【制法】将鹿角切成薄片，与黄鱼鳔炒至色黄质脆，共研细末，置容器中，加入黄酒，密封，浸泡 7 日后即可取用。【功用】滋阴补肾，强身壮体。【主治】肾虚腰痛、腰膝酸冷等。【用法】口服：每次服 20ml，日服 3 次。用时摇匀，将药末与酒一同饮服。【附记】引自《民间百病良方》。

·狗脊参芪酒·

【配方】狗脊、丹参、黄芪各 30g，当归 25g，防风 15g，白酒 1000ml。【制法】将前 5 味粗碎，入布袋，置容器中，加入白酒，密封，浸泡 15 日后，过滤去渣，即成。【功用】补肝肾，益气血，祛风湿，通经络。【主治】肝肾虚弱、气血不足、风湿痛等。【用法】口服：每次服20ml，日服2次。【附记】引自《药酒汇编》。

·桑枝酒·

【配方】桑枝、黑大豆(炒香)、五加皮、木瓜、十大功劳、金银花、薏苡仁、黄柏、蚕沙、松仁各10g，白酒1000ml。【制法】将前10味捣碎，入布袋，置容器中，加入白酒，密封，浸泡15日后，过滤去渣，即成。【功用】祛风除湿，清热通络。【主治】湿热痹痛、口渴心烦、筋脉拘急等症。【用法】口服：每次服30ml，日服3次。【附记】引自《药酒汇编》。

·菟丝杜仲酒·

【配方】菟丝子30g，牛膝、炒杜仲各15g，低度白酒500ml。【制法】将前3味捣碎入布袋，置容器中，加入白酒，密封，浸泡7日后，过滤去渣，即成。【功用】补肝肾，壮腰膝。【主治】肝肾虚损、腰膝酸痛、神疲乏力等症。【用法】口服：每次服30ml，日服2次。【附记】引自《药酒汇编》。

·红参鹿茸酒·

【配方】红参10g，鹿茸3g，白酒500ml。【制法】将前2味蒸软后，置容器中，加入白酒，密封，浸泡15日后即可取用。酒尽添酒，味薄即止。【功用】补气壮阳。【主治】阳虚畏寒、肢体不温等。【用法】口服：每次服10～20ml，日服2次。【附记】引自《民间百病良方》。本药酒用于治疗性功能减退症，效果亦佳。易上火者(阴虚火旺)忌服；夏日不宜服用此药酒。

·黄芪红花酒·

【配方】黄芪、党参、玉竹、枸杞子各15g，红花9g，白酒500ml。【制法】将前3味切碎，与枸杞子、红花一同入布袋，置容器中，加入

白酒，密封，浸泡 30 日后，过滤去渣，即成。【功用】补气健脾，和血益肾。【主治】四肢乏力、精神疲倦、气血不和等症。【用法】口服：每次服 30ml，日服 2 次。【附记】引自《药酒汇编》。

·双参酒（二）·

【配方】西洋参 30g，沙参、麦冬各 20g，黄酒 800ml。【制法】将前 3 味捣碎，置容器中，加入黄酒，以文火煮沸，取下待冷后，密封，每日振摇 1 次，浸泡 7 日后开封，加入凉开水 200ml，搅匀，滤过，备用。【功用】补气养阴，清热生津，润肺止咳。【主治】烦热口渴、口干舌燥、津液不足、肺虚燥咳、体倦神疲等症。【用法】口服：每次服 20ml，日服 2 次。【附记】引自《药酒汇编》。虚寒便溏者忌服。

·天麻石斛酒·

【配方】石斛、天麻、川芎、仙灵脾、五加皮、牛膝、萆薢、桂心、当归、牛蒡子、杜仲、制附子、乌蛇肉、茵芋、狗脊、丹参各 20g，川椒 25g，白酒 1500ml。【制法】将前 17 味捣碎，置容器中，加入白酒，密封，浸泡 7 日后，过滤去渣，即成。【功用】舒筋活血，强筋壮骨，祛风除湿。【主治】中风手足不遂、骨节疼痛、肌肉顽麻、腰膝酸痛、不能仰俯、腿脚肿胀等。【用法】口服：每次温服 10～15ml，日服 3 次。【附记】引自《药酒汇编》。

·九制豨莶草药酒·

【配方】豨莶草（九制）712g，海风藤、千年健、威灵仙、油松节、川牛膝、川续断、桑寄生、白术、狗脊、苍术、陈皮、杜仲、当归、伸筋草、玉竹、秦艽各 130g，地枫皮、没药（去油）、红花、独活、川芎、乳香（去油）各 80g，肉桂 60g，防己 110g，麻黄 20g，红糖 5000g，白酒 50L。【制法】将前 26 味捣碎，混匀，置容器中，加入白酒，密封，每日搅拌 1 次，1 周后每周搅拌 1 次，浸泡 30 日以上，过滤去渣；另取红糖，用少量白酒加热溶化，加入滤液内，混匀，制成 50L 药酒。

静置10日，取上清液，滤过，贮瓶备用。【功用】活血补肾，祛风除湿。【主治】肝肾不足、骨痛膝弱、四肢麻痹、腰酸腿痛、手足无力、口眼歪斜、语言謇涩等。【用法】口服：每次温服30～60ml，日服2次。【附记】引自《临床验方集》。附九制豨莶草制法：将豨莶草洗净，切碎，加黄酒适量，放入锅内蒸透，闷1夜，晒干，再加黄酒，如此九蒸九晒，即成。

·首乌枸杞酒·

【配方】何首乌、枸杞子各120g，熟地黄60g，全当归、黄精各30g，白酒2500ml。【制法】将前5味洗净，切碎，入布袋，置容器中，加入白酒，密封，每日振摇1次，浸泡7日后，过滤去渣，贮瓶备用。【功用】补肝肾，健脾胃，益精血。【主治】腰膝酸软、头晕眼花、食欲缺乏、精神萎靡等。【用法】口服：每次服10～20ml，日服3次。【附记】引自《药酒汇编》。常服有"强身健体"之功。

·枸杞山药酒·

【配方】枸杞子1500g，怀山药500g，黄芪、麦冬各200g，生地黄、红曲各300g，糯米2000g。【制法】将前5味加工成粗末，置砂锅中，加清水3000ml，加盖，置文火上煮数百沸，取下待冷，备用；将红曲（酒曲）压细，备用；再将糯米加水浸，沥干，蒸饭，待冷，入药、曲拌匀置容器中，密封，置保温处，如常法酿酒。14日后酒熟，去渣，贮瓶备用。【功用】滋补肝肾，益气生津。【主治】腰膝酸软、头晕目暗、精神不振、消渴等症。【用法】口服：每次服20ml，日服3次。【附记】引自《药酒汇编》。

·首乌地黄酒·

【配方】熟地黄240g，何首乌、薏苡仁、枸杞子各120g，当归、龙眼肉各90g，檀香9g，白酒10L。【制法】将前7味共制为粗末，入布袋，置容器中，加入白酒，密封，经常振动，浸泡14日后，过滤去

渣，即成。【功用】益精血，养心脾。【主治】腰酸、失眠、头晕、耳鸣、心悸、食欲缺乏等。【用法】口服：每晚临睡前服 5～10ml。【附记】引自《药酒汇编》。

·五味九香酒·

【配方】九香虫、五味子、肉豆蔻各 30g，党参 20g，白酒 1000ml。【制法】将前 4 味粗碎，入布袋，置容器中，加入白酒，密封，隔日摇动数下，浸泡 14 日后，过滤去渣，即成。【功用】温补脾肾，散寒止泻。【主治】脾肾虚弱引起的腹部畏寒、脐周疼痛、形寒肢冷、泻后痛减等症。【用法】口服：每次服 10～15ml，日服 2 次。【附记】引自《药酒汇编》。

·菊花酒(二)·

【配方】甘菊花 500g，生地黄 300g，枸杞子、当归各 100g，糯米 3000g，酒曲适量。【制法】将前 4 味水煎 2 次，取浓汁 2500ml，备用；再将糯米取药汁 500ml 浸湿，沥干，蒸饭，待凉后，与酒曲（压细）、药汁拌匀，装入瓦坛中发酵，如常法酿酒，味甜后；去渣，即成。【功用】养肝明目，滋阴清热。【主治】肝肾不足之头痛、头昏目眩、耳鸣、腰膝酸软、手足震颤等症。【用法】口服：每次服 20～30ml，日服 2 次。【附记】引自《药酒汇编》。

·钟乳浸酒方·

【配方】钟乳粉 90g，石斛、牛膝、黄芪、防风各 60g，熟地黄 150g，白酒 1500ml。【制法】将前 6 味细锉，入布袋，置容器中，加入白酒，密封，浸泡 3～7 日后，过滤去渣，即成。【功用】补养五脏，疗风气，坚筋骨，益精髓。【主治】虚劳不足。【用法】口服：每次温服 10～15ml，日服 3 次。【附记】引自《太平圣惠方》。又单用钟乳石，煅后细研，用白酒浸，密封，隔水煎至半，再添酒满数，烫封好，7 日后空腹温服。主治风虚气上、下焦伤竭，脚弱疼痛。有安五脏、通百节、利九窍、益精、明目之功。久服延年益寿，肥健悦色不老。宜节饮食，忌阳事。

·钟乳酒(五)·

【配方】钟乳 240g，丹参 180g，石斛、杜仲、天冬各 150g，牛膝、防风、黄芪、川芎、当归各 120g，制附子、桂心、秦艽、干姜各 90g，山茱萸、薏苡仁各 1000g，白酒 15L。【制法】将前 16 味捣碎，入布袋，置容器中，加入白酒，密封，浸泡 7 日后，过滤去渣，即成。【功用】温补脾肾，通利关节，活血祛风，滋阴柔肝。【主治】风虚劳损，脚痛，冷痹，羸瘦挛弱，不能履行。【用法】口服：初服 10ml，渐加之，以知为度，日服 2 次。【附记】引自《备急千金要方》。

·种子延龄酒·

【配方】生地黄、熟地黄、天冬、麦冬、当归、白术、白茯苓、大枣肉、制何首乌、牛膝、杜仲、枸杞子、巴戟肉、肉苁蓉、龟甲各 60g，南芎、菟丝子、川续断、远志肉、破故纸、山茱萸、石斛、甘菊花、陈皮、柏子仁、酸枣仁、小茴香、龙眼肉、青盐、核桃肉、生姜、灯心各 30g，白芍 45g，人参、木香、石菖蒲、砂仁各 15g，白酒 20L。【制法】将前 37 味细锉，置容器中，加入白酒，密封，以文火加热 1.5 小时后，取出置于盛有冷水的水缸内，并注意随时换用新的冷水，3 日后过滤取药液。药渣再加白酒 10kg，按上法先加热，后冷浸，滤取酒液，与压榨液、前滤液合并，装坛内，密封，埋入土中 3 日，以去火毒即得。也可采用冷浸法，密封，浸泡 21 日后，过滤去渣。将药渣晒干，研细，做蜜丸，并用此药酒送服。【功用】补脾肾，壮筋骨，养血柔肝，利窍安神。【主治】肾脏虚损，气血不足，腰膝酸软，须发早白，头晕，耳鸣，面色不华，动则劳倦，心神不宁，婚后无子等症。老年人服之，延年益寿。【用法】口服：每次服 15～30ml，每日早、晚各服 1 次。或适量饮用，以瘥为度。【附记】引自《妙一斋医学正印种子编》。如有虚热者，可于上方中加入黄柏、知母各 60g。本方

中原有虎骨 30g，今以菟丝子、川续断各 30g 代之，用之临床，效果亦佳。

·养荣酒(一)·

【配方】白茯苓、甘菊花、石菖蒲、天冬、白术、生黄精、生地黄各 50g，人参、肉桂、牛膝各 30g，白酒 1500ml。【制法】将前 10 味捣碎，入布袋，置容器中，加入白酒，密封，浸泡 5～7 日后，过滤去渣，即成。【功用】补脾肾，益气血，养荣润肤。【主治】体质衰弱，身倦乏力，面容憔悴。【用法】口服：每次空腹温服 30～50ml(约 1 中盅)，每日早、晚各服 1 次。【附记】引自《百病中医药酒疗法》。

·周公百岁药酒·

【配方】黄芪(蜜炙)、茯神各 60g，潞党参、麦冬、茯苓、白术、川芎、龟甲胶、阿胶、防风、广皮、枸杞子各 30g，当归、熟地黄、生地黄各 36g，桂心 18g，五味子、羌活各 24g，大枣 1000g，冰糖 1500g，高粱酒 7500ml。【制法】将前 19 味加工使碎，置容器中，加入白酒、大枣和冰糖，密封，浸泡 30 日后，过滤去渣，即成。【功用】补益气血，养心安神。【主治】虚损，五劳七伤，精神疲倦，心悸气短，喘促多汗，头晕目眩，健忘寐差，筋骨疼痛，腰酸肢麻，面容憔悴，反胃噎膈，妇人崩漏、带下，脉虚无力等症。老年人常服，亦能乌须黑发。【用法】口服：每次服 30～50ml，日服 2 次。不善饮酒者可减半，并以温开水冲淡服之。【附记】笔者家传秘方。此药酒是以温补为主，寓散于补，补而不壅，是一剂有效的补益药酒方。凡阴虚火旺者慎服；病证属实者忌服。

·补益延龄酒·

【配方】潞党参、沉香、丁香、檀香、甘草各 30g，白茯苓、熟地黄、当归、广皮、白术、黄芪、枸杞子、白芍各 60g，红曲 120g，蜂蜜 3000g，高粱酒 15L，酒酿 4000g。【制法】将前 13 味加工使碎，置容器中，加入高粱酒、红曲、酒酿和蜂蜜，密封，浸泡15日后，药性尽出，即可开封启用。【功用】健脾养胃，顺气消食，调营益气。【主治】诸虚百损。【用法】口服：不拘时候，随意饮用。【附记】笔者家传秘方。

·参归养荣酒·

【配方】生晒参、糖参、全当归各50g，龙眼肉200g，玉竹80g，红砂糖1600g，52度白酒22.4L。【制法】将前5味和匀，置容器中，加入白酒4800ml，密封，浸泡2周以上，过滤去渣，与压榨液合并，加入砂糖（加水适量，加热溶解），然后加入剩余的白酒，拌匀，静置14日以上，滤过，分装，备用。【功用】补气养血，滋阴润燥，养心益脾。【主治】气阴两虚，心脾不足之虚损贫血，神疲乏力，面色萎黄，失眠多梦，心悸健忘，眩晕，耳鸣，食少纳差。【用法】口服：每次服15～20ml，日服2次。【附记】引自《药酒汇编》。此药酒以补益为主，不滞不腻，颇适宜于气阴两虚、心脾不足引起的病证患者饮用。

·秦艽酒（五）·

【配方】秦艽、牛膝、川芎、防风、桂心、独活、茯苓各30g，杜仲、丹参各240g，侧子（炮裂去皮、脐）、石斛（去梢黑者）、炮姜、麦冬、地骨皮各45g，五加皮150g，薏苡仁30g，大麻仁（炒）60g，白酒7500ml。【制法】将前17味细锉，入布袋，置容器中，加入白酒，密封，浸泡7～10日后，过滤去渣，即成。【功用】祛风湿，补脾肾，活血通络。【主治】肾劳虚冷干枯，忧患内伤，久坐湿地则损。【用法】口服：每次空腹温服10～15ml，日服2次。【附记】引自《圣济总录》。

·黄芪浸酒方·

【配方】黄芪、萆薢、桂心、制附子、山茱萸、白茯苓、石楠各

30g，防风 45g，石斛、杜仲（炙微黄）、肉苁蓉（酒浸炙）各 60g，白酒 1800ml。【制法】将前 11 味细锉，入布袋，置容器中，加入白酒，密封，浸泡 5～7 日后，过滤去渣，即成。【功用】补益肝肾，温经散寒，疏风渗湿。【主治】虚劳膝冷。【用法】口服：每次空腹温服 5～10ml，日服 3 次。【附记】引自《太平圣惠方》。

· 排风酒 ·

【配方】防风、升麻、桂心、独活、天雄（制）、羌活各 30g，仙人掌及根 500g，白酒 1500ml。【制法】将前 7 味细锉，置容器中，加入白酒，密封，浸泡 5～7 日后，过滤去渣，即成。【功用】祛风湿，助肾阳，清虚热。【主治】风劳虚热，头顶攻急，言语错乱，心膈烦闷，四肢拘急，手足酸痛。【用法】口服：每次服 10～15ml，日服 2 次。【附记】引自《圣济总录》。

· 固本酒（一）·

【配方】生地黄、熟地黄、白茯苓各 60g，天冬、麦冬、人参各 30g，白酒 5000ml。【制法】将前 6 味切片，置容器中，加入白酒，密封，浸泡 3 日后，并以文火隔水煮 1～2 小时，以酒色黑为度。待冷，过滤去渣，静置数日，即成。【功用】滋阴益气，乌须发，美容颜。【主治】劳疾，面容憔悴，须发早白。【用法】口服：每次空腹温服 15～30ml，日服 1 或 2 次。【附记】引自《扶寿精方》。或并用铜钱炒韭子米（每次 0.5～1.5g），以此酒送服。

· 九仙酒 ·

【配方】枸杞子 24g，当归身、川芎、白芍、熟地黄、人参、白术、白茯苓、炙甘草各 30g，大枣 10 枚，生姜 60g，白酒 5000ml。【制法】将前 11 味捣碎，置容器中，加入白酒，密封，浸泡 14 日后即可。冬季制备时，可采用热浸法，即密封后，隔水加热 30 分钟，取出，静置数日后，即可服用。均过滤去渣，即成。【功用】大补气血，保健强身。【主治】凡气血不足引起的诸虚损证，体质素属气怯血弱，而无明显症状者，亦可用之。【用法】口服：每次服 15～30ml，日服 2 或 3 次，或适量饮之。【附记】引自《百病中医药酒疗法》。本药酒药性平和，有病治病，无病健身，为治病与保健之良方。

·牛膝酒（四）·

【配方】牛膝、山芋、川芎各 90g，制附子、巴戟天、五味子、黄芪、山茱萸、人参各 60g，五加皮、生姜、防风、肉苁蓉各 75g，肉桂、茵芋、生地黄、磁石（醋煅碎）各 30g，蜀椒（去目闭口，炒出汗）15g，白酒 5000ml。【制法】将前 18 味加工使碎，入布袋，置容器中，加入白酒，密封，浸泡 3～7 日后，过滤去渣，即成。【功用】温肾益气，祛风除湿，舒筋通络。【主治】虚劳，腰腿疼痛，下元冷惫，阳气衰弱。【用法】口服：不拘时，每次温服 5～15ml，常令有酒气相续为妙。【附记】引自《圣济总录》。

·石斛酒（四）·

【配方】石斛 120g，丹参、川芎、杜仲、防风、白术、人参、桂心、五味子、白茯苓、陈皮、黄芪、怀山药、当归、炮干姜各 60g，炙甘草 30g，牛膝 90g，白酒 8000ml。【制法】将前 17 味细锉，入布袋，置容器中，加入白酒，密封，浸泡 7 日后，过滤去渣，即成。【功用】健脾补肾，活血通络，益气暖胃。【主治】风劳虚热，脚气痹弱，筋骨疼痛，腹内冷，不思食。【用法】口服：每次服 5～15ml，日服 2 次。【附记】引自《太平圣惠方》。

·琼浆药酒·

【配方】鹿茸、龙眼肉各 30g，人参、川附片、黄精（酒炙）、冬虫夏草、当归、佛手、驴肾各 60g，陈皮 90g，狗脊（沙烫去毛）、枸杞子、补骨脂（盐水制）、金樱肉、韭菜子、淫羊藿（羊油制）、怀牛膝、灵芝各 120g，麻雀头 50 个（约 30g），红糖 3000g，红曲 140g，白蜜

5000g,45 度白酒 50L。【制法】将前 19 味称取加工洁净、炮制合格的药材,放置洁净容器内,装上回流罐,另取白酒,分别放入白酒 25L、15L、10L。加入红曲兑色,每次均加热至酒沸半小时后,放去药液,将残渣压榨,榨出液与 3 次浸出液合并,混匀,置罐内,加入红糖、白蜜混匀,贮存 1 个月,静置,滤过,分装即得。【功用】滋补气血,助阳益肾。【主治】肾阳虚损,精血耗伤,气血虚弱,体质虚弱,神情倦怠,腰酸腿软,四肢无力,手足不温,精神不振,阳痿不举,肾衰寒气,遗精早泄,阴囊湿冷,妇女白带清稀等症。【用法】口服:每次服 9～15ml,日服 2 或 3 次。【附记】引自《中药制剂汇编》。验之临床,用治上述各症,坚持服用,每收良效。阴虚阳亢者忌服。

·黄芪酒(七)·

【配方】黄芪、独活、山茱萸、桂心、蜀椒、白术、牛膝、葛根、防风、川芎、细辛、制附子、炙甘草各 90g,大黄 30g,干姜 75g,秦艽、当归、制乌头各 60g,白酒 8000ml。大虚加肉苁蓉、玉竹、石斛各 60g;多忘加石菖蒲、紫石英各 60g;心下有水气加茯苓、人参各 60g,山药 90g。【制法】将前 18 味共捣碎,置容器中,加入白酒,密封,浸泡 10 日后,过滤去渣,即成。【功用】补肝肾,祛风湿,活血通络。【主治】大风虚冷,淡澼偏枯,脚肿满,主百病。【用法】口服:每次服 10～15ml,渐渐增之,日服 3 次。【附记】引自《千金翼方》。药渣可再加酒浸泡,或曝干研末,以白酒送服 3～5g,日服 3 次。无所忌。验之临床,坚持服用,每收良效。

·参茸药酒·

【配方】生黄芪 620g,熟地黄 300g,木通、紫梢花、煅龙骨、车前子、韭菜子、桑螵蛸、沙参、煅牡蛎、全蝎、独活、制川乌、制草乌各 60g,广木香、煅干漆、破故纸、萆薢、肉豆蔻各 90g,菟丝子、淫羊藿、巴戟肉、蛇床子、肉苁蓉、大茴香、山茱萸(酒制)、茯苓、青风藤、海风藤、川芎、木瓜、威灵仙各 120g，灯心 12g，马蔺子、荜澄茄、海龙、马蔺花各 30g，枸杞子 560g，海马 15g，当归、怀牛膝、红花、菊花各 240g，核桃仁 150g，白术、白芷各 180g，五加皮、广皮各 500g，片姜黄 740g，人参、栀子各 1500g，远志肉 80g，玉竹 2000g，党参 2240g，阿胶 6kg，白蜜 10kg，冰糖 20kg，白酒 200L。两次兑入药面如下：鹿茸面 500g，沉香面 36g，蔻仁面、母丁香面各 90g，檀香面 120g，公丁香面、砂仁面、肉桂面各 60g。【制法】先将白酒注入缸内，用栀子浸酒，视色适合后去渣，再将党参以前诸药（53 味）用水熬汁（水煎 2 或 3 次），过滤去渣取药液（合并混合），进一步将药液熬成稀膏状，另化白蜜、阿胶，一起兑入酒中，再用水将冰糖溶化，兑入酒中，最后将 2 次兑入药面浸入酒中，密封，冷浸数日即成。【功用】温补肾阳，调和脏腑，祛风除湿，舒筋活络，益气活血，化瘀消胀，固肾涩精，功难尽述。【主治】阳虚寒盛，气血不足，脾胃气滞，内湿痹阻而出现的身体衰弱，筋骨痿软，腰膝疼痛，胸腹胀满，腹泻痞积，男子遗精、阳痿，妇女月经不调等症。【用法】口服：每次服 15ml，日服 3 次。【附记】引自《清太医院配方》。本药酒，作用全面，阴阳互补，气血双调，祛邪与扶正并施。用治上述各症，确有较好的疗效。但阴虚火旺者忌服。

·百补酒·

【配方】鹿角（蹄）120g，知母 40g，党参 30g，怀山药（炒）、茯苓、炙黄芪、芡实、枸杞子、菟丝子、金樱子肉、熟地黄、天冬、楮实子各 24g，牛膝 18g，麦冬、黄柏各 12g，山茱萸、五味子、龙眼肉各 6g，白酒 6000ml，蔗糖 630g。【制法】将前 19 味切碎，置容器中，用白酒分 2 次密封浸泡，第 1 次 30 日，第 2 次 15 日，取上清液，滤过；另将蔗糖制成单糖浆，待温，缓缓兑入上述滤液中，搅匀，静置，滤过，贮存待用。【功用】补气血，益肝肾，填精髓。【主治】身体虚弱，遗精，多汗，腰膝无力，头晕目眩等。【用法】口服：每次服 30～60ml，日服 2 次。【附记】引自《药酒汇编》。验之临

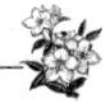

床，确有良效。

·白花蛇药酒·

【配方】白花蛇肉 30g，全蝎 6g，当归、防风、羌活、白芷、天麻、赤芍、甘草、鸡血藤、乳香、没药、红花、菊花、木瓜各 15g，马钱子（炙）、血竭各 9g，白酒 2500ml，白糖 1000g。【制法】将白花蛇去头、尾各 3 寸，用白酒浸后去骨刺取净肉，再将后 16 味药装入纱布袋里，与白酒、白糖共置入罐内，密封后放入锅中煮沸 3 小时，待凉后去渣即成。【功用】通经活络，祛风除湿。【主治】①中风后半身不遂、口眼㖞斜；②风寒湿痹有筋挛足痿、肢体不仁、关节疼痛等症状者；③恶疮疥癞。【用法】口服：每日早、晚各服 1 次，每次服 15～20ml，温服。【附记】引自《临床验方集》。用治以上各症，效果颇佳。本药酒活血通经力强，且全蝎、马钱子有一定的毒性，不宜增量饮用。孕妇忌服。

·桂枝酒（三）·

【配方】桂枝、云茯苓各 40g，川芎、独活、炙甘草、牛膝、山药、制附子、杜仲、陆英根、炮姜、踯躅花各 30g，防风、白术各 35g，茵芋 20g，白酒 2500ml。【制法】将前 15 味捣碎，置容器中，加入白酒，密封，浸泡 7 日后，过滤去渣，即成。【功用】补脾肾，祛风湿，温经通络，利窍。【主治】四肢抽搐，肌肉疼痛，体虚乏力，关节不利，口噤，口眼歪斜，言语不清。【用法】口服：每日临睡前，空腹随量饮服。【附记】引自《太平圣惠方》。临床验证，用之多效。

·万灵至宝仙酒·

【配方】淫羊藿 300g，当归 240g，雄黄、黄柏各 60g，仙茅、列当、知母各 120g，白酒 7500ml。【制法】将前 7 味切碎，置容器中，加入白酒，密封，桑柴武火悬瓶隔水煮 6 小时，再埋地下 3 日去火毒，取出，浸泡 7 日后捞出药渣，过滤去渣即成。药渣再晒干研为细末，稻米面打为糊丸如梧桐子大，贮瓶备用。【功用】生精血，益肾水，助阳补阴，健身强体。【主治】男子阳痿、遗精、滑精、白浊、小便淋漓不尽；诸虚亏损，五劳七伤；妇女赤白带下、月经不调、肚冷脐痛、不孕等症。【用法】口服：每次服药酒 30ml，药丸 30 粒，每日早、晚各服 1 次。【附记】引自《药酒汇编》。验之临床，本药酒用治上述各症，坚持服用，每收良效。

·羊肾酒（二）·

【配方】生羊肾（即羊腰子）1 对，沙苑子（隔纸微炒）、龙眼肉、淫羊藿、仙茅、薏苡仁各 60g，烧酒 5000ml。【制法】将羊肾洗净、切碎，余药捣碎，同置容器中，加入烧酒，密封，浸泡 7 日后，过滤去渣，即成。【功用】补肾壮阳。【主治】阳虚体弱、筋骨不健、步履乏力、阳事不兴（阳痿）、宫冷不孕、腰膝酸冷、婚后无嗣等症。【用法】口服：每次服 10～15ml，日服 2 次，或随时随量饮之，勿醉。【附记】引自《新编经验方》。《中国医学大辞典》方中去薏苡仁，加玉米，余同上。验之临床，本药酒用治上述各症，坚持服用，效果甚佳。

·淫巴酒·

【配方】淫羊藿、巴戟天各 250g，白酒 1500ml。【制法】先将前 2 味切碎，与白酒同置入容器中，密封浸泡 7 日以上便可饮用。【功用】壮阳祛风。【主治】神经衰弱，性欲减退，风湿痹痛，肢体瘫痪，末梢神经炎。【用法】口服：每次服 20ml，每日早、晚各服 1 次。【附记】引自《单方验方治百病》。

·山药茱萸酒·

【配方】怀山药 100g，山茱萸 30g，五味子、人参各 10g，白酒 1000ml。【制法】将前 4 味捣碎，置容器中，加入白酒，密封，浸泡 15 日后，过滤去渣，即成。【功用】益精髓，健脾胃。【主治】体质虚

弱、头晕目眩、心悸怔忡、失眠多梦、遗精、早泄、盗汗等症。【用法】口服：每次服 15～20ml，日服 2 次。【附记】引自《药酒汇编》。验之临床，多效。

·补虚黄芪酒·

【配方】黄芪、五味子各 60g，萆薢、防风、川芎、川牛膝各 45g，独活、山茱萸各 30g，白酒 3000ml。【制法】将前 8 味细锉，入布袋，置容器中，加入白酒，密封，浸泡 5～7 日后，过滤去渣，即成。【功用】补虚泻实，活血祛风，温经止痛。【主治】虚劳，手足遂冷，腰膝疼痛。【用法】口服：每次空腹温服 10～15ml，日服 1 或 2 次。【附记】引自《圣济总录》。

·小金牙酒·

【配方】金牙、细辛、地肤子、莽草、干地黄、防风、葫芦根、附子、茵芋、川续断、蜀椒、独活各 120g，白酒 4000ml。【制法】将金牙研细末，入布袋，余 11 味皆薄切，同置容器中，加入白酒，密封，浸泡 4～7 日后，过滤去渣，即成。【功用】补肾壮骨，祛风除湿，温经通络。【主治】风疰百病，虚劳湿冷，肌缓不仁，不能行走。【用法】口服：每次温服 20ml，3 日渐增之，日服 2 次。【附记】引自《普济方》。

·喇嘛酒（二）·

【配方】核桃肉、龙眼肉各 120g，枸杞子、何首乌、熟地黄各 30g，白术、当归、川芎、牛膝、杜仲、豨莶草、茯苓、牡丹皮各 15g，砂仁、乌药各 7.5g，白酒 2500ml，烧酒 7500ml。【制法】将前 15 味切碎，入布袋，置容器中，加入白酒，加盖，隔水加热至沸，候冷，再加入滴花烧酒，密封，浸泡 7 日后，过滤去渣，即成。【功用】滋肾舒筋，养血祛风，温经通络。【主治】半身不遂，风痹麻木。【用法】口服：每次随意饮服，日服 3 次。【附记】引自《随息居饮食谱》。

·鲁公酿酒·

【配方】干姜、踯躅、桂心、甘草、川芎、川续断、细辛、附子、秦艽、天雄、石膏、紫菀各150g，葛根、石龙芮、石斛、通草、石楠、柏子仁、防风、巴戟天、山茱萸各120g，牛膝、天冬各240g，乌头20枚，蜀椒100g，糯米15kg，酒曲500g。【制法】将前25味捣碎，以水5000ml浸渍3日，入酒曲合渍；糯米浸湿，沥干，蒸饭，候冷，入药材与水中拌匀，合酿。置容器中，密封，置保温处，候酒熟(约酿3宿)，去渣，即成。【功用】壮肾阳，祛风湿，温经通络。【主治】中风偏枯半死，行劳得风，若鬼所击，四肢不遂，不能行走，不能自解衣带，挛躄五缓六急，妇人带下，产褥中风，五劳七伤。【用法】口服：每次空腹服10～15ml，日服2次。待酒尽，取药渣，晒干研细末，服之(每次5g，酒送)。【附记】引自《备急千金要方》。

·增损茵芋酒·

【配方】茵芋叶、制川乌、石楠叶、防风、川椒、女萎、制附子、北细辛、独活、卷柏、肉桂、天雄(制)、秦艽、防己、芍药各30g，踯躅花(炒)、当归、干地黄各60g，白酒5000ml。【制法】将前18味捣碎，置容器中，加入白酒，密封，浸泡3～7日后，过滤去渣，即可。【功用】补肾助阳，祛风除湿，温经通络。【主治】半身不遂，肌肉干枯，渐渐细瘦，或时酸痛。【用法】口服：初服10ml，渐增之，以知为度，日服2次，常令酒气相续。【附记】引自《妇人良方大全》。

·椒附酒方·

【配方】蜀椒、附子、干地黄、当归、牛膝、细辛、薏苡仁、酸枣仁、麻黄、杜仲、萆薢、五加皮、晚蚕沙、羌活各30g，白酒2000ml。【制法】将前14味生用，捣碎，置容器中，加入白酒，密封，浸泡5～7日后，过滤去渣，即成。【功用】滋阴活血，祛风除湿，温经通络。【主治】妇人半身不遂、肌肉偏枯，或言语微涩，或口眼微㖞、举动艰辛。

【用法】口服。不拘时，每次温服 10ml，常觉醺醺为妙，或病势急，即将其药酒煎沸，趁热投之，候冷，即旋饮之。【附记】引自《圣济总录》。

·蛮夷酒(三)·

【配方】远志、矾石各 60g，白术、狼毒、石楠、龙胆草、川续断、芫花、白石英、代赭石、蔄茹、石韦、白石脂、玄参、天雄、防风、山茱萸、桔梗、藜芦、卷柏、寒水石、白芷、秦艽、芒硝、怀山药、黄芩、黄连、大黄、麻黄、干地黄、前胡、生甘草、菟丝子、芍药、紫菀、石菖蒲各 30g，石膏 75g，蜈蚣 1 条，杏仁 20 枚，糯米 22 500g，酒曲 1500g。【制法】将前 39 味共研细末，过筛入布袋，以清水 22L 煎取浓汁，待用。将糯米浸湿，沥干，蒸饭，待冷，入酒曲(压末)、药汁，拌匀，置容器中，并以药袋置酿中，密封，保温，如常法酿酒。经 3～10 日后，酒成，过滤去渣，并压榨药袋，两液合并，贮瓶备用。【功用】补肾健脾，祛风除湿，清热解毒，消积导滞。【主治】八风十二痹，偏枯不遂，宿食，久寒虚冷，五劳七伤及妇人产后余疾，月水不调。【用法】口服：每次服 20～30ml，日服 3 次。将药渣晒干为细末，每次用酒送服 3～5g，以身体缓和为度。【附记】引自《普济方》。

·二活川芎酒·

【配方】羌活、独活各 15g，川芎 20g，黑豆(炒香)、大麻仁各 30g，米酒 2000ml。【制法】将前 5 味(除黑豆外)捣碎，置容器中，加入米酒，密封，浸泡 10 余日后，开封，再将黑豆炒香令烟起，趁热投入酒中，候冷，过滤去渣，即成。【功用】祛风，活血，解痉。【主治】中风初得，颈项强直，肩背酸痛，肢体拘急，时有恶风，发热。【用法】口服：每次服 20～30ml(1～2 小杯)，每日早、晚各服 1 次。【附记】引自《圣济总录》。

·茵芋酒·

【配方】茵芋、独活、狗脊、制川乌、天麻、制附子、制天雄各60g，踯躅（炒黄）30g，牛膝、防风各90g，桂心45g，白酒3000ml。【制法】将前11味捣碎，入布袋，置容器中，加入白酒，密封，浸泡10日后，过滤去渣，即成。【功用】祛风除湿，温经通络。【主治】风无问新久及偏枯，顽痹不仁，肢节缓急。【用法】口服：每次温服10～30ml，日服3次。以效为度。【附记】引自《太平圣惠方》。忌食生冷、毒鱼及鸡、猪、鹅、鸭肉。

·枸杞酒（二）·

【配方】恶实（炒）、苍耳子（炒）各1000g，防风、天麻子（炒）、苑子根（九月九日采）各2000g，牛膝、恶实根（炒）、枸杞子、晚蚕沙（炒）各500g，桔梗（炒）、羌活、秦艽、石菖蒲各60g，白酒25L。【制法】将前13味细切，入布袋，置容器中，加入白酒，密封，勿令通气，浸泡7日后，过滤去渣，即成。【功用】祛风止痉，滋阴活血，悦泽颜色，滋润皮肤，益气健身。【主治】中风，身如角弓反张及妇人一切血风，上攻下注等症。【用法】口服：每次空腹服10～15ml，日3夜1服，常令有酒气相续。久病风疾，不过一月瘥。【附记】引自《普济方》。常服此酒，有“润肤美容”之功。

·黑豆酒（二）·

【配方】黑豆125g，黄酒1000ml。【制法】将黑豆用文火炒至半焦，置容器中，加入黄酒，密封，浸泡7日后，去渣即成；或炒至令香，置容器中，加入黄酒，盖好，以文火煮沸后，离火，浸泡1宿，去渣，即成。【功用】补肾利水，祛风止痉，通络止痛。【主治】口噤不开，妊娠腰痛如折，产后受风引起的腰痛、筋急、口噤不开。【用法】口服：每次服10～30ml，日服3次。【附记】引自《药酒汇编》。凡产后服黑神散，皆宜以此药酒调服，活血祛风，最为要药，妊娠折伤

胎死，服此得瘥。

·补肾健脾酒·

【配方】白术(土炒)、青皮、生地黄、厚朴(姜炒)、杜仲(姜炒)、破故纸(微炒)、广陈皮、川椒、巴戟肉、白茯苓、小茴香、肉苁蓉各 30g，青盐 15g，黑豆(炒香)60g，白酒 1500ml。【制法】将前 14 味共研粗末，置容器中，加入白酒，密封，浸泡 7～10 日后，过滤去渣，即成。【功用】补肾健脾。【主治】脾肾两虚，男子阳痿，女子月经不调、赤白带下等症。【用法】口服：每次空腹温服 15～30ml，每日早、晚各服 1 次。【附记】引自《药酒汇编》。忌食牛、马肉；妇女妊娠不可再服。

·三石酒·

【配方】白石英 150g，阳起石 90g，磁石 120g，白酒 1500ml。【制法】将三石捣成碎粒，用水淘洗干净，入布袋，置容器中，加入白酒，密封，每日摇动数下，浸泡 7～14 日后，过滤去渣，备用。【功用】补肾气，疗虚损。【主治】精神萎靡、少气无力、动则气喘、阳痿、早泄及心神不安的心悸失眠等症。【用法】口服：每次适量温服，日服 3 次。【附记】引自《药酒汇编》。

·红参海狗肾酒·

【配方】红参 1 根，海狗肾 1 具，高粱酒 1500ml。【制法】先将海狗肾洗净，切碎，入布袋，与红参一同置容器中，加入高粱酒，密封，浸泡 10～15 日后即可取用；酒尽添酒，味薄即止。【功用】大补元气，强肾壮阳，益精填髓。【主治】中老年人元气不足，肾阳虚衰所致的阳痿、精冷、神疲乏力等症。【用法】口服：每次服 10ml，日服 2 次。【附记】引自《民间百病良方》。

·三两半药酒·

【配方】当归、黄芪(蜜炙)、牛膝各 10g,防风 5g,白酒 240ml,黄酒 800ml,蔗糖 84g。【制法】将前 4 味粉碎成粗粉,置容器中,加入白酒和黄酒,浸渍 48 小时后,按渗滤法以每分钟 3～5ml 的速度进行渗滤,并在滤液中加入蔗糖,搅拌后,静置数日,滤过,即成。【功用】益气活血,祛风通络。【主治】气血不和、四肢疼痛、感受风湿、筋脉拘挛等症。【用法】口服:每次服 30～60ml,日服 3 次。【附记】引自《药酒汇编》。笔者应用上 4 味各以 3 倍量入剂,用之临床,功力尤佳。用治关节痛、肌肉疼痛,上方加桂枝 30g,白花蛇 45g,效佳。方中白酒应倍量。

·肉桂黄芪酒(二)·

【配方】黄芪、肉桂、巴戟天、石斛、泽泻、白茯苓、柏子仁、川椒各 45g,炮姜 40g,防风、独活、党参、白芍药、制附子、制川乌、茵芋、半夏、细辛、白术、炙甘草、瓜蒌根、山茱萸各 15g,白酒 1000ml。【制法】将前 22 味共研为粗末,入布袋,置容器中,加入白酒,密封,浸泡 7～14 日后,过滤去渣,即成。【功用】温中散寒,益气健脾,祛湿止痛。【主治】脾虚畏寒、倦怠乏力、关节疼痛、不思饮食等。【用法】口服:每次服 20ml,日服 3 次。【附记】引自《药酒汇编》。

·牛膝酒(五)·

【配方】牛膝、秦艽、天冬各 15g,独活 18g,五加皮、肉桂各 12g,细辛、石楠叶、薏苡仁、制附子、巴戟天、杜仲各 6g,白酒 2000ml。【制法】将前 12 味共研为粗末,入布袋,置容器中,加入白酒,密封,浸泡 14 日后,过滤去渣,即成。【功用】祛风湿,壮腰膝。【主治】关节疼痛、步履无力等。【用法】口服:每次服 10～15ml,日服 3 次。【附记】引自《药酒汇编》。

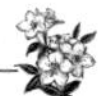

·苡仁牛膝酒·

【配方】薏苡仁 120g，牛膝 70g，赤芍、酸枣仁（炒）、炮姜、制附子、柏子仁、石斛各 45g，炙甘草 30g，白酒 1500ml。【制法】将前 9 味共研为粗末，入布袋，置容器中，加入白酒，密封，浸泡 7～10 日后，过滤去渣，即成。【功用】益肝肾，利关节，祛湿除痹。【主治】肝风筋脉拘挛、关节不可屈伸等。【用法】口服：不拘时，每次温服 10ml。【附记】引自《药酒汇编》。

·牛膝石斛酒·

【配方】牛膝 40g，石斛、杜仲、丹参、生地黄各 20g，白酒 500ml。【制法】将前 5 味捣碎，置容器中，加入白酒，密封，浸泡 7 日后，过滤去渣，即成。【功用】补肾强骨，活血通络。【主治】肾虚腰痛、关节疼痛等。【用法】口服：每次服 10～15ml，日服 3 次。【附记】引自《药酒汇编》。

·五加皮酒（五）·

【配方】五加皮、防风、独活各 30g，薏苡仁、牛膝各 50g，生地黄、牛蒡根（去皮）、黑豆（炒香）、大麻仁各 60g，羚羊角屑、海桐皮各 20g，肉桂 10g，白酒 2000ml。【制法】将前 12 味细锉，入布袋，置容器中，加入白酒（醇酒），密封，浸泡 7 天后即可取用。酒尽添酒，味薄即止。【功用】清肝补肾，祛风除湿，舒筋活络。【主治】烦热疼痛，筋脉拘急，关节不利，步履艰难。【用法】口服：每次空腹随量饮之，日服 2 次。【附记】引自《太平圣惠方》。笔者依本方去肉桂，加忍冬藤 60g，治热痹，用之临床，效果亦佳。

·五加皮酒（六）·

【配方】五加皮、穿山龙、白鲜皮各 20g，秦艽、宣木瓜各 30g，白酒 500ml。【制法】将前 5 味切碎，置容器中，加入白酒，密封，浸泡

7～14 日后，过滤去渣，即成。【功用】祛风除湿，舒筋活络。【主治】风湿性关节炎，关节拘挛疼痛。【用法】口服：每次服 10～20ml，日服 2 次。【附记】笔者家传秘方。

·独活牛膝酒（二）·

【配方】独活、牛膝、肉桂、防风、制附子各 30g，大麻仁（炒）、川椒（炒）各 50g，白酒 1500ml。【制法】将前 7 味捣碎，置容器中，加入白酒，密封，浸泡 5～10 日后，过滤去渣，即成。【功用】温经和血，除湿止痛。【主治】骨节疼痛、半身不遂等。【用法】口服：每次温服 20ml，日服 3 次。【附记】引自《药酒汇编》。

·桂心酒（二）·

【配方】桂心、牡丹皮、芍药、牛膝、土瓜根、牡蒙（拳参）各 120g，吴茱萸 250g，大黄、黄芩、干姜各 60g，虻虫 200 只，䗪虫、蛴螬、水蛭各 70 只，乱发灰（即血余炭）、细辛各 30g，僵蚕 50 只，大麻仁、灶突灰各 500g，干地黄 180g，虎杖根、鳖甲各 150g，菴䕡子 450g，白酒 6000ml。【制法】将前 23 味共研为粗末，入布袋，置容器中，加入白酒，密封，浸泡 7～14 日后，过滤去渣，即成。【功用】温经散寒，凉血消炎，搜风通络，散瘀止痛。【主治】寒凝血瘀，骨节疼痛。【用法】口服：每次初服 20ml，渐加至 30～40ml，日服 2 或 3 次。【附记】引自《普济方》。方中吴茱萸原用量为 1 升，大麻子、灶突灰原用量各为 2 升，今改用原量的 1/4 入剂。

·五加皮酒方（二）·

【配方】五加皮 150g，枳刺 60g，猪椒根皮（洗净）、大麻仁、丹参各 90g，肉桂、当归、炙甘草、秦椒（炒）、白鲜皮、木通各 30g，天雄（制）、川芎、干姜、薏苡仁各 15g，白酒 7500ml。【制法】将前 15 味细锉，入布袋，置容器中，加入白酒，密封，浸泡 4～7 日后，过滤去渣，即成。【功用】祛风湿，助肾阳，壮筋骨。【主治】筋虚极，善悲，

颜面苍白，手足拘挛，举动缩急，腹中转痛。【用法】口服：每次空腹温服 5～15ml，日服 2 次。以瘥为度。【附记】引自《圣济总录》。

·天雄浸酒方·

【配方】制天雄、茵芋各 90g，蜀椒（炒）、防风、羊踯躅（炒）各 45g，制乌头、制附子各 60g，炮姜 30g，白酒 15L。【制法】将前 8 味细锉，入布袋，置容器中，加入白酒，密封，浸泡 5～7 日后即可取用。【功用】补肾阳，壮筋骨。【主治】肾风筋急，两膝不得屈伸，手不为用，起居增剧，恶寒，通身流肿生疮。凡风冷疾病在腰膝，挛急缓纵，悉理之。【用法】口服：每次空腹服 10～15ml，每日早晨、临卧前各服 1 次。酒尽，将药渣晒干，共研细末，每服 1.5～3g，以白酒送服。【附记】引自《圣济总录》。

·虫草壮元酒·

【配方】冬虫夏草 5g，人参 10g，党参、熟地黄各 20g，黄芪、制何首乌各 15g，白酒 500ml，黄酒 500ml。【制法】将上药共研为粗末，用纱布袋装，扎口，置容器中，将白酒、黄酒混合后浸泡上药。14 日后取出药袋，压榨取液，将榨取液与药酒混合，静置，过滤后即可服用。【功用】益气补肺，滋养肝肾。【主治】体虚，精神倦怠，头晕健忘。【用法】口服：每次服 20ml，日服 2 次。【附记】引自《民间百病良方》。常服本药酒能补元气，强体魄。

·洞天长寿酒·

【配方】党参、炙黄芪、狗脊、女贞子、覆盆子各 15g，熟地黄 30g，制首乌、淮牛膝、当归、陈皮各 12g，南沙参、炒杜仲、川芎、百合、茯苓、炒白芍各 9g，炒白术、炙甘草、山药、泽泻各 6g，白砂糖 250g，白酒 2500ml。【制法】将上药共研为粗末，纱布袋装，扎口，置入干净容器中，倒入白酒浸泡，密封。14 日后开封，取出药袋，压榨取液，将取液与药酒混合，加白砂糖，搅拌均匀，溶解后过滤取液，装瓶密封备用。【功用】补气血，益肾精。【主治】面色不华，倦怠乏力，心悸怔忡，耳鸣健忘，头晕目眩，自汗盗汗，口干咽燥，气短声怯，腰膝酸痛，遗精，阳痿。【用法】口服：每次服 10～20ml，日服 2 次。【附记】引自《民间百病良方》。上海民间方。本方原为膏剂，现改为酒剂。验之临床多效。

·健身药酒(二)·

【配方】巴戟天、肉苁蓉、黄精、金樱子、淫羊藿、熟地黄、女贞子、菟丝子各 15g，远志、当归、雄蚕蛾(炒去翅)、制附子各 10g，黄芪 20g，白酒 2000ml。【制法】将上药共研为粗末，纱布袋装，扎口，置容器中，加入白酒密封浸泡。14 日后取出药袋，压榨取液，两液合并，静置，过滤后即可服用。【功用】强腰固肾，补气壮阳。【主治】身体虚弱，阳痿不举，腰膝酸软，身倦乏力，虚喘咳嗽。【用法】口服：每次服 10～20ml，日服 1 或 2 次，饭前饮服。【附记】引自《临床验方集》。阴虚火旺者及高血压患者忌服。本药酒对中老年人肾阳虚者均可应用，常年服用，有健身作用。

·枳术健脾酒·

【配方】枳实(炒)20g，白术 30g，麦芽(炒)、谷芽(炒)各 15g，白酒 500ml。【制法】将上药共研为粗末，用纱布袋装，扎口，置容器中，加入白酒浸泡 7 日。取出药袋压榨取液，将两液混合，静置，过滤即可服用。【功用】健脾，消痞，化滞。【主治】脾虚气滞，饮食停聚，心下痞闷，脘腹胀满，不思饮食。【用法】口服：每次服 10～15ml，日服 2 或 3 次，饭前空腹服之。【附记】引自《临床验方集》。屡用有效。

·复方虫草补酒·

【配方】冬虫夏草 5g，人参 10g，淫羊藿 15g，熟地黄 25g，白酒 1000ml。【制法】将上药共研为粗末，纱布袋装，扎口，置容器中，

加入白酒浸泡。14 日后取出药袋，压榨取液，两液混合，静置，过滤后即可服用。【功用】补精髓，益气血。【主治】体质虚弱，用脑过度，记忆力减退，性功能减退，或肾虚咳喘，或肾虚久痹，肢麻筋骨痿软。【用法】口服：每次服 20ml，日服 1 或 2 次。【附记】引自《民间百病良方》。高血压患者慎用。

·黑豆补肾酒·

【配方】黑豆 120g，杜仲、熟地黄、枸杞子各 40g，牛膝、淫羊藿、当归、制附子、茵芋、茯苓、川椒、白术、五加皮、酸枣仁各 30g，肉桂、石斛、羌活、防风、川芎各 20g，白酒 2000ml。【制法】先将黑豆炒熟，杜仲、淫羊藿微炒一下，然后与诸药一起研为粗末，放入酒坛，加入白酒，密封浸泡 10 日后，即可启封过滤去渣，装瓶备用。【功用】补肾壮阳，祛风除湿，健腰蠲痹。【主治】肾虚亏损，风湿痹着，腰痛沉重，延至腿脚肿痛，身体虚弱。【用法】口服：每次服 10～20ml，日服 2 或 3 次。【附记】引自《太平圣惠方》。屡用屡验。

·强身药酒·

【配方】党参 1000g，制首乌 750g，牛膝、焦山楂、生地黄、桑寄生、丹参、熟地黄、五加皮、女贞子、鸡血藤、炒白术、山药、焦六神曲、炒麦芽、木瓜各 500g，制香附、陈皮、姜半夏、桔梗、大枣各 250g，红花 125g，白酒 86L。【制法】将诸药研为粗末，加入白酒 86L 作溶媒，分 2 次热回流提取，每次 2 小时，然后回收药渣余液，合并酒液过滤，静置沉淀，取上清液，装瓶备用。【功用】强身活血，健胃消食。【主治】身体衰弱、神倦乏力、脾胃不和、食欲缺乏等症。【用法】口服：每次服 15～25ml，日服 2 次。【附记】引自《江苏省药品标准》。屡用有效。

·虎鹿二仙酒·

【配方】虎骨（代）500g，鹿筋 1000g，枸杞子 500g，龙眼肉 500g，怀牛膝 250g，当归 250g，白酒适量。【制法】先将虎骨（代）、鹿筋分别用开水煮片刻，洗净，煎熬成膏。再将枸杞子等药物熬成膏，诸药膏合在一起，加入白蜜 500g，再略熬成膏。以每 15g 膏用 1000ml 酒的比例，用好烧酒浸泡即可。【功用】补肝肾，益气血，祛风寒，强筋骨。【主治】肝肾不足，风寒入侵，腰膝酸软，举步无力，筋骨关节疼痛等症。【用法】口服：适量饮服。【附记】引自《治疗与保健药酒》。本酒性温，凡湿热浸淫，肺热伤津所致的痿证不可使用。方中以狗胫骨 1500g 代虎骨用。

·神仙酒（一）·

【配方】川乌（烧存性）、草乌（烧存性）、当归、薄荷叶，淡竹叶、生甘草、高良姜、陈皮各 3.6g，烧酒 5000ml，甜酒 2500ml，红砂糖 600g。【制法】将上药轧碎，用生绢袋盛之，置容器内。用水醋将红糖调匀，去渣，放入容器内，再加入烧酒、甜酒，拌匀，密封，浸泡 5 日后即可取用。【功用】补益强身，祛风除湿。【主治】素体虚弱、复感风寒湿之邪所致一切诸症。【用法】口服：每次服 20～30ml，日服 2 次。【附记】引自《奇效良方》。

·长寿药酒·

【配方】生羊肾一具，沙苑蒺藜、龙眼肉、淫羊藿、仙茅、薏苡仁各 50g，50 度白酒 5000ml。【制法】将上药置容器内，加入白酒，密封，浸泡 21 日后即可取用。【功用】温肾壮阳，祛风除湿。【主治】中老年人肾阳虚衰之阳痿不举、精冷滑泄、腰膝疼痛、痿弱无力等症。【用法】口服：每次服 20ml，每日服 2 次。【附记】引自《家庭中医药》。屡用有效。

第 15 章　延年益寿药酒

“抗衰老，增寿命”的药物及方剂，古代称为“益气轻身、不老增年、返老还童、延年益寿”或“补益”方药。凡能补益正气，扶持虚弱，用以治疗虚证和推迟衰老、延长寿命的药酒，称为益寿延寿药酒。这类药酒，是为正气虚而设，旨在通过补益或祛病，直接或间接增强人体的体质，提高机体的免疫能力，不仅能祛邪，还能推迟生命的衰老过程，从而“尽终其天年，度百年乃去”。因此，凡身体健康、脏腑功能正常的人，则不宜服用，否则，反而适得其反，影响健康。

·延寿酒（四）·

【配方】黄精、天冬各 30g，松叶 15g，枸杞子 20g，苍术 12g，白酒 1000ml。【制法】将黄精、天冬、苍术切成约 0.8cm 的小块，松叶切成半节，同枸杞子一起置容器中，加入白烧酒，摇匀，密封，浸泡 15 日后，即可取用。【功用】滋养肺肾，补精填髓，强身益寿。【主治】体虚食少、乏力、脚软、眩晕、视物昏花、须发早白、风湿痹证、四肢麻木等症。无病少量服用，有强身益寿之功。【用法】口服：每次服 10～20ml，日服 2 或 3 次。【附记】引自《中国药膳学》。

·春寿酒（三）·

【配方】天冬、麦冬、熟地黄、生地黄、怀山药、莲子肉、大枣各等份。每 210g 药材用黄酒 2500ml。【制法】将前 7 味捣碎，混匀，置容器中，加入黄酒，密封，隔水加热后，静置数日，即可饮用。【功用】养阴生津，补肾健脾。【主治】阴虚津亏并兼有脾弱所致的腰酸、须发早白、神志不宁、食少等症。有利于延缓因阴虚津少所致的“早衰、未老先衰”现象。【用法】口服：不拘时，适量服用。药渣可制成丸剂服用，每丸重 6g，每次 2 丸，日服 2 次。【附记】引自《万氏家传养生四要》。

·神仙延寿酒·

【配方】生地黄、熟地黄、天冬、麦冬、当归、川牛膝、川芎、白芍、茯苓、知母、杜仲、小茴香、巴戟天、枸杞子、肉苁蓉各 60g，破故纸、砂仁、白术、远志各 30g，人参、木香、石菖蒲、柏子仁各 15g，黄柏 90g，白酒 30L。【制法】将前 24 味捣碎，入布袋，置容器中，加入白酒，密封，隔水加热 1.5 小时，取出容器，埋入土中 3 日以去火毒，静置待用。【功用】滋阴助阳，益气活血，清虚热，安神志。【主治】气血虚弱，阴阳两亏，夹有虚热而出现的腰酸腿软、乏力、气短、头眩目暗、食少消瘦、心悸失眠等症。【用法】口服：每次服 10～15ml，日服 1 或 2 次。【附记】引自《万病回春》。

·延龄酒·

【配方】枸杞子 240g，龙眼肉 120g，当归 60g，炒白术 30g，大黑豆 100g，白酒 5000～7000ml。【制法】将前 4 味捣碎，置容器中，加入白酒，另将黑豆炒至香，趁热投入酒中，密封，浸泡 10 日后，过滤去渣，即成。【功用】养血健脾，延缓衰老。【主治】精血不足，脾虚湿困所致的头晕、心悸、睡眠不安、目视不明、食少困倦、筋骨关节不利等症；或身体虚弱，面色不华。平素偏于精血不足，脾气不健者，虽无明显症状，宜常服，具有保健延年的作用。【用法】口服：每次服 10ml，日服 2 次。【附记】引自《药酒汇编》。

·黄精酒(一)·

【配方】黄精、苍术各 500g，侧柏叶、天冬各 600g，枸杞根

400g，糯米 1250g，酒曲 1200g。【制法】将前 5 味捣碎，置大砂锅内，加水煎至 1000ml，待冷备用。如无大砂锅，亦可分数次煎。再将糯米淘净，蒸煮后沥半干，倒入净缸中待冷，然后将药汁倒入缸中，加入酒曲(先研细末)，搅拌均匀，加盖密封，置保温处。经 21 日后开封，压去糟，贮瓶备用。【功用】补养脏气，益脾祛湿，润血燥，乌须发，延年益寿。【主治】体倦乏力，饮食减少，头晕目眩，面肢浮肿，须发枯燥变白，肌肤干燥、易痒，心烦少眠。【用法】口服：每次温服 10～25ml，每日早、晚各服 1 次。【附记】引自《本草纲目》。

·五子酒(二)·

【配方】枸杞子、菟丝子、女贞子、覆盆子、五味子各 50g，白烧酒 2500ml。【制法】将前 5 味入布袋，置容器中，加入白酒，密封，浸泡 15 日后即可取用。【功用】益精气，抗早衰。【主治】肝肾亏虚，遗精早泄，腰膝酸软，未老先衰。【用法】口服：每次服 15～30ml，每日早、晚各服 1 次。【附记】引自《药酒汇编》。

·黄精酒(二)·

【配方】黄精、苍术各 2000g，枸杞根 2500g，松叶 4500g，天冬 1500g，杏仁、怀山药、牛乳各适量。【制法】将杏仁研烂，入牛乳绞汁，以杏仁尽为度，后取怀山药相合，与诸药(先研细)共入新瓷瓶盛之，密封瓶口，置于锅中，隔水煮 1 小时乃成。【功用】滋养肺肾，补精填髓，延年益寿。【主治】主百病，延年益寿，发白再黑，齿落更生。【用法】口服：每日空腹以温酒调 1 汤匙服之。【附记】引自《奇效良方》。前 5 味亦可用水煎 2 或 3 次，合并浓缩后再加入瓶中。

·延年百岁酒·

【配方】大熟地黄、紫丹参、北黄芪各 50g，当归身、川续断、枸杞子、龟甲胶、鹿角胶各 30g，北丽参(切片)、红花各 15g，黑豆(炒香)100g,苏木10g,米双酒1500ml。【制法】将前5味研成粗粉,与余药(二胶先烊化)同置容器中,加入米双酒,密封,浸泡1～3个月后即可取用。【功用】补气活血,滋阴壮阳。【主治】早衰,体弱或病后所致之气血阴阳俱虚而症见头晕眼花、心悸气短、四肢乏力及腰膝酸软等。【用法】口服:每次服10～15ml,每日早、晚各服1次。【附记】引自《中国当代中医名人志》。

·精神药酒秘方·

【配方】东北人参、干地黄、甘枸杞子各15g,淫羊藿、沙苑蒺藜、母丁香各9g,沉香、远志肉各3g,荔枝核7枚(捣碎),60度高粱白酒1000ml。【制法】将前9味,先去掉杂质、灰尘,再同置容器中,加入白酒,密封,浸泡45日后即可饮用。【功用】补气养阴,温肾健脾。【主治】体虚,精神疲乏。【用法】口服:每次服10ml,徐徐呷服。日服1次。【附记】引自《百病中医膏散疗法》。青壮年及阴虚肝旺者禁用。

·万病无忧酒·

【配方】当归、川芎、白芷、荆芥穗、地骨皮、牛膝、大茴香、木瓜、乌药、煅自然铜、木香、乳香、没药、炙甘草各15g,白芍、破故纸、威灵仙、钩藤、石楠藤各30g,防风22.5g,羌活、雄黑豆(炒香)各60g,炒杜仲、紫荆皮各45g,白酒一大坛(约25L)。【制法】将前24味共捣碎,和匀,入布袋,置容器中,加入白酒、密封,浸泡5～10日后即可饮用。【功用】祛风活血,养神理气,补虚损,除百病。【主治】能除百病,祛风湿,乌髭须,清心明目,利腰肾腿膝,补精髓,疗跌打损伤筋骨,和五脏,平六腑,快脾胃,进饮食,补虚怯,养气血。【用法】口服:每取温酒适量饮之,或晨昏午后随量饮之。饮至一半,再添加白酒为妙。【附记】引自《寿世保元》。须坚持服用,以效为度。

·补肾壮阳酒(二)·

【配方】老条党参、熟地黄、枸杞子各 20g,沙苑子、淫羊藿、公丁香各 15g,远志肉 10g,广沉香 6g,荔枝肉 10 个,白酒 1000ml。【制法】将前 9 味加工使细碎,入布袋,置容器中,加入白酒,密封,置阴凉干燥处。经 3 昼夜后,打开口,盖一半,再置文火上煮数百沸,取下稍冷后加盖,再放入冷水中拔出火毒,密封后放干燥处,21 日后开封,过滤去渣,即成。【功用】补肾壮阳,养肝填精,健脾和胃,延年益寿。【主治】肾虚阳痿、腰膝无力、血虚心悸、头晕眼花、遗精早泄、气虚乏力、面容萎黄、食欲缺乏及中虚呃逆、泄泻等症。【用法】口服:每次空腹温服 10～20ml,每日早、晚各服 1 次,以瘥为度。【附记】引自《药酒汇编》。老年阳气不足而无器质性病变时,经常适量饮用,可延年益寿。阴虚火旺者慎用。服用期禁服郁金。

·滋补肝肾酒·

【配方】女贞子、胡麻仁、枸杞子各 60g,生地黄 30g,冰糖 100g,白酒 2000ml。【制法】将胡麻仁水浸,去掉浮物,洗净蒸过,研烂;余药捣碎,与胡麻仁同入布袋,待用;另将冰糖放锅中,加水适量,置文火上加热熔化,待变成黄色时,趁热用净细纱布过滤 1 遍,备用;将白酒放入容器中,加入药袋,加盖,置炉上文火煮至鱼眼沸时取下,待冷后密封,置阴凉处隔日摇动数下,浸泡 14 日后,过滤去渣,加入冰糖液,再加入 500ml 凉开水,拌匀,过滤,贮瓶备用。【功用】滋肝肾,补精血,益气力,乌须发,延年益寿。【主治】腰膝酸软、肾虚遗精、头晕目眩、须发早白、老年肠燥便秘等症。【用法】口服:每次空腹服 10～20ml,每日早、晚各服 1 次。【附记】引自《药酒汇编》。老年人、壮年人常饮此酒,有"延年益寿、抗早衰"之作用。

·玉竹高龄酒·

【配方】玉竹、桑椹各488g，白芍、茯苓、党参、菊花各122g，炙甘草、陈皮各31g，制何首乌183g，当归91g，白酒5000ml。【制法】将前10味共制为粗末，用白酒浸渍10～15日后，按渗滤法缓缓渗滤，收集渗滤液；另取蔗糖3000g，制成糖浆，加入滤液中，另加红曲适量调色，搅匀，静置，滤过约制成50L，贮瓶备用。【功用】补脾肾，益气血。【主治】精神困倦、食欲缺乏等。【用法】口服：每次服25～50ml，日3夜1服。【附记】引自《药酒汇编》。

·合和酒·

【配方】甜杏仁60g，花生油40g，地黄汁150ml，大枣30g，生姜汁40ml，蜂蜜60g，白酒1500ml。【制法】将生姜汁同白酒、花生油搅匀。倒入瓷坛内；将蜂蜜重炼，将捣烂成泥的杏仁、去核的大枣，同蜂蜜一齐趁热装入瓷坛内，置文火上煮沸；将地黄汁倒入冷却后的药液中，密封，置阴凉干燥处，7日后开封，过滤，备用。【功用】补脾益气，调中和胃，养阴生津，强身益寿。【主治】脾胃不和、气机不舒、食欲缺乏、肺燥干咳、肠燥便秘等。【用法】口服：每日早、中、晚作膳饮服，以不醉为度。【附记】引自《滋补药酒精粹》。中老年阴虚干咳、肠燥便秘者，常服此酒，能获养身益寿之效。

·草还丹酒·

【配方】石菖蒲、补骨脂、熟地黄、远志、地骨皮、牛膝各30g，白酒500ml。【制法】将前6味共研细末，置容器中，加入白酒，密封，浸泡5日后即可饮用。【功用】理气活血，聪耳明目，轻身延年，安神益智。【主治】老年人五脏不足、精神恍惚、耳聋耳鸣、少寐多梦、食欲缺乏等症。【用法】口服：每次空腹服10ml，每日早、午各服1次。【附记】引自《寿亲养老新书》。

·菊花酒(三)·

【配方】菊花、生地黄、枸杞根各 2500g，糯米 35kg，酒曲适量。【制法】将前 3 味加水 50L 煮至减半，备用；糯米浸泡，沥干，蒸饭，待温，同酒曲(先压细)、药汁同拌令匀，入瓮密封，候熟澄清备用。【功用】壮筋骨，补精髓，清虚热。【主治】早衰。【用法】口服：每次温服 10ml，日服 3 次。【附记】引自《太平圣惠方》。《集验良方》菊花酒，即本方去枸杞根，加地骨皮，余同上。

·枸杞酒(三)·

【配方】枸杞子、生地黄各 300g，大麻子 500g，白酒 5000ml。【制法】先将大麻子令熟，摊去热气，生地黄切片，与枸杞子相和得所，入布袋，置容器中，加入白酒，密封，浸泡 7～14 日后，即可饮用。【功用】明目驻颜，轻身不老，坚筋骨，耐寒暑。【主治】虚羸黄瘦不能食。【用法】口服：多少任意饮之，令体中微有酒力，醺醺为妙。【附记】引自《永乐大典》。并注谚云："去家千里，勿食萝藦。枸杞，此言其补益精气、强盛阴道。久服令人长寿，叶如羊肉，作羹益人。"

·熙春酒(二)·

【配方】生猪板油 500g，甘枸杞子、龙眼肉、女贞子(冬至日集，九蒸九晒)、生地黄、仙灵脾、生绿豆各 120g，滴花烧酒 10L。【制法】将前 7 味洗净，晒干，捣碎，置容器中，加入烧酒，密封，浸泡 1 个月后即可取用。食素者去猪油，也可加柿饼 500g。【功用】健步驻颜，滋养心肾。【主治】身体虚弱，早衰。【用法】口服：不拘时候，频频饮之，勿醉。【附记】引自《随息居饮食谱》。但以猪脂、白蜜浸之，名玉液酒。温润补肺、泽肌肤、美毛发、治老年久嗽极效。随息自验。凡高脂血症、胆固醇高者或不吃猪油者，可不用猪油，改用柿饼 500g。

·却老酒·

【配方】甘菊花、麦冬、枸杞子、焦白术、石菖蒲、远志、熟地黄各60g，白茯苓 70g，人参 30g，肉桂 25g，何首乌 50g，白酒 2000ml。【制法】将前 11 味共制为粗末，置容器中，加入白酒，密封，浸泡 7 日后，过滤去渣，即成。【功用】益肾健脾，养血驻颜。【主治】精血不足，身体衰弱，容颜无华，毛发憔悴。【用法】口服：每次空腹温服 10ml，日服 2 或 3 次。【附记】引自《百病中医药酒疗法》。

·延寿九仙酒·

【配方】人参、炒白术、茯苓、炒甘草、当归、川芎、熟地黄、白芍(酒炒)、生姜各 60g，枸杞子 250g，大枣(去核)30 枚，白酒 17.5L。【制法】将前 11 味捣碎，置容器中，加入白酒，密封，隔水加热至鱼眼沸，置阴凉干燥处，浸泡 5～7 日后，过滤去渣，即成。【功用】补气血，益肝肾，疗虚损，返老还童，其功不能尽述。【主治】诸虚百损。【用法】口服：不拘时候，适量饮用，勿醉。【附记】引自《明医选要济世奇方》。

·神仙酒(二)·

【配方】肥生地黄、菊花、当归各 30g，牛膝 15g，红糖 600g，好陈醋 600ml，干烧酒 5000ml，甜水 2500ml。【制法】将前 4 味入布袋，待用；将干烧酒置容器中，以红糖、陈醋和甜水调匀，去渣入酒内，再装入药袋，密封，浸泡 5～7 日后即可取用。【功用】益精血，明耳目，添筋力，延衰老。【主治】阴血不足，诸虚百损。【用法】口服：不拘时候，随意饮服。勿醉。【附记】引自《集验良方》。

·马灌酒(一)·

【配方】生天雄 60g，商陆根、踯躅各 30g，乌头(肥大者)1 枚，附子 5 枚，桂心、白蔹、茵芋、干姜各 15g，白酒 4500ml。【制法】将

前 9 味切碎，入布袋，置容器中，加入白酒，密封，浸泡 7 日后，过滤去渣，即成。【功用】除风气，通血脉，益精华，定六腑，聪明耳目，悦泽颜色。【主治】体质虚弱，病在腰膝悉主之。【用法】口服：初服 5ml，稍加至 20～30ml，以知为度，日服 3 次。将药渣晒干研细末，每日酒送服 3g。【附记】引自《普济方》。①方中桂心、白蔹、茵芋、干姜 4 味原缺剂量，今为编者拟加；②一方无商陆、桂心，为 7 味；一方无商陆，有牛膝，名天雄浸酒方；③忌生冷、鸡肉、猪肉、豆豉；④夏日恐酒酸，以油单覆之，下井水近水，令不酸也。

·马灌酒(二)·

【配方】天雄(去皮)、茵芋、白蔹各 90g，蜀椒(炒出汗)、踯躅各 100g，乌头(去皮)、附子(去皮)、干姜各 60g，白酒 4500ml。【制法】将前 8 味切碎，置容器中，加入白酒，密封，浸泡 7 日后，过滤去渣，即成。将药渣晒干，研成细末。夏日恐酒酸，以油单覆之，下垂井中，近水不酸也。【功用】除风气，通血脉，益精气，定六腑，明耳目，悦泽颜色。【主治】诸虚百损，病在腰膝悉主之。【用法】口服：初服 5ml，稍加至 30ml，日服 3 次。【附记】引自《千金翼方》。

·黄精延寿酒·

【配方】黄精、白术各 4g，天冬 3g，松叶 6g，枸杞子 5g，酒曲适量。【制法】将前 5 味加水适量煎汤，去渣取液，加入酒曲拌匀，如常法酿酒。酒熟即可饮用。【功用】延年益寿，强筋壮骨，益肾填精，调和五脏。【主治】老人食少体虚、筋骨软弱、腰膝酸软。【用法】口服：不拘时候，适量饮服，勿醉。【附记】引自《千金翼方》。

·松龄太平春酒·

【配方】熟地黄、当归、枸杞子、红曲、龙眼肉、荔枝蜜、整松仁、茯苓各 100g，白酒 10 L。【制法】将前 8 味捣碎，入布袋，置容器中，加入白酒，密封，隔水煮 1 炷香时间，或酒煎 1 炷香亦可。过滤去渣，即成。【功用】益寿延年，如松之盛。【主治】老年人气血不足、体质虚弱、心悸怔忡、健忘、失眠等症。【用法】口服：每次服25ml，每日早、晚各服1次。【附记】引自《清代宫廷缓衰老医药简述》。

·三味杜仲酒·

【配方】杜仲、丹参各60g，川芎30g，白酒2000ml。【制法】将前3味共制为粗末，入布袋，置容器中，加入白酒，密封，浸泡14日后，过滤去渣，即成。【功用】补肝肾，强筋骨，活血通络。【主治】筋骨疼痛，足膝痿弱，小便余沥，腰脊酸困。【用法】口服：每次服10～15ml，每日早、晚各服1次。【附记】引自《实用药酒方》。

·鹿骨酒·

【配方】鹿骨100g，枸杞子30g，白酒1000ml。【制法】将鹿骨捣碎，枸杞子拍破，置净瓶中，加入白酒，密封，浸泡14日后，过滤去渣，即成。【功用】补虚羸，壮阳，强筋骨。【主治】行走无力，筋骨冷痹，虚劳羸瘦，四肢疼痛。【用法】口服：每次服10～25ml，每日早、晚各服1次。【附记】 引自《实用药酒方》。

·补肾延寿酒(二)·

【配方】熟地黄、全当归、石斛各100g，川芎40g，菟丝子120g，川杜仲50g，泽泻45g，淫羊藿30g，白酒1500ml。【制法】将前8味捣碎，置瓷坛中，加入白酒，密封，浸泡15日后，过滤去渣，即成。【功用】补精血，益肝肾，通脉降浊，疗虚损。【主治】精血虚所致的早衰、消瘦、阳痿、腰膝酸痛等。【用法】口服：每次空腹服10ml，每日早、晚各服1次。【附记】引自《补品补药与补益良方》。

·杞地红参酒·

【配方】枸杞子、熟地黄各80g，红参15g，茯苓20g，何首乌

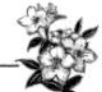

50g，白酒 1000ml。【制法】将前 5 味捣碎，置容器中，加入白酒，密封，浸泡 15 日后，过滤去渣，即成。【功用】补肝肾，益精血，补五脏，益寿延年。【主治】早衰，耳鸣，目昏花。【用法】口服：每次服 15～20ml，每日早、晚各服 1 次。【附记】引自《补品补药与补益良方》。

·复方仙茅酒·

【配方】仙茅、淫羊藿、五加皮各 100g，白酒 2000ml。【制法】将前 3 味切碎，入布袋，置容器中，加入白酒，密封，浸泡 14 日后，即可取用。【功用】温补肝肾，壮阳强身，散寒除痹。【主治】老耄年昏，中年健忘，腰膝酸软。【用法】口服：每次温服 10～20ml，每日早、晚各服 1 次。【附记】引自《药酒汇编》。

·蜂蜜酒·

【配方】蜂蜜 500g，红曲 50g。【制法】将蜂蜜加水 1000ml，加红曲入内，拌匀，装入净瓶中，用牛皮纸封口，发酵 1 个半月即成。过滤去渣，即可饮用。【功用】本品有补益与治疗作用。【主治】成年和老年人长期饮用对身体都有好处，特别是对患有神经衰弱、失眠、性功能减退、慢性支气管炎、高血压、心脏病等慢性疾病患者，都大有裨益。【用法】口服：不拘时，随量饮服。【附记】引自《百病中医药酒疗法》。

·防衰延寿酒·

【配方】茯神、黄芪、芡实、党参、黄精、制首乌各 15g，枸杞子、黑豆、紫河车、白术、菟丝子、丹参、山药、熟地黄、莲子、柏子仁各 10g，葡萄干、龙眼干各 20g，山茱萸、炙甘草、乌梅、五味子各 5g，白酒 2000ml。【制法】将上药共研为粗末，用纱布袋装，扎口，置容器中，加入白酒，密封浸泡 14 日。开封后取出药袋，压榨取液，将榨取液与药酒混合，静置，过滤后即得。【功用】补益精气，通调脉络，抗老防衰。【主治】肝肾不足，气血渐衰，体倦乏力，腰膝酸软，头晕健忘，失眠多梦，食欲减退，神疲心悸等。【用法】口服：每次服10～20ml，日服2次。【附记】引自《中国老年》。本方为北京名医施今墨的处方，原为丹剂，现改为酒剂。本方药性平和，补而不燥，尤其适合于心脑消耗较大的中、老年脑力劳动者服用。

·清宫长春酒·

【配方】天冬、麦冬、山药、山茱萸、茯苓、石菖蒲、远志各10g，熟地黄、柏子仁、巴戟天、泽泻、菟丝子、覆盆子、地骨皮各15g，牛膝、杜仲各20g，人参、木香、五味子各5g，川椒3g，肉苁蓉、枸杞子各30g，白酒2000ml。【制法】将上药共研为粗末，用纱布袋装，扎口，置容器中，加入白酒浸泡1个月。开封后取出药袋，压榨取液，将榨取液与药酒混合，静置，过滤后即可服用。【功用】补虚损，调阴阳，壮筋骨，乌须发。【主治】神衰体弱，肢酸乏力，健忘失眠，须发早白及老年妇女阴道出血。【用法】口服：每次服5～15ml，每日1次，临睡前口服。【附记】引自《清宫秘方》。本方原为长春益寿丹，现改为酒剂。久服能乌须发，壮精神，健步履，延年益寿。

·四季春补酒·

【配方】人参、炙甘草各10g，大枣（去核）30g，炙黄芪、制何首乌、党参、淫羊藿、天麻、麦冬各15g，冬虫夏草5g，白酒500ml，黄酒1000ml。【制法】将上药共研为粗末，纱布袋装，扎口，置容器中，加入黄酒浸泡7日。加白酒，继续浸泡7日后，取出药袋，压榨取液，将榨取液与白酒混合，静置，滤过，装瓶备用。【功用】扶正固本，协调阴阳。【主治】元气虚弱，肺虚气喘，肝肾不足，病后体虚，食少倦怠。【用法】口服：每次服20～30ml，日服2次。【附记】引自《临床验方集》。高血压患者慎用。此药酒既适宜于四季饮用，也适宜于病后体虚或元气虚弱体质的人服之。

·下元补酒·

【配方】党参、茯神、生龙齿、生黄芪、山茱萸、巴戟天各 15g，熟地黄 40g，生白术、山药各 20g，酸枣仁、沙苑子、菟丝子、枸杞子、金樱子各 10g，炙远志、白莲须、莲心各 5g，白酒 1500ml。【制法】将上药共研为粗末，装入布袋中，扎口，置容器中，加入白酒浸泡。7 日后取出药袋，压榨取液，将榨取液与药酒混合，静置，过滤后装瓶备用。【功用】填补下元，健脾安神。【主治】肝肾不足，心脾亏损，头晕目眩，腰膝酸软，心悸失眠，健忘神疲，遗精早泄等。【用法】口服：每次服 20～30ml，临睡饮用。【附记】引自《祝味菊先生丸散膏方选》。本方为名老中医祝味菊所创膏方之一，现改为酒剂。验之临床，确有良效。

·人参当归酒·

【配方】红参、当归、淫羊藿各 15g，五味子（制）10g，麦冬、熟地黄各 20g，白酒 1000ml。【制法】将上药共研为粗末，纱布袋装，扎口，置容器中，加入白酒密封浸泡 14 日。开封后取出药袋，压榨取液，将榨取液与药酒混合，静置，过滤后，装瓶备用。【功用】益气养血，滋阴补肾。【主治】气血虚弱，肾亏阳痿，头晕目眩，面色苍白，梦遗滑精，体倦乏力。【用法】口服：每次服 10ml，日服 2 次。【附记】引自《临床验方集》。本药酒配方，气血双补，阴阳并调，心肾兼顾，堪称保健药酒中的上品，尤其对中、老年人适宜。一般血压不高者可经常服用，但不要过量。

·养元如意酒·

【配方】党参、生地黄、黄芪、补骨脂、核桃肉、熟地黄各 12g，当归、茯苓、杜仲、枸杞子、灵虎骨（用狗骨倍量代）、沙苑子、川续断、楮实子、白术、何首乌、麦冬、天冬、山药、肉苁蓉、怀牛膝、覆盆子、菟丝子各 6g，鹿角、锁阳、海马、熟附片、蛤蚧、淫羊藿、肉桂、桑螵蛸、白芍、红花、川芎、甘草、巴戟天、陈皮各 3g，砂仁、沉香、公丁香、乳香、没药、龙眼肉各 1.5g，白酒 15L。【制法】将诸药研成细末，装入白布袋，放入酒坛内，加入白酒，密封浸泡 15 日后即可服用。【功用】保元固本，生精养血，强筋壮骨，驻颜益寿。【主治】肾亏精少、真元大虚所致的阳痿、早泄、性欲减退、未老先衰、腰膝酸软。【用法】口服：每晚温服 15ml。【附记】引自《药酒与膏滋》。凡阴虚燥热或外感发热者忌服。

·人参不老酒·

【配方】人参、川牛膝、菟丝子、当归各 20g，杜仲 15g，生地黄、熟地黄、柏子仁、石菖蒲、枸杞子、地骨皮各 10g，白酒 2000ml。【制法】将上药共研为粗末，纱布袋装，扎口，置干净容器中，加入白酒，密封浸泡 14 日后，取出药袋，压榨取液，将榨取液与药酒混合，静置，过滤装瓶，密封备用。【功用】滋肾填精，补气益智。【主治】腰膝酸软，神疲乏力，心悸健忘，头晕耳鸣。【用法】口服：每次服 10～20ml，日服 2 次。【附记】引自《寿亲养老新书》。长期服用此药酒，能延年益寿，青春常驻，尤宜于老年人服用。

·五香酒(二)·

【配方】檀香、木香、乳香、川芎、没药各 45g，丁香 15g，人参 120g，白糖霜 7.5kg，核桃肉 200 个，大枣(去核)30 枚。【制法】将上药前 7 味共为末，每料糯米五斗、红曲 7.5kg、白烧酒三大坛，先将米蒸熟，凉冷，照常酿酒法，置瓮缸内，封好口，待发。微温，入糖及烧酒、香料、桃、枣等物在内，将缸口封上，不使出气，每 7 日打开 1 次，仍封至七七日，榨取汁，分装备用。【功用】益气健脾，调和气血。【主治】养生延年。凡气虚不足、血行不畅之中、老年人均可服之。【用法】口服，每次服 1～2 杯，以腌物压之，有春风和煦之妙。【附记】引自明《饮馔服食笺》。凡有咽干舌燥、阴虚火旺症状者忌用。

第 16 章　健脑益智药酒

脑是人之灵机与记忆所在，为元神所藏之处，故又称“元神之府”。中医学认为：肾藏精，精生髓，脑为髓海，说明“元神”与肾有关。若肾精充足，脑髓充盈，则博闻强记、思维敏捷、志意弥坚；若肾精亏损，髓海空虚，则会出现记忆减退、思维迟钝、早衰健忘、耳目不聪等病证。健脑益智药酒即为上述病证而设。

·读书丸浸酒·

【配方】远志、熟地黄、菟丝子、五味子各 18g，石菖蒲、川芎各 12g，地骨皮 24g，白酒 600ml。【制法】将前 7 味捣碎，置容器中，加入白酒，密封，浸泡 7 日后，过滤去渣，贮瓶备用。勿泄气。【功用】滋肾养心，健脑益智。【主治】青年健忘，症见心悸、失眠、头痛耳鸣、腰膝酸软等。【用法】口服：每次服 10ml，每日早、晚各服 1 次。【附记】引自《浙江中医杂志》。如瘀血内蓄、痰迷心窍、心脾两虚所致的健忘，不可服此药酒。

·精神药酒方·

【配方】枸杞子 30g，熟地黄、红参、淫羊藿各 15g，沙苑蒺藜 25g，母丁香 10g，沉香 5g，荔枝核 12g，炒远志 3g，冰糖 250g，白酒 1000ml。【制法】将前 9 味捣碎，置容器中，加入白酒和冰糖，密封，浸泡 1 个月后，过滤去渣，即成。【功用】健脑补肾。【主治】凡因脑力劳动过度出现精神疲倦，头昏脑涨，腰酸背痛，男子遗精、阳痿，女子月经不调等症。【用法】口服：每晚服 20ml，分数次缓缓饮下。【附记】引自《龚志贤临床经验集》。幼儿、少年禁服。治男子阳虚精亏不育之症极效，曾治疗 10 余例，用 1～2 剂泡酒服后皆生育。

·石燕酒·

【配方】石燕 20 枚，白酒 1000ml。【制法】将石燕和五味炒令熟，入白酒浸泡 3 日即可。【功用】益精气，强身。【主治】体质虚弱，精神疲倦，健忘，思维迟钝。【用法】口服：每晚临睡时服 10～20ml，令人力健。【附记】引自《普济方》。

·脑伤宁酒·

【配方】鹿茸、人参、黄芪、茯苓、柏子仁、酸枣仁、远志各 15g，当归、白芍、川芎、桃仁、红花、牛膝各 30g，陈皮、半夏、竹茹、枳实各 10g，知母、菊花、薄荷、柴胡各 9g，石膏 50g，冰片 5g，甘草 6g，白酒 1500ml，白糖 200g。【制法】将上药共为粗末，入布袋，置容器中，加入白酒和白糖，密封浸泡 15 日后，取液分装，每瓶 250ml。【功用】醒脑安神。【主治】头晕头痛、目眩耳鸣、心烦健忘、失眠多梦、心悸不宁、舌质紫暗、苔薄白或白腻、脉沉细或沉涩等症。【用法】口服：成人每次服 20～25ml，日服 3 次。儿童酌减。【附记】引自《中国基本中成药》。本药酒可供脑震荡后遗症、更年期综合征、神经衰弱、偏头痛、血管神经性头痛及各种功能性或器质性心脏病而见记忆力减退、头晕目眩、耳鸣者服用。此药酒，孕妇忌服；阴虚火旺者慎用。

·归脾养心酒·

【配方】酸枣仁、龙眼肉各 30g，党参、黄芪、当归、白术、茯苓各 20g，木香、远志各 10g，炙甘草 6g，白酒 1500ml。【制法】将诸药共研为粗末，纱布袋装之，扎口，白酒浸泡。14 日后取出药袋，压榨取液，将榨取液与药酒混合，静置，过滤后即可服用。【功用】补脾

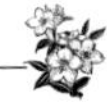

养心、益气养血。【主治】思虑过度，劳伤心脾，心悸怔忡，健忘失眠。【用法】口服：每次服 20ml，日服 2 次。【附记】引自《济生方》。本药酒对于神经衰弱及各种抑郁、倦怠、失眠者服用较好。是一种较好的抗衰老药酒。

·健脑补肾酒·

【配方】刺五加、黄精、党参、黄芪、桑椹子、枸杞子、熟地黄、淫羊藿、山药、山楂、陈皮各 10g，雄蚕蛾 10 只，蜂蜜 100g，白酒 1000ml。【制法】将前 12 味药切碎，用纱布袋装，扎口，置入干净容器中，加入白酒，密封浸泡。14 日后启封，取出药袋，压榨取液，将榨取液与药酒混合，静置，加入蜂蜜，搅拌均匀，过滤后装瓶备用。【功用】益气健脾，补肾健脑。【主治】脾肾精气虚衰，神疲乏力，头晕目眩，失眠健忘，食欲缺乏，耳鸣失聪，腰膝酸软，阳痿早泄，心悸气短，舌淡脉弱。老年虚证尤宜。【用法】口服：每次服 10～20ml，日服 2 次。【附记】引自《临床验方集》，本方为山东民间验方。阴虚火旺及湿热内盛者忌服。

第 17 章　乌须黑发药酒

乌须黑发药酒是为须发早白症而设。须发早白，除老年自然衰老变白者外，多因疾病引起的肝血肾阴不足、血气不荣、须发失养所致。青年少白头(俗称少年白)亦可因血热风燥所引起。

·五精酒·

【配方】枸杞子、天冬各 500g，松叶 600g，黄精、白术各 400g，红曲 1200g，糯米 12.5kg。【制法】将前 5 味置砂锅中，加水煎汁 1000ml(一般水煎 2 次，浓缩而成)；红曲研末，备用；糯米蒸熟沥半干后，倒入缸中待冷，加入药汁和曲末，拌匀，密封，置保温处，21 日后，候酒熟，去渣，备用。【功用】补肝肾，益精血，健脾胃，祛风湿。【主治】体倦乏力，食欲缺乏，头晕目眩，须发早白，肌肤干燥、易痒等症。【用法】口服：每次服 10～25ml，日服 2 次。【附记】引自《普济方》。忌食鲤鱼、桃李、雀肉等。常年补养，发白反黑，齿去更生。

·乌发益寿酒·

【配方】女贞子 80g，墨旱莲、黑桑椹各 60g，黄酒 1500ml。【制法】将前 3 味捣碎，入布袋，置容器中，加入黄酒，密封，浸泡 14 日后，过滤去渣，即成。【功用】滋肝肾，清虚热，乌发益寿。【主治】肝肾不足所致的须发早白、头晕目眩、腰膝酸痛、面容枯槁、耳鸣等症。【用法】口服：每次空腹温服 20～30ml，日服 2 次。【附记】引自《滋补药酒精粹》。阳虚畏寒者慎服。

·乌须酒(一)·

【配方】生地黄、何首乌各 120g,熟地黄、天冬、枸杞子、当归各 60g,麦冬 240g,人参、牛膝各 30g,黄米 2000g,淮曲 10 块。【制法】将前 9 味共制为末,加入曲(压细),拌黄米饭,按常法酿酒。酒熟,压去渣,即可服用。【功用】泽肌肤,乌毛发,滋补肝肾。【主治】精血不足,阴亏气弱所致的须发早白、面色少华、周身疲倦、腰膝酸软、头眩耳鸣等症。【用法】口服:每日清晨服 10～20ml。【附记】引自《万病回春》。平素体质偏于气阴不足而无明显症状者亦可饮之。服用期间忌食萝卜、葱、蒜。

·乌须酒(二)·

【配方】赤何首乌、白何首乌各 250g,生地黄、生姜汁各 60g,大枣、核桃肉、莲子肉各 45g,当归、枸杞子各 30g,麦冬 15g,蜂蜜 45g,米酒 3500ml。【制法】将前 11 味,除生姜汁、蜂蜜外,其余各药加工使碎,混匀,入布袋,与生姜汁一起置容器中,加入米酒,密封,每日振摇数下,浸泡 14 日后,过滤去渣,加入蜂蜜,拌匀,即成。【功用】补益精血,乌须黑发,延年益寿。【主治】须发早白、腰膝酸软、头眩耳鸣、疲倦等症。【用法】口服:每次服 20ml,日服 2 次。【附记】引自《药酒汇编》。阳虚畏寒者忌服。

·龟台四童酒·

【配方】胡麻仁 300g,黄精 350g,天冬、白术各 250g,朱砂 10g,桃仁 150g,茯苓 200g,糯米 5000g,酒曲 320g。【制法】将前 7 味,除朱砂外,均置砂锅中,加水煎至 5000ml;将糯米浸湿,沥干,蒸饭,待冷,置坛中,加入药汁和酒曲(先研细末),拌和均匀,密封,21 日后,酒熟,用纱布去渣,贮入瓶中。将朱砂研末,倒入酒瓶中,拌匀,待澄清后,即可饮用。【功用】悦容颜,乌须发,壮精神,安五脏,健身益寿。【主治】容颜憔悴、须发早白、头晕眼花、体倦食少、多梦惊悸等症。【用法】口服：每次空腹温服 10～25ml，每日早、中、晚各服 1 次。【附记】引自《遵生八笺》。精血亏虚体弱者经常服用，有强身健体、延年益寿之功。

·中山还童酒·

【配方】马蔺子、马蔺根各 100g，黄米 500g，陈曲 2 块，酒酵子 2 碗。【制法】将马蔺子埋入土中 3 日，马蔺根切碎；将黄米加水煮成糜；陈曲研末，与酒酵子及马蔺子共合一处做酒，待熟；另用马蔺根加水煎 10 沸，取汁入酒内 3 日即成。【功用】清热利湿，解毒，乌须发。【主治】须发变白。【用法】口服：随时随量饮之，使之微醉。【附记】引自《万病回春》。并歌云："中山还童酒，人间处处有。善缘得遇者，便是蓬莱叟。"

·补血顺气药酒·

【配方】天冬、麦冬各 120g，怀生地黄、熟地黄各 250g，人参、白茯苓、枸杞子各 60g，砂仁 21g，木香 15g，沉香 9g，白酒 15L。【制法】将前 10 味共制为粗末，入布袋，置容器中，加入白酒，加盖，浸泡 3 日后，用文火再隔水煮半小时，以酒色转黑为宜。密封，再继续浸泡 1～2 日后，过滤去渣，即成。【功用】滋阴益气，理气和中。【主治】气血不足、乏力气短、面色无华、须发早白、精神不振、脾胃不和、脘满食少等症。【用法】口服：不拘时候，适量饮用，勿醉。【附记】引自《医便》。如有热象，可去木香，人参减半。忌食萝卜、葱、蒜。

·乌须黑发药酒·

【配方】当归、枸杞子、生地黄、人参、莲心、桑椹子、何首乌各 120g，五加皮 60g，黑豆（炒香）250g，槐角子 30g，没食子 1 对，墨旱莲 90g，五加皮酒 15L。【制法】将前 12 味视情况切片或捣碎，入布袋，置容器中，加入五加皮酒，密封，浸泡 21 日后，压榨以滤取澄清

液，贮瓶备用。将药渣晒干，共研细末，制为丸，如梧桐子大，备用。【功用】补肝肾，益气血，祛风湿，乌须发，固肾气。【主治】肾气不固，肝肾不足，气血虚弱所致的腰酸、头晕、遗精、须发早白、乏力等症。【用法】口服：每日适量饮用，并送服丸药。【附记】引自《百病中医药酒疗法》。五加皮酒应是用单味南五加皮酿制或白酒浸制而成的药酒。

·强壮酒·

【配方】枸杞子、甘菊花、熟地黄、神曲各 60g，肉苁蓉 30g，肉桂 20g，白酒 2500ml。【制法】将前 6 味共制为粗末，入布袋，置容器中，加入白酒，密封，浸泡 7 日后，过滤去渣，即成。【功用】补肝肾，益精血。【主治】腰膝软弱、身疲乏力、须发早白等症。【用法】口服：每次服 10～20ml，日服 3 次。【附记】引自《药酒汇编》。

·康壮酒·

【配方】枸杞子、甘菊花、熟地黄、炒陈曲各 45g，肉苁蓉 36g，白酒 1500ml。【制法】将前 5 味捣碎为粗末，入布袋，置容器中，加入白酒，密封，浸泡 7 日后，过滤去渣，加入凉白开水 1000ml，混匀，即成。【功用】滋补肝肾，助阳。【主治】须发早白、神疲乏力、腰膝酸软等症。【用法】口服：不拘时，随量，空腹温服。【附记】引自《药酒汇编》。一方除炒陈曲，加炒陈皮、肉桂各 45g。余同上。

·耐老酒·

【配方】生地黄、枸杞子、滁菊花各 250g，糯米 2500g，红曲 200g。【制法】将前 3 味加工使碎，置砂锅中，加水 5000ml，煎取 2500ml，倒入净瓶中，待冷备用；红曲碎为粗末，备用；再将糯米洗净，蒸饭，沥半干，待冷后，拌入红曲末，然后倒入药坛内，与药汁拌匀，密封，置保温处，经 21 日后，酒熟，去渣，贮瓶备用。【功用】滋肝肾，补精髓，延年益寿。【主治】肝肾不足所致的头晕目眩、须发早白、腰膝酸软等症。【用法】口服：每次空腹温服20～25ml，每日早、中、晚各服1次，以瘥为度。【附记】引自《药酒汇编》。阴虚久生内热，老年肝肾不足者经常饮用此药酒，能达到防病治病、延年益寿之功。

·百岁酒·

【配方】箭芪（蜜炙）、茯神各60g，当归、熟地黄各36g，党参、麦冬、茯苓、白术、枣皮、川芎、龟胶、防风、枸杞子、广皮各30g，肉桂18g，五味子、羌活各24g，大枣1000g，冰糖1000g，高粱酒10L。【制法】将前18味捣碎，置容器中加入高粱酒和冰糖，密封，隔水煮一炷香时，取出，埋入土中7日以出火毒。过滤去渣，即成。【功用】益气血，补肝肾，健脾胃，宁神志。【主治】须发早白。并云：余在甘肃晤齐礼堂军门填授一药酒方，谓可治聋、明目、黑发、驻颜。余服之一月，目力顿觉胜前。军门云，此方名周公百岁酒，其方得之塞上，周翁自言服此方40年，寿已逾百岁，翁家三代皆服此酒，言承无70岁以下人。余在粤西，刻布此方，僚采军民服者皆有效，遂名梁公酒，有名医熟玩此方，久而憬然，曰水火既济，真是良方，其制胜全在羌活一味，此新谓小无不入，大无不通，非神识手，莫能用此也，自是而日3服，至今已8年，未几余引疾归田，侨居南浦，有患3年疟者，乞此酒一瓶，饮之前后若两人，皆应手霍然。而浦入不以为然，至有誉其方者曰，此18味平平无奇。余闻之而齿冷而已。余同怀弟灌文、广文嗜饮，中年以后已戒酒痨。每日啜粥不过一勺，颜色憔悴，骨瘦如柴，医家皆望而欲走，适其长子元振在余桂林署中将此方寄之，灌文以绍兴酒代之，日饮数杯，以次递加，半月后，眠食渐进，一月后遂复原。客秋余回福州相见，则清健较胜十年前，而豪饮如故。据言并未服他药，只常服此酒日约3斤，已5年矣。夫绍兴酒之力，固不及烧酒之厚，然服烧酒者日以两计，服绍酒者日以斤计，则其力以足相致，故其效并同也。余50岁时鬓发早白，须亦苍然，自服此酒之后，白发竟为稍变，初亦不觉，惟

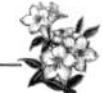

剃头时，自见所落发计不似以前之白，始知黑发已有可据，惟白须如旧。【用法】口服：每次服 15～30ml，日服 3 次。或适量饮用，勿醉。【附记】引自《药方杂录》。常服此酒，还有强身健体、益寿延年之效。

·枸杞麻仁酒(一)·

【配方】枸杞子 500g，生地黄、胡麻仁各 300g，火麻仁 150g，糯米 1500g，酒曲 120g。【制法】将枸杞子拍碎，置砂锅中，加水 3000ml，煎至 2000ml，倒入坛中待冷；将糯米蒸熟；生地黄、酒曲捣为末，胡麻仁、火麻仁蒸熟捣烂，共入坛中，拌匀。密封，14 日后，去渣即成。【功用】滋肝肾，补精髓，润五脏，养血益气。【主治】须发早白，虚羸黄瘦，食欲缺乏，中午腰膝酸软。【用法】口服：每次适量饮之，以不醉为度，日服 3 次。【附记】引自《药酒汇编》。

·地膝酒·

【配方】熟地黄、南五加皮、怀牛膝、红曲各 200g，糯米 2000g。【制法】将前 3 味置砂锅中，加水 5000ml，煎至 3000ml，待冷，倒入坛中；糯米蒸饭，待冷，红曲(先研细末)入坛中，拌匀，密封，置保温处，如常法酿酒。至 14 日后，去渣，即成。【功用】滋肝肾，壮筋骨，乌须发，健身益寿。【主治】容颜无华，须发早白，筋骨软弱，两足无力。【用法】口服：每次服 15～20ml，日服 3 次。【附记】引自《药酒汇编》。一方熟地黄用 400g，糯米 2500g，余同上。

·地黄年青酒·

【配方】熟地黄 100g，万年青 150g，桑椹 120g，黑芝麻 60g，怀山药 200g，南烛子、花椒各 30g，白果 15g，白酒 2000ml。【制法】将前 8 味捣碎，入布袋，置容器中，加入白酒，密封，浸泡 7 日后，过滤去渣，即成。【功用】补肝肾，益精血，乌须发，聪耳明目。【主治】肝肾亏损、须发早白、视听下降、未老先衰等。【用法】口服：每次空腹温服 20ml，日服 2 次。【附记】引自《百病中医药酒疗法》。忌食萝卜。

·巨胜酒·

【配方】黑芝麻、薏苡仁各 300g，生地黄 480g，白酒 1500ml。【制法】将黑芝麻炒香，薏苡仁炒至略黄，将此 2 味合并捣烂，与切碎的生地黄共入布袋，置容器中，加入白酒，密封，浸泡 10 日后，过滤去渣，即成。【功用】补肝肾，润五脏，填精髓，祛湿气。【主治】风虚痹弱、腰膝疼痛、神经衰弱、健忘、须发早白等症。【用法】口服：每次服 20ml，日服 2 次。【附记】引自《药酒汇编》。

·地术酒·

【配方】生地黄 40g，白术 30g，枸杞子 24g，五加皮 20g，甘草 12g，糯米 600g，红曲 50g。【制法】将前 5 味研碎，红曲研末，备用。将药置砂锅中，加水煮至 1600ml，去渣，倒入容器中，待冷；糯米洗净，蒸饭，待冷，入红曲，拌匀，置容器中，拌匀，密封，置保温处，如常法酿酒。21 日后药酒即熟，去渣，即成。【功用】补肝肾，和脾胃，乌发明目。【主治】腰膝酸软、视物模糊、须发早白、小便淋漓、脾虚泄泻、食欲缺乏、胸腹胀满等症。【用法】口服：每次服 15～30ml，日服 3 次，或不拘时候，随量饮之。【附记】引自《药酒汇编》。

·一醉散酒·

【配方】槐子 12g，墨旱莲 1.5g，生地黄 15g，白酒 500ml。【制法】将前 3 味共研细末，置容器中，加入白酒，密封，浸泡 20 日后，过滤去渣，即成。【功用】凉血，祛风，黑发。【主治】须发早白。【用法】口服：取酒饮一醉后，觉来须发尽黑。恐不人信，将白毛鸡、犬喂试之，皆变为黑鸡犬也。【附记】引自《普济方》。

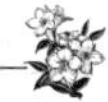

·美髯醑·

【配方】桑椹子(火烧干)、何首乌(用黑芝麻煮过)各 300g,冬青子(盐水炒)60g,墨旱莲、乌饭叶、黑豆皮(不用豆)、干茄花(净瓣)、乌犀角(代)(用铜罐河水熬,滴水成珠)各 90g,熟地黄 210g,白酒 30L。【制法】将前 9 味捣碎,入布袋,置容器中,加入白酒,密封,隔水煮 3 炷香时,取出,埋入土中 7 日以出火毒。取出,过滤去渣,即成。【功用】补肝肾,乌须发。【主治】须发早白。【用法】口服:不拘时,多少随意饮之,每饮时,加青盐少许,引入肾经为佳。【附记】引自《摄生秘剖》。并云:"夫人生世间,顶天立地称丈夫者,惟藉此须眉尔,岂可任其枯槁,皓白而慢不为理乎。此乌须之术,宜亟讲也。斯用桑椹、冬青、墨旱莲、熟地、茄花、犀角(代)、青盐、乌饭叶、黑豆皮,皆乌须之圣药,而渍之以酒者,使循经络达毛窍也。向之,枯者润,白者黑,复当一美髯丈夫矣。且考桑椹等品,仙经圣典极称其妙用,故补肾填精,驻颜益寿,岂区区乌须而已哉。"

·首乌黑豆酒·

【配方】制何首乌 90g,熟地黄、生地黄、天冬、麦冬各 45g,枸杞子、牛膝、当归、女贞子各 30g,黑豆(炒香)60g,白酒 2500ml。【制法】将前 10 味捣碎,入布袋,置容器中,加入白酒,密封,浸泡 15 日后,过滤去渣,即成。【功用】补肝益肾,生发乌发。【主治】青年脱发和白发等症。【用法】口服:每次服 20ml,日服 2 次。【附记】引自《药酒汇编》。

·经验乌须酒·

【配方】大枸杞 200g,生地黄汁 300ml,白酒 1500ml。【制法】大枸杞要每年冬 10 月壬癸日,面东采摘红肥者,捣破,同酒盛于瓷器内,浸泡 21 日足,开封,添生地黄汁搅匀,各以纸 3 层封其口,候至立春前 30 日开瓶饮用。【功用】滋肝肾,乌须发,身轻体健,功不可述。【主治】须发早白。【用法】口服：每次空腹温饮 20～30ml，日服 2 次。【附记】引自《万病回春》。勿食三白。

·聚宝酒·

【配方】熟地黄、五加皮、赤、白何首乌各 120g，生地黄 240g，白茯苓、甘菊花、麦冬、石菖蒲、甘枸杞、白术、当归、杜仲各 60g，莲心、槐角子、天冬、苍耳子、肉苁蓉、人参、天麻、牛膝、沙苑、蒺藜各 30g，茅山苍术 45g，沉香、防风各 15g，白酒（无灰醇酒）904ml。【制法】将前 26 味洗净、切片、入布袋，置瓷坛中，入酒密封，浸泡 7～14 日后，取出药袋，过滤去渣，即成。同时将药残渣取出，曝干研细末，制成蜜丸如梧桐子大，备用。【功用】补肝肾，健脾胃，祛风湿，壮筋骨，固精气，乌须发。【主治】肝肾精血不足，气虚脾弱，筋骨不健出现的腰酸疼痛、遗精、早泄、头晕耳鸣、须发早白、四肢无力、骨节疼痛、饮食乏味、面色无华等。【用法】口服：每次服 15～30ml，每日早、中、晚饭前各服 1 次。早上宜在五更时服后当再卧片刻。【附记】引自《济世良方》。平素体质偏于气阴不足者亦可服之，用之得宜，有利于延年益寿。服酒后忌食生冷、葱、蒜、萝卜和鱼。

·首乌归地酒·

【配方】何首乌 24g，当归 12g，生地黄 16g，黑芝麻仁 12g，白酒 500ml。【制法】将前 4 味捣碎，入布袋，置容器中，加入白酒，隔水以文火煮数沸，取出待冷后，密封，浸泡 7 日后，过滤去渣，即成。【功用】补肝肾，养精血，清热生津，乌发。【主治】阴虚血枯、腰膝酸痛、遗精、带下、须发早白等症。【用法】口服：每次服 20ml，日服 2 次。【附记】引自《药酒汇编》。验之临床，常服效佳。凡大便稀溏者忌服。

·叶酸桑椹酒·

【配方】三叶酸、黑桑椹各 250g，白酒 1500ml。【制法】将前 2 味捣碎，置容器中，加入白酒，密封，浸泡 7 日后，即可取用。【功用】润五脏，调气血，乌须发。【主治】须发早白、腰酸、头晕目眩、燥热咳嗽、口渴、小便不利、耳鸣等症。【用法】口服：每次服 15～30ml，日服 3 次。【附记】引自《药酒验方选》。

·首乌当归酒·

【配方】何首乌、熟地黄各 30g，当归 15g，白酒 1000ml。【制法】将前 3 味洗净，切碎，入布袋，置容器中，加入白酒，密封，每日振摇数下，浸泡 14 日后，过滤去渣，即成。【功用】补肝肾，益精血。【主治】须发早白、腰酸、头晕、耳鸣等症。【用法】口服：每次服 10～15ml，日服 2 次。【附记】引自《民间百病良方》。

·何首乌酒(三)·

【配方】何首乌 100g，白酒 500ml。【制法】将何首乌研为末，置容器中，加入白酒，密封，每日振摇 2 次，浸泡 10 日后，过滤去渣，即成。【功用】养血，补肝肾。【主治】须发早白、血虚头晕、眼花，腰酸带下等症。【用法】口服：每次服 20ml，日服 2 次。【附记】引自《民间百病良方》。

·固本地黄酒·

【配方】生地黄、熟地黄、天冬、麦冬、白茯苓、人参各 30g，白酒 1000ml。【制法】将前 6 味捣碎，置容器中，加入白酒，密封，浸泡 3 日后，再用文火煮沸，以酒色变黑为度，埋入土中 7 日以去火毒，取出，过滤去渣，即成。【功用】补益气血。【主治】气血两虚。【用法】口服：每次空腹服 15～30ml，日服 3 次，或不拘时，随量饮之。【附记】引自《普济方》。

·鹤龄酒·

【配方】枸杞子、何首乌各 120g，当归、天冬、生地黄各 60g，党参、菟丝子、补骨脂、山茱萸各 20g，怀牛膝 90g，蜂蜜 120g，白酒 3000ml。【制法】将前 10 味共制为粗末，入布袋，置容器中，加入白酒，盖好，置文火上煮鱼眼沸，取下候冷，密封，埋入土中 7 日以去火毒，取出过滤去渣，加入蜂蜜，拌匀，即成。【功用】补肝肾，益精血。【主治】未老先衰，腰膝酸软，筋骨无力，眼目昏花，齿落，食欲缺乏，须发早白，精神萎靡等。【用法】口服：每次服 20ml，日服 3 次。【附记】引自《临床验方集》。

·不老酒·

【配方】熟地黄、生地黄、五加皮、莲子心、槐角子各 90g，没食子 6 枚，白酒 4000ml。【制法】将前 6 味共制为粗末，入布袋，置容器中，加入白酒，密封，经常摇动数下，浸泡 14 日后，过滤去渣，即成。将药渣晒干，加工成细末，与大麦适量炒和，炼蜜为丸，每丸重 6g。【功用】补肾固精，养血乌发，壮筋骨。【主治】须发早白、腰膝无力、遗精滑泄、精神萎靡等症。【用法】口服：每次空腹服 10～15ml，日服 2 次，饭后服药丸 1～2 粒。【附记】引自《药酒汇编》。

·女贞子酒·

【配方】女贞子 250g，低度白酒 750ml。【制法】将女贞子拍碎，置容器中，加入白酒，密封，浸泡 5～7 日后，过滤去渣，即成。【功用】滋阴补肾，养肝明目。【主治】阴虚内热，腰膝酸软，头晕目眩，肢体乏力，肾虚腰痛，须发早白，心烦失眠，口燥咽干，面色潮红，手足心热，舌红，脉弦细数。【用法】口服：每次温服 15ml，日服 1 或 2 次。【附记】引自《本草纲目》。

·枸杞地黄酒·

【配方】枸杞子 60g，黑芝麻（炒）30g，生地黄汁 80ml，白酒 1000ml。【制法】将枸杞子捣碎，与黑芝麻同置容器中，加入白酒，密封，浸泡 20 日，再加入地黄汁，搅匀，密封，浸泡 30 日后，过滤去渣，即成。【功用】滋阴养肝，乌须健身、凉血清热。【主治】阴虚血热、头晕目眩、须发早白、口舌干燥等症。【用法】口服：每次空腹服 20～30ml，日服 2 次。【附记】引自《民间百病良方》。

·常春酒·

【配方】常春果、枸杞子各 200g，白酒 1500ml。【制法】将前 2 味拍裂，入布袋，置容器中，加入白酒，密封，浸泡 7 日后，过滤去渣，即成。【功用】益精血，乌须发，悦颜色，强腰膝。【主治】须发早白、身体虚弱、腰膝冷痛、妇女经闭等症。【用法】口服：每次服 20～40ml，日服 3 次。【附记】引自《民间百病良方》。

·七宝美髯酒·

【配方】制首乌 100g，茯苓 50g，牛膝、当归各 25g，枸杞子、菟丝子各 20g，补骨脂 15g，烧酒 1500ml。【制法】将上药共为粗末，入纱布袋中，扎口，白酒浸泡。1 个月后取出药袋，压榨取液，将两液混合，静置，过滤即得。【功用】补益肝肾，乌须黑发。【主治】肝肾不足，须发早白，牙齿动摇，梦遗滑精，腰膝酸软，妇女带下，男性不育。【用法】口服：每次服 15～20ml，日服 2 次，早、晚各 1 次。【附记】引自《医方集解》。本方是一首抗衰老、延年益寿的良方。久服效佳。

·养血乌发酒·

【配方】制首乌、熟地黄各 30g，当归 15g，白酒 1000ml。【制法】将上药研为粗末，用纱布袋装，扎口，入白酒浸泡 15 日后取出药袋，压榨液，两液混合，静置，过滤后装瓶即得。【功用】养精血，乌须发。【主治】精血不足，未老先衰，须发早白。【用法】口服：每次服 15～30ml，日服 1 或 2 次。【附记】引自《山东中医杂志》。用此药酒治疗 36 例，病程 5～10 年，其中，局限性白发 20 例，弥散性白发 16 例，结果痊愈 24 例，好转 8 例，总有效率达 88.89％。

·二黑酒·

【配方】黑豆、黑芝麻、大枣、何首乌、熟地黄各 40g，当归、川芎各 10g，60 度米酒 750ml。【制法】将上药投入米酒中，密封，浸泡 15～20 天后即可取用。【功用】滋阴养血，乌须黑发。【主治】少年白发。【用法】口服：每次服 10ml，日服 3 次，1 个月为 1 个疗程。【附记】引自《单方验方治百病》。

第18章　生发药酒

生发药酒是为脱发而设。盖发为血之余，故脱发属血虚者多。“油风”（斑秃）、“鬼剃头”也可致头发干枯，成片脱落，多属血虚风燥，不能荣养肌肤所致。眉毛脱落多见于麻风病。

·复方藜芦酊·

【配方】藜芦、蛇床子、黄柏、百部、五倍子各4.5g，斑蝥3g，95％乙醇100ml。【制法】将前6味捣碎，置容器中，加入95％乙醇，密封，浸泡1周后，即可取用。【功用】杀菌生发。【主治】斑秃。【用法】外用：用棉签蘸此酊涂搽皮损处，可先搽1片，如反应不严重，可搽较大范围，如皮损较广泛，则宜先剃发，每日涂搽1或2次。一般在涂后出现红斑、水疱。如见水疱，先停用，待见新皮后，再行应用。疱干后结痂，痂脱后，毳毛逐渐长出。【附记】引自《浙江中医杂志》。用药后出现水疱不要为虑，待水疱消失后，大多会结痂，痂落后新发长，故而以出现水疱为佳兆。

·十四首乌酒·

【配方】何首乌30g，熟地黄24g，枸杞子、麦冬、当归、龙眼肉、西党参各15g，龙胆草、白术、茯苓各12g，广皮、五味子、黄柏各9g，黑枣30g，白酒1000ml。【制法】将前14味捣碎，置容器中，加入白酒，密封，浸泡14日后，过滤去渣，即成。【功用】补肝肾，益气血，清湿毒，养血生发。【主治】青壮年血气衰弱，头发脱落不复生，且继续脱落者。【用法】口服：每次服15ml，每日早、晚各服1次。

【附记】宋佩衍遗方。方名为编者拟加。忌鱼腥。

·冬虫夏草酒·

【配方】冬虫夏草 100g，白酒 400ml。【制法】将冬虫夏草置容器中，加入白酒，密封，浸泡 7 日即可。【功用】补气血，助生发，乌须发。【主治】圆形脱发、脂溢性脱发、神经性脱发、小儿头发生长迟缓。【用法】外用：用牙刷蘸此酒外搽 1～3 分钟，每日早、晚各 1 次。【附记】引自《赵炳南临床经验集》。临床证明：本药酒亦可内服。每日服 10～15ml，有滋肺益肾、止咳化痰之功。用于治疗劳嗽咯血、盗汗、肺结核、年老衰弱之慢性咳喘（老年慢性喘息性支气管炎）及阳痿、病后体弱等症，用之颇验。酒尽再添酒浸泡，味薄即止。

·生发酊（一）·

【配方】闹羊花 60g，补骨脂 30g，生姜 50g，75％乙醇适量。【制法】先将闹羊花、补骨脂捣碎，置容器中，加入 75％乙醇 500ml，搅拌后盖严。将容器放蒸汽锅内，保持微温，浸泡 9 小时后，过滤去渣。滤液中再加入切碎的生姜，盖严，浸泡 2 昼夜，过滤，制成 400ml，分装，备用。【功用】润肤生肌。【主治】斑秃、脂溢性皮炎。【用法】外用：外涂患处，日涂 3 次。【附记】引自《北京市中草药制剂选编》。忌口服。

·生发酊（二）·

【配方】诃子、桂枝、山柰、青皮、樟脑各等份，75％乙醇适量。【制法】将前 5 味共研细末，置容器中，加入 75％乙醇，密封，浸泡 1 周后，过滤去渣，即成。【功用】祛风止痒，解毒生发。【主治】脱发。【用法】外用：先用艾叶汤（艾叶、菊花、薄荷、防风、藁本、藿香、甘草、蔓荆子、荆芥穗各 9g，煎水）熏洗患处（每日 1 剂，日 2 次），洗后拭干，再取此药酊涂搽患部。若配合汤剂内服，效果更佳。【附

记】引自《中医杂志》。治疗期间，忌食猪油、肥肉；忌用洗衣粉、肥皂水洗头。可用生发膏。

·蔓荆附子酒·

【配方】蔓荆子6g，附子2枚，白酒500ml。【制法】将前2味捣碎，置容器中，加入白酒，密封，浸泡14日后，过滤去渣，即成。【功用】温阳祛风，通经和血。【主治】头发脱落及偏、正头痛等。【用法】外用：每日取此酒洗头1或2次。不效，可再制再用。【附记】引自《药酒汇编》。

·熟地枸杞沉香酒·

【配方】熟地黄、枸杞子各60g，沉香6g，白酒1000ml。【制法】将前3味捣碎，置容器中，加入白酒，密封，浸泡10日后，过滤去渣，即成。【功用】补肝肾，益精血。【主治】肝肾精血不足所致的脱发、白发、健忘，甚至斑秃。【用法】口服：每次服10ml，日服3次。【附记】引自《补品补药与补益良方》。

·骨碎补酒(二)·

【配方】鲜骨碎补30g，洋金花、侧柏叶各9g，丹参20g，白酒500ml。【制法】将前4味捣碎，置容器中，加入白酒，密封，浸泡7日后，过滤去渣，即成。【功用】补肾通络，和血生发。【主治】斑秃、脱发等。【用法】外用：不拘时，取此酒涂搽患处。【附记】引自《药酒汇编》。

·侧柏叶酒·

【配方】鲜侧柏叶32g，60度白酒(或75%乙醇)100～500ml。【制法】将鲜侧柏叶切碎，置容器中，加入白酒，密封，浸泡7日后，过滤去渣，即成。【功用】清热凉血，祛风生发。【主治】脱发、脂溢性皮炎等。【用法】外用：涂搽患部，日涂3次。【附记】引自《浙江中医杂志》。

·外敷斑秃酒·

【配方】鲜骨碎补、何首乌各30g，丹参20g，洋金花，侧柏叶各9g，白酒250ml。【制法】将前5味捣碎，置容器中，加入白酒，密封，浸泡7日后，即可取用。【功用】补肾通络，和血生发。【主治】斑秃、脱发等。【用法】外用：涂搽患处，日涂搽3或4次。【附记】引自《药酒汇编》。

·三味柏叶酒·

【配方】鲜侧柏叶、鲜骨碎补各30g，闹羊花9g，85%乙醇100ml。【制法】将前3味捣烂，连汁置容器中，加入85%乙醇，密封，浸泡2周后，过滤压榨取汁，备用。【功用】补肾通络，凉血和血。【主治】脱发。【用法】外用：涂搽患处，日涂数次。【附记】引自《百病中医熏洗熨擦疗法》。

·双花二乌酊·

【配方】芫花、红花、制川乌、制草乌、细辛、川椒各3g，75%乙醇（或白酒）100ml。【制法】将前6味捣碎，置容器中，加入75%乙醇，密封，浸泡1周后，即可取用。【功用】辛散通络、活血化瘀。【主治】斑秃。【用法】外用：涂搽患处，搽至头皮发热、发红为度，每日1次，30次为1个疗程。【附记】引自《四川中医》。

·斑秃酊·

【配方】羊踯躅花（即闹羊花）、骨碎补各15g，川花椒30g，高粱酒150ml。【制法】将前3味共研粗末，入有盖的玻璃瓶内，再注入高粱酒，将瓶盖盖紧，浸泡7日后，即可开始取用。【功用】解毒，杀虫，生发。【主治】斑秃。呈圆形脱落，肤色红光亮，痒如虫行。【用法】外用：先用老生姜切片，用截面擦患处，待擦至皮肤有刺痛感

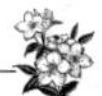

时，再用羊毫笔蘸药酒涂搽患处，则收效尤速。每日早晚各1次。用药前，先摇动药瓶，使酒液均匀。【附记】引自《百病中医熏洗熨擦疗法》。又本方去花椒、骨碎补加地鳖虫（研末）各等份，浸酒，余同上。依上法用之，用骨碎补代生姜擦患处，再涂搽药酊，效果亦佳。

·斑蝥酒·

【配方】斑蝥（去头、足、翅）15只，白酒200ml。【制法】将斑蝥研成粗末，置净瓶中，加入白酒，盖严，浸泡5～7日后即可取用。【功用】攻毒，消疮。【主治】斑秃。【用法】外用：涂搽患处，日轻涂2次。【附记】引自《民间百病良方》。忌内服。

·养血生发酒·

【配方】制何首乌50g，当归、熟地黄、天麻各30g，川芎、木瓜各20g，白酒1000ml。【制法】将上药共研为粗末，用纱布袋装，扎口，白酒浸泡。密封浸泡14日后取出药袋，压榨取液，将两液合并，静置，过滤后装瓶，备用。【功用】养血补肾，祛风生发。【主治】斑秃、全秃、脂溢性脱发及病后、产后脱发，属血虚证者。【用法】口服：每次服20ml，日服2次。【附记】引自《临床验方集》。凡属血热型者非本方所宜。

·生发药酒·

【配方】鲜骨碎补30g，斑蝥5只，高度烧酒150ml。【制法】将骨碎补打碎，与斑蝥一起用烧酒浸泡12日后，过滤即得。【功用】促毛发生长。【主治】斑秃。【用法】外用：用药棉球蘸药酒搽患处，日搽2或3次。【附记】引自《民间百病良方》。此药酒仅供外用，忌内服。药酒不能滴入眼中。又《疮疡外用本草》介绍治斑秃两方，可供选用。①川椒30g，白酒100ml。密封浸泡6日后即成。用此酒涂搽患处，以皮肤变红为宜。②零陵香、香白芷各20g，野菊花 15g，甘松、防风各 10g，白酒 400ml。密封浸泡 6 日后即成。用于脂溢性脱发、头皮糠疹。用法同上。效果亦佳。

·侧柏三黄生发酒·

【配方】侧柏叶 30g，大黄、黄芩、黄柏、苦参、川芎、白芷、蔓荆子各 10g，冰片 2g，高度白酒 500ml。【制法】将上药除冰片外共研为粗末，用纱布袋装，扎口，置容器中，加入白酒浸泡。7 日后取出药袋，压榨取液，两液混合，静置，加入冰片，搅匀，过滤即得。【功用】促使毛发生长。【主治】秃发、斑秃或脂溢性脱发。【用法】外用：用棉签蘸药酒涂搽患处（脱落部位），日搽 3 或 4 次。【附记】引自《药酒汇编》。验之临床，确有良效。

·闹羊花酒·

【配方】闹羊花 21 朵，鲜毛姜 17 片，高粱酒 250ml。【制法】将上药投入高粱酒中，外用纸将碗口封固，放锅中隔水蒸 1 小时左右即可取用。【功用】促进毛发生长。【主治】斑秃。【用法】外用：每日用药酒涂搽患处，一日涂 4 或 5 次。【附记】引自《浙江中医杂志》。屡用有效。

·斑蝥侧柏酒·

【配方】斑蝥 5g，侧柏叶 10g，辣椒 10g，干姜 5g，白僵蚕 10g，75%乙醇适量。【制法】将上药按比例研为粗末，投入 75%乙醇中，密封，浸泡 1 周后即可取用。【功用】清热解毒，活血化瘀，祛风止痒。【主治】斑秃。【用法】外用：使用时以脱脂消毒棉蘸少许药液反复涂搽脱发处，直至出现微热或轻微刺激痛为度。每日 1 或 2 次。【附记】引自《内蒙古中医药》。本药液有毒，切勿入眼、口黏膜处。用时蘸少许药液，以不流淌至正常皮肤为宜。3 个月为 1 个疗程，半年内不见效则改用他法治疗。

·银花酒·

【配方】金银花100g，白酒500ml。【制法】将金银花与酒装入大口瓶，密封，浸泡1周后，待酒色呈棕黄色，备用。【功用】清热解毒，活络生发。【主治】斑秃。【用法】外用：先用鲜生姜片搽斑秃处数遍，然后用纱布块蘸药酒搽病灶部位2～3分钟，待斑秃处皮肤发红为度。每日搽洗2次。【附记】引自《新疆中医药》。屡用效佳。

·地冬生发酒·

【配方】制何首乌100g，生地黄、熟地黄、天冬、麦冬各50g，枸杞子、牛膝、女贞子、当归各35g，黑豆60g，白酒2500ml。【制法】将上述诸药捣碎，装入细纱布袋内，扎紧袋口，置入容器中倒入白酒，密封浸泡2周以上，弃去药渣，过滤装瓶备用。【功用】滋肾补肝，生发乌发。【主治】肝肾不足所致之青年脱发、白发。【用法】口服：每次饮服10～20ml，日服2次。【附记】施旭光经验方。屡用有效，久服效佳。

第19章 祛斑灭痕药酒

祛斑灭痕药酒主要是为黧黑斑和瘢痕二证而设。黧黑斑，又名"面皯黯""黧黑皯黯"，简称"斑"。多因肾亏火旺，血虚不荣，火燥结滞或肝郁气滞所致。好发于面部，女性多见。主要临床表现是皮损呈黄褐或淡黑色斑块，形状大小不一，枯暗无光泽，不高出皮肤。与今之黄褐斑、皮肤黑变病相似。痕即瘢痕，一般多因疮疡、跌打损伤皮肤、烫火伤、蛇虫所伤，手术后等瘥后所致。一般轻者可留有色斑，重则可形成瘢痕。本病多发生在关节部位和面、颈部。前者可不同程度地影响其功能活动，后者还影响外观美。常用药酒方如下。

·桃花白芷酒·

【配方】桃花250g，白芷30g，白酒500～1000ml。【制法】将前2味置容器中，加入白酒，密封，浸泡30日后，过滤去渣，即成。【功用】活血通络，润肤祛斑。【主治】面色晦暗、黄褐斑或妊娠产后面黯等症。【用法】口服：每次服10～20ml，日服2次。同时外用，即取此酒少许置于手掌中，双手合擦至热时，即来回搽面部患处。【附记】引自《浙江中医杂志》。孕妇、乳母患者只可外用，忌内服。采集桃花时间：系农历三月初三或清明前后，采集东南方向枝条上花苞初放及开放不久的桃花。

·杏仁酒·

【配方】杏仁、白酒各适量。【制法】将杏仁酒浸、皮脱捣烂，绢

袋盛。【功用】润肤祛斑。【主治】面色黯黑，肝色粗陋，皮厚状丑。亦治面皯。【用法】外用：夜取药袋拭面。【附记】引自《太平圣惠方》。方名为编者拟加。

·驻颜酒·

【配方】柚子 5 个，生地黄、芍药、当归各 40g，蜂蜜 50g，白酒 4000ml。【制法】将前 4 味共捣为粗末，置容器中，加入白酒和蜂蜜，密封，浸泡 3 个月后，去渣，即成。【功用】养血驻颜。【主治】皮肤色素沉着、面部痤疮、发枯不荣等。【用法】口服：每次服 20～40ml，日服 1 或 2 次。【附记】引自《药酒汇编》。

·槟榔露酒·

【配方】槟榔、桂皮各 20g，青皮、玫瑰花各 10g，砂仁 5g，黄酒 1500ml，冰糖适量。【制法】将前 5 味共研为粗末，入布袋，置容器中，加入黄酒，密封，再隔水煮 30 分钟，待冷，埋入土中 3 日以去火毒。取出过滤去渣，加入冰糖，即用。【功用】疏肝解郁。【主治】黄褐斑(气郁型)。【用法】口服：每次服 20ml，日服 2 次。【附记】引自《药酒汇编》。孕妇忌服。一方去桂皮，加橘皮。

·枸杞酒(四)·

【配方】枸杞根 500g，干地黄、干姜、商陆根、泽泻、蜀椒、桂心各 100g，酒曲适量。【制法】将枸杞根切碎，以东流水 40L，煮一日一夜，取汁 10L，渍曲酿之，如家酿法，酒熟取清液。后 6 味，共研末，入布袋，置酒中，密封，埋入地下 3 尺，坚覆之，经 20 日后，取出，开封，其酒当赤如金色。【功用】滋肾助阳，温阳利水。【主治】灭瘢痕，除百病。【用法】口服：平旦空腹服 30～50ml。【附记】引自《千金翼方》。《备急千金要方》方中枸杞根为 60kg，干地黄末 1250g，商陆末 200g。余同上。

·商陆酒(二)·

【配方】商陆末(白色者)、天冬末各2500g,红曲(捣碎)5000g,糯米(净淘)10kg。【制法】先炊米熟,候如人体温;另煎热水适量,放冷,入诸药拌匀,再与米饭、红曲拌和,入瓮中,密封,酿60日成,去糟取用。【功用】滋养健壮,补肺益气,润泽皮肤,通利之便。【主治】灭瘢痕。【用法】口服:不拘时,随意饮之。【附记】引自《太平圣惠方》。

第 20 章　养颜嫩肤药酒

美好的容颜，悦泽的肤色，白皙嫩鲜的皮肤，是身体健康的重要标志，也是人体外在美的重要体现。凡此皆取决于人体气血的强弱。若气血旺盛、精力充沛、心情舒畅、注重摄养，方能使人面色光华、色若桃花、容如少女、青春常驻。反之若体质虚弱，尤其病后、产后，往往可使人之气血亏损、皮肤颜色萎黄无华、粗糙失嫩。养颜嫩肤药酒是为皮肤粗糙失嫩、萎黄无华证而设。常用药酒方如下。

·养荣酒（二）·

【配方】白茯苓、白菊花、石菖蒲、天冬、白术、生地黄、黄精各25g，人参、肉桂、牛膝各15g，白酒500ml。【制法】将前10味共制为粗末，入布袋，置容器中，加入白酒，密封，浸泡7日后即可饮用。【功用】补虚损，壮力气，泽肌肤。【主治】体虚乏力，面容憔悴。【用法】口服：每次空腹温服10～15ml，日服2次。【附记】引自《药酒汇编》。

·固本酒（二）·

【配方】人参、熟地黄、生地黄、麦冬各30g，天冬、云茯苓各20g，白酒1500ml。【制法】将前6味共制为粗末，置容器中，加入白酒，密封，浸泡3日后，再置炉火上，先文火后武火，煮至酒色变黑为度，待冷，埋入土中3日，取出，过滤去渣，即成。【功用】悦容颜，增精神，壮气力，滋阴补虚。【主治】毛枯发白，面容憔悴，精神不振，腰膝酸困。【用法】口服：每次空腹服 10～20ml，日服 2 次。或随量饮服，以不醉为度。【附记】引自《普济方》。

·四补酒·

【配方】柏子仁、何首乌、肉苁蓉、牛膝各 15g，白酒 500ml。【制法】将前 4 味捣碎，置容器中，加入白酒，密封，每日振摇 1 次，浸泡 20 日后，过滤去渣，即成。【功用】益气血，补五脏，悦颜色。【主治】气血不足、面色无华、心慌气短等。【用法】口服：每次服 10～20ml，日服 2 次。【附记】引自《药酒汇编》。

·归芪白芍酒·

【配方】当归 24g，黄芪、白芍各 12g，白术 8g，冰糖 20g，白酒 600ml。【制法】将前 4 味捣碎，入布袋，置容器中，加入白酒，密封，每日振摇 1 次，浸泡 21 日后，去药袋，加入冰糖，溶化后，滤过，即成。【功用】补气养血。【主治】内伤劳倦、脾虚泄泻、食欲缺乏、面色无华、精神萎靡、血虚羸弱、眩晕头痛等。【用法】口服：每次空腹温服 20ml，日服 2 次。【附记】引自《药酒汇编》。

·参桂酒(二)·

【配方】人参、肉桂各 15g，白酒 1000ml。【制法】将前 2 味洗净，切碎，置容器中，加入白酒，密封，浸泡 7 日后，即可取用。【功用】补气益虚，温通经脉。【主治】中气不足、手足麻木、面黄肌瘦、精神萎靡、食欲缺乏等症。【用法】口服：每次服 20～30ml，日服 2 次。【附记】引自《药酒汇编》。阴虚火旺者忌服。

·参术酒(三)·

【配方】党参、炙甘草、大枣各 30g，炒白术、白茯苓各 40g，生姜 20g，黄酒 1000ml。【制法】将前 6 味共研为粗末，置容器中，加入黄酒，密封，浸泡 5～7 日后，过滤去渣，即成。【功用】益气健脾。

【主治】脾胃气虚、食少便溏、面色萎黄、四肢乏力等。【用法】口服：每次服 15～30ml，日服 2 次。【附记】引自《药酒汇编》。

·参芪酒（二）·

【配方】党参、黄芪各 30g，怀山药、白茯苓、扁豆、白术、甘草各 20g，大枣 15g，白酒 500ml。【制法】将前 8 味共制为粗末，入布袋，置容器中，加入白酒，密封，每日振摇 1 次，浸泡 14 日后，过滤去渣，即成。【功用】益气健脾，养血悦色。【主治】气虚无力、面色无华、不思饮食等症。【用法】口服：每次温服 10～15ml，日服 2 次。【附记】引自《药酒汇编》。外感发热者忌服。

·桃花酒·

【配方】桃花（3 月 3 日采）20g，白酒 250ml。【制法】将桃花浸入白酒内浸泡 3～5 日即可取用。【功用】活血润肤，益颜色。【主治】除百病，治皮肤老化、肤色无华等。【用法】口服：每次服 15ml，日服 2 次。或临睡前服 20ml，以瘥为度。【附记】引自《普济方》。

·桃仁酒（二）·

【配方】桃仁 100g，白酒 500ml。【制法】将桃仁捣碎，纳砂钵中细研，入少许白酒，绞取汁，再研再绞，使桃仁尽即止，一并纳入小瓷瓮中，置于锅内，隔水煮，看色黄如稀汤即可。【功用】活血润肤，悦颜色。【主治】皮肤粗糙，老化等。【用法】口服：每次服 20～30ml，日服 2 次。其味极美，女人服之更佳。【附记】引自《太平圣惠方》。本药酒还有润肠通便之功，用于产后血虚便秘，如上法用之，效果亦佳。

·猪膏酒·

【配方】猪膏 100g，生姜汁 10～20ml，白酒 500ml。【制法】将猪膏与生姜汁混合，用慢火煎至减半，入白酒混匀，滤过即成。【功用】开胃健脾，温中通便。【主治】头晕目眩，两肋胀满、疼痛，大便不利，毛发枯黄，面色无华，口淡无味。【用法】口服：每次空腹温服20～30ml，每日早晨、中午和晚上临睡前各服1次。【附记】引自《备急千金要方》。

·参杞酒（二）·

【配方】枸杞子汁、生地黄汁各100ml，麦冬汁60ml，杏仁汤（去皮尖）30ml，人参20g，白茯苓30g，白酒1000ml。【制法】将白酒倒入容器中，再将人参、白茯苓捣碎，与上各药汁（汤）一同倒入白酒内，混匀密封，浸泡15日后，过滤去渣，即成。【功用】益精固髓，滋阴明目，润五脏，延年益寿。【主治】肾虚精亏，腰困体倦，阳痿不起，食欲缺乏，耳聋目昏，面色无华、憔悴，肌肤粗糙，大便秘结等症。【用法】口服：每次服10～15ml，日服2次。【附记】引自《药酒汇编》。

·参归补虚酒·

【配方】全当归、白术各26g，川芎10g，人参、生地黄各15g，炒白芍18g，炙甘草、云茯苓各20g，五加皮25g，大枣、核桃肉各36g，白酒1500ml。【制法】将前11味共研细粒，入布袋，置容器中，加入白酒浸润，盖严，隔水加热煮1小时后，取下待冷，密封，埋入土中5日以出火毒，取出静置7日，过滤去渣即成。【功用】补气和血，调脾胃，悦颜色。【主治】气血两虚、面黄肌瘦、食欲缺乏、精神萎靡等。【用法】口服：每次温服10～15ml，日服3次。【附记】引自《药酒汇编》。

·归元酒（二）·

【配方】当归、龙眼肉各15g，白酒500ml。【制法】将前2味置容器中，加入白酒，密封，浸泡7日后，过滤去渣即成。【功用】养血益颜。【主治】黑色素沉着、皮肤老化等。【用法】口服：每晚睡前服

20ml。【附记】引自《民间百病良方》。

·参杞酒(三)·

【配方】党参、枸杞子各 25g，米酒 500ml。【制法】将党参拍裂、切片，枸杞子洗净、晾干，共置容器中，加入米酒，密封，浸泡 7 日后，过滤去渣即成。【功用】补气健脾，养肝益胃。【主治】脾胃气虚、血虚萎黄、食欲缺乏、肢体倦怠、腰酸头晕等症。【用法】口服：每次服 10～15ml，日服 3 次。【附记】引自《民间百病良方》。感冒发热者慎服。

·美容酒·

【配方】人参、当归、玉竹、黄精、制何首乌、枸杞子各 30g，黄酒 1500ml。【制法】将前 6 味切片或捣碎，置容器中，加入黄酒，密封，经常摇动，浸泡 7 日后，过滤去渣即成。【功用】润肤乌发，健身益寿。【主治】容颜憔悴，面色无华，身体羸弱，皮肤毛发干燥，甚则须发枯槁等症。【用法】口服：每次服 20ml，日服 2 次。【附记】引自《药酒汇编》。

·三圣酒(二)·

【配方】白人参、怀山药、白术各 20g，白酒 500ml。【制法】将前 3 味粗碎，入布袋，置容器中，加入白酒，盖好，以文火煮百沸，取下待冷，密封，浸泡 3～5 日后，过滤去渣，即成。【功用】补元气，健脾胃。【主治】久病体虚、脾胃虚弱、面色无华、倦怠乏力、食欲缺乏等症。【用法】口服：每次空腹温服 10～15ml，日服 3 次。【附记】引自《药酒汇编》。

·地杞血藤酒·

【配方】熟地黄、枸杞子、何首乌、鸡血藤、全当归各 60g，白酒 2500ml。【制法】将前 5 味共制为粗末，置容器中，加入白酒，密封，经常摇动数下，浸泡 14 日后，过滤去渣，即成。【功用】补肝肾，填精血。【主治】腰膝酸软、面色萎黄、体倦乏力、精神不振等症。【用法】口服：每次空腹服 10～20ml，日服 3 次。【附记】引自《药酒汇编》。

·核桃杜仲酒·

【配方】核桃仁 120g，杜仲 60g，小茴香 30g，白酒 2000ml。【制法】将前 3 味粗碎，入布袋，置容器中，加入白酒，密封，每日振摇数下，浸泡 15 日后，过滤去渣，即成。【功用】补肾壮腰。【主治】腰膝酸痛、四肢无力、面色无华、体倦等症。【用法】口服：每次服 20ml，日服 2 次。【附记】引自《药酒汇编》。

·桂圆和气酒·

【配方】龙眼肉 250g，枸杞子 120g，当归、菊花各 30g，白酒 3500ml。【制法】将前 4 味，入布袋，置容器中，加入白酒，密封，浸泡 30 日后，过滤去渣，即成。【功用】养血润肤，滋补肝肾。【主治】身体虚弱，皮肤粗糙、老化等。【用法】口服：每次服 10～15ml，日服 2 次。【附记】引自《药酒汇编》。身体强壮、内热甚者忌服。

·玉液酒·

【配方】生猪板油 50g，蜂蜜 10～20g，白酒 500ml。【制法】将猪板油切碎，置容器中，加入白酒和蜂蜜，盖好，置文火上煮数百沸，取下待温，过滤去渣，备用。【功用】润肺生津，泽肤美发。【主治】老年人肺虚久咳、肌肤粗糙、毛发枯黄等症。【用法】口服：每次空腹温服 20ml，日服 3 次。【附记】引自《民间百病良方》。痰湿内停者慎用。

·矾石酒·

【配方】矾石（烧炼各半）60g，石膏、代赭石、淮山药、蜀椒、远

志、狼毒、半夏(洗)、芒硝、玄参、麻黄、防风、桔梗、干地黄、秦艽、石楠叶、石韦、黄连、莽草、寒水石、菟丝子、炙甘草各 30g，白石英 45g，杏仁(去皮尖)20 枚，酒曲 1500g，糯米 3000g。【制法】将前 24 味共制为粗末，入布袋，待用；再将糯米淘洗净，沥干，蒸饭，待温，入酒曲拌匀入瓮中，密封，保温，待酒熟后，取药袋入酒中，密封，浸泡 7～10 日后，过滤去渣，即成。或将药袋置容器中，加入白酒 5000ml，密封，浸泡 7～10 日后，过滤去渣，即得。【功用】祛邪润肤，悦色驻颜。【主治】体质虚弱、感受风湿、腰酸肢困、面色无华等症。【用法】口服：每次服 10～15ml，日服 2 次。【附记】引自《千金翼方》。

·逡巡酒·

【配方】桃花(3 月 3 日采)106g，马兰花(5 月 6 日采)175g，芝麻花(6 月 6 日采)211g，黄菊花(9 月 9 日采)317g，腊水(12 月 8 日取)10L，桃仁(春分日采)49 枚，白面 5000g，酒曲适量。【制法】将四花、桃仁(捣碎)、白面和腊水共置容器中，入酒曲(压末)拌匀，密封，发酵，49 日酒熟，去渣即成。【功用】补虚益气，益寿耐老，悦色美容。【主治】一切风痹湿气及面容憔悴无华。【用法】口服：每次服 30～50ml，日服 2 或 3 次。【附记】引自《本草纲目》。

·六神酒·

【配方】人参、白茯苓、麦冬各 60g，生地黄、枸杞子各 150g，杏仁 80g，白酒 1500ml。【制法】将人参、白茯苓轧为细面；麦冬、杏仁、生地黄、枸杞子粗碎，置砂锅中，加水 2500ml，煎至 1000ml，连同白酒置瓷锅中煮至 2000ml，倒入瓶中，再将上述人参、白茯苓粉倒入瓶中，密封，浸泡 7 日后，即可取用。【功用】补精髓，益气血，悦颜色，健脾胃，延年益寿。【主治】遗精，腰膝软弱，头昏神倦，大便秘结，肌肤不泽，面容憔悴。【用法】口服：每次空腹服 15～25ml，每日早、晚各 1 次。【附记】引自《滋补药酒精粹》。验之临床，确有良效。

·地黄糯米酒·

【配方】干地黄1500g，糯米2500g，酒曲180g。【制法】将地黄略蒸后捣碎，酒曲研末，备用。将糯米淘洗，沥干，蒸饭，待温，置容器中，加入地黄、酒曲拌匀，密封，保温，约经21日后酒熟，去渣即成。【功用】补肝肾，滋阴血，乌须发，延年益寿。【主治】肝肾阴血不足所致的腰酸腿软、耳鸣目眩、月经不调、须发早白、面色无华、脾胃虚弱、食后不消、身感乏力等症。【用法】口服：每次随量饮之，勿醉，日服3次。【附记】引自《太平圣惠方》。本方还有补益增白作用。

·白鸽滋养酒·

【配方】白鸽1只，血竭30g，黄酒1000ml。【制法】将白鸽去毛及肠杂，洗净，纳血竭（研末）于鸽腹内，针线缝合，入砂锅中，倒入黄酒，煮数沸令熟，候温，备用。【功用】活血行瘀，补血养颜。【主治】干血痨（面目黑暗，骨蒸潮热，盗汗，颧红，肤糙肌瘦，月经涩少）。【用法】口服：每次服15ml，日服2次，鸽肉分2次食之。【附记】引自《民间百病良方》。

·枸杞麻仁酒（二）·

【配方】枸杞子、火麻仁各750g，生地黄450g，白酒4000ml。【制法】将前3味捣碎，蒸熟，摊开晾去热气后置容器中，加入白酒，密封，浸泡7日后，过滤去渣，即成。【功用】滋阴养血，润肠通便。【主治】身体羸弱、肠燥便秘、面色萎黄、倦怠乏力、头昏目眩、口干食少等症。【用法】口服：每次服15～30ml，日服2次，或不拘时，随量饮之。【附记】引自《药酒汇编》。

·补仙酒·

【配方】生地黄、菊花、当归各 30g，牛膝 15g，红砂糖 200g，烧酒 500ml，糯米甜酒 500ml，食醋适量。【制法】以食醋将红砂糖调匀，一同加入酒内，将其余药物一同装入纱布袋中，扎口，浸泡酒中，密封 7 日后取用。【功用】补肝肾，益阴血。【主治】老年人精血亏损，容颜憔悴。【用法】口服：每次服 20ml，日服 2 次。老年人若血压不高，可长期服用。【附记】引自《经验良方全集》。屡用屡验。

·九味养荣酒·

【配方】白茯苓、甘菊花、石菖蒲、天冬、生地黄、生黄精各 50g，人参、肉桂、牛膝各 30g，白酒 1500ml。【制法】以上 9 味药共研细末，用细纱布包贮，置净器中，加入白酒浸泡之，春夏浸 5 日，秋冬浸 7 日，开启后除渣装瓶备用。【功用】补虚损、壮气力、泽肌肤。【主治】体质虚弱、身倦乏力、形容憔悴。【用法】口服：每次饮服 10～20ml，日服 2 次。【附记】施旭光方。屡用有效，久服效佳。

·酸枣葡萄酒·

【配方】火麻仁 240g，酸枣仁、黄芪、天冬、茯苓、水牛角、五加皮各 90g，防风、独活、肉桂各 60g，牛膝、葡萄干各 150g，白酒 4500ml。【制法】将上药研成粗末，用纱布袋包好，置入酒坛中，加入白酒浸泡 5～7 日，去药渣，澄清、装瓶备用。【功用】润五脏，泽肌肤。【主治】肌肤粗糙，心神不安等，并能治疗脚气。【用法】口服：每次饮服 10～20ml，日服 2 次。【附记】施旭光方。屡用有效，久服效佳。

·壮骨驻颜酒·

【配方】干地黄、熟地黄、黑大豆各 30g，山药 20g，赤何首乌、白何首乌、牛膝、肉苁蓉、枸杞子各 30g，藁本、川椒各 15g，白酒

1500ml。【制法】将上药研为粗粉，纱布袋装，扎口，置入容器中，加入白酒浸泡，30 日后取出药袋，压榨取汁，渗入药酒中，静置，过滤即得。【功用】利肾养血，壮骨强筋。【主治】用于肝肾不足，腰膝无力，眩晕目昏，面色不华，须发早白。【用法】口服。每次服 10～20ml，每日 2 次。【附记】引自《寿亲养老新书》。屡用效佳。

药酒方剂索引

（以方剂首字笔画为序）

一　画

二　画

三　画

四　画

五　画

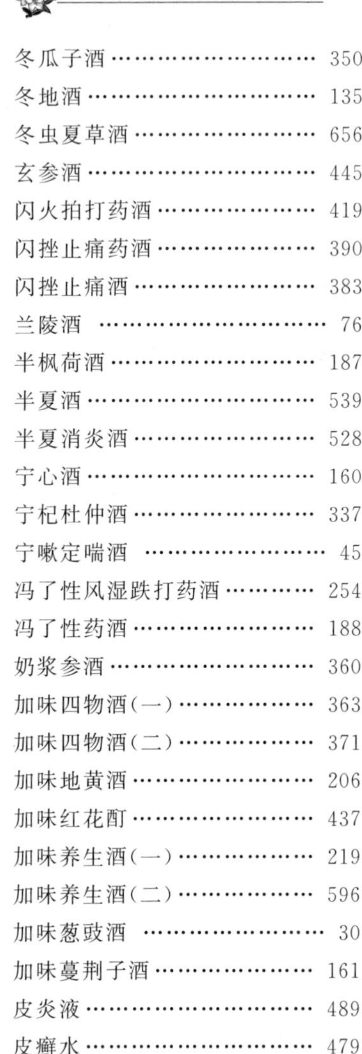

六　画

七　画

八　画

九　画

十　画

十一画

十二画

十三画

十四画

十五画

十六画

十七画及以上